消化系统疾病
内科护理手册

主编◎张铭光　杨小莉　王　瑞

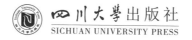

四川大学出版社
SICHUAN UNIVERSITY PRESS

图书在版编目（CIP）数据

消化系统疾病内科护理手册 / 张铭光，杨小莉，王
瑞主编 . — 成都：四川大学出版社，2023.8
ISBN 978-7-5690-6323-3

Ⅰ . ①消… Ⅱ . ①张… ②杨… ③王… Ⅲ . ①消化系
统疾病－护理－手册 Ⅳ . ① R473.57-62

中国国家版本馆 CIP 数据核字（2023）第 169932 号

书　　名：消化系统疾病内科护理手册
　　　　　Xiaohua Xitong Jibing Neike Huli Shouce
主　　编：张铭光　杨小莉　王　瑞

选题策划：周　艳
责任编辑：倪德君
责任校对：胡晓燕
装帧设计：墨创文化
责任印制：王　炜

出版发行：四川大学出版社有限责任公司
　　　　　地址：成都市一环路南一段 24 号（610065）
　　　　　电话：（028）85408311（发行部）、85400276（总编室）
　　　　　电子邮箱：scupress@vip.163.com
　　　　　网址：https://press.scu.edu.cn
印前制作：四川胜翔数码印务设计有限公司
印刷装订：成都市新都华兴印务有限公司

成品尺寸：170 mm×240 mm
印　　张：30
字　　数：570 千字

版　　次：2023 年 10 月　第 1 版
印　　次：2023 年 10 月　第 1 次印刷
定　　价：98.00 元

本社图书如有印装质量问题，请联系发行部调换

扫码获取数字资源

四川大学出版社
微信公众号

编委会

前　言

消化系统疾病是内科常见疾病。随着各诊疗技术的不断提升，护理知识及护理技术也在不断地更新和完善。同时，随着医疗模式的改变，护理人才队伍需要加强建设，临床护理人员业务水平需要提高，以适应新的需求。

为满足临床护理人员对消化系统疾病内科护理知识的需求，四川大学华西医院/华西护理学院消化内科护理人员总结多年临床实践经验，结合最新的医疗及护理技术进展，理论联系实际，精心编写了这本《消化系统疾病内科护理手册》。本书介绍了消化系统疾病内科护理最新进展，重点突出消化系统疾病内科护理的临床实践，主要特点如下：

1. 总结和汲取了消化内科护理人员的临床工作经验，聚焦消化学科发展前沿，内容简明扼要又全面系统，充分体现了科学性与实用性。

2. 在常见的消化系统疾病及其诊疗护理常规基础上，新增了消化系统疾病常用药物及用药护理、消化系统疾病患者的心理护理、消化系统疾病危重患者的管理、消化系统常见护理操作技术，以及消化系统疾病连续性健康管理等相关内容，力求做到与时俱进、内容详尽，满足读者的需求。

3. 部分内容采用图表形式，使内容清晰、层次清楚，进一步提升可读性。

我们致力使读者在繁忙的临床工作中、在有限的时间内，通过阅读或浏览相关章节即可获取大量信息，让读者在丰富临床理论之余，还能了解更多知识；使消化系统疾病内科护理知识的学习变得更为生动有趣，提高读者阅读的积极性。

由于编写时间、撰写经验有限，加之各人的阅历、经验不尽相同，构思与撰写风格也有所差异，书中难免有不足，恳请各位同仁与读者不吝指正。

张铭光　杨小莉　王　瑞

2023 年 8 月

目　录

第一章　消化系统基础理论…………………………………………（1）

　　第一节　消化系统结构与功能………………………………………（1）

　　第二节　消化系统疾病的护理评估…………………………………（8）

第二章　消化系统疾病常见症状及护理评估………………………（17）

　　第一节　恶心与呕吐………………………………………………（17）

　　第二节　呕血与黑便………………………………………………（18）

　　第三节　吞咽困难…………………………………………………（19）

　　第四节　嗳气与反酸………………………………………………（20）

　　第五节　胃灼热……………………………………………………（21）

　　第六节　腹泻………………………………………………………（21）

　　第七节　腹胀………………………………………………………（22）

　　第八节　腹痛………………………………………………………（23）

　　第九节　其他症状…………………………………………………（24）

第三章　消化系统疾病常用药物及用药护理………………………（26）

　　第一节　抗酸药……………………………………………………（26）

　　第二节　H_2受体阻滞剂…………………………………………（28）

　　第三节　质子泵抑制剂……………………………………………（31）

　　第四节　胃黏膜保护剂……………………………………………（35）

　　第五节　胃肠动力药………………………………………………（39）

　　第六节　消化道出血常用药物……………………………………（41）

　　第七节　肝性脑病常用药物………………………………………（49）

　　第八节　炎症性肠病常用药物……………………………………（58）

　　第九节　消化系统疾病其他特殊药物……………………………（64）

第四章　消化系统常见疾病及护理……………………………………（72）

　　第一节　食管疾病的护理………………………………………………（72）

　　第二节　胃、十二指肠疾病的护理……………………………………（83）

　　第三节　肠道疾病的护理………………………………………………（108）

　　第四节　消化道出血的护理……………………………………………（149）

　　第五节　肝疾病的护理…………………………………………………（164）

　　第六节　胆道疾病的护理………………………………………………（224）

　　第七节　胰腺疾病的护理………………………………………………（237）

　　第八节　其他消化系统疾病的护理……………………………………（256）

第五章　消化系统常见检查及护理配合………………………………（266）

　　第一节　胃酸分泌功能检查及护理配合………………………………（266）

　　第二节　幽门螺杆菌检查及护理配合…………………………………（268）

　　第三节　胃肠镜检查及护理配合………………………………………（271）

　　第四节　胶囊内镜检查及护理配合……………………………………（288）

　　第五节　CT/MR 小肠造影检查及护理配合…………………………（293）

　　第六节　食管测压及护理配合…………………………………………（297）

　　第七节　肝静脉压力梯度测定及护理配合……………………………（299）

　　第八节　腹腔穿刺及护理配合…………………………………………（303）

第六章　消化系统疾病常见治疗及护理配合…………………………（306）

　　第一节　内镜下食管、贲门狭窄扩张术及护理配合…………………（306）

　　第二节　内镜下食管支架置入术及护理配合…………………………（310）

　　第三节　经口内镜下肌切开术治疗贲门失弛缓症及护理配合………（315）

　　第四节　内镜下消化道息肉切除术及护理配合………………………（320）

　　第五节　内镜下黏膜切除术及护理配合………………………………（326）

　　第六节　内镜下黏膜下剥离术及护理配合……………………………（331）

　　第七节　内镜下经黏膜下隧道肿瘤切除术及护理配合………………（334）

　　第八节　食管－胃底静脉曲张内镜下止血术及护理配合……………（338）

　　第九节　胃底静脉曲张内镜下组织胶注射术及护理配合……………（343）

　　第十节　经皮内镜下胃造口术及护理配合……………………………（344）

　　第十一节　经颈静脉肝内门－体分流术及护理配合…………………（350）

　　第十二节　原发性肝癌经导管动脉化疗栓塞术及护理配合…………（357）

　　第十三节　球囊阻断逆行静脉栓塞术及护理配合……………………（364）

　　第十四节　肝癌射频消融术及护理配合…………………………………（367）

　　第十五节　经内镜逆行胰胆管造影术及护理配合…………………………（370）

　　第十六节　肝穿刺活组织检查及护理配合…………………………………（376）

　　第十七节　经皮肝穿刺胆道引流术及护理配合……………………………（380）

　　第十八节　经内镜鼻－空肠营养管置入术及护理配合……………………（384）

第七章　消化系统疾病患者的心理护理……………………………………（387）

　　第一节　消化系统疾病患者的心理特点……………………………………（387）

　　第二节　消化系统疾病患者的心理评估……………………………………（393）

　　第三节　医患沟通……………………………………………………………（396）

第八章　消化系统疾病危重患者的管理……………………………………（405）

　　第一节　危重患者的管理……………………………………………………（405）

　　第二节　急性上消化道出血患者的管理……………………………………（407）

　　第三节　重症急性胰腺炎患者的管理………………………………………（416）

第九章　消化系统常见护理操作技术………………………………………（421）

　　第一节　胃肠减压术…………………………………………………………（421）

　　第二节　三腔二囊管安置术…………………………………………………（424）

　　第三节　灌肠术………………………………………………………………（428）

　　第四节　造口护理术…………………………………………………………（432）

　　第五节　肠道准备……………………………………………………………（434）

　　第六节　保护性约束…………………………………………………………（438）

第十章　消化系统疾病连续性健康管理……………………………………（440）

　　第一节　消化道早期癌连续性健康管理……………………………………（440）

　　第二节　消化道出血连续性健康管理………………………………………（449）

　　第三节　胆管结石连续性健康管理…………………………………………（451）

　　第四节　慢性肝病连续性健康管理…………………………………………（453）

　　第五节　炎症性肠病连续性健康管理………………………………………（462）

参考文献……………………………………………………………………（465）

第一章　消化系统基础理论

第一节　消化系统结构与功能

　　消化系统（digestive system）是维持机体生存的重要系统之一，由消化道和消化腺两部分组成（图1-1）。消化道包括口腔、咽、食管、胃、小肠（十二指肠、空肠和回肠）和大肠（盲肠、阑尾、结肠、直肠和肛管）。临床上将从口腔到十二指肠的这一段称为上消化道，将空肠及以下的部分称为下消化道。消化腺包括口腔腺体、肝、胰腺和消化道管壁内的小腺体。

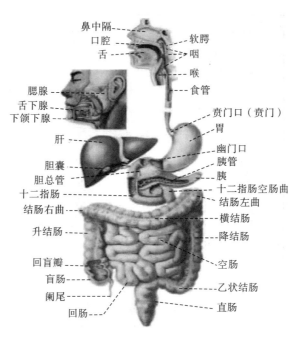

图1-1　消化系统示意图

一、消化道的结构与功能

消化道的主要功能是摄取、转运和消化食物，吸收营养和排泄废物。食物在消化道内经过一系列复杂的消化分解过程后，变成小分子物质，被肠道吸收、肝加工成营养物质供全身组织利用；其余未被吸收及无营养价值的残渣形成大便，被排出体外。食物消化与吸收是一个很复杂的过程，涉及消化道的运动、内分泌和外分泌、神经体液调节、血液和淋巴循环及它们之间的相互联系和配合等多个环节，任何一个环节遭到破坏，均可能引起消化系统疾病。其中胃肠道黏膜上皮的吸收功能、腺体的分泌功能和胃肠道平滑肌收缩过程的异常是引起消化系统疾病的主要因素。

（一）食管的结构与功能

1. 食管的结构：食管为一前后稍扁的肌性管状器官，位于脊柱前方，是连接咽和胃的通道，全长约 25cm。食管有 3 个生理性狭窄，分别位于食管起始处、食管与左主支气管交叉处和食管穿过膈的食管裂孔处（图 1-2）。食管壁具有消化道典型的四层结构，即黏膜层、黏膜下层、肌层和外膜，外膜由结缔组织构成，没有浆膜层，故食管的病变易扩散至纵隔。

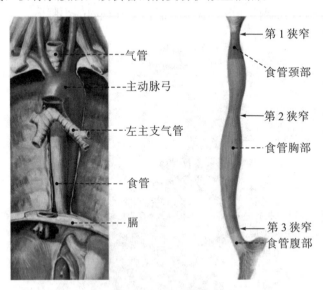

气管

主动脉弓

左主支气管

食管

膈

第 1 狭窄

食管颈部

第 2 狭窄

食管胸部

第 3 狭窄
食管腹部

图 1-2 食管的生理性狭窄

2. 食管的功能：食管的功能是把食物、唾液等运送到胃内。食管下括约肌（lower esophageal sphincter，LES）可以阻止胃内容物反流入食管，其功能失调则可引起反流性食管炎、贲门失弛缓症。门静脉高压可引起食管下段静脉曲张，曲张的静脉破裂可引起大出血。

（二）胃的结构与功能

1.胃的结构：胃是消化道中最膨大的部分，其形态、大小和位置因年龄、身材而有所不同。胃分为贲门、胃底、胃体、幽门四部分，其中，贲门与食管相连接，幽门与十二指肠相连接。胃壁由黏膜层、黏膜下层、肌层、浆膜层组成。

2.胃的功能：胃的黏膜层含有丰富的腺体，胃部腺体的细胞组成及功能见表1-1。胃的主要功能是暂时储存食物（成人胃可容纳1～2L食物），通过胃蠕动将食物与胃液充分混合，进行机械性和化学性消化后形成食糜，并促使食糜进入十二指肠。含有糖类、脂肪、蛋白质的混合性食物从胃中排空通常需要4～6h。胃的幽门部有发达的幽门括约肌，其功能是控制胃内容物进入十二指肠的速度，并阻止十二指肠内容物反流入胃。

表1-1　胃部腺体的细胞组成及功能

细胞	分泌物质	功能
主细胞	胃蛋白酶原	胃蛋白酶原可被盐酸或已活化的胃蛋白酶激活为胃蛋白酶，参与蛋白质的消化
壁细胞	盐酸及内因子	盐酸能激活胃蛋白酶原，使其转变为具有活性的胃蛋白酶，且为胃蛋白酶提供必要的酸性环境；同时，盐酸可杀灭随食物进入胃内的细菌，还可使小肠内为酸性环境，有利于铁和钙的吸收
黏液细胞	碱性黏液	中和胃酸、保护胃黏膜
胃泌素细胞（G细胞）	胃泌素	刺激壁细胞和主细胞分别分泌胃酸和胃蛋白酶原

（三）小肠的结构与功能

1.小肠的结构：成人小肠全长约6m，是消化道中最长的一段，由十二指肠、空肠和回肠构成。十二指肠始于幽门，下端至十二指肠空肠曲与空肠相接，全长约25cm，呈"C"形弯曲，包绕胰头。十二指肠分为球部、降部、横部和升部共四段。球部为消化性溃疡好发部位。降部内后侧壁黏膜上有一乳头状突起，称为十二指肠乳头，胆总管与胰管汇合或分别开口于此处，胆汁和胰液由此排入十二指肠。十二指肠空肠曲被十二指肠悬韧带（Treitz ligament，又称屈氏韧带）固定，此处为上消化道与下消化道的分界处。空肠长约2.4m，回肠长约3.6m，空肠与回肠迂曲盘旋形成肠袢，其间并无明显分

3

界。小肠壁亦由黏膜层、黏膜下层、肌层和浆膜层四层构成。小肠黏膜上皮内有多种内分泌细胞，可分泌 5-羟色胺、胆囊收缩素、生长抑素、胃动素等多种重要物质。

2. 小肠的功能：小肠内有十二指肠腺及肠腺两种腺体。十二指肠腺分泌含有蛋白的碱性液体，与肠腺的分泌液共同构成了小肠液。小肠液为弱碱性，pH 值约为 7.6，成人每天分泌量为 $1\sim3L$，含有无机成分 Na^+、K^+、Ca^{2+}、负离子及有机成分黏蛋白、肠激酶、溶菌酶等。小肠液的作用：①保护十二指肠免受胃酸侵蚀和有害物质的损害；②为小肠内多种消化酶创造适宜的 pH 值环境，促进营养物质的消化和分解；③大量的小肠液可稀释消化产物、降低渗透压，以利于肠道吸收。

小肠的主要功能是消化和吸收食物。胰液、胆汁、小肠液的化学性消化及小肠运动的机械性消化使食物在小肠内得以消化分解；小肠具有巨大的吸收面积，食物在其中停留时间较长（$3\sim8h$），且已被消化为适于吸收的小分子物质，这些都为小肠吸收食物创造了有利条件。

（四）大肠的结构与功能

1. 大肠的结构：大肠是消化道的末端，全长约 1.5m，由盲肠、阑尾、结肠、直肠和肛管五部分组成。盲肠和结肠外形与小肠不同，具有 3 个特点，即结肠带、结肠袋和肠脂垂。结肠分为升结肠、横结肠、降结肠、乙状结肠等，还有两个明显的弯曲，即结肠右曲（肝曲）和结肠左曲（脾曲）。除横结肠和乙状结肠外，其余大肠均无系膜附着。回肠末端与盲肠交界处的环行肌显著增厚，称为回盲括约肌。回盲括约肌既可防止回肠内容物过快进入大肠，延长其在小肠内停留的时间，有利于食物的充分消化和吸收，又能阻止大肠内容物反流入回肠。大肠腺的分泌液富含黏液、碳酸氢盐，呈碱性，其中的黏液蛋白能保护黏膜、润滑大便。

2. 大肠的功能：大肠的主要功能是吸收水分和电解质，分泌黏液，并使食物残渣形成大便，排出体外。大肠肠腔内寄生着相对固定的细菌菌群，可分解食物残渣和植物纤维并合成维生素 B 复合物及维生素 K，供人体吸收利用。当发生肠道菌群失调时，这种内在的微生态平衡会遭到破坏，甚至出现疾病状态。食物残渣在大肠内的停留时间一般在 10h 以上，经过大肠内细菌分泌的酶的发酵及腐败作用最终形成大便，排至体外。各种原因导致的水分吸收不完全可导致腹泻。当肠内容物停留时间过长导致水分吸收过多、胃肠道病变或外来压迫导致肠道动力减弱或肠道梗阻时，则可引起便秘。

二、肝的结构与功能

（一）肝的结构

肝是人体内最大的实质性器官，也是第一大的腺体，成人肝重 1200～1500g。肝血供丰富，具有双重血管供应。入肝血流有肝动脉和门静脉，肝动脉血流占入肝血流的 25%，血液中含氧丰富，是肝耗氧的主要来源。门静脉血流占入肝血流的 75%，收集腹腔内脏器官血液，由肠系膜上、下静脉和脾静脉汇合而成，血液中含有营养物质和有害物质，这些物质将在肝内进行代谢或被解毒。

（二）肝的功能

肝以代谢功能为主，同时具有分泌、凝血、解毒、免疫、储备与再生等重要功能。

1. 代谢功能：食物中各种营养成分被肠道消化、吸收后，经门静脉进入肝，在肝内完成代谢。

（1）葡萄糖代谢：从消化道吸收入血的葡萄糖在肝内转化为糖原储存在细胞中。肝糖原在维持血糖浓度稳定中具有重要作用。当劳动、饥饿、发热时，血糖被大量消耗，肝细胞又能把肝糖原分解为葡萄糖进入血液循环。

（2）蛋白质代谢：肝是体内代谢氨基酸的主要器官。肝主要起合成、脱氨和转氨作用，利用经消化道吸收和体内蛋白质分解产生的氨基酸重新合成人体代谢所需要的多种蛋白质，如白蛋白、纤维蛋白原和凝血酶原等，其中白蛋白仅能在肝内合成。

（3）脂肪代谢：肝对维持体内各种脂质（包括磷脂和胆固醇）的水平恒定并使它们保持一定比例起重要作用。当脂肪代谢紊乱时，可使脂肪堆积于肝内形成脂肪肝。

（4）维生素代谢：肝是多种维生素吸收、储存、转化的场所。①促进脂溶性维生素 A、维生素 D、维生素 E 和维生素 K 的吸收；②多种维生素在肝内参与辅酶的合成；③可将 β 胡萝卜素转化为维生素 A 并储存，使维生素 D_3 转化为活性维生素。

（5）激素代谢：肝对雌激素和血管升压素具有灭活作用。皮质酮和醛固酮的中间代谢大部分在肝内进行。正常情况下，血液中各种激素都保持一定水平，多余的则经肝处理失去活性。

（6）胆红素的生物转化：肝细胞通过"摄取—结合—分泌"完成对胆红素

的转化和利用。胆红素是临床上判定黄疸的重要指标，也是肝功能的重要指标。

2. 分泌功能：肝细胞能不断地生成胆汁酸和分泌胆汁。肝每天分泌 $600 \sim 1000 mL$ 胆汁，经胆管流入十二指肠，帮助消化脂肪及吸收脂溶性维生素。

3. 凝血功能：肝除合成纤维蛋白原、凝血酶原外，还产生凝血因子 V、Ⅶ、Ⅷ、Ⅸ、Ⅹ、Ⅻ。另外，储存在肝内的维生素 K 对于凝血酶原和凝血因子Ⅶ、Ⅸ、Ⅹ的合成是不可缺少的。

4. 解毒功能：肝通过分解、氧化和结合等方式使体内代谢过程中产生的毒素、外来有毒物质或药物失去毒性或被排出体外。

5. 免疫功能：肝是产生免疫球蛋白和补体的主要器官，也是处理抗原、抗体的重要场所，对机体免疫起重要作用。

6. 储备与再生功能：肝有巨大的储备和再生能力。正常时肝内静脉窦可以储存一定量的血液，在机体失血时，从肝内静脉窦排出较多的血液，以补偿周围循环血量的不足。肝具有强大的再生能力，当肝被切除 $70\% \sim 80\%$ 后，并不会出现明显的生理紊乱，残余的肝组织一般可在 $3 \sim 8$ 周内长至原有大小。

三、胆道系统的结构与功能

（一）胆道系统的结构

胆道系统包括肝内胆管和肝外胆管两部分。肝内胆管起自肝内的毛细胆管，包括肝段胆管、肝叶胆管和肝内左、右肝管；肝外胆管由肝外左、右肝管及肝总管、胆囊和胆囊管、胆总管组成。$80\% \sim 90\%$ 的人胆总管与主胰管在十二指肠壁内汇合形成共同通道，并膨大形成肝胰壶腹，又称法特（Vater）壶腹，周围有 Oddi 括约肌包绕，开口于十二指肠乳头，Oddi 括约肌具有控制和调节胆汁及胰液排放，防止十二指肠内容物反流的作用；另有 $15\% \sim 20\%$ 的人胆总管与主胰管分别开口于十二指肠。胆囊位于肝面的胆囊窝内，分为底、体、颈三部分。胆囊管由胆囊颈延伸形成，与肝总管汇合而成胆总管。

（二）胆道系统的功能

胆道系统具有分泌、储存、浓缩与输送胆汁的功能，对胆汁排入十二指肠有重要的调节作用。

1. 胆汁的生理功能：胆汁呈中性或弱碱性，主要功能如下。

（1）乳化脂肪：胆盐进入肠道后与食物中的脂肪结合，使之形成能溶于水的脂肪微粒，有利于肠黏膜吸收脂肪。

（2）促进脂溶性维生素的吸收。

（3）抑制肠内致病菌生长和内毒素生成。

（4）刺激肠蠕动。

（5）中和胃酸。

2. 胆管和胆囊的功能。

（1）胆管的功能：输送肝分泌的胆汁至胆囊，以及输送胆囊内胆汁进入十二指肠，胆管黏膜上皮的杯状细胞和黏液细胞还具有分泌胆汁的作用。

（2）胆囊的功能：浓缩、储存、排出胆汁和分泌功能。

四、胰腺的结构与功能

（一）胰腺的结构

胰腺是人体第二大腺体，属腹膜后器官，分头、颈、体、尾四部分。主胰管是胰腺的输出管道，约 85% 的人主胰管与胆总管汇合形成肝胰壶腹，共同开口于十二指肠乳头。此共同开口是胰腺疾病和胆道疾病互相关联的解剖学基础。在胰头内胰管上方有一条副胰管，通常与主胰管相连，副胰管一般较细而短，在主胰管的上方单独开口于十二指肠。胰的动脉与静脉伴行，最后汇入肝门静脉。

（二）胰腺的功能

胰腺具有外分泌和内分泌的功能。胰腺外分泌产生胰液，主要成分为水、碳酸氢钠和胰消化酶，胰消化酶主要包括胰淀粉酶、胰蛋白酶、糜蛋白酶、脂肪酶、弹性蛋白酶、磷脂酶等，具有中和进入十二指肠的胃酸和帮助消化的作用。胰腺内分泌的主要激素有胰岛素、胰高血糖素、生长抑素等。

五、消化道的神经内分泌调节

（一）消化道的神经调节

消化道的运动、消化腺的分泌功能均受自主神经系统——肠神经系统（enteric nervous system，ENS）的支配。下丘脑是自主神经系统的皮质下中枢，是中枢神经系统与低位神经系统之间的重要中间环节，因此中枢神经系统直接或间接调节着消化道功能，使精神因素和消化功能紧密联系。精神状态的变化能影响消化道黏膜的血液灌注及消化腺的分泌，亦可引起消化道运动功能的变化，因此消化系统的身心疾病较为常见。

（二）胃肠激素

消化道从食管到直肠分布着大量内分泌细胞。消化道内分泌细胞与肠神经系统的神经细胞分泌的各种具有生物活性的化学物质称为胃肠激素。研究表明，某些肽类激素既存在于消化道，也存在于中枢神经系统，这些双重分布的肽类激素统称为脑-肠肽，已知的脑-肠肽有胃泌素（又称促胃液素）、生长抑素等二十余种。这些激素的主要作用是调节消化器官的运动及分泌功能，如胃体及胃窦部的 D 细胞释放生长抑素、胃窦部的 G 细胞分泌胃泌素，在调节胃酸、胃蛋白酶原的分泌及胃的运动中起着重要作用。当胃泌素分泌过多时可导致胃泌素瘤，又称为佐林格-埃利森综合征（Zollinger-Ellison syndrome）。

六、消化道免疫结构与功能

消化道的免疫结构及细胞包括肠道集合淋巴结、上皮内淋巴细胞及黏膜固有层淋巴细胞，共同构成胃肠道相关淋巴样组织（gastrointestinal-associated lymphoid tissue，GALT）。消化道黏膜生理结构及黏膜内的免疫细胞构成黏膜屏障，为消化道免疫系统的第一道防线。肠系膜淋巴结及肝为消化道免疫系统的第二道防线，对付经肠壁进入淋巴管与血管的抗原。当发生消化道免疫功能紊乱时可导致消化道炎症，如炎症性肠病。

（任宏飞）

第二节　消化系统疾病的护理评估

疾病的护理评估通常包括病史询问、身体评估、心理社会评估、辅助检查等。在全面收集患者的主客观资料的基础上，消化系统疾病的护理评估应重点从以下几个方面进行。

一、病史询问

（一）患病和治疗经过

1. 详细询问患病的起始情况：包括起病时间，有无明显的诱因，主要症状及其特点，有何伴随症状，发作是持续性、渐进性还是间歇性，有无并发症，症状加剧与缓解的有关因素，症状发作与缓解是否具有规律性等。例如，对于消化性溃疡患者，应注意询问腹痛发作情况，有无饮食、药物等诱因，腹痛的时间与饮食的关系，以及缓解的时间和因素；疼痛的部位、性质、严重程度，以及伴随症状（如反酸、嗳气、大量呕吐等）。对溃疡性结肠炎患者，应重点询问腹泻的情况，如每天的大便次数、量、性质，腹泻的诱因及伴随症状。

2. 评估患者的一般情况：如身高、体重、营养状况、饮食方式及情况、睡眠情况、排尿排便习惯有无改变、皮肤、活动能力等。

3. 既往检查、治疗经过及效果：了解患者此次患病前的健康状况、患病情况及治疗效果，有无手术、外伤、药物过敏史，有无肝炎病史等。以往做过何种检查及其检查结果、采取了哪些治疗措施及其疗效，是否严格遵从医嘱治疗。询问用药史应包括药物的种类、剂量、用法，是遵医生处方用药还是自行购药服用。

（二）生活史和家族史

1. 生活史。

（1）询问患者的出生地、生活地、职业和工作条件、经济状况，有无疫水接触或在疫源地逗留史。这些因素与某些消化系统疾病的发病有关，如血吸虫性肝硬化的患者多有疫水接触史。

（2）了解患者日常生活是否有规律，包括学习、工作、活动和休息；生活负担、工作负担如何，是否精神压力过大、工作繁重，有无高度紧张、焦虑等负面情绪；睡眠质量如何；有无定时排便的习惯。这些因素在消化性溃疡、胃肠道功能紊乱等疾病的发生、发展过程中起着至关重要的作用。

（3）评估患者饮食习惯与食欲，每天餐次、进餐时间是否规律。食物品种组成及数量。有无不良饮食习惯，有无特殊的饮食喜好或禁忌，如因宗教信仰或民族文化而忌食某些食物。有无食物过敏。了解患者日常的食谱和摄食量，以评估患者摄入的营养是否满足机体需要。有无烟酒嗜好，如有，需了解吸烟年数及每天吸烟的支数、饮酒年数及每天饮酒量。计算每天摄入酒精量的方法：每天饮酒的毫升数×0.79×酒精度数＝每天摄入酒精的克数。研究显示，每天摄入酒精 80g 及以上达 10 年以上者，可因慢性酒精中毒发展为酒精性肝硬化。

2. 家族史：询问患者双亲、兄弟姐妹、子女的健康与疾病情况，尤其应注意询问是否与患者有同样的疾病，有无与遗传因素有关的疾病，如炎症性肠病。对已死亡的亲属要问明死亡原因及年龄。某些遗传病还涉及父母双方亲属，如有必要也应了解。

二、身体评估

身体评估指护士系统地运用望、触、叩、听、嗅等体格检查技术对患者的生命体征及各个系统进行细致与系统的检查，找出患者正常或异常征象的评估方法。护士所做的身体评估应以护理问题为重点，主要包括以下几个方面。

1. 生命体征：生命体征是判断疾病严重程度的最直观指标，在消化系统疾病尤其是危急重症中具有重要价值。例如，上消化道大出血导致失血性周围循环衰竭，患者会出现气促、心率加快、血压下降等休克的表现。

2. 意识状况：如肝性脑病患者可有意识障碍、精神症状。

3. 营养状况：患者的体重、皮肤色泽和弹性、皮下脂肪厚度有无异常，如慢性胃炎、炎症性肠病、消化性溃疡等患者常有体重减轻，消化道出血的患者则可出现皮肤苍白、干燥等贫血的表现。临床上常用营养风险筛查简表（NRS2002）评估患者的营养状况。

4. 皮肤和黏膜：评估患者有无黄染、蜘蛛痣、肝掌等肝胆疾病的表现。其中，蜘蛛痣（图1-3）是皮肤小动脉末端分支性扩张所形成的血管痣，形似蜘蛛，多出现于上腔静脉分布的区域内，如面、颈、手背、上臂、前胸和肩部等处。频繁呕吐的患者应注意观察有无皮肤干燥、弹性减退等脱水征象。

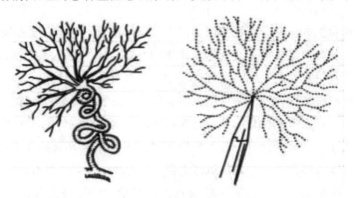

图1-3 蜘蛛痣示意图

5. 腹部检查：腹部检查的顺序为视、听、触、叩，以避免触诊或叩诊对听诊的干扰。

（1）腹部视诊：注意患者的腹部有无膨隆或凹陷，有无胃肠型及蠕动波，有无腹壁静脉显露及其分布与血流方向。

当腹腔内有大量积液（腹腔积液，ascites）时，仰卧位时腹壁松弛，积液下沉于腹腔两侧，致腹部呈扁而宽状，称为蛙腹（frog belly）；侧卧位或坐位时，因积液移动而使下侧腹部膨出，此时可使脐部突出。当出现腹膜炎症腹肌紧张时，腹部常呈尖凸型，称为尖腹（apical belly）。严重消瘦和脱水患者仰卧位时上腹明显凹陷，严重时上腹几乎贴近脊柱，肋弓、髂嵴和耻骨联合显露，腹部外形如舟状，称为舟状腹（scaphoid abdomen），见于慢性消耗性疾病，如炎症性肠病。

腹壁静脉曲张常见于门静脉高压致循环障碍而有侧支循环形成时，此时腹壁静脉可清晰易见或迂曲变粗。例如，巴德－基亚里综合征（Budd-Chiari syndrome）患者，脐部可见到一簇曲张静脉向四周放射，形如水母头，常在此处听到静脉血管杂音，血流方向以脐为中心流向四周。胃肠型和蠕动波常见于胃肠道发生梗阻时，如发生了肠麻痹，则蠕动波消失。

（2）腹部听诊：主要评估患者是否有肠鸣音或血管杂音。

肠蠕动增强时，肠鸣音达每分钟 10 次以上，但音调不高亢，称肠鸣音活跃，见于急性胃肠炎、服泻剂后或胃肠道大出血时；如肠鸣音响亮、高亢，甚至呈叮当声或金属音，称肠鸣音亢进，见于机械性肠梗阻。如肠梗阻持续存在，肠壁肌肉劳损、蠕动减弱时，肠鸣音亦减弱。肠鸣音明显少于正常，数分钟才听到 1 次，称肠鸣音减弱，常见于老年性便秘、腹膜炎、电解质平衡紊乱（低血钾）及胃肠动力低下等。如持续听诊 3～5min 未听到肠鸣音（此时应重点听诊右下腹，并可用手指轻叩或搔弹腹部以诱发肠鸣音），称为肠鸣音消失，见于急性腹膜炎或麻痹性肠梗阻。

血管杂音有动脉性杂音和静脉性杂音，后者在消化系统疾病中较常见。静脉性杂音为连续的"嗡鸣"声，无收缩期与舒张期性质，常出现于脐周或上腹部，尤其是腹壁静脉曲张严重时。静脉性杂音提示门静脉高压时的侧支循环形成。

（3）腹部触诊：是腹部检查的主要方法，内容包括腹壁紧张、压痛及反跳痛、脏器触诊（肝、脾、胆囊）。

正常人腹壁有一定张力，但触之柔软，较易压陷，称腹壁柔软。某些病理情况可使全腹壁或局部腹壁紧张度增加或减弱。全腹壁紧张度增加可见于以下几种情况：由于腹腔内容物增加，如肠胀气或气腹、腹腔内大量腹腔积液者，触诊腹部张力可增大，但无肌痉挛，亦不具压痛，称为腹部饱满。如因急性胃肠穿孔或脏器破裂所致急性弥漫性腹膜炎，腹膜刺激而引起腹肌痉挛，腹壁常有明显紧张，甚至强直硬如木板，称板状腹（board-like rigidity）。局部腹壁紧张常因其下的脏器炎症波及腹膜引起，如上腹或左上腹腹壁紧张常见于急性胰腺炎；右上腹腹壁紧张常见于急性胆囊炎；右下腹腹壁紧张常见于急性阑尾炎，也可见于胃穿孔。

腹腔内的病变如脏器的炎症、淤血、肿瘤、破裂、扭转及腹膜的刺激（炎症、出血等）等均可引起压痛。反跳痛是腹膜壁层受炎症累及的典型征象，用手指触诊患者腹部出现压痛后手指于原处稍停片刻，然后迅速将手指抬起，如此时患者感觉腹痛骤然加重，并伴有痛苦表情或呻吟，多见于腹内脏器病变累及邻近腹膜，也可见于原发性腹膜炎。

脏器触诊主要用于了解脏器的位置、质地等，判断其是否增大或缩小。正常成人的肝一般在肋缘下触不到，肝增大可分为弥漫性增大及局限性增大。弥漫性增大常见于肝炎、脂肪肝、早期肝硬化、血吸虫病等。局限性肝增大常可看到或触到局部膨隆，见于肝脓肿、肝肿瘤及肝囊肿（包括肝棘球蚴病）等。肝缩小见于暴发性肝衰竭和亚急性重型肝炎、门脉性肝硬化晚期，后果更为严重。脾大多见于肝硬化。胆囊增大并伴有压痛（Murphy征阳性）多见于急性胆囊炎。

（4）腹部叩诊：正常情况下，腹部叩诊大部分区域为鼓音，只有肝、脾所在区域为浊音。如肝、脾或其他脏器极度增大，腹腔内肿瘤或大量腹腔积液时，鼓音范围缩小，病变部位可出现浊音或实音。当胃肠高度胀气和胃肠穿孔致气腹时，则鼓音明显，范围增大或出现于不应有鼓音的部位（如肝浊音界内）。大量腹腔积液（腹腔内游离腹腔积液在1000mL以上时）患者，当其仰卧时，中腹部叩诊呈鼓音，腹部两侧因腹腔积液积聚，叩诊呈浊音；患者左侧卧时，左侧腹部呈更大范围的浊音，而上面的右侧腹部为鼓音；患者再右侧卧时，左侧腹部转为鼓音，而浊音移至下面的右侧腹部。这种因体位不同而出现浊音区变动的现象，称移动性浊音（shifting dullness）。

6. 常见症状：消化系统疾病多为慢性过程，病程长，且容易复发，疾病的发生常伴随典型的特异性症状。消化系统疾病的常见症状包括恶心（nausea）与呕吐（vomiting）、腹痛（abdominal pain）、腹泻（diarrhea）、吞咽困难（dysphagia）、呕血与黑便（hematemesis and melena）、黄疸（jaundice）、嗳气（eructation）、反酸（acid regurgitation）、胃灼热（heart burn，又称为烧心）、畏食或食欲不振（anorexia）、腹胀（abdominal distention）、便秘（constipation）等。护理评估时需重点关注常见症状的发生原因、临床表现及特点、规律性、有无伴随症状，以及与相似症状的鉴别等。常见症状的具体护理评估详见本书第二章"消化系统疾病常见症状及护理评估"。

三、心理社会评估

心理社会评估是运用观察法、会谈法、心理测量学、自我报告、生物医学检查等监测方法和手段，对患者的心理社会状况进行全面了解，找出心理社会异常状况的方法。心理社会评估内容包括疾病知识水平、心理状况和社会支持系统。

1. 疾病知识水平：评估患者及家属对疾病的过程、性质、预后、防治知识的了解程度。

2. 心理状况：患者的精神状况、性格；患病对患者工作及日常生活的影响；患者有无悲观、焦虑、抑郁等负面情绪，程度如何。消化系统疾病常见症状如畏食或食欲不振、恶心与呕吐、腹胀、腹痛、腹泻给患者带来不适和痛苦，特别是当症状反复发作或持续存在时，容易导致患者产生负面情绪；对于消化性溃疡、溃疡性结肠炎、胃肠道功能紊乱患者，心理因素可加重病情；当某些疾病如消化系统肿瘤治疗效果不好、预后不良时，会给患者造成极大的精神压力。因此，须注意评估患者的心理状况变化，以便有针对性地及时给予心理疏导和心理支持。

3. 社会支持系统：包括患者的家庭成员组成及他们对患者所患疾病的认识、对患者的关怀和支持程度，患者的家庭经济状况、文化及教育背景；医疗费用支付方式或来源；慢性病患者出院后的后续治疗条件，居住地的卫生保健设施等资源。

四、辅助检查

（一）实验室检查

1. 大便检查：大便检查是消化系统疾病常用的一种检查方法，其简便易行，能提供重要信息。常用大便检查包括大便的显微镜检查、细菌学检查、寄生虫检查和隐血试验等，对腹泻与肠道感染的病原学、寄生虫病、消化道隐性出血有重要诊断价值。大便外观的肉眼观察是极其重要的评估内容，包括大便的量、性状、颜色及气味。采集大便标本时要准确，采集的标本应新鲜，且不可混入尿液，收集器皿应清洁干燥。做细菌学检查时应用消毒容器盛装大便，然后采集标本置于无菌试管或特殊的培养器皿内并及时送检。一般检查留取少量（蚕豆大）大便即可。涂片或培养病原体时应取大便的黏液部分或脓血部分，若大便外观无异常，则自其表面、深处及两端多处取样，以提高检出率。用集卵法查找寄生虫卵时应取鸡蛋大小标本。做隐血试验者应在素食 3 天后留取大便标本。

2. 血液、尿液检查：①血清酶学、总蛋白、白蛋白和球蛋白及二者比值、凝血酶原时间等用于肝胆疾病的诊断；②血、尿胆红素检查可提示黄疸的性质；③血、尿淀粉酶测定用于急性胰腺炎的诊断；④各型肝炎病毒标志物的测定用于确定病毒性肝炎的类型；⑤肿瘤标志物监测，如甲胎蛋白（alpha-fetoprotein，AFP）用于原发性肝细胞癌的诊断，癌胚抗原（carcinoembryonic antigen，CEA）、糖类抗原 19－9（carbohydrate antigen 19－9，CA19－9）等用于胃癌、结直肠癌和胰腺癌的诊断和疗效预测。

3. 腹腔积液检查：腹腔积液的外观、性状和生化检查有助于鉴别腹腔积液是渗出液还是漏出液，对于鉴别腹腔结核、腹内癌肿、肝硬化等有重要意义。

（二）脏器功能试验

1. 胃液分析：用五肽胃泌素刺激胃酸分泌，以检测壁细胞的泌酸功能。胃酸分泌增多见于胃泌素瘤，故此试验常用于胃泌素瘤和常见消化性溃疡的鉴别。此外，部分十二指肠疾病患者亦可有胃酸分泌增多。胃酸分泌减少多见于胃癌、慢性胃炎尤其是 A 型胃炎。

2. 消化道运动功能测定：包括食管、胃、胆道、直肠等处的压力检测，食管下端及胃内 pH 值测定或 24h 持续监测，胃排空测定等，以诊断消化道动力障碍性疾病。

（三）消化道内镜检查

消化道内镜包括胃镜、十二指肠镜、胆道镜、小肠镜、结肠镜等，根据不同部位的需要来选择。消化道内镜检查不仅可以直接观察消化道内腔的情况，如炎症、溃疡、肿瘤、出血及血管病变等，而且可以在直视下取病变活组织进行病理学检查并同时进行治疗。胃镜、结肠镜结合黏膜染色及细胞病理学检查可对早期胃癌和早期结肠癌做出诊断。经十二指肠镜还可插入导管至十二指肠降部，通过内镜活检孔道插入造影管到十二指肠乳头开口部，注入造影剂，进行 X 线胰胆管造影，称作经内镜逆行胰胆管造影（endoscopic retrograde cholangiopancreatography，ERCP），是诊断胰胆管的结石、肿瘤、炎症性狭窄、先天性畸形等的重要手段。

胶囊内镜检查是让患者吞服胶囊大小的内镜之后，胶囊内镜在消化道拍摄图像，传送到体外的接收器再进行分析，此检查对小肠病变如出血、早期克罗恩病（Crohn disease，CD）有诊断价值，但不可控性及不能取病变活组织进行病理学检查为胶囊内镜的局限性。

（四）活组织检查和脱落细胞检查

活组织检查对消化道肿瘤的诊断有重要价值，是在消化道内镜直视下用活检针或者活检钳，采取食管、胃、十二指肠、结肠、直肠黏膜的病变组织进行病理学检查。脱落细胞检查则是在消化道内镜直视下冲洗或者擦刷消化道管腔黏膜，收集脱落细胞进行病理学检查，有助于食管癌和胃癌的诊断。胃黏膜活组织标本也用于对幽门螺杆菌（*Helicobacter pylori*，Hp）的检测。

（五）影像学检查

1. 超声内镜（endoscopic ultrasound，EUS）：内镜头端装上 1 个超声探头，插到管腔，在内镜检查的同时行超声检查，用于弥补内镜检查对腔外解剖和病变检查的不足。超声内镜对胃肠道隆起性病变的性质和起源，特别是黏膜下病变的诊断有极大帮助，亦可了解病变侵犯管壁的深度。经超声内镜细针穿刺，对病变部位行活组织检查有确诊作用，可用于对胃癌、食管癌、壶腹癌（定位及分期）的诊断。

2. X 线检查：腹部 X 线片可以观察腹腔内游离气体、脏器的轮廓、钙化的结石或组织，以及肠曲内气体和液体等，对胃肠穿孔、胃肠梗阻的诊断有帮助。

3. 胃肠钡餐造影、钡剂灌肠造影等 X 线造影检查。

4. 计算机体层扫描（CT）和磁共振成像（MRI）：灵敏度和分辨率高，可显示轻微的密度改变而发现病变。仿真内镜检查术是以螺旋 CT 或 MRI 容积数据作为成像资料，经过计算机处理，获得类似于内镜检查可观察到的体内管腔的三维或动态影像，以发现消化道内的溃疡、肿瘤、炎症、息肉等病变。患者在仿真内镜检查前 1 周开始不做消化道造影检查，停止服用含金属成分的药物，检查前 2 天开始应少吃蔬菜、水果及肉类，检查前 4h 禁食。磁共振胆胰管造影（magnetic resonance cholangiopancreatography，MRCP）是无创性检查方法，可清晰地显示胆胰管的形态，能够准确地判断梗阻性黄疸的病变部位和范围，对扩张的胆胰管显像优于 ERCP，可用于胆管结石、肿瘤、先天性病变和狭窄，以及急慢性胰腺炎等的诊断，亦可在恶性黄疸不能手术切除时，用来确定胆管内支架放置的部位。

5. 正电子发射计算机体层显像（PET）检查：PET 反映的是生理功能而不是解剖结构，有助于阐明体内器官的正常功能和功能失调，将生理过程形象化、数量化，以及对肿瘤进行分级与定位。PET 与 CT、MRI 互补，提高了消化系统肿瘤诊断的准确性。

6. 选择性腹腔动脉或肝动脉造影检查：属有创性检查手段，适用于定性诊断疑为肝癌而其他有创性定位诊断方法未能明确定位者、肝内占位病变使用无创性定位诊断方法未能鉴别者。对最大径<2.0cm的肝癌，肝动脉造影阳性率可达90%以上，早期肝癌的阳性率也可达80%左右。采用超选择性肝动脉造影或数字减影血管造影（DSA），可提高早期肝癌的诊断率。

7. 经皮肝穿刺胆道造影（percutaneous transhepatic cholangiography，PTC）：详见本书第六章第十七节"经皮肝穿刺胆道引流术及护理配合"。

（任宏飞）

第二章 消化系统疾病常见症状及护理评估

第一节 恶心与呕吐

恶心是一种可以引起呕吐冲动的上腹部不适感，常为呕吐的前驱表现，可伴有自主神经功能紊乱的表现，如皮肤苍白、流涎、出汗、血压下降及心动过缓等。呕吐则是通过胃的强力收缩迫使胃或部分小肠的内容物经口排出的现象。恶心与呕吐两者可相互伴随，也可单独发生。

呕吐根据急缓分为急性呕吐和慢性呕吐。急性呕吐见于感染性疾病、疼痛、药物及毒素、高位小肠梗阻、炎症、缺血或穿孔、胃潴留等，慢性呕吐见于神经性厌食症、代谢性疾病、假性肠梗阻等。呕吐的时间与频率、呕吐物的性质与量因病种而异（表2－1）。

表2－1 不同疾病的呕吐物性状及特点

疾病类型	呕吐物性状及特点
上消化道出血	呕吐物为咖啡色，出血量大时可为鲜红色
消化性溃疡并发幽门梗阻	常在餐后呕吐，呕吐物为大量酸性发酵宿食
低位肠梗阻	呕吐物带有粪臭味
十二指肠乳头平面以下的消化道梗阻	呕吐物含多量胆汁
十二指肠乳头平面以上的消化道梗阻	呕吐物不含胆汁
贲门狭窄	呕吐物无酸味
胃泌素瘤或十二指肠溃疡	呕吐物含有大量酸性液体

频繁呕吐且量大时可使胃液大量丢失，从而引起水、电解质、酸碱平衡紊乱和营养障碍；反复剧烈呕吐可引起食管－贲门黏膜撕裂综合征，出现不同程

度的出血；昏迷患者呕吐时易发生误吸，导致窒息、肺部感染等。

恶心与呕吐的评估重点如下。

1. 诱因：有无不良饮食史，误服药物、毒物史，酗酒史。

2. 呕吐特点：方式、频率、量、性质、有无规律。

3. 伴随症状：有无腹泻、腹痛、发热、寒战、头痛等。

4. 其他：精神状况、意识状况，营养状况，有无脱水征象。

（刘嘉怡　王瑞）

第二节　呕血与黑便

呕血与黑便是消化道出血的特征性表现。上消化道大量出血之后均有黑便，但不一定有呕血。呕血和黑便的颜色、性质都与出血量和速度有关。呕血为鲜红色或血块时提示出血量大且速度快，血液在胃腔内停留时间短，未经胃酸充分混合即呕出；如呕血为棕褐色咖啡渣样，则提示血液在胃内停留时间长，经胃酸作用形成酸化的血红蛋白。典型黑便呈柏油样，黏稠发亮，是血红蛋白中铁与肠内硫化物作用形成硫化铁所致；当出血量大且速度快时，血液在肠内推进快，大便可为暗红色甚至鲜红色，需与下消化道出血鉴别。出血量的评估见表2-2。

表2-2　出血量的评估

临床表现	出血量的估计
大便隐血试验阳性	每天出血量>5mL
黑便	每天出血量50~100mL
呕血	胃内积血量250~300mL
头晕、心悸、乏力	单次出血量400~500mL
急性周围循环衰竭的表现	单次出血量≥1000mL

一般情况下呕血与黑便常提示有消化道出血，但也需要和鼻出血等咽下血液、肺结核等咯血相区别。此外，口服动物血液、铋剂和某些中药也可引起大便发黑，应注意鉴别。

呕血与黑便的评估重点如下。

1. 诱因：疾病史、饮食习惯、心理状况、酗酒史、高血压史。

2. 出血特点：量、颜色、性质、是否存在诱因或规律性。

3. 伴随症状：有无腹痛、黄染、蜘蛛痣、皮肤瘀点瘀斑、牙龈出血等。

4. 其他：生命体征、意识状况、营养状况。

（刘嘉怡　王瑞）

第三节　吞咽困难

吞咽困难指咽下食物或饮水时感到费力，停滞不下，或吞咽时间延长，甚至不能咽下食物或水。患者常有体重减轻，严重者会导致营养不良。

吞咽困难分为口咽性吞咽困难与食管性吞咽困难。口咽性吞咽困难指食团或液质难以从咽部进入食管，常见病因有神经肌肉疾病、口咽部肿瘤、口咽部炎症、局部手术后瘢痕等。食管性吞咽困难指食管内的食团或液质通过障碍，多见于食管或贲门肿瘤、胃食管反流病（gastroesophageal reflux disease，GERD）、贲门失弛缓症、食管异物、纵隔肿瘤等。不同疾病的吞咽困难特点见表2-3。

表2-3　不同疾病的吞咽困难特点

疾病类型	吞咽困难特点
食管癌	渐进性从吞咽干食困难发展至吞咽液质困难
后组颅神经（舌咽神经、迷走神经、舌下神经）受损	伴有饮食呛咳
食管下端病变（贲门癌、贲门失弛缓症）	伴呃逆
纵隔肿瘤	伴单侧性喘鸣
食管功能障碍	出现食团停顿感

吞咽困难的评估重点如下。

1. 诱因：年龄、既往病史（如酗酒史、腐蚀剂损伤史、手术史等）、病程发展（是否进行性加重）、饮食习惯。

2. 吞咽困难特点：阻塞的部位、与饮食的关系。

3. 伴随症状：声嘶、呛咳、呃逆、疼痛等。

4. 其他：营养状况、神经系统状况、有无贫血等。

（刘嘉怡　王瑞）

第四节 嗳气与反酸

一、嗳气

嗳气指胃内气体自口腔溢出，多提示胃内气体较多。吞气是一种生理现象，餐后嗳气也是一种正常的排气机制，通常餐后每小时发生 3～4 次。频繁嗳气可与进食过急过快、吞咽动作过多、精神因素等有关，只有在过多嗳气令人烦恼时才考虑为病态，即嗳气症。嗳气可见于胃食管反流病，胃、十二指肠或胆道疾病。

嗳气的评估重点如下。

1. 诱因：饮食习惯、疾病史。
2. 嗳气特点：频率、有无规律性。
3. 伴随症状：反酸、腹痛、腹胀等。
4. 其他：营养状况、精神状况。

二、反酸

反流指患者无恶心、干呕、腹部收缩，不用力的情况下，食管或胃内容物上溢，涌入口咽部。空腹时反流内容物为酸性胃液伴胆汁、胰液，称为反酸。进食、用力或体位改变，特别是卧位或弯腰时更易发生反酸。反酸是食管下括约肌的功能障碍所致，多见于胃食管反流病、溃疡病、慢性胃炎、幽门不完全梗阻等。

需注意的是，呕吐常有前驱症状，如恶心、心悸、出汗等，并且腹部需要用力，而反酸不伴有此类症状且不费力。

反酸的评估重点如下。

1. 诱因：暴饮暴食史。
2. 反酸特点：是否进行性加重，是否与体位、情绪有关。
3. 伴随症状：睡眠、食欲有无改变等。

（刘嘉怡　王瑞）

第五节　胃灼热

胃灼热指上腹部或胸骨后的湿热感或烧灼感，典型表现多出现在餐后 1～2h，可伴有吐酸水或苦水，并可因饮食或体位的改变而加重。胃灼热的危险因素包括女性、年龄＞65 岁、不良饮食习惯、过度肥胖、精神压力、吸烟。胃灼热症状多见于胃食管反流病、胃炎和溃疡病，约 50％胃食管反流病患者有此症状，但胃灼热程度与病变程度不一定相关。

胃灼热的评估重点如下。

1. 诱因：体重指数（BMI）、吸烟史、饮酒史、饮食习惯、是否有精神压力。

2. 胃灼热出现的时间与体位。

（刘嘉怡　王瑞）

第六节　腹泻

正常人的排便习惯大多为每天 1 次，也有人每天 2～3 次或每 2～3 天 1 次，只要大便的性状正常均为正常现象。腹泻指排便次数多于平日，大便稀薄。根据起病急缓，腹泻分为急性腹泻和慢性腹泻；根据发生机制，腹泻分为运动障碍性腹泻（dysmotilitive diarrhea）、吸收障碍性腹泻（malabsorptive diarrhea）、渗透性腹泻（osmotic diarrhea）、分泌性腹泻（secretory diarrhea）和渗出性腹泻（exudative diarrhea）。不同部位病变所致腹泻的特点不同，如小肠病变引起的腹泻可含有未完全消化的食物成分，大便为糊状或水样，大量腹泻容易导致脱水和电解质丢失，部分慢性腹泻患者可以因消化吸收障碍发生营养不良；而大肠病变引起的腹泻可含有脓、血、黏液，当病变累及直肠时可出现里急后重。

腹泻的评估重点如下。

1. 评估患者的脱水征象。

2. 评估患者排便情况（包括排便的频率，大便的量、性状、颜色及气味等）及伴随的症状（有无腹痛及疼痛部位，有无里急后重、恶心与呕吐、发热等）。

3. 评估患者的心理因素。

（刘燕）

第七节　腹胀

腹胀既是一个症状，又是一个体征，可以表现为一部分或全腹部胀满；同时，既可为生理性的，又可为病理性的；可以是消化系统本身疾病，也可以是全身性疾病在消化系统的表现。轻者仅表现为腹部轻微饱胀感，重者全腹膨胀，影响呼吸，甚至影响工作和生活。

一、病因

（一）胃肠道积气

1. 咽入空气过多：吞气症、进食过快、唾液分泌过多等，吞入大量气体，使胃肠道积气而腹胀。

2. 胃肠道产气过多：消化不良、短肠综合征等，使结肠内细菌产生大量气体，胃肠道大量积气而腹胀。

3. 肺排出二氧化碳（CO_2）障碍：呼吸衰竭、血中 CO_2 分压大于肠道 CO_2 分压，则血中 CO_2 弥散入肠道，使肠道积气而腹胀。

4. 肛门排气功能障碍：肠梗阻、肠麻痹、先天性巨结肠症、糖尿病胃肠瘫等，使肛门排气功能障碍而积气，产生腹胀。

（二）腹腔积液

因血浆胶体渗透压降低、静脉循环障碍、门静脉压增高、淋巴液回流受阻、毛细血管通透性增加、腹内脏器破裂或宫外孕妊娠囊破裂，腹腔内大量积液占据腹腔，积液压迫胃肠，牵拉腹膜及支持组织而致腹胀。

（三）腹腔积气

胃肠道穿孔使胃或肠道气体进入腹腔，产生腹胀。

（四）腹腔肿物

腹腔肿物过大或压迫胃肠道，导致胃肠道梗阻，从而产生腹胀，如卵巢囊肿、肾囊肿、胰腺假性囊肿、肝癌、肾盂积水、肠系膜囊肿、巨脾、尿潴留等。

二、辅助检查

1. 食管、胃、直肠测压，胃排空试验或放射性核素胃排空试验。

2. 内镜检查：电子胃镜、电子结肠镜、小肠镜及超声内镜、放大内镜、色素内镜、荧光内镜、胶囊内镜、腹腔镜、胆道镜、ERCP、宫腔镜检查。

3. X线检查：腹部平片，X线钡餐造影或钡剂灌肠造影。

4. CT或MRI检查。

5. B超检查：主要是对腹腔积液、腹腔实质器官占位性病变有诊断价值。

三、护理评估

腹胀的评估重点如下。

1. 评估患者腹胀的位置、发作频率、持续时间、严重程度、诱发和缓解的因素等。

2. 评估患者腹胀发作时伴随的其他症状、其他相关疾病。

3. 评估患者的心理因素。

（刘 燕）

第八节 腹痛

消化系统的器官、组织发生功能性或器质性病变均可引起腹痛。临床上一般将腹痛按起病急缓、病程长短分为急性腹痛与慢性腹痛。

一、急性腹痛的病因

1. 腹腔脏器的急性炎症：急性胃炎、急性胆囊炎、急性胰腺炎等。

2. 空腔脏器的梗阻或扩张：肠梗阻、肠套叠、胆管结石等。

3. 腹膜炎症：消化道穿孔、自发性腹膜炎等。

4. 脏器扭转或破裂：肠扭转、肝破裂等。

5. 腹腔内血管阻塞：缺血性肠病、夹层腹主动脉瘤等。

6. 腹壁疾病：腹壁挫伤、腹部皮肤的带状疱疹等。

7. 胸腔疾病引起的腹部牵涉性痛：肺炎、心绞痛、急性心包炎等。

8. 全身性疾病：腹部过敏性紫癜、尿毒症、糖尿病酮症酸中毒等。

二、慢性腹痛的病因

1. 腹腔脏器的慢性炎症：慢性胃炎、慢性胆囊炎、慢性胰腺炎等。

2. 空腔脏器的张力变化：胃肠痉挛或运动障碍。

3. 消化性溃疡。

4. 脏器扭转或梗阻：慢性假性肠梗阻等。

5. 脏器的包膜受牵拉：实质性脏器因病变增大，肝脓肿、原发性肝癌等。

6. 中毒与代谢障碍：尿毒症、铅中毒等。

7. 肿瘤压迫与浸润。

8. 胃肠功能性疾病：肠易激综合征、功能性消化不良等。

三、护理评估

腹痛可表现为隐痛、钝痛、胀痛、灼痛、刀割样痛、钻痛或绞痛等，可为阵发性或持续性疼痛。疼痛部位、性质、程度及伴随症状常与疾病有关，如胃、十二指肠疾病引起的腹痛多在中上腹部，为隐痛、灼痛或不适感，伴畏食、嗳气、反酸、恶心与呕吐等。小肠疾病所致腹痛多在脐周，并伴有腹胀、腹泻等表现。大肠病变所致的腹痛一般为腹部一侧或双侧疼痛。若出现上腹部剧烈疼痛，为持续性钝痛、钻痛或绞痛，并向腰背部呈带状放射，则多为急性胰腺炎。若疼痛弥漫全腹，腹肌紧张，有压痛、反跳痛，则多为急性腹膜炎。

腹痛的评估重点如下。

1. 评估患者腹痛的部位。

2. 评估患者腹痛的性质、严重程度。

3. 评估患者腹痛发作的时间、频率及持续时间，以及与疾病相关的其他临床表现。

（刘燕）

第九节　其他症状

一、便秘

便秘指大便次数减少，一般每周少于 3 次，伴排便困难、大便干结。便秘是临床上常见的症状，多长期持续存在，症状扰人，影响患者生活质量。便秘病因多样，以肠道疾病最为常见，但诊断时应慎重排除其他病因。便秘一般分为功能性便秘及器质性便秘。

便秘的评估重点如下。

1. 评估与发生便秘相关的生活方式、文化程度、饮食习惯和心理因素等。

2. 评估患者便秘发作的时间、持续时间、伴随症状，以及与疾病相关的其他临床表现。

二、黄疸

黄疸是由于血清中胆红素升高致皮肤、巩膜发黄的症状和体征。正常血清胆红素不超过 17.1μmol/L，临床上超过 34.2μmol/L 时可出现黄疸。黄疸可分为肝细胞性黄疸、胆汁淤积性黄疸和溶血性黄疸。

黄疸的评估重点为患者皮肤巩膜是否黄染、黄染程度及引起黄疸的原因。

（刘燕）

第三章 消化系统疾病常用药物及用药护理

第一节 抗酸药

胃酸相关性疾病包括一系列临床疾病（如消化性溃疡、胃食管反流病、胃酸分泌过多症），主要是胃酸造成损伤所致疾病。生理学是研究疾病发生和治疗的基础，因此明确胃酸分泌的生理学十分必要。胃酸分泌是一个受外周神经（内分泌、旁分泌）和中枢神经等多重因素控制的、连续复杂的过程，每个因素最终都会影响到一个过程——壁细胞对胃酸的分泌。

抗酸药（antacids）又称胃酸中和药，是一类弱碱性化合物，能中和过多的胃酸，降低胃内酸度和胃蛋白酶活性，解除胃酸对胃黏膜及溃疡面的刺激和侵蚀，从而缓解疼痛，促进溃疡愈合。临床常用的抗酸药主要有碳酸氢钠、铝碳酸镁。

一、碳酸氢钠

（一）英文名

Sodium bicarbonate。

（二）用法用量及剂型规格

1. 用法用量。

（1）一般用法：成人每次 0.25～2.00g，每天 3 次，口服。

（2）应于餐后 1～3h 或睡前服用。

2. 剂型规格：片剂，规格 250mg、300mg、500mg。

（三）适应证

1. 治疗轻至中度代谢性酸中毒。

2. 碱化尿液：用于预防尿酸性肾结石，减少磺胺类药物的肾毒性，减少急性溶血，防止血红蛋白沉积在肾小管。

3. 作为抗酸药，用于缓解胃酸过多引起的胃痛、胃灼热、反酸等症状。

（四）不良反应

1. 剂量偏大或患者存在肾功能不全时，可出现精神症状、水肿、肌肉疼痛或抽搐、异常疲倦虚弱、呼吸减慢等症状。

2. 长期口服可引起持续性头痛、尿频、尿急、食欲不振、恶心与呕吐等。

3. 口服时由于在胃内产生大量气体，引起嗳气，可使胃腔膨胀，增加胃内压力。

4. 易引起钠潴留和碱中毒、反跳性胃酸分泌增多。

（五）护理及观察要点

1. 不宜长期服用，不宜与维生素 C 和间羟胺合用。

2. 忌用于严重溃疡病患者。

3. 口服后 2h 内不宜服用任何药物。

二、铝碳酸镁

（一）英文名

Hydrotalcite。

（二）用法用量及剂型规格

1. 用法用量。

（1）一般用法：成人每次 0.5~1.0g，每天 3~4 次，嚼服。

（2）治疗胃和十二指肠溃疡时，每次 1.0g，每天 4 次，嚼服。在症状缓解后，至少需维持 4 周。

2. 剂型规格：片剂，规格 0.5g。

（三）适应证

胃酸相关性疾病如急、慢性胃炎，胃溃疡、十二指肠溃疡，反流性食管炎，与胃酸有关的胃部不适，如胃痛、酸性嗳气、胃灼热、胃胀等；预防非甾体类抗炎药（non-steroidal anti-inflammatory drugs，NSAIDs）导致的胃黏膜损伤。

（四）不良反应

1. 大剂量服用可导致大便呈软糊状，大便次数增多。

2. 偶见口干、食欲不振、便秘。

3. 长期服用可导致血清电解质水平变化。

（五）护理及观察要点

1. 成人在餐后 1~2h 服用，每天 4 次，症状不缓解时睡前可加服 1 次；胃部不适时嚼服 1~2 片。

2. 患者用药期间饮食宜清淡，忌生冷、辛辣及油腻食物，用药期间不宜饮酒。

3. 患者忌愤怒、抑郁，应保持心情舒畅。

4. 高血压、心脏病、胃肠道梗阻、溃疡性结肠炎、甲状腺功能亢进的患者，以及妊娠期女性慎用。

5. 对本品过敏者禁用，过敏体质者慎用。

（欧艳）

第二节　H_2 受体阻滞剂

人的胃壁上有刺激 H^+ 分泌的 H_2 受体和专门运输 H^+ 的质子泵，二者各司其职，促进胃酸分泌以消化食物。H_2 受体阻滞剂为一种抑酸药，主要作用于壁细胞上 H_2 受体，竞争性抑制组胺的作用，可抑制基础胃酸分泌，也可以抑制由食物、组胺、五肽胃泌素、咖啡因与胰岛素刺激引起的胃酸分泌。常用的三种 H_2 受体阻滞剂西咪替丁、雷尼替丁、法莫替丁，抑制胃酸分泌的能力相差 20~50 倍，以西咪替丁最弱，法莫替丁最强。而抑制 50% 五肽胃泌素刺激引起的胃酸分泌所需有效血浓度（EC_{50}），以西咪替丁最高，法莫替丁最低。

一、西咪替丁

（一）英文名

Cimetidine。

（二）用法用量及剂型规格

1. 用法用量。

1）一般用法：用于十二指肠溃疡或病理性高分泌状态。每次 0.2~0.4g，每天 4 次，餐后及睡前口服；或每次 0.8g，睡前 1 次口服。

2）预防溃疡复发：每次 0.4g，睡前口服。

3）特殊人群：小儿患者，每次剂量为 5~10mg/kg，每天 2~4 次，口服。老年患者用量酌减。肾功能不全患者用量减为每次 0.2g，每 12h 1 次。

4）注射液。

（1）静脉滴注：本品（注射剂）0.2g 用生理盐水或葡萄糖氯化钠注射液 250~500mL 或 5% 葡萄糖注射液稀释后静脉滴注，滴注速度为每小时 1~4mg/kg，每次 0.2~0.6g。

（2）静脉注射：本品（注射剂）0.2g 用上述溶液 20mL 稀释后缓慢静脉注射（推注时间为 2~3min），每 6h 1 次。

（3）肌内注射：每次 0.2g，每 6h 1 次。

2. 剂型规格。

（1）片剂：200mg、400mg、800mg。

（2）胶囊：200mg。

（3）注射剂：200mg（2mL）。

（三）适应证

1. 治疗活动性十二指肠溃疡，预防十二指肠溃疡复发。

2. 治疗胃溃疡。

3. 治疗反流性食管炎。

4. 治疗胃泌素瘤（佐林格－埃利森综合征）。

5. 预防与治疗应激性溃疡及药物性溃疡。

6. 预防与治疗消化性溃疡并发出血。

7. 可用于各种原因引起的免疫功能低下的治疗和肿瘤的辅助治疗。

（四）不良反应

1. 较常见的有头晕、头痛、疲乏、嗜睡、腹泻、恶心与呕吐、腹胀、便秘、口苦、口干、血清氨基转移酶轻度升高等。

2. 偶见严重肝炎、肝脂肪性变、肝坏死等。

3. 对肝硬化患者，可能诱发肝性脑病。若突然停药，停用后反跳的高胃酸分泌可能引起慢性消化性溃疡穿孔。

4. 严重心脏及呼吸系统疾病、系统性红斑狼疮（SLE）、器质性脑病、肝肾功能损害者慎用。

（五）护理及观察要点

1. 用药前及用药期间应定期检查肝功能、肾功能和血常规。

2. 完成治疗后尚需继续服药 3 个月。

3. 儿童、妊娠期女性及哺乳期女性慎用。

4. 避免与中枢抗胆碱药同时使用，避免加重中枢神经系统不良反应。

5. 餐后及睡前口服。

二、法莫替丁

（一）英文名

Famotidine。

（二）用法用量及剂型规格

1. 用法用量。

1）活动性消化性溃疡：每次 20mg，早、晚各 1 次，或睡前 40mg，口服，疗程 4~6 周。

2）十二指肠溃疡的复发预防及维持治疗：每天 20mg，睡前顿服。

3）反流性食管炎。

（1）Ⅰ度或Ⅱ度：每次 10mg，早、晚各 1 次，口服，疗程 4~8 周。

（2）Ⅲ度或Ⅳ度：每次 20mg，早、晚各 1 次，口服，疗程 4~8 周。

4）胃泌素瘤：首次 20mg，每 6h 1 次，以后根据病情调整剂量。

5）静脉注射：每次 20mg，每 12h 1 次。

6）静脉滴注：每次 20mg，每 12h 1 次。

2. 剂型规格。

（1）片剂：10mg、20mg、40mg。

（2）胶囊：20mg。

（3）散剂：10%。

（4）注射剂：20mg（2mL）。

（三）适应证

用于消化性溃疡、反流性食管炎、吻合口溃疡、上消化道出血（急性应激性溃疡、出血性胃炎、消化性溃疡所致）、胃泌素瘤。

（四）不良反应

1. 循环系统：罕见脉率增加、血压上升及颜面潮红。

2. 消化系统：偶见肝功能异常及罕见消化道症状。

3. 中枢神经系统：罕见头痛、头重及全身乏力。

4. 过敏反应：偶见皮疹及荨麻疹。

5. 其他：罕见月经不调、面部水肿及耳鸣。

（五）护理及观察要点

1. 静脉滴注时，用5%葡萄糖注射液或生理盐水100mL或250mL稀释，每次用量20~40mg。

2. 静脉滴注时，注意控制速度。滴注速度过快，易发生不良反应，可引起心律失常，偶有谵妄。注意观察肾功能，还可出现一过性肝功能损害和粒细胞缺乏，出现头痛、疲倦、腹泻及皮疹等反应。

3. 静脉注射剂量每次不超过20mg，用5%葡萄糖注射液或生理盐水10~20mL稀释后缓慢静脉注射。

4. 肝肾功能不全者，婴幼儿及有药物过敏史者禁用。

（欧艳）

第三节　质子泵抑制剂

质子泵即H^+-K^+-ATP酶，位于壁细胞分泌小管膜上。质子泵抑制剂（PPI）能直接抑制胃酸分泌的最终环节，疗效显著优于其他抑酸药，同时解决了耐受性问题。质子泵抑制剂可用于治疗上消化道出血、消化性溃疡、反流性食管炎及胃泌素瘤，现已成为胃酸分泌异常及相关疾病的一线药物，也常联用阿莫西林、克拉霉素等治疗幽门螺杆菌感染。常用质子泵抑制剂有奥美拉唑、埃索美拉唑、艾普拉唑等。

一、奥美拉唑

（一）英文名

Omeprazole。

（二）用法用量及剂型规格

1. 用法用量。

（1）胃溃疡、十二指肠溃疡：每次20mg，清晨1次口服。十二指肠溃疡疗程2~4周，胃溃疡疗程4~8周。对难治性溃疡者，每次20mg，每天2次，或每次40mg，每天1次。

（2）反流性食管炎：每天20~60mg，清晨1次口服。

（3）胃泌素瘤：初始剂量为每次60mg，每天1次，口服，以后调整为每天20~120mg，剂量>80mg/d时，分2次。

（4）静脉注射：治疗消化性溃疡出血时，可予静脉注射，每次 40mg，首次予 80mg，每 12h 1 次，连用 3 天。

（5）静脉滴注：出血量大者首剂 80mg 静脉滴注，之后改为 8mg/h 维持，直至出血停止。

（6）严重肝功能不全时慎用，必要时剂量减半。

2. 剂型规格。

（1）胶囊：20mg。

（2）注射剂（粉）：40mg。

（三）适应证

1. 用于胃溃疡、十二指肠溃疡。联用抗生素等的二联和三联方案，可用于治疗幽门螺杆菌相关的消化性溃疡。

2. 用于反流性食管炎、胃泌素瘤。

3. 静脉注射可用于消化性溃疡急性出血，如急性胃黏膜病变出血。

（四）不良反应

1. 可有口干、恶心与呕吐、腹胀、便秘、腹泻、腹痛等。

2. 胆红素、丙氨酸氨基转移酶（ALT）、天冬氨酸氨基转移酶（AST）偶有轻微短暂的升高。

3. 可有感觉异常、头晕、头痛、嗜睡、失眠、外周神经炎等。

4. 长期用药可导致维生素 B_{12} 缺乏，胃底部和胃体部的肠嗜铬细胞增生还可发生胃部类癌。

5. 其他：可有皮疹、男性乳腺发育、溶血性贫血等。

（五）护理及观察要点

1. 静脉注射时，用奥美拉唑专用溶媒溶解后做缓慢静脉注射，推注速度不宜超过 4mL/min，即 10mL 注射液的推注时间不应少于 2.5min，否则可能会出现恶心、上腹痛等不良反应。注射液配置后应在 4h 内使用。

2. 用于静脉注射若不注意，药物配制后易变色，造成浪费或引起不良反应。

3. 静脉滴注时用生理盐水或 5％葡萄糖注射液稀释，在配置过程中应注意，该药可以用生理盐水（12h 内）、5％葡萄糖注射液（6h 内）稀释，但不能用葡萄糖氯化钠注射液稀释。最好用单独的空针稀释，滴注时使用单独的输液管道。

4. 口服时，早晨空腹时服用最佳。

二、埃索美拉唑

（一）英文名

Esomeprazole。

（二）用法用量及剂型规格

1. 用法用量。

（1）胃食管反流病、糜烂性反流性食管炎的治疗：每次 40mg，每天 1 次，口服，疗程 4 周。

（2）食管炎的治疗：每次 40mg，每天 1 次，口服，疗程 8 周。

（3）防止食管炎复发的长期维持治疗：每次 20mg，每天 1 次，口服。

（4）与适当的抗菌疗法联合用药根除幽门螺杆菌：每次 20mg，每天 2 次，或每次 40mg，每天 1 次，口服，疗程 14 天。

（5）吞咽困难者，将片剂溶于不含碳酸盐的半杯水中（因肠溶包衣可能被溶解，不应用其他液体），搅拌至片剂完全崩解，立即或在 30min 内服用，再加入半杯水漂洗容器后饮用。不能嚼碎或压破片剂。

（6）不能吞咽者，将片剂溶于不含碳酸盐的水中，通过胃管给药。

（7）当口服疗法不适用时，通常应选用注射疗法（不超过 7 天），每天 1～2 次静脉注射或静脉滴注本品 20～40mg。一旦达到可以口服治疗的条件时，就应该转为口服治疗。

2. 剂型规格。

（1）片剂：20mg、40mg。

（2）注射剂（粉）：40mg。

（三）适应证

1. 胃食管反流病的治疗。

2. 糜烂性反流性食管炎的治疗。

3. 已经治愈的食管炎防止复发的长期维持治疗。

4. 胃食管反流病的症状控制。

5. 与适当的抗菌疗法联合用药根除幽门螺杆菌。

6. 防止与幽门螺杆菌相关的消化性溃疡复发。

（四）不良反应

1. 常见消化系统不良反应：恶心与呕吐、腹痛、腹胀、腹泻、便秘。

2. 常见神经－精神系统不良反应：头痛，偶有头晕、感觉异常、嗜睡、视物模糊、眩晕。

3. 偶见口干、口炎、胃肠道念珠菌病。

4. 偶见皮肤和皮下组织不良反应，如皮疹、皮炎、瘙痒。

（五）护理及观察要点

1. 静脉注射：应缓慢推注，40mg 和 20mg 药物配制的注射液均应推注 3min 以上。

2. 静脉滴注：40mg 和 20mg 药物配制的滴注液，应在 10～30min 内滴注完成。

3. 注射液的配制方法是将 5～10mL 生理盐水加入本品小瓶中。

4. 滴注液的配制方法是将本品 1 支加入生理盐水 100mL 中，供静脉滴注使用，或将本品 2 支加入生理盐水 50mL 中，以 5mL/h 的速度用静脉微量泵泵入。

5. 配制完成的注射液或滴注液是无色至极微黄色的澄清溶液，应在 12h 内使用，于 30℃以下保存。

6. 从微生物学的角度，滴注液或注射液配制后最好立即使用。

7. 本品只能溶于生理盐水中供静脉滴注或注射使用。

8. 配制的滴注液或注射液不应与其他药物混合或在同一输液装置中合用。

9. 口服片剂应整片吞服，而不要嚼碎或压碎；应空腹或餐前服用。

三、艾普拉唑

（一）英文名

Ilaprazole。

（二）用法用量及剂型规格

1. 用法用量。

（1）静脉滴注：起始剂量 20mg，后续每次 10mg，每天 1 次，连续 3 天。疗程结束后，可根据情况改为口服。

（2）用于成人十二指肠溃疡，每次 10mg，每天 1 次，每天晨起空腹吞服（不可咀嚼）。疗程为 4 周或遵医嘱。

2. 剂型规格。

（1）片剂：5mg。

（2）注射剂（粉）：10mg。

（三）适应证

治疗十二指肠溃疡、消化性溃疡出血。

（四）不良反应

常见不良反应有腹泻、头晕、头痛、血清氨基转移酶升高。少见不良反应有皮疹、腰痛、荨麻疹、腹胀、口干口苦、胸闷、心悸、肾功能异常、月经时间延长、心电图异常（Ⅰ度房室传导阻滞、室性期前收缩）、白细胞减少等。上述不良反应常可自行恢复。

（五）护理及观察要点

1. 对于呕血、渗血、血管裸露等高危人群，应首先行内镜止血。

2. 静脉滴注：将本品 10mg 完全溶解于 100mL 生理盐水中，静脉滴注时使用带过滤装置的输液器，30min 内滴完。起始剂量为 20mg 时，应用 200mL 生理盐水溶解。配制好的滴注液须在 3h 内使用完毕。

3. 仅可溶于生理盐水中供静脉滴注使用，配制的滴注液不应与其他药物混合或在同一输液装置中合用。

4. 仅用于静脉滴注，禁止肌内注射。

5. 抑制胃酸分泌作用强、时间长，故不宜同时再使用其他抗酸药或抑酸药。

6. 能使胃内 pH 值升高，可能影响某些药物吸收。

7. 肝肾功能不全者慎用。

（欧艳）

第四节　胃黏膜保护剂

胃黏膜保护剂指有预防和治疗胃黏膜损伤，保护胃黏膜，促进组织修复和溃疡愈合作用的药物，其胃黏膜保护作用主要与黏附覆盖在溃疡面上阻止胃酸、胃蛋白酶侵袭溃疡面和促进内源性前列腺素合成等有关。胃黏膜保护剂的种类很多，有的还具有杀灭幽门螺杆菌的作用，如枸橼酸铋钾、胶体果胶铋等；有的同时兼有抗酸作用。临床常用的胃黏膜保护剂有物理性胃黏膜保护剂和化学性胃黏膜保护剂两大类。物理性胃黏膜保护剂如铝碳酸镁、硫糖铝、胶体铋剂，具有胶体特性，铋剂中的小分子酸根（如枸橼酸根、碳酸根、硝酸根）被大分子果胶酸取代后，胶体特性增强，在酸性环境中能形成高黏度溶胶，而该溶胶与溃疡面、炎症表面有较强的亲和力，可在胃黏膜表面形成一层牢固的保护膜，增强胃黏膜的屏障功能，对慢性炎症和消化性溃疡有较好的治疗作用；其他物理性胃黏膜保护剂如硫糖铝等，通过不同机制来保护胃黏膜，促进溃疡愈合。化学性胃黏膜保护剂如替普瑞酮、瑞巴派特，可以增强胃黏膜屏障功能。

一、硫糖铝

（一）英文名

Sucralfate。

（二）用法用量及剂型规格

1. 用法用量。

（1）活动性胃溃疡及十二指肠溃疡：每次 1g，每天 3～4 次，口服，疗程 4～6 周。

（2）预防十二指肠溃疡的复发：每次 1g，口服，每天 2 次。

2. 剂型规格。

（1）片剂：0.25g、0.5g。

（2）胶囊：0.25g。

（3）混悬剂：1g（5mL）、20g（10mL）。

（三）适应证

常用于胃溃疡及十二指肠溃疡。

（四）不良反应

常见的是便秘。少见的有腰痛、腹泻、眩晕、昏睡、口干、消化不良、恶心、皮疹、瘙痒及胃痉挛。长期大剂量使用可出现铝中毒。长期使用可引起血浆内磷酸盐含量下降，可能出现骨软化。

（五）护理及观察要点

1. 硫糖铝可在酸性环境中起到保护胃与十二指肠黏膜的作用，不宜与碱性药物合用。

2. 宜空腹及睡前服用（餐前服用可与溃疡面接触），片剂需嚼碎或磨成粉状后服用。

3. 不能与抗酸药、抑酸药同用。

4. 对该药物过敏、肝肾功能不全者禁用。

5. 与喹诺酮类药物服用间隔时间必须在 2h 以上。

6. 硫糖铝不宜与多酶片合用。一方面，多酶片中含有胃蛋白酶、胰酶和淀粉酶，硫糖铝可与胃蛋白酶络合，降低多酶片的疗效；另一方面，多酶片的药理作用与硫糖铝相拮抗，其所含消化酶特别是胃蛋白酶可影响溃疡愈合，合用时两者疗效均降低。

7. 连续应用不宜超过 8 周。

二、磷酸铝凝胶

（一）英文名

Aluminum phosphate。

（二）用法用量及剂型规格

1. 用法用量。

（1）通常每天 2～3 次，或在症状发作时服用，每次 1～2 包，使用前充分振摇均匀，亦可伴温开水或牛奶服用。

（2）根据不同适应证在不同的时间给予不同的剂量：食管疾病于餐后给药，食管裂孔、胃食管反流病、食管炎于餐后和晚上睡觉前服用，胃炎、胃溃疡于餐前 0.5h 服用，十二指肠溃疡于餐后 3h 及疼痛时服用。

2. 剂型规格：20g：11g。

（三）适应证

1. 能缓解胃酸过多引起的反酸等症状，适用于胃溃疡、十二指肠溃疡及反流性食管炎等胃酸相关性疾病的抗酸治疗。

2. 用于食管炎、胃炎、胃溃疡、十二指肠溃疡、结肠炎、直肠炎等。

3. 用于碱化尿液，以促进某些药物的排泄。

（四）不良反应

易引起便秘，可饮足量的水进行预防，也可服用缓泻剂。

（五）护理及观察要点

1. 每袋磷酸铝凝胶含蔗糖 2.7g，糖尿病患者使用本品时，每次不超过1 包。

2. 室温避光保存。

3. 宜空腹时及睡前嚼碎服用（餐前服用可与溃疡面接触）。

4. 不能与抗酸药、抑酸药同用。

5. 对该药过敏、肝肾功能不全者禁用。

6. 与喹诺酮类药物服用间隔时间必须在 2h 以上。

三、枸橼酸铋钾

(一) 英文名

Bismuth potassium citrate。

(二) 用法用量及剂型规格

1. 用法用量。

(1) 颗粒剂：每次 1 包，每天 3～4 次，用水冲服，餐前 0.5h 和睡前服用。疗程 4～8 周。

(2) 片剂：每天早餐前 0.5h 及睡前 0.5h 各服 2 片，或每天于三餐前 0.5h 及睡前 0.5h 各服 1 片。疗程 4～8 周。

(3) 胶囊：每次 2 粒，每天 2 次，早餐前 0.5h 和睡前温开水送服。疗程 4～8 周。

(4) 混悬剂：每次 5mL，加 4 倍水（20mL）稀释，每天 3～4 次，于餐前 1h 及睡前服。疗程 6 周。

2. 剂型规格。

(1) 颗粒剂：每包 1.2g：300mg 铋，每包 1.2g：110mg 铋，每包 1.0g：110mg铋。

(2) 胶囊：0.3g（相当于铋 110mg）。

(3) 片剂：0.3g（相当于铋 110mg）。

(4) 混悬剂（合剂）：0.3g（5mL）。

(三) 适应证

1. 胃溃疡和十二指肠溃疡。

2. 复合性溃疡、吻合口溃疡、多发性溃疡、慢性浅表性胃炎及伴有幽门螺杆菌感染、糜烂性胃炎。

(四) 不良反应

1. 少数患者可有轻微头痛、头晕、失眠、皮疹、急性可逆性脑病等。

2. 大便可被染成黑色，用药期间应注意鉴别黑便是药物不良反应还是消化道出血，必要时需查大便隐血。

(五) 护理及观察要点

1. 宜三餐前 0.5h 和睡前 0.5h 服用，不可嚼碎。

2. 服药前后 0.5h 必须禁食。

3. 不宜长期大量服用，不得同时服用其他含铋制剂。

4. 肝功能不全者、儿童、哺乳期女性、急性胃黏膜病变患者禁用。

四、替普瑞酮

（一）英文名

Teprenone。

（二）用法用量及剂型规格

1. 用法用量：成人通常用量为每天 3 粒，分 3 次餐后口服。

2. 剂型规格：胶囊，规格 50mg。

（三）适应证

1. 改善急性胃炎、慢性胃炎急性加重期的胃黏膜病变（糜烂、出血、潮红、水肿）。

2. 治疗胃溃疡。

（四）不良反应

1. 极少数患者可出现肝功能障碍与黄疸。

2. 部分患者出现便秘、腹泻、口渴、腹痛、腹胀等消化系统不良反应。

3. 精神神经系统不良反应主要为头痛。

4. 过敏表现，如皮疹、瘙痒。

（五）护理及观察要点

1. 宜三餐后服用。

2. 出现不良反应须停止用药。

3. 老年人的代谢功能有所降低，需注意减量给药。

4. 妊娠期女性、儿童慎用。

（欧艳）

第五节　胃肠动力药

胃肠动力药指增强或减弱胃肠肌运动的药物，前者为促胃肠动力药，后者为胃肠解痉药。主要增强上部胃肠动力的药物有莫沙必利等，用于治疗胃食管反流病、功能性消化不良及胃轻瘫，帮助缓解上腹饱胀不适、隐痛及胃灼热等症状。临床应用较多的胃肠解痉药为匹维溴铵等，主要用于腹泻型肠道易激综合征，疗效较好。

一、莫沙必利

（一）英文名

Mosapride。

（二）用法用量及剂型规格

1. 用法用量：成人通常用量为每次 1 片，每天 3 次。

2. 剂型规格：片剂，规格 5mg。

（三）适应证

用于缓解慢性胃炎伴有的消化系统症状，如胃灼热、恶心与呕吐、早饱、上腹胀、上腹痛。

（四）不良反应

1. 常见腹泻、软便、口干、疲倦等。

2. 偶有肝功能障碍、黄疸，应密切观察患者，发现异常立即停止服药并采取相应措施。

（五）护理及观察要点

1. 持续给药一段时间（通常为 2 周），仍未见消化系统症状改善时，不应长期盲目给药。

2. 餐前 15～30min 服用。

3. 症状缓解可停药。

4. 胃肠解痉药和促胃肠动力药同用，会出现拮抗作用；助消化药和促胃肠动力药同用，降低疗效。

5. 促胃肠动力药不联合使用，避免加重锥体外系反应。

二、匹维溴铵

（一）英文名

Pinaverium bromide。

（二）用法用量及剂型规格

1. 用法用量：每次 50mg，每天 3 次，口服，根据病情可增至每次

100mg；用于钡剂灌肠前准备时，检查前 3 天每次 100mg，每天 2 次，口服，在检查当天清晨再口服 100mg。

2. 剂型规格：片剂，规格 50mg。

（三）适应证

1. 与肠易激综合征有关的腹痛、排便紊乱、肠道不适等症状。

2. 青光眼和前列腺肥大、尿潴留的肠易激综合征患者。

3. 钡剂灌肠前准备。

（四）不良反应

常见恶心、口干、腹痛、腹泻、便秘，偶见瘙痒、皮疹等。

（五）护理及观察要点

1. 应用足量水将整片药吞下，切勿压碎、咀嚼或含化药片。

2. 宜在进餐时用水吞服。

3. 不要在卧位或睡前吞服。

4. 儿童、妊娠期女性、哺乳期女性禁用。

（欧艳）

第六节　消化道出血常用药物

消化道出血是临床常见症状之一，可由多种疾病导致。随着内镜技术的发展，"中消化道"概念改变了对消化道传统分段的认识。以十二指肠乳头、回盲瓣为标志，将消化道分为上消化道（十二指肠乳头以上）、中消化道（十二指肠乳头至回盲瓣）和下消化道（盲肠、结肠、直肠、肛管）。目前用于消化道出血的药物主要如下。

一、生长抑素

（一）英文名

Somatostatin。

（二）用法用量及剂型规格

1. 用法用量。

（1）上消化道大出血：先缓慢静脉注射负荷量 250μg 后，以 250μg/h 静脉滴注，止血后应连续给药 48～72h。

（2）胰瘘、胆瘘、肠瘘：250μg/h 静脉滴注，直至瘘管闭合，闭合后继续给药 1～3 天。

（3）急性胰腺炎：应尽早使用，静脉滴注 250μg/h，连续给药 72～120h。

（4）预防胰腺手术并发症：在手术开始时，以 0.25mg/h 的速度静脉滴注，术后持续静脉滴注 5 天。

2. 剂型规格：注射剂（粉），规格 250μg、750μg、3mg。

（三）适应证

1. 选择性降低内脏血流量，降低门静脉压力，降低侧支循环的血流量和压力。

2. 抑制胃酸、胃蛋白酶的分泌，降低血清胃泌素水平。

3. 抑制胰、胆和小肠的分泌。

4. 对胰腺、小肠及肝的细胞有保护作用。

5. 适用于肝硬化门静脉高压所致的食管静脉出血。

6. 预防和治疗急性胰腺炎及其并发症，治疗消化性溃疡、应激性溃疡、糜烂性胃炎所致的上消化道出血。

7. 胰瘘、胆瘘、肠瘘的辅助治疗，以及肢端肥大症、胃泌素瘤、胰岛素瘤及血管活性肠肽瘤的辅助治疗。

（四）不良反应

1. 少数患者产生眩晕、耳鸣、颜面潮红，静脉注射速度超过 50μg/min 时会产生恶心与呕吐。

2. 停药当天或第 2 天可产生不同程度腹泻。

（五）护理及观察要点

1. 应单独给药，不宜与其他药物配伍使用，静脉注射速度宜慢。

2. 对本品过敏者，以及妊娠期和哺乳期女性禁用。

3. 本品常用静脉微量泵泵入。将本品 3mg 或 6mg 加入生理盐水 50mL，以 2.1mL/h 或 4.2mL/h 的速度持续静脉泵入，病情稳定后逐渐减量。

4. 半衰期 1～3min，如连续静脉给药，须用本品 3mg 配备足够使用 12h 的药液。

5. 必要时监测血糖。

二、奥曲肽

（一）英文名

Octreotide。

（二）用法用量及剂型规格

1. 用法用量。

（1）预防胰腺手术并发症，皮下注射，每次 0.1mg，每天 3 次，连续 7 天。食管－胃底静脉曲张破裂出血可用生理盐水稀释，以 0.025mg/h 连续静脉滴注，最多治疗 5 天。

（2）在有食管－胃底静脉曲张破裂出血的肝硬化患者中，用生理盐水稀释，以 0.05mg/h 连续静脉滴注（微量泵泵入），持续 5 天，患者都可以良好地耐受。

（3）肝功能不全、肝硬化患者的药物半衰期延长，所以需要改变维持剂量。

2. 剂型规格：注射剂，规格 0.1mg（1mL）。

（三）适应证

预防胰腺手术并发症，与内镜硬化剂等特殊治疗联合用于肝硬化所致的食管－胃底静脉曲张破裂出血的紧急治疗，用于肢端肥大症的治疗，缓解与胃肠内分泌肿瘤有关的症状和体征。

（四）不良反应

1. 最常见的不良反应：胃肠道症状，如腹泻、腹痛、恶心与呕吐、乏力、胃肠胀气和便秘；神经系统症状如头痛；肝胆疾病、代谢和营养功能紊乱、甲状腺功能不全。

2. 其他常见的不良反应：头晕、胆汁浑浊、稀便、糖耐量减低、呕吐、乏力和低血糖。

3. 局部不良反应：局部疼痛，注射部位有针刺或烧灼感，伴红肿，但极少持续超过 15min。

（五）护理及观察要点

1. 保存于 2～8℃冰箱中，避免冷冻和光照。

2. 注射前让药液达到室温或采用减少溶剂用量提高药物浓度的方法，可减少局部不适。

3. 给药前后应避免进食（在两餐之间或卧床休息时注射），以减少消化系统不良反应。

4. 对本品过敏者、妊娠期女性、哺乳期女性和儿童禁用。

三、垂体后叶素

垂体后叶素是从猪、牛脑垂体后叶中提取的水溶性成分，内含催产素和血管升压素（又称抗利尿激素）。

（一）英文名

Pituitrin。

（二）用法用量及剂型规格

1. 用法用量：静脉滴注，每次 5～10U，每 6～8h 1 次；小剂量稀释后缓慢静脉滴注，一般 1U 加入 500mL 液体中，用于食管－胃底静脉曲张破裂出血；50～100U 加入 50mL 液体中，以 2.1mL/h 静脉微量泵泵入。

2. 剂型规格：注射剂，规格 6U/mL。

（三）适应证

1. 食管－胃底静脉曲张破裂出血。

2. 因宫缩不良所致产后出血或产后子宫复旧不全（因有升高血压的作用，现产科已少用）。

3. 肺出血。

4. 尿崩症。

（四）不良反应

用药后可引起面色苍白、出汗、恶心、心悸、胸闷、心绞痛、血压升高、尿量减少、尿急、腹痛等不良反应。严重者可有荨麻疹、血管性水肿、支气管哮喘、过敏性休克，可诱发心力衰竭、心肌梗死等，一旦发生应立即停药并对症处理。

（五）护理及观察要点

1. 动脉硬化、妊娠期高血压疾病、高血压、冠心病、心力衰竭、肺源性心脏病患者禁用。

2. 对本品过敏或有过敏史者慎用。

3. 滴注速度过快或静脉注射均易引起腹痛或腹泻，须严密观察患者的腹部症状与体征，大便的颜色、性状及量。若有异常及时报告医生。

4. 建议与扩血管药物联合使用，如硝酸甘油、可乐定等，以减少不良反应。

5. 根据医嘱控制滴注速度，最好使用静脉微量泵，每 24h 更换输液管 1 次，滴注过程中保证输液通道的有效性，每 24h 更换穿刺部位 1 次，严格床旁交接班，严防液体外渗引起皮肤坏死。

四、特利加压素

（一）英文名

Terlipressin。

（二）用法用量及剂型规格

1. 用法用量。

（1）治疗食管-胃底静脉曲张破裂出血：首剂 2.0mg（用生理盐水稀释）缓慢静脉注射（推注时间超过 1min），然后每 4h 缓慢静脉注射 1.0～2.0mg 维持剂量，持续 24～48h，直至出血控制。建议出血控制后仍维持治疗 1～2 天，以防再出血。

（2）其他胃肠道出血：治疗方法同上，但不需要维持治疗。

（3）对疑为上消化道出血的患者进行早期治疗，可每 4～6h 缓慢静脉注射 1.0mg，连续用药，直至出血控制。

（4）本品也可作为食管静脉曲张破裂出血的急救药物使用：每 4～6h 静脉给药 1 次，每次剂量为 1.0mg，疗程为 3～5 天。为了防止复发出血，建议在出血控制后仍维持治疗，直到 24～48h 没有再出血。给药方式为一次性静脉推注或短时间内静脉滴注。

（5）治疗（慢性肝炎、重型肝炎、肝硬化等合并）肝肾综合征：每 8～12h 缓慢静脉注射 1.0mg（也可将本品 1.0mg 溶于 500mL 葡萄糖注射液中静脉滴注），连续使用直至肾功能改善。

2. 剂型规格：冻干粉针剂，每瓶 1mg，附稀释剂 5mL。

（三）适应证

1. 消化道出血，如食管静脉曲张破裂出血、消化性溃疡出血及其他消化道出血。

2. 泌尿生殖系统出血，如功能性或其他原因引起的子宫出血、分娩或流产等引起的出血。

3. 术后出血，特别是腹腔和盆腔区域的出血。

4. 妇科手术如子宫颈手术的局部使用。

5. 重型肝炎、慢性肝炎、肝硬化等合并肝肾综合征，也用于治疗或预防肝移植术前术后肝肾综合征等。

（四）不良反应

偶见腹部疼痛、痉挛、头痛、暂时面色苍白及动脉血压升高。

（五）护理及观察要点

1. 儿童不宜使用。

2. 本药的增压与抗利尿作用虽较精氨酸加压素及赖氨酸加压素低，但心脏功能不全、高血压或肾功能不全者仍应慎用。

3. 妊娠期女性不宜使用。

4. 使用中需监测血压变化。

5. 需保存在避光干燥处。

6. 静脉微量泵泵入时通常用 2mg 加入生理盐水 50mL，以 4.2mL/h 的速度泵入，药液配制后要求在 12h 内使用。

7. 用于静脉注射时速度宜慢。

五、卡络磺钠

（一）英文名

Carbazochrome sodium sulfonate。

（二）用法用量及剂型规格

1. 用法用量。

（1）肌内注射：每次 20mg，每天 2 次。

（2）静脉滴注：临用前加入生理盐水中，每次 60~80mg。

2. 剂型规格：注射剂，20mg（5mL）。

（三）适应证

用于上消化道、呼吸道、泌尿系统和妇产科出血性疾病的治疗，亦可用于预防及治疗手术出血等。

（四）不良反应

个别患者出现眩晕、恶心及注射部位红、痛。

（五）护理及观察要点

1. 对本品过敏者禁用。

2. 密闭，避光，在阴凉处（不超过 20℃）保存。

3. 现配现用。

六、凝血酶冻干粉

（一）英文名

Lyophilizing thrombin powder。

（二）用法用量及剂型规格

1. 用法用量。

（1）局部止血：生理盐水溶解成 50～200U/mL 溶液或喷雾喷洒于创面。

（2）消化道止血：用生理盐水或温开水（不超过 37℃）稀释成 10～100U/mL，口服或局部灌注。根据患者病情、出血部位及严重程度适当增减浓度、次数。

2. 剂型规格：冻干粉剂，规格 200U、500U、1000U、2000U、5000U 和 10000U。

（三）适应证

用于消化道出血、外伤出血及手术中不易结扎的小血管的止血等。

（四）不良反应

偶有过敏反应，一旦发生应立即停药。

（五）护理及观察要点

1. 本品如误入血管可致血栓形成、局部坏死，可危及生命，严禁注射。

2. 本品须直接与创面接触才能起到止血作用。

3. 本品应现配现用，否则药效会降低。

4. 急性消化道出血患者予凝血酶冻干粉 500～1000U 加入生理盐水 10～20mL 中口服或经胃管/三腔二囊管注入。

5. 还可用于急性下消化道出血局部保留灌肠。

七、注射用血凝酶

（一）英文名

Hemocoagulase for injection。

（二）用法用量及剂型规格

1. 用法用量：静脉滴注、静脉注射、肌内注射或皮下注射，也可局部用药。①紧急出血：立即静脉滴注 0.5～1.0 克氏单位（KU），同时肌内注射1KU（1 支）。②一般出血：成人 1～2KU，儿童 0.3～0.5KU。③各类外科手术：术前一天晚肌内注射 1KU，术前 1h 肌内注射 1KU，术前 15min 静脉注射 1KU，术后 3 天每天肌内注射 1KU。④咯血：每 12h 皮下注射 1KU，必要时，起始时再加静脉滴注 1KU，最好是加入 10mL 生理盐水中稀释后注射。⑤异常出血：剂量加倍，每 6h 肌内注射 1KU，直至出血完全停止。

2. 剂型规格：冻干粉剂，每瓶 1KU。

（三）适应证

可用于外科、内科、妇产科、眼科、耳鼻喉科、口腔科等临床科室的各种出血的止血；也可用来预防出血，如手术前用药，可避免或减少手术中及手术后出血。

（四）不良反应

偶见过敏样反应。

（五）护理及观察要点

1. 血液病及弥散性血管内凝血（DIC）所致的出血不宜使用本品。

2. 因本品没有代偿作用，所以血中缺乏某些凝血因子（如凝血酶原）或血小板时，宜在补充凝血因子、血小板或输注新鲜血液的基础上应用本品。

3. 使用期间还应注意监测患者的凝血功能指标。

八、去甲肾上腺素稀释液

（一）英文名

Norepinephrine diluent。

（二）用法用量及剂型规格

1. 用法用量：治疗上消化道出血，每次服去甲肾上腺素注射液 0.8～1.2mL（1.6～2.4mg），每天 3～4 次，将注射液加入适量冷盐水稀释后服用。

2. 剂型规格：注射液，规格 2mg（1mL）。

（三）适应证

分次口服治疗上消化道出血，也可用于下消化道出血时局部保留灌肠。

（四）不良反应

个别患者因过敏而有皮疹、面部水肿。

（五）护理及观察要点

1. 去甲肾上腺素遇光变色，应避光储存，如注射液呈棕色或有沉淀，则不宜再用。

2. 配制方法：去甲肾上腺素注射液 8mg 加入生理盐水 100mL 或去甲肾上腺素注射液 20mg 加入生理盐水 250mL。配制好的去甲肾上腺素稀释液应标识配液时间、配液人姓名。

3. 去甲肾上腺素稀释液宜使用冷生理盐水配制，止血效果更佳。

4. 去甲肾上腺素稀释液分 4~6 次口服，每次 20~30mL。

5. 用于口服的去甲肾上腺素稀释液应注意不要误用于静脉滴注，否则易出现高血压甚至高血压危象。

（欧艳）

第七节　肝性脑病常用药物

肝性脑病（hepatic encephalopathy，HE）又称肝昏迷，指严重肝病引起的、以代谢紊乱为基础的中枢神经系统功能失调的综合征。肝性脑病可分为急性与慢性。主要病因为各种原因引起的肝硬化、重症病毒性肝炎、门－体分流术后，表现为在肝病基础上出现行为失常、意识障碍和昏迷。肝性脑病的常用药物主要包括减少氨吸收和加强氨排出的药物，治疗各种肝病的药物。

一、乳果糖

（一）英文名

Lactulose。

（二）用法用量及剂型规格

1. 用法用量。

（1）便秘或临床需要保持软便，每天剂量可根据个人情况进行调节，下述各年龄段剂量仅供参考：1~6 岁儿童每天 5~10mL，每次 2~3mL；7~14 岁儿童，每天 15mL，每次 3~5mL；成人每天 30mL，每次 10~25mL；婴儿每治疗几天后，可根据排便情况酌情增减剂量。

（2）根据乳果糖的作用机制，1~2 天可取得临床效果。如 2 天后仍未有明显效果，可考虑每天加量 5mL。

（3）肝性脑病及昏迷前期：成人起始剂量每次 30～50mL，每天 3 次；维持剂量每次 10～15mL，每天 1～3 次，根据大便情况调节，维持每天 2～3 次软便，大便 pH 值 5.0～5.5。

2. 剂型规格：口服溶液，667mg/mL，每瓶 100mL、每袋 15mL。

（三）适应证

1. 通过调节结肠的生理节律，治疗慢性或习惯性便秘。

2. 用于治疗和预防昏迷前状态或肝性脑病。

（四）不良反应

1. 治疗初始可能会出现腹胀，通常继续治疗症状即可消失。

2. 当剂量高于推荐治疗剂量时，可能会出现腹痛和腹泻，此时应减少使用剂量。

3. 长期大剂量服用（通常用于肝性脑病的治疗），可能会因腹泻出现水、电解质平衡紊乱。

（五）护理及观察要点

1. 本品用于便秘的治疗剂量，不会造成糖尿病患者血糖改变。

2. 若剂量过高，可能会出现腹痛或腹泻，应停药。

3. 肝性脑病患者也可用乳果糖 100mL 保留灌肠。

4. 可直接口服或用 1 倍的水稀释后服用。

5. 半乳糖不耐受者不宜服用，阑尾炎、肠梗阻、不明原因腹痛者均禁用。

二、盐酸精氨酸注射液

（一）英文名

Arginine hydrochloride injection。

（二）用法用量及剂型规格

1. 用法用量：每次 10～20g（2～4 支），用 5％葡萄糖注射液 250～500mL 稀释后静脉滴注，于 4h 内滴完。

2. 剂型规格：注射剂，规格 5g（20mL）。

（三）适应证

用于肝性脑病，也可用于其他原因导致的血氨增高所致的精神症状。

（四）不良反应

1. 可引起高氯性酸中毒，以及血中肌酸、尿素、肌酐浓度升高。

2. 静脉滴注速度过快会引起呕吐、流涎、皮肤潮红，严重者可发生尖端扭转型室性心动过速（猝死）等。

（五）护理及观察要点

1. 用药期间宜进行血气监测，注意患者的酸碱平衡情况。

2. 高氯性酸中毒、无尿及肾功能不全者禁用。

3. 盐酸精氨酸注射液在中性环境中易生成弱碱，溶解度降低，不宜用生理盐水稀释，宜用葡萄糖注射液稀释，且须注意药液浓度，5％葡萄糖注射液250mL 中最多加入盐酸精氨酸 10g（2 支），5％葡萄糖注射液 500mL 中最多加入盐酸精氨酸 20g（4g）。

4. 与螺内酯联用可致高血钾。

5. 不宜与碱性药物配伍使用。

6. 静脉滴注过程中注意控制滴注速度，建议用单独的输液装置滴注。

三、支链氨基酸

（一）英文名

Branched chain amino acids，BCAAs。

（二）用法用量及剂型规格

1. 用法用量：每天 250～500mL，或用 5％～10％葡萄糖注射液适量混合后缓慢静脉滴注，每分钟不超过 40 滴。昏迷期可酌情加量，疗程根据病情而定。

2. 剂型规格：注射剂，每瓶 250mL：10.65g（总氨基酸）。

（三）适应证

用于各种原因引起的肝性脑病，急性、亚急性、慢性重症肝炎及肝硬化、慢性活动性肝炎等，肝胆外科术前、术后。

（四）不良反应

静脉滴注速度过快时可引起恶心与呕吐等不良反应，故滴注速度宜慢。

（五）护理及观察要点

1. 使用前应检查药液，如有浑浊、包装破裂等切勿使用。

2. 滴注后的剩余药液切勿保存再用。

3. 重度食管静脉曲张时，要注意静脉滴注速度和用量，以免静脉压增高而导致食管静脉曲张破裂。

4. 重度腹腔积液、胸腔积液时避免滴注量过多，应注意水、电解质的平衡。

四、门冬氨酸鸟氨酸

（一）英文名

Ornithine aspartate。

（二）用法用量及剂型规格

1. 用法用量。

（1）急性肝炎：每天 5～10g 静脉滴注。

（2）慢性肝炎或肝硬化：每天 10～20g 静脉滴注（病情严重者可酌情增加剂量，但根据目前的临床经验每天不宜超过 40g）。

（3）口服：每天 1～3 次，每次 3g。如果需要可增加剂量，或隔周与注射用门冬氨酸鸟氨酸交替使用。

2. 剂型规格。

（1）粉针剂：2.5g。

（2）颗粒：1g、3g。

（三）药物机制及适应证

1. 直接参与肝细胞代谢，使血氨与鸟氨酸结合，生成尿素。

2. 间接参与核酸合成并提供能量代谢的中间产物，增强肝供能。

3. 激活肝解毒功能中的两个关键酶，协助清除对人体有害的自由基，增强肝的排毒功能，迅速降低过高的血氨，促进肝细胞自身的修复和再生，从而有效地改善肝功能，恢复机体的能量平衡。

4. 治疗因急、慢性肝病引起的血氨升高，如各型肝炎、肝硬化、脂肪肝和肝炎后综合征等，尤其适用于肝病引起的中枢神经系统症状及昏迷的抢救。

（四）不良反应

少数患者可出现恶心与呕吐、腹胀等不适，停药后症状自行消失。

（五）护理及观察要点

1. 口服：溶解在水或饮料中，餐前或餐后服用。

2. 注射液：每天 2～8 支静脉滴注，每天不得超过 16 支。

3. 静脉滴注时，通常用 5% 葡萄糖注射液或 10% 葡萄糖注射液稀释。

4. 静脉滴注过程中注意控制滴注速度，否则患者易出现心悸、气促、恶心、呕吐等不适。

5. 严重肾功能不全患者禁用。

6. 在大量使用本品时，需监测血及尿中的尿素水平。

五、还原型谷胱甘肽注射液

（一）英文名

Reduced glutathione for injection。

（二）用法用量及剂型规格

1. 用法用量。

（1）静脉滴注：将本品溶解于注射用水后，加入 100mL、250mL、500mL 5%葡萄糖注射液或生理盐水中稀释后静脉滴注，滴注时间控制在 1～2h。

（2）肌内注射：将本品用 4mL 注射用水溶解后肌内注射。

（3）肝疾病：肌内注射或静脉滴注。轻症者每次 0.3g 肌内注射或静脉滴注，每天 1～2 次；重症者每次 0.6g 肌内注射或静脉滴注，每天 1～2 次，同时根据患者年龄、症状调整剂量。

2. 剂型规格：注射剂（粉），规格 0.1g、0.6g、0.9g、1.2g、1.8g。

（三）适应证

1. 肝疾病：包括病毒性、酒精性（包括酒精性脂肪肝、酒精性肝纤维化、酒精性肝硬化、急性酒精性肝炎）、药物性及其他化学物质引起的肝损害。

2. 放疗。

3. 各种低氧血症，如急性贫血、败血症、急性呼吸窘迫综合征等。

4. 化疗。

5. 有机磷等中毒的辅助治疗。

6. 拮抗药物毒性（如肿瘤化疗药物、抗结核药物、抗抑郁药物、对乙酰氨基酚等）。

（四）不良反应

1. 偶见脸色苍白、脉搏异常、血压下降等症状，应立即停药。

2. 偶见皮疹等过敏症状，应停药。

3. 偶有恶心与呕吐、食欲不振、胃痛等消化系统症状，停药后症状可消失。

4. 注射局部可出现轻度疼痛。

（五）护理及观察要点

1. 如在用药过程中出现皮疹、面色苍白、血压下降、脉搏异常等症状，应立即停药。

2. 配制好的溶液须立即使用。

3. 肌内注射仅限于只能通过此途径给药者，并且应避免同一部位反复注射。

4. 本品应避免和下列药物混合使用：维生素 B、维生素 K、抗组胺制剂、长效磺胺药、四环素等。

5. 新生儿、婴儿、儿童应谨慎用药，尤其是肌内注射。

六、多烯磷脂酰胆碱

（一）英文名

Polyene phosphatidylcholine。

（二）用法用量及剂型规格

1. 用法用量。

（1）注射液：可静脉注射也可静脉滴注，成人和青少年一般每天缓慢静脉注射 5～10mL，严重病例每天静脉注射 10～20mL，每次注射量 10mL。

（2）胶囊：成人开始每天 3 次，每次 2 粒（456mg），最大口服用量不得超过 6 粒/天（1368mg）。治疗一段时间后，可减量至每次 1 粒（228mg），每天 3 次的维持剂量。应随餐用足量液体整粒吞服。儿童用量酌减。

2. 剂型规格。

（1）注射剂：232.5mg（5mL）。

（2）胶囊：228mg。

（三）适应证

1. 各种类型的肝病，如急性肝炎、慢性肝炎、肝硬化、肝坏死、肝性脑病（包括前驱肝性脑病）、脂肪肝（也见于糖尿病患者）。

2. 辅助改善中毒性肝损伤（如药物、毒物、化学物质和酒精引起的肝损伤等）。

3. 预防胆结石复发。手术前后的预防性治疗，尤其是肝胆手术。

4. 神经性皮炎、银屑病、放射综合征等。

（四）不良反应

偶尔出现胃肠功能紊乱（腹泻）。

（五）护理及观察要点

1. 只可使用澄清透明的药液。

2. 不可与其他注射液混合注射。

3. 缓慢静脉注射。

4. 本品为碱性溶液，严禁与酸性药物在同一输液装置中使用。

5. 严禁用电解质溶液稀释，只能用5％葡萄糖注射液、10％葡萄糖注射液或5％木糖醇溶液（250mL）稀释。

6. 配伍禁忌：还原型谷胱甘肽注射液、奥硝唑氯化钠注射液。

7. 口服：随餐用足够量的液体整粒吞服，不要咬破。

七、腺苷甲硫氨酸

（一）英文名

Adenosylmethionine。

（二）用法用量及剂型规格

1. 用法用量。

（1）初始治疗：500～1000mg/d，分2次肌内注射或静脉注射，疗程2～4周。

（2）维持治疗：每次500～1000mg，每天3次，口服，疗程4周。

2. 剂型规格。

（1）口服肠溶片：500mg。

（2）注射剂（粉）：500mg。

（三）适应证

肝硬化前和肝硬化所致肝内胆汁淤积，妊娠期肝内胆汁淤积症。

（四）不良反应

可见上腹部不适。个别对本药敏感的患者可出现昼夜节律紊乱。

（五）护理及观察要点

1. 注射剂附有专用溶媒，临用前用所附专用溶媒溶解。

2. 肌内注射或静脉注射给药时必须非常缓慢，否则患者会出现心悸、气促，颜面部、颈部及口唇发麻。

3. 不可与碱性液体、含钙离子的溶液及高渗溶液（如10％葡萄糖注射液）配伍，只能用专用溶媒进行溶解。

4. 推注前后均用预充式导管冲管。

八、熊去氧胆酸

（一）英文名

Ursodeoxycholic acid。

（二）用法用量及剂型规格

1. 用法用量。

（1）利胆：每次 50mg，每天 3 次。

（2）溶解胆结石：每天 8~10mg/kg，分早晚各 1 次。当胆石被清除后，每晚口服 500mg 防止复发。

（3）肝大、慢性肝炎：每天 8~13mg/kg，疗程为 6~24 个月。

（4）胆汁反流性胃炎：每天 1000mg，分早晚各 1 次。

2. 剂型规格。

（1）片剂：50mg、150mg。

（2）胶囊：250mg。

（三）适应证

1. 用于胆囊功能正常，直径 10~15mm、透光的非钙化结石。

2. 预防胆结石形成：长期进食高胆固醇饮食、需长期使用易导致胆固醇结石的药物（如雌激素、考来烯胺等）或有易感遗传因素，均可服用熊去氧胆酸以预防胆结石形成。

3. 治疗黄疸、胆囊炎、胆管炎、胆汁性消化不良等。

4. 治疗回肠切除术后脂肪泻、肝大、慢性肝炎，以及用于胆汁反流性胃炎。

5. 治疗胆汁淤积性疾病，如妊娠期肝内胆汁淤积症等（常用）。

6. 用于原发性胆汁性肝硬化和原发性硬化性胆管炎（常用）。

（四）不良反应

1. 消化系统：腹泻，发生率约为 2%，偶见便秘、胃痛、胰腺炎等。

2. 呼吸系统：偶见支气管炎、咳嗽、咽炎等。

3. 中枢神经系统：偶见头晕、头痛等。

4. 皮肤：可出现瘙痒、脱发等。

5. 肌肉骨骼：可出现背痛、肌痛、关节痛、关节炎等。

6. 其他：偶见过敏、心动过速、心动过缓等。

（五）护理及观察要点

1. 活性炭、含铝抗酸药及考来替泊能与胆汁酸结合，影响熊去氧胆酸的吸收，合用时应间隔 2h 以上。

2. 治疗前 3 个月，每 4 周检查 1 次肝功能指标，以后每 3 个月检查 1 次。

3. 与考来烯胺联合用药时必须间隔 4h。

4. 熊去氧胆酸不能溶解胆色素结石、混合结石、不透光结石及钙化胆固醇结石。

5. 严重肝炎及肝功能减退者、胆管完全阻塞者、消化性溃疡及其他肠道疾病者、对胆汁酸过敏者、持续性急性胆管炎者、胆囊炎者、胆石性胰腺炎者、胃肠瘘者、儿童、妊娠期女性、哺乳期女性禁用。

九、考来烯胺

（一）英文名

Cholestyramine。

（二）用法用量及剂型规格

1. 用法用量：一般开始每次 4~5g，每天 3 次，口服；若病情需要，可增加至每次 6g，每天 4 次，餐前和睡前服用。

2. 剂型规格：粉剂，每包 4g。

（三）适应证

1. 高脂血症、高胆固醇血症（本品能降低血浆总胆固醇和低密度脂蛋白浓度，对单纯三酰甘油升高者无效）。

2. 胆管不完全阻塞所致的瘙痒。

3. 回肠疾病所致肠道胆酸过多引起的腹泻。

（四）不良反应

1. 较常见的不良反应：便秘，程度较轻且短暂，偶尔可能很严重，引起肠梗阻；胃灼热、消化不良、恶心与呕吐、胃痛等。

2. 较少见的不良反应：胆石症、胰腺炎、胃肠出血或胃溃疡、脂肪泻或吸收不良、嗳气、头痛等。

3. 偶可致骨质疏松。

（五）护理及观察要点

1. 餐前服或与饮料拌匀服用。

2. 便秘患者慎用。

3. 合并糖尿病、肾病、甲状腺功能减退症（甲减）、血红蛋白异常、阻塞性肝病患者，服用本品的同时进行上述疾病的治疗。

4. 长期服用应注意出血倾向。

5. 与熊去氧胆酸联合用药时必须间隔 4h。

6. 对考来烯胺过敏的患者禁用，胆道完全阻塞的患者禁用。

（欧艳）

第八节　炎症性肠病常用药物

一、氨基水杨酸制剂

（一）适应证

轻度克罗恩病、溃疡性结肠炎。

（二）柳氮磺吡啶

1. 结构特点：5－氨基水杨酸（5－aminosalicylic，5－ASA）与磺胺吡啶的偶氮化合物。

2. 释放特点：结肠释放。

3. 剂型：片剂。

4. 推荐剂量：3～4g/d，分次口服。

（三）其他不同类型的 5－氨基水杨酸制剂

1. 巴柳氮（balsalazide）。

（1）结构特点：5－氨基水杨酸与 4－氨基苯甲酰－β－丙氨酸的偶氮化合物。

（2）释放特点：结肠释放。

（3）剂型：片剂、胶囊、颗粒剂。

（4）推荐剂量：4～6g/d，分次口服。

2. 奥沙拉嗪（olsalazine）。

（1）结构特点：两分子 5－氨基水杨酸的偶氮化合物。

（2）释放特点：结肠释放。

（3）剂型：片剂、胶囊。

（4）推荐剂量：2~4g/d，分次口服。

3. 美沙拉秦（mesalazine）。

（1）结构特点：甲基丙烯酸酯控释——pH值依赖；乙基纤维素半透膜控释——时间依赖。

（2）释放特点：pH值依赖药物，释放部位为回肠末端和结肠；时间依赖药物，释放部位为远端空肠、回肠、结肠。

（3）剂型：颗粒剂、片剂（口服），栓剂、灌肠剂、泡沫剂、凝胶剂（局部）。

（4）推荐剂量：直肠炎用栓剂，每晚1次；直肠乙状结肠炎用灌肠剂，隔天或数天1次。

二、糖皮质激素

（一）适应证

中度克罗恩病的初始治疗，对水杨酸制剂治疗反应不佳的中度溃疡性结肠炎。

（二）甲泼尼龙

每天0.75~1.00mg/kg（其他全身作用激素的剂量按甲泼尼龙剂量折算），症状缓解后开始缓慢减量，每周减5mg，减量至20mg/d时，每周减2.5mg直至停药。应注意，过快减量会导致早期复发。注意药物不良反应并进行相应处理，宜同时补充钙剂和维生素D。

（三）布地奈德

每次3mg，每天3次，口服，一般在8~12周症状缓解后改为每次3mg，每天2次。延长疗程可提高疗效，但疗程超过6~9个月则再无维持作用。

三、免疫抑制剂

（一）适应证

中重度克罗恩病及溃疡性结肠炎。

（二）硫唑嘌呤类

1. 硫唑嘌呤（azathioprine，AZA）：推荐的目标剂量为每天1.5~2.5mg/kg（我国相关文献数据显示，低剂量硫唑嘌呤对难治性溃疡性结肠炎患者有较好的疗效和安全性）。研究认为，我国患者每天 1.0~1.5mg/kg 的剂量亦有效。对于撤离激素后使用硫唑嘌呤维持治疗有效的患者，疗程一般不少于 4 年。如继续使用，应与患者商讨其获益和风险，大多数研究认为长期使用硫唑嘌呤的获益超过发生淋巴瘤的风险。

2. 6-巯基嘌呤（6-mercaptopurine，6-MP）：使用硫唑嘌呤出现不良反应的患者换用 6-巯基嘌呤，部分患者可以耐受。欧美相关共识意见推荐的目标剂量为每天 0.75~1.50mg/kg。使用方法和注意事项与硫唑嘌呤相同。

（三）沙利度胺

沙利度胺适用于难治性溃疡性结肠炎，不作为首选治疗药物。

（四）甲氨蝶呤

甲氨蝶呤适用于硫唑嘌呤类药物治疗无效或不能耐受者。国外推荐诱导缓解期的甲氨蝶呤剂量为 25mg/w，肌内注射或皮下注射。12 周达到临床缓解后，可改为 15mg/w，肌内注射或皮下注射，亦可改为口服，但疗效可降低。疗程可持续 1 年，更长疗程的疗效和安全性尚无共识。

四、生物制剂

炎症性肠病临床常用生物制剂主要为抗肿瘤坏死因子-α（TNF-α）制剂。

（一）英夫利西单抗

当糖皮质激素和上述免疫抑制剂治疗无效或激素依赖或不能耐受上述药物治疗时，可考虑英夫利西单抗（infliximab，IFX）治疗。

1. 适应证。

1）成人克罗恩病：对于确诊时即有预后不良危险因素的成人克罗恩病患者，宜早期使用 IFX 诱导缓解治疗，不必等传统治疗（如糖皮质激素、免疫抑制剂等）效果不佳或不能耐受时才使用 IFX，强调早期诊断，一线使用 IFX，优化治疗方案。

2）瘘管型克罗恩病：合并肛瘘和肠外瘘（包括肠-皮瘘、肠-阴道瘘和肠-膀胱瘘）时，宜在确诊后立即一线使用 IFX 诱导缓解治疗，并可在成功诱导缓解后继续使用 IFX 维持治疗。

3）儿童及青少年克罗恩病：IFX 可用于 6~17 岁儿童和青少年克罗恩病的诱导缓解治疗和维持治疗。如有以下危险因素，宜在确诊后立即一线使用 IFX 诱导缓解治疗：内镜下深大溃疡；病变广泛；明显生长迟缓，身高 Z 评分<−2.5；合并严重骨质疏松症；起病时即存在炎性狭窄或穿孔；严重肛周病变。IFX 联合肠内营养治疗疗效明显优于 IFX 单一治疗，特别适用于有明显营养不良甚至生长发育迟缓的儿童及青少年克罗恩病患者。

4）克罗恩病肠切除术后：具有肠切除术后早期复发危险因素的克罗恩病患者，建议在肠切除术后早期一线应用 IFX 诱导缓解和维持治疗，有助于迅速缓解病情和预防术后复发。

5）成人溃疡性结肠炎属下列情况的可予 IFX 治疗。

（1）轻中度者对氨基水杨酸制剂治疗应答不佳、不耐受或有禁忌，宜改用 IFX 或者糖皮质激素治疗。

（2）中重度活动性者对氨基水杨酸制剂或糖皮质激素治疗应答不佳、不耐受或有禁忌时，再二线改用 IFX 治疗。

（3）活动性溃疡性结肠炎伴肠外表现（如关节炎、坏疽性脓皮病、结节性红斑、眼部病变等）者，宜以 IFX 一线诱导缓解治疗。

（4）急性重度者经 3~5 天足量糖皮质激素静脉治疗后仍然无应答或应答较差时，宜立即改用 IFX 或者环孢素进行拯救性诱导缓解治疗。

（5）起病时年轻、病情重、进展快、预后差的中重度溃疡性结肠炎，宜在确诊后首选 IFX 作为一线治疗。

2. 禁忌证。

（1）过敏：对其他非人源蛋白或 IFX 中任何成分过敏。

（2）感染：活动性结核病或其他活动性感染，包括败血症、腹腔和（或）腹膜后感染或脓肿、肛周脓肿等并发症，机会性感染（如巨细胞病毒、难辨梭状芽孢杆菌感染等）。

（3）中重度心力衰竭［美国纽约心脏病协会（NYHA）心功能分级Ⅲ/Ⅳ级］。

（4）神经系统脱髓鞘病变。

（5）近 3 个月内接种过减毒活疫苗。

3. 使用方法。

1）常规用法。

（1）诱导缓解治疗：第 0 周、第 2 周、第 6 周按 5mg/kg 起始剂量予 IFX 静脉滴注。

（2）维持治疗：每 8 周 1 次相同剂量 IFX 静脉滴注。

2）联合治疗：宜在开始使用 IFX 治疗炎症性肠病时即联合使用免疫抑制剂（最常使用硫唑嘌呤类，也可使用甲氨蝶呤）。

（二）阿达木单抗

阿达木单抗（adalimumab，ADA）是紧随 IFX 上市的完全人源化抗TNF-α单抗，为皮下给药型生物制剂。

1. 适应证。

（1）中重度活动性克罗恩病成年患者的诱导缓解和维持治疗。

（2）IFX 继发失应答的活动性克罗恩病患者的转换治疗。

（3）克罗恩病合并复杂型肛瘘患者的诱导缓解和维持治疗。

（4）合并肠外表现的克罗恩病患者的诱导缓解和维持治疗，包括合并眼部疾病、结节性红斑、坏疽性脓皮病、巩膜炎、葡萄膜炎等。

（5）阿达木单抗诱导缓解的克罗恩病患者的维持治疗，国外阿达木单抗还一线用于中重度活动性溃疡性结肠炎成人患者的诱导缓解和维持治疗，但我国尚未批准阿达木单抗用于溃疡性结肠炎患者的治疗。

2. 禁忌证。

（1）对于阿达木单抗制剂中任何成分过敏者。

（2）活动性结核或者其他严重的感染，如败血症和机会性感染等。

（3）中重度心力衰竭患者（NYHA 心功能分级Ⅲ/Ⅳ级）。

3. 使用方法。

（1）首次治疗剂量 160mg，2 周后予 80mg，以后每 2 周予 40mg。

（2）是否联合硫唑嘌呤类药物应根据患者具体情况而定。

（3）采用皮下注射。

（三）维得利珠单抗

维得利珠单抗（vedolizumab，VDZ）是一种具有器官靶向性的人源性单抗，可选择性结合淋巴细胞表面整合素 α4β7，从而抑制淋巴细胞向肠黏膜迁移和聚集，减轻肠道局部炎症反应。

1. 适应证。

（1）溃疡性结肠炎：适用于对传统治疗或抗 TNF-α 单抗治疗应答不充分、失应答或不耐受的中重度活动性溃疡性结肠炎成年患者的诱导治疗；中重度活动性溃疡性结肠炎患者，尤其是起病时年轻、病情重、进展快和预后差的患者的一线治疗；用于环孢素或糖皮质激素成功诱导缓解的急性重症溃疡性结肠炎（ASUC）患者的维持治疗。

（2）克罗恩病：适用于对传统治疗或抗 TNF-α 单抗治疗应答不充分、失应答或不耐受的中重度活动性克罗恩病成年患者的诱导治疗；中重度活动性克罗恩病患者，尤其是具有预后不良危险因素患者的一线治疗；使用维得利珠单抗成功诱导缓解的克罗恩病患者，可继续使用维得利珠单抗维持治疗。

2. 禁忌证。

（1）对本品中任何成分过敏者。

（2）活动性感染，包括潜伏性感染和机会性感染，尤其是明显或重度感染者。

3. 使用方法。

（1）常规用法：每次 300mg，在第 0 周、第 2 周和第 6 周静脉滴注 1 次后，作为诱导缓解治疗，随后每 8 周静脉滴注 1 次，作为维持治疗。

（2）强化治疗：对于难治性克罗恩病患者，可考虑予以强化治疗以提高疗效。在诱导缓解治疗的第 10 周评估患者对维得利珠单抗的临床应答，若应答不充分，可在第 10 周增加 1 次给药以提高疗效，即采取第 0 周、第 2 周、第 6 周、第 10 周、第 14 周分别静脉滴注 1 次维得利珠单抗来诱导治疗，其后每 8 周 1 次给药维持治疗。研究表明，维持治疗期间，缩短间隔至每 4~6 周 1 次可能提高疗效。

（3）联合用药：溃疡性结肠炎患者在使用维得利珠单抗治疗时不建议联用免疫抑制剂。对于克罗恩病患者，建议之前已经使用免疫抑制剂的患者，若不存在相关禁忌证，开始维得利珠单抗治疗时可以继续使用免疫抑制剂，待病情缓解后停用免疫抑制剂。

（四）乌司奴单抗

1. 适应证。

（1）克罗恩病：对于传统治疗（糖皮质激素或免疫抑制剂）失败或抗 TNF-α 单抗应答不足、失应答或无法耐受的中重度活动性克罗恩病成年患者，乌司奴单抗（ustekinumab，UST）可用于诱导缓解和维持治疗。

（2）溃疡性结肠炎：一线用于中重度溃疡性结肠炎患者的诱导缓解和维持治疗。

2. 禁忌证。

（1）对 UST 任何成分过敏者。

（2）严重活动性感染（如活动性肺结核、活动性乙型病毒性肝炎等）者。

3. 使用方法。

（1）常规用法：首次 UST 治疗根据体重计算剂量，体重<55kg 的剂量为 260mg；体重为 55~85kg，剂量为 390mg；体重>85kg，剂量为 520mg。均为静脉滴注。首次给药后第 8 周均以 90mg UST 皮下注射作为诱导缓解方案，以后每 12 周 90mg UST 皮下注射作为维持治疗方案。

（2）优化治疗：如果患者对 UST 应答良好，通常在治疗后 1~2 周病情就会有明显的改善，部分患者可在首次治疗后 2~4 周甚至 8 周后才显示出明显疗效。如果第二次 UST 治疗时患者病情及血常规和炎症指标无明显改善，则提示患者对 UST 应答差甚至原发性失应答，继续以 UST 治疗也不会有良好的应答，应更改治疗药物。如果患者对 UST 治疗有应答，但效果不理想，或者间隔期的最后 2 周症状再现，则可将 12 周间隔期缩短至 8~10 周。

（刘怀青）

第九节　消化系统疾病其他特殊药物

一、抗凝血药

抗凝血药可用于防治血管内栓塞或血栓形成，预防脑卒中或其他血栓栓塞性疾病。抗凝血药是通过影响凝血过程中的某些凝血因子，阻止凝血过程的药物。

（一）华法林

1. 作用机制：华法林是双香豆素衍生物，化学结构为 3－（a－苯基丙酮）－4－羟基香豆素。华法林在试管内无抗凝血作用，主要在肝微粒体内抑制维生素 K 依赖性凝血因子（Ⅱ、Ⅶ、Ⅸ、Ⅹ）的合成。维生素 K 能促使维生素 K 依赖性凝血因子的氨基末端谷氨酸羧基化为 γ－羧基谷氨酸，羧基化能够促进维生素 K 依赖性凝血因子结合到磷脂表面，因此可以加速血液凝固。羧基化需要还原型维生素 K（维生素 KH_2）的参与。双香豆素通过抑制维生素 K 环氧化物还原酶的活性从而阻断维生素 KH_2 的生成，进而抑制维生素 K 依赖性凝血因子的羧基化作用。此外，维生素 K 拮抗剂可以抑制维生素 K 依赖的抗凝蛋白 C 和蛋白 S 的羧基化。

华法林通过抑制凝血因子的活化抑制新的血栓形成，限制血栓的扩大和延展，抑制在血栓的基础上形成新的血栓，抑制血栓脱落和栓塞的发生，有利于机体纤溶系统清除已经形成的血栓。华法林没有溶栓（化栓）的作用，使用华法林后血栓减小甚至消失是华法林在抑制新的血栓形成的同时，机体清除血栓的机制（纤溶）作用的结果。

2. 适应证。

（1）需长期持续抗凝的患者。

（2）血栓栓塞性疾病的治疗。

（3）手术后或创伤后的静脉血栓形成的治疗，并可作为心肌梗死的辅助用药。

（4）对曾有血栓栓塞性疾病的患者及有术后血栓并发症的危险因素者，可予预防性用药。

3. 禁忌证。

（1）肝肾功能损害、严重高血压、凝血功能障碍伴有出血倾向、活动性溃疡、外伤、先兆流产、近期手术者禁用。

（2）妊娠期女性禁用。

（3）老年人或月经期女性慎用。

4. 护理及观察要点。

（1）严格掌握适应证，在无凝血酶原测定的条件时，切不可滥用本品。

（2）个体差异较大，治疗期间应严密观察病情，并依据凝血酶原时间国际标准化比值（INR）调整用量。治疗期间还应严密观察口腔黏膜、鼻腔、皮下出血情况及监测大便隐血、血尿等。治疗期间应避免不必要的手术操作，择期手术者应停药 7 天，急诊手术者需维持 $INR \leqslant 1.6$，避免过度劳累和易致损伤的活动。

（3）若发生轻度出血，或凝血酶原时间已显著延长至正常上限的 2.5 倍以上，应减量或停药。严重出血可静脉注射维生素 K_1 10～20mg，用以控制出血，必要时可输全血、血浆或凝血酶原复合物。

（4）由于本品系间接作用抗凝血药，半衰期长，给药 5～7 天后疗效才可稳定，因此，维持量足够与否务必观察 5～7 天后方能下定论。

（二）依诺肝素钠

1. 作用机制：依诺肝素钠的作用是抗凝，防止血液凝固，对于血栓性疾病的治疗或者血栓高危人群的血栓预防都有一定作用。依诺肝素钠的分子量相对于肝素来说比较小，引起过敏反应、肝素诱导性血小板减少症、肝功能损害、骨质疏松的概率都比肝素低，引起出血的概率也比肝素低。

2. 适应证：预防深静脉血栓形成及肺栓塞，治疗已形成的静脉血栓，预防血液透析时体外循环中的血栓形成，治疗不稳定型心绞痛和非 Q 波心肌梗死。

3. 禁忌证：肝功能不全、未控制的动脉性高血压、有消化性溃疡史的患者慎用。妊娠期女性使用本药时应权衡利弊。

4. 护理及观察要点：在注射药物期间要注意天气的变化，做好防寒保暖工作，同时饮食要忌辛辣，不可以吃刺激性的食物。另外，也要注意休息，保证充足的睡眠，不能熬夜；避免从事剧烈的运动和重体力劳动。本品不可用于肌内注射。

二、抗病毒药

（一）恩替卡韦

1. 作用机制：恩替卡韦属于核苷类似物，通过抑制乙型肝炎病毒（HBV）DNA 复制的整个过程起作用。恩替卡韦可有效阻断病毒复制，且起效快，一般在用药 1h 后即可发挥作用。

2. 适应证：病毒复制活跃，血清 ALT 水平持续升高或肝组织学检查显示有活动性病变的慢性乙型病毒性肝炎成人患者。

3. 禁忌证：对恩替卡韦制剂中任何成分过敏者禁用。

4. 护理及观察要点：患者应在医生的指导下服用恩替卡韦，并告知医生任何新出现的症状及合并用药情况。应告知患者停药有时会出现肝病病情加重，所以应在医生的指导下改变治疗方法。使用恩替卡韦治疗并不能降低患者经性接触或血行传播 HBV 的风险，因此，需要采取适当的防护措施。

（二）富马酸丙酚替诺福韦

1. 作用机制：丙酚替诺福韦是替诺福韦（2'-脱氧腺苷单磷酸类似物）的亚磷酰胺前体。丙酚替诺福韦通过被动扩散及肝转运体 OATP1B1 和 OATP1B3 转运进入肝细胞，然后主要被羧酸酯酶 1 水解为替诺福韦，替诺福韦磷酸化为活性代谢产物二磷酸替诺福韦。二磷酸替诺福韦通过 HBV 逆转录酶嵌入 HBV DNA 中，导致 HBV DNA 链终止，从而抑制 HBV 复制。二磷酸替诺福韦是哺乳动物 DNA 聚合酶（包括线粒体 DNA 聚合酶 γ）的一种弱抑制剂，但在细胞培养中未见线粒体毒性。

2. 适应证：慢性乙型病毒性肝炎成人和青少年（年龄 12 岁及以上，体重至少为 35kg）患者的治疗。

3. 禁忌证：对活性成分或任一赋形剂过敏，包括 α 乳糖、微晶纤维素、交联羧甲基纤维素钠、硬脂酸镁、聚乙烯醇、二氧化钛、聚乙二醇、滑石粉和氧化铁黄。

4. 护理及观察要点。

（1）肝炎恶化：停止治疗后突发。已有报告指出，停止乙型病毒性肝炎治疗的患者出现了肝炎急性加重的情况（通常与血浆中 HBV DNA 水平的升高相关）。大部分病例属于自限型，但严重加重的情况（包括致命性结局）可能在停止乙型病毒性肝炎治疗之后出现。肝硬化患者在肝炎恶化后出现肝功能失代偿的风险可能更高，因此，应在治疗期间严密监测。

（2）HBV 传播：必须告知患者富马酸丙酚替诺福韦不能降低经性接触或血行传播 HBV 的风险，必须继续采取适当的预防措施。

（3）肝硬化失代偿期：对于肝硬化失代偿期患者及 Child-Pugh 评分＞9 分（即 C 级）的 HBV 感染患者，尚无富马酸丙酚替诺福韦安全性和疗效方面的数据。这些患者出现严重肝或肾不良反应的风险可能更高，因此，应严密监测此类人群的肝肾功能指标。

（4）富马酸丙酚替诺福韦不应与含丙酚替诺福韦、富马酸替诺福韦酯或阿德福韦酯的产品合用。

（5）半乳糖不耐受：富马酸丙酚替诺福韦含有 α 乳糖，因此，具有半乳糖不耐受、乳糖酶缺乏症或葡萄糖－半乳糖吸收不良的罕见遗传问题的患者不应服用此药品。

（6）对驾驶及操作机械能力的影响：富马酸丙酚替诺福韦对驾驶和操作机械能力无影响或影响可忽略。但应告知患者在富马酸丙酚替诺福韦治疗期间已有出现头晕的报告。

三、重金属中毒解毒药

重金属中毒解毒药主要为青霉胺（penicillamine，PCA）。

1. 作用机制：青霉胺治疗肝豆状核变性（Wilson 病）的作用机制为青霉胺能与沉积在组织中的铜离子结合，形成可溶性复合物后由尿排出。

2. 适应证：重金属中毒、肝豆状核变性和成人类风湿关节炎。

3. 禁忌证。

（1）对本品过敏者禁用。

（2）类风湿关节炎伴有肾功能不全者禁用。

（3）既往发生青霉胺相关再生障碍性贫血或粒细胞缺乏症的患者禁用。

4. 护理及观察要点。

（1）肝豆状核变性患者服用本品出现发热时（药物热），应暂停使用本品至反应消失，随后可以小剂量重新开始治疗。类风湿关节炎患者出现药物热时，应停用本品，使用其他治疗方法。

（2）肝豆状核变性患者初次服用本品时，应在服药当天行 24h 尿铜定量检查，以后每 3 个月测定 1 次。

（3）如患者需使用铁剂，则宜在服铁剂前 2h 服用本品，以免降低本品疗效。如停用铁剂，则应考虑到由于本品吸收量增加可能产生的不良反应，必要时应适当减少本品剂量。

（4）出现药物相关的造血系统和肾功能损害视为严重不良反应，必须停药。

（5）类风湿关节炎患者服用本品后如果出现无法解释的肉眼血尿或持续性镜下血尿，应停药。

（6）若出现药物相关的泌尿系统异常表现，同时伴有咯血或肺部浸润，应立即停药。

（7）用药期间出现天疱疮，应立即停药。

四、利尿药

利尿药是有液体潴留的心力衰竭患者治疗策略的重要组成。

（一）呋塞米

1. 作用机制。

（1）对水和电解质排泄的影响：能增加水、钠、氯、钾、钙、镁、磷等的排泄。与噻嗪类利尿药不同，呋塞米等袢利尿药存在明显的剂量－效应关系。随着剂量加大，利尿效果明显增强，且药物剂量范围较大。袢利尿药主要抑制肾小管髓袢升支厚壁段对 NaCl 的主动重吸收，管腔液 Na^+、Cl^- 浓度升高，而髓质间液 Na^+、Cl^- 浓度降低，使渗透压梯度差降低，肾小管浓缩功能下降，从而水、Na^+、Cl^- 排泄增多。由于肾小管髓袢升支 Na^+ 重吸收减少，远端小管 Na^+ 浓度升高，促进 Na^+－K^+ 和 Na^+－H^+ 交换增加，K^+ 和 H^+ 排出增多。至于呋塞米抑制肾小管髓袢升支厚壁段重吸收 Na^+、Cl^- 的机制，过去曾认为该部位存在 Cl^- 泵，目前研究表明该部位基底膜外侧存在与 Na^+－K^+－ATP 酶有关的 Na^+、Cl^- 配对转运系统，呋塞米通过抑制该系统功能而减少 Na^+、Cl^- 的重吸收。另外，呋塞米可能还能抑制近端小管和远端小管对 Na^+、Cl^- 的重吸收，促进远端小管分泌 K^+。呋塞米通过抑制肾小管髓袢对 Ca^{2+}、Mg^{2+} 的重吸收而增加 Ca^{2+}、Mg^{2+} 排泄。短期用药能增加尿酸排泄，而长期用药则可引起高尿酸血症。

（2）对血流动力学的影响：呋塞米能抑制前列腺素分解酶的活性，使前列腺素 E_2 含量升高，从而具有扩张血管作用。通过该机制，呋塞米可扩张肾血管，降低肾血管阻力，使肾血流量尤其是肾皮质深部血流量增加，这在呋塞米的利尿作用中具有重要意义，也是其用于预防急性肾衰竭的理论基础。另外，与其他利尿药不同，袢利尿药在增加肾小管液流量的同时不下降肾小球滤过率，可能与流经致密斑的 Cl^- 减少，从而减弱或阻断了球－管平衡有关。呋塞米能扩张肺部容量静脉，降低肺毛细血管通透性，加上其利尿作用，使回心血量减少，左心室舒张末期压力降低，有助于急性左心衰竭的治疗。呋塞米可降低肺毛细血管通透性，这为其治疗急性呼吸窘迫综合征提供了理论基础。

2. 适应证：治疗水肿性疾病。

3. 禁忌证：尚未明确。

4. 护理及观察要点。

1）剂量应从最小有效剂量开始，然后根据利尿反应调整剂量，以减少水、电解质平衡紊乱等不良反应的发生。

2）存在低钾血症或低钾血症倾向时，应注意补充钾盐。

3）随访检查。

（1）血电解质：尤其是合用洋地黄类药物或皮质激素类药物、肝肾功能损害者。

（2）血压：尤其是用于降压时，大剂量应用或用于老年患者时。

（3）肝肾功能。

（4）血糖、血尿酸、酸碱平衡情况。

（5）听力。

（二）螺内酯

1. 作用机制：螺内酯是人工合成的类固醇化合物，与醛固酮有类似的化学结构，在远曲小管和集合管的皮质段上皮细胞内与醛固酮竞争结合醛固酮受体，从而抑制醛固酮促进 Na^+-K^+ 交换的作用，使 Na^+ 和 Cl^- 排出增多，起到利尿作用，而 K^+ 则被保留。螺内酯利尿作用较弱，缓慢而持久。连续用药一段时间后，其利尿作用逐渐减弱。螺内酯还具有抗雄激素活性，可选择性地破坏睾丸及肾上腺微粒体细胞色素 P450，从而抑制性腺产生雄激素。螺内酯能在靶组织处与二氢睾酮竞争受体，减少雄激素对皮脂腺的刺激。

2. 适应证。

（1）水肿性疾病：与其他利尿药合用，治疗充血性水肿、肝硬化腹腔积液、肾性水肿等水肿性疾病。也用于特发性水肿的治疗。

（2）高血压：高血压的辅助药物。

（3）原发性醛固酮增多症：可用于此病的诊断和治疗。

（4）低钾血症的预防：与噻嗪类利尿药合用，增强利尿效应和预防低钾血症。

3. 禁忌证。

（1）本药可通过胎盘，但对胎儿的影响尚不清楚。妊娠期女性应在医生指导下用药，且用药时间应尽量短。

（2）老年人用药较易发生高钾血症和利尿过度，应在医生指导下用药。

（3）高钾血症患者禁用。

（4）下列情况慎用：无尿；肾功能不全；肝功能不全，因本药引起电解质平衡紊乱可诱发肝性脑病；低钠血症；酸中毒，一方面酸中毒可加重或促发本药所致的高钾血症，另一方面本药可加重酸中毒；乳房增大或月经失调；肾衰竭及血钾偏高。

4. 护理及观察要点。

（1）给药应个体化，从最小有效剂量开始使用，以减少电解质平衡紊乱等不良反应的发生。如每天服药 1 次，应于早晨服药，以免夜间排尿次数增多。

（2）用药前应了解患者血钾浓度，但在某些情况下血钾浓度并不能代表机体内钾含量，如酸中毒时钾从细胞内转移至细胞外而易出现高钾血症，酸中毒纠正后血钾浓度即可下降。

（3）用药期间如出现高钾血症，应立即停药。

（4）应于餐时或餐后服药，以减少胃肠道反应，并可能提高本药的生物利用度。

五、消化系统靶向治疗药物

（一）瑞戈非尼

1. 作用机制：瑞戈非尼作用于肿瘤细胞中的多个激酶，包括血管内皮生长因子（VEGF）受体 1~3、血管生成素受体 2、血小板衍生生长因子受体 β、成纤维细胞生长因子受体、原癌基因酪氨酸蛋白激酶等，通过抑制肿瘤微环境形成而抑制肿瘤血管生成。

2. 适应证。

（1）接受过甲苯磺酸索拉非尼治疗的肝细胞癌（HCC）患者。

（2）接受过甲磺酸伊马替尼及苹果酸舒尼替尼治疗的、局部晚期的、无法手术切除的或转移性胃肠道间质瘤患者。

（3）接受过氟尿嘧啶、奥沙利铂和伊立替康为基础的化疗，以及接受过或不适合接受抗 VEGF 治疗、抗表皮生长因子受体（EGFR）治疗（RAS 野生型）的转移性结直肠癌（CRC）患者。

3. 禁忌证：对瑞戈非尼任一活性成分或辅料有过敏反应的患者禁用。

4. 护理及观察要点。

（1）亚洲人群最常见不良反应为手足皮肤反应、肝功能异常（高胆红素血症、ALT 升高、AST 升高）和高血压，同时，还要注意疼痛、乏力、腹泻、食欲不振及进食减少等不良反应；最严重的不良反应为重度肝损伤、出血、胃肠道穿孔及感染；有血栓形成、栓塞病史者应慎用。

（2）本品可增加出血事件的发生率，发生严重或危及生命的出血者应永远停止使用本品。同时接受华法林治疗的患者，更应频繁地监测 INR 水平。

（3）需尽量避免同时使用 CYP3A4 强抑制剂（如克拉霉素、葡萄柚汁、伊曲康唑、酮康唑、泊沙康唑、泰利霉素和伏立康唑）、UGT1A9 强抑制剂（如甲芬那酸、二氟尼柳和尼氟酸）、CYP3A4 强诱导剂（利福平、苯妥英、卡马西平、苯巴比妥和贯叶连翘）。

（二）索拉非尼

1. 作用机制：索拉非尼是多种激酶抑制剂，在体外可抑制肿瘤细胞增殖，包括小鼠肾细胞癌模型、小鼠肾癌细胞（RENCA）模型和无胸腺小鼠移植多种人肿瘤模型，并抑制肿瘤血管生成。

2. 适应证：无法手术或远处转移的肝细胞癌。

3. 禁忌证：对索拉非尼或药物的非活性成分有严重过敏反应的患者禁用。

4. 护理及观察要点。

（1）索拉非尼引起的常见不良反应包括皮疹、腹泻、血压升高，以及手掌或足底部发红、疼痛、肿胀或出现水疱。在临床试验中，最常见的与治疗有关的不良反应有腹泻、皮疹、脱屑、疲劳、手足皮肤反应、脱发、恶心与呕吐、瘙痒、高血压和食欲不振。

（2）治疗期间患者穿软底鞋或者网球鞋时，应该穿棉袜或者垫软垫以防止足部受压。

（3）治疗期间患者不宜长时间站立。

（4）将硫酸镁溶于温开水中，浸泡皮肤患处。

（5）使用含尿素软膏或乳液抹在脚上，每天 2 次，或涂上厚厚一层穿棉袜保持整晚。

（6）如果需要，可以在患处使用去斑喷剂。

（7）如果足部皮肤持续增厚或者起茧，可以请足疗师治疗，防止继续加重；足疗后立即使用保湿软膏。

（8）可使用芦荟汁涂抹患处。

（王林）

第四章　消化系统常见疾病及护理

第一节　食管疾病的护理

一、胃食管反流病的护理

（一）概述

胃食管反流病（gastroesophageal reflux disease，GERD）指因胃、十二指肠内容物反流入食管、口咽或呼吸道而引起胃灼热、反流、胸痛等不适症状和（或）并发症。胃食管反流病包括反流性食管炎（reflux esophagitis，RE）、非糜烂性胃食管反流病（non-erosive gastroesophageal reflux disease，NERD）和 Barrett 食管。正常情况下，胃食管反流常在进餐后出现，短暂发作，不造成临床症状或病理损害，为生理性反流。若反流发生频繁或反流时间延长，甚至夜间出现反流，则造成胃食管反流病，为病理性反流。胃食管反流病在欧美国家常见，发病率随年龄增加而升高，男女比例接近。但 Barrett 食管和反流性食管炎男性比女性多见。

（二）病因

胃食管反流病是由多种因素造成食管防御力下降，损害因素增加，反流至食管的胃、十二指肠内容物（反流物）损伤食管黏膜。其原因如下。

1. 抗反流功能下降：食管下括约肌（LES）压力降低，食管－胃交界部结构改变，一过性食管下括约肌松弛（TLESR）。

2. 食管清除能力下降：食管清除能力包括推进性蠕动、唾液的中和和食团的重力作用。

3. 食管黏膜的防御作用减弱：食管黏膜的防御作用包括上皮前因素、上皮因素及上皮后因素。

4. 食管感觉异常：部分患者存在食管感觉异常，特别是非糜烂性胃食管反流病患者，食管对球囊扩张痛阈和感知阈降低、对酸敏感度增加。

5. 胃排空延迟：胃排空延迟使一过性食管下括约肌松弛发生率上升、胃内容物增加、胃酸分泌增加、胃食管压力梯度上升，从而增加胃食管反流的发生风险。

6. 其他因素：婴儿、肥胖者、妊娠期女性易发生胃食管反流，而硬皮症、糖尿病、腹腔积液、高胃酸分泌状态患者也常有胃食管反流。药物（抗过敏、抗抑郁、降血压的药物）也可能会促发反流。

（三）发病机制及病理

1. 发病机制：胃食管反流病的主要发病机制是反流物对食管黏膜的攻击作用与抗反流机制之间失去平衡。

（1）抗反流机制削弱：是胃食管反流病的发病基础。

（2）反流物对食管黏膜的攻击作用：胃食管反流时，含胃酸、胃蛋白酶的反流物，常引起胃灼热、反流、胸痛等症状，严重时导致食管黏膜损伤。

2. 病理：胃食管反流病病理改变与疾病病程有关，主要包括如下几个方面。

（1）基底细胞增生超过黏膜全层的 15％。

（2）乳头状突起数量增多。

（3）黏膜上皮血管化，血管在乳头状突起顶部形成血管湖或血管扩张。

（4）上皮层表面见到卵圆形的未成熟细胞或气球状细胞。

（5）炎症细胞浸润。

（6）鳞状上皮间隙增宽。

（7）黏膜糜烂溃疡、肉芽组织形成、纤维化。

（8）变异的柱状上皮替代食管鳞状上皮（Barrett 食管）。

（四）诊断要点

1. 临床表现。

（1）反流症状：反流、反酸、嗳气等，反流物不费力地反流到口咽部，通常伴酸味或苦味，餐后明显或加重。

（2）反流物刺激食管引起的症状：胃灼热、吞咽困难、胸痛等。胸骨后烧灼感（胃灼热）多由胸骨下段或上腹部向上延伸，甚至达咽喉部，为胃食管反流病的特征性表现，常在餐后 1h 出现，弯腰、屈曲、平卧时发生较多，妊娠、用力排便、咳嗽可诱发和加重症状。吞咽困难或吞咽疼痛可见于食管炎症、食管狭窄、食管运动障碍。反流物刺激食管可引起食管痉挛，造成胸痛。

（3）食管外的刺激症状：咽喉部不适、咽喉部异物感、声嘶、咳嗽或哮喘等。反流物反流至咽喉、口腔、耳、鼻、肺部也会造成相应器官的损伤。

（4）并发症：食管狭窄、食管出血。

2. 辅助检查。

（1）上消化道内镜检查：上消化道内镜检查是基本手段，可对食管黏膜进行直视检查，是判断有无食管黏膜损伤及并发症的有效方法，可评估疗效、预后及进行相关治疗。放大内镜及新的内镜图像增强技术可更好地观察胃与食管的细微结构，增加微小病变的检出率。

（2）食管 24h pH 值监测：是确诊酸反流的重要手段，能反映昼夜酸反流的情况，适于症状典型但治疗无效、症状不典型、质子泵抑制剂试验性治疗无效、手术前评估的患者。

（3）食管 pH 值－阻抗监测：不但可以了解是否有反流发生，还可以区分反流物是气体（高阻抗）、液体（低阻抗）还是混合物。对于弱酸反流（pH 值<4）、非酸反流（pH 值>7）有很高的灵敏度。

（4）食管测压：是检查食管结构和功能情况的重要手段，也可排除其他非胃食管反流病动力障碍性疾病，筛选合适的患者进行内镜治疗。

（5）放射性核素检查：口服放射性核素标记液体 300mL 后平卧，行放射性核素扫描，10min 后食管出现放射性活性，提示胃食管反流。

（6）食管滴酸试验：使食管黏膜酸化诱发患者出现胸痛、胃灼热症状，以确定症状是否与酸敏感有关。

（7）食管 24h 胆红素浓度监测：对于抑酸治疗无效、疑有胆汁反流的胃食管反流病患者，可通过特制的光纤探头连续 24h 动态监测食管胆红素浓度的变化。

（8）食管钡餐检查：对胃食管反流病诊断的灵敏度较低，可以发现中重度食管炎、食管狭窄、食管裂孔疝。

（9）胃食管反流病诊断问卷：让疑似胃食管反流病患者回顾过去 4 周的症状及其发生频率，并将发生频率由低到高、症状由轻到重分为 0~5 分，总分超过 12 分即可诊断为胃食管反流病（表 4-1）。

表 4-1　胃食管反流病诊断问卷

症状	发生频率					
	从未有过	每周<1 天	每周 1 天	每周 2~3 天	每周 4~5 天	几乎每天
胃灼热	0 分	1 分	2 分	3 分	4 分	5 分
反流	0 分	1 分	2 分	3 分	4 分	5 分
非心源性胸痛	0 分	1 分	2 分	3 分	4 分	5 分
反酸	0 分	1 分	2 分	3 分	4 分	5 分
症状	严重程度					
	从未有过	非常轻微	轻度	中度	中重度	重度
胃灼热	0 分	1 分	2 分	3 分	4 分	5 分
反流	0 分	1 分	2 分	3 分	4 分	5 分
非心源性胸痛	0 分	1 分	2 分	3 分	4 分	5 分
反酸	0 分	1 分	2 分	3 分	4 分	5 分

（五）治疗

治疗的目的是快速缓解症状、治愈反流性食管炎、维持缓解、减少复发和并发症、提高生活质量。

本病主要以药物治疗为主，包括质子泵抑制剂促进食管黏膜愈合、促胃肠动力药提高食管下括约肌肌力。内镜下治疗（射频消融术、胃底折叠术、贲门缩窄术、抗反流黏膜切除术）和抗反流手术治疗等也应用于临床。

1. 一般治疗：改善生活方式，改变不良生活习惯。

2. 药物治疗。

（1）抑酸治疗：强力抑酸药质子泵抑制剂可以产生显著而持久的抑酸效果，症状缓解快，是治疗反流性食管炎的首选药物，也是治疗非糜烂性胃食管反流病的主要药物。

（2）促胃肠动力药：质子泵抑制剂单独使用疗效差、抑酸效果不佳时，应考虑联合应用促胃肠动力药，特别是对于食管下括约肌压力降低、食管动力减弱、胃排空延迟的患者。常用药如莫沙必利、多潘立酮等。

（3）其他：胃黏膜保护剂可中和胃酸、吸附胃内胆汁酸及胃蛋白酶。常用药如硫糖铝、硫糖铝口服混悬液（迪先）等。

（4）维持治疗：质子泵抑制剂几乎可以治愈所有反流性食管炎，但停药后约有 2/3 的患者复发，因此需维持治疗。

3. 内镜下治疗：内镜下治疗虽然创伤小、安全性较好，但术前需应用多种方法充分评估，如上消化道内镜检查、食管测压和反流监测，排除贲门失弛缓症和无收缩功能。目前内镜下治疗方式包括射频消融术、胃底折叠术、贲门缩窄术、抗反流黏膜切除术等。

4. 抗反流手术治疗的适应证如下。

（1）质子泵抑制剂治疗有效，但需要长期维持治疗。

（2）反流监测确认存在反流，反流与症状相关。

（3）食管下括约肌压力降低、食管体部动力正常。

手术方式主要为胃底折叠术，合并食管裂孔疝应行修补术。

（六）护理

1. 常用护理诊断/问题。

（1）疼痛：胸痛，与胃酸反流刺激有关。

（2）吞咽障碍：与反流引起食管狭窄有关。

（3）舒适度的改变：与疾病所致的咽喉部不适、咳嗽等有关。

（4）知识缺乏：缺乏疾病的病因及防治相关知识。

（5）焦虑：与病情反复有关。

2. 护理目标。

（1）患者胸痛及吞咽困难症状消失。

（2）患者能自行进食。

（3）患者不良生活习惯改变，保持健康的生活方式。

（4）患者焦虑程度减轻，治疗依从性提高。

3. 护理措施。

（1）休息与活动：指导患者餐后不宜立即平卧，最好取直立或半卧位；睡前 2~3h 不进食，避免餐后立即运动；改变不良睡姿，如睡觉时将两臂上举或将其枕于头下，睡觉时应将床头抬高 15~20cm，可减少卧位反流及夜间反流。

（2）饮食护理：指导患者合理、规律进食，少量多餐，避免暴饮暴食，避免高脂、高糖、酸性、辛辣、腌制、生冷刺激食物，不喝咖啡等饮料；餐后饮适量温开水减少食物对食管的刺激。与患者一起制订饮食计划，跟进后续完成情况及效果。

（3）改善生活方式：肥胖和近期体重骤增者减轻体重；禁熬夜，戒烟、戒酒，避免穿紧身裤、佩戴过紧的腰带或过度弯腰、便秘等增加腹压的举动。

（4）用药护理：告诉患者不同药物的疗效及不良反应。指导患者遵医嘱用药，不随意增减药物。

（5）心理护理：加强与患者及家属的沟通交流，进行针对性的护理；消除患者紧张、焦虑等负面情绪，采用合理的方式分散患者的注意力，减少各种精神刺激；指导患者提高心理防御机制，使其积极主动地参与治疗和护理。

4. 健康指导：告诉患者胃食管反流病的病因、诱因，寻找并及时去除相关因素，控制病情的发展和改善预后。告知患者戒烟、戒酒的重要性，嘱其保持心情舒畅、睡眠充足。指导患者改善生活方式、改变不良生活习惯，以及改变卧位、控制体重、规律饮食、降低腹压、避免便秘等。同时，指导患者按时按量用药，定期门诊随访。

（张小梦　王瑞）

二、食管癌的护理

（一）概述

食管癌指发生于下咽到食管－胃交界部（gastro-esophageal junction, GEJ）之间的食管上皮来源肿瘤，包括鳞状细胞癌（简称鳞癌）、腺癌等病理类型。食管癌50％左右发生于食管中段，30％左右发生于食管下段，男女性发病率之比约为7：1，发病率随年龄的增高而上升。

（二）病因和发病机制

食管癌的病因尚无明确结论，可能与以下因素相关。

1. 饮食及不良生活习惯：食物中维生素缺乏，进食过快，进食过烫、粗硬食物，咀嚼槟榔等均与食管癌有关。吸烟者食管癌的发生率增加3～8倍，饮酒者增加7～50倍。

2. 亚硝胺类化合物：亚硝胺类化合物能引起多种动物发生食管癌；我国高发区居民胃液中常含有亚硝胺，饮水和食品中亚硝胺的含量显著增高。

3. 霉菌及其毒素：我国高发区居民食用发酵、霉变食物的现象较为普遍，某些霉菌产生的毒素可诱发动物食管鳞癌。

4. 微量元素：我国食管癌高发区环境中钼、硒、锌、镁等含量较低，这些物质的缺乏会影响组织修复，使粮食、蔬菜中硝酸盐集聚。

5. 慢性刺激：贲门失弛缓症、食管良性狭窄等长期刺激可诱发食管癌。

6. 遗传：食管癌有家族聚集倾向，高发区有家族史者迁移到低发区后，仍有相对较高的发生率。

7. 人乳头瘤病毒（HPV）：该病毒可能与鳞癌的发生有关。

8. 癌基因：食管癌患者中存在原癌基因激活和抑癌基因失活的现象，但未发现特定的基因变化。

9. Barret 食管：可以发展为食管腺癌。

（三）病理

早期食管癌按照形态分为 4 个类型：充血型、糜烂型、斑块型、乳头型。食管上皮增生特别是不典型增生应视为食管癌前病变，包括慢性食管炎、Barrett 食管、食管息肉、缺铁性咽下困难综合征、贲门失弛缓症等。食管的癌前病变按轻度不典型增生－中度不典型增生－重度不典型增生－原位癌的顺序发展，继续发展可形成累及不同深度的浸润癌。

（四）诊断要点

1. 临床表现和体征：早期食管癌多无症状，在肿瘤较大时可出现吞咽困难。食管癌常见症状如下。

（1）大口进食或进食干硬食物时，出现轻微的哽噎感。

（2）胸骨后不适感，如闷胀、疼痛或烧灼感。

（3）吞咽异物感。

（4）吞咽时食管内刺痛或有隐痛感。

上述症状常常间歇出现，持续数年，缓慢、进行性加重。

2. 辅助检查：食管癌的确诊主要依靠内镜及组织活检。

（1）超声内镜（EUS）：能准确判断食管癌浸润深度和淋巴结转移情况。

（2）染色内镜：常用亚甲蓝、煌焦油蓝染色，且效果较好。良、恶性病变的颜色可形成鲜明对比，内镜下良性病变呈蓝色、恶性病变呈红色，易于鉴别，目前国内应用较少。

（3）放大内镜：可准确地反映病变组织的病理学特点，区分增生性病变、腺瘤性病变和癌前病变，从而大致判断是否有早期食管癌及癌前病变。

（4）窄带成像：放大内镜加窄带成像能较好地显示黏膜血管，过滤光照射到黏膜中肠上皮化生的上皮顶端可呈淡蓝色，以识别肠上皮化生区域，预测早期食管癌的组织学特征。

（5）荧光内镜：能发现传统内镜下不明显的病灶，能够确定传统内镜下不明确的早期食管癌病灶边缘。

（6）共聚焦激光显微内镜：提供放大 1000 倍的图像，可在内镜检查时进行活组织表面下成像，是一种快速、可靠的诊断方法。

（五）治疗

一旦确诊为早期食管癌，应采取相应的治疗措施。对Ⅰa 期肿瘤可在内镜下采用内镜下黏膜切除术（endoscopic mucosal resection，EMR）或内镜下黏膜下剥离术（endoscopic submucosal dissection，ESD）切除。内镜微创治疗必须在术前通过超声内镜对肿瘤浸润程度进行诊断，以及在术后通过病理学检查再次确定肿瘤分期。

1. EMR：详见本书第六章第五节"内镜下黏膜切除术及护理配合"。

2. ESD：详见本书第六章第六节"内镜下黏膜下剥离术及护理配合"。

3. 手术治疗：若内镜微创治疗术后发现残端有癌细胞，应追加手术治疗。针对 Tis 或 $T_{1\sim2}N_0$ 期的食管癌，手术治疗能达到根治的效果。

（六）护理

1. 常用护理诊断/问题。

（1）焦虑、恐惧：与对疾病的发展缺乏了解、担忧肿瘤预后有关。

（2）疼痛：与食管黏膜受损、手术治疗切除黏膜病变有关。

（3）营养失调：低于机体需要量，与摄入不足及消耗增加有关。

（4）潜在并发症：出血、穿孔、疼痛、感染等。

（5）知识缺乏：缺乏与早期食管癌综合治疗相关的知识。

2. 护理目标。

（1）患者焦虑、恐惧程度减轻，配合治疗及护理。

（2）患者自觉舒适，疼痛减轻或消失。

（3）患者营养状况得到改善或维持。

（4）患者未发生并发症，或发生后得到及时的治疗及护理。

（5）患者了解疾病的相关知识和自我保健知识。

3. 护理措施。

1）术前护理。

（1）心理护理：告知患者有关疾病和手术的知识、术前和术后的配合，给予患者心理支持，消除其顾虑和消极心理，增强其对治疗的信心。取得患者及家属的理解，使其积极配合治疗和护理。

（2）饮食护理：术前禁食、禁饮至少 6h。必要时可建立静脉通道补给足够能量、氨基酸、电解质和维生素。

2）术后护理。

（1）病情观察：术后严密观察患者的血压、脉搏、呼吸、神志等情况。

（2）体位护理：术后患者取平卧位，生命体征平稳后可取半卧位，可减轻胸部皮肤张力和疼痛，利于防止胃液反流入食管和切口恢复。

（3）饮食护理：术后禁食至少 24h，大病灶 ESD 治疗后禁食时间应酌情延长。恢复进食后以软食为主，忌食过烫、刺激性和粗纤维食物。安置胃管者需拔除胃管后再进食。注意少量多餐，开始时每天 5~6 餐，以后逐渐减少进餐次数并增加每次进餐量，逐步恢复至正常饮食。

（4）胃肠减压的护理。

①妥善固定胃管，确保胃管固定在规定的位置，防止其脱出。

②保持胃管引流通畅，使之处于持续负压引流状态，防止扭曲打折，必要时可用少量生理盐水冲洗胃管，防止胃管堵塞。

③观察引流液的性质和量，术后 24h 内可能引流出少量血液或咖啡色液。若胃管引流出大量新鲜血液，应警惕发生伤口出血，及时通知医生处理。

④加强口腔护理，必要时给予雾化吸入，有助于患者咳出痰液，预防肺部感染。

3）并发症的观察及护理。

（1）出血：严密观察生命体征，听取患者主诉。对于安置有胃管的患者，观察胃管引流液情况。发生出血后应禁食，用止血药物，必要时可输血。若非手术疗法不能达到止血效果或出血量大时，应紧急行手术止血。

（2）穿孔：对于 ESD 术中发生的黏膜穿孔，大多采用金属夹夹闭的保守治疗。术后即刻经鼻插入胃管，进行胃肠减压负压引流，禁食，静脉给予抗生素，采取半卧位休息。经以上保守治疗，大多数患者可避免外科手术。及时复查胸部 X 线片和腹部 X 线片，了解有无纵隔气肿和膈下游离气体。如保守治疗不能缓解，须立即转外科进行手术修补。

4. 健康指导。

（1）以清淡、少刺激性、易消化的食物为主，少量多餐，保持规律合理的饮食，保持大便通畅。

（2）劳逸结合，避免剧烈活动，可参加一些力所能及的轻体力活动。

（3）学会自我调节，保持情绪稳定。

（4）出院后定期门诊随访，1 个月、6 个月、12 个月后内镜复查，观察手术后创面的愈合情况及病变有无残留或复发。

（七）前沿进展

随着内镜技术的进步和内镜器械的发展，内镜微创治疗的应用范围越来越广，治疗手段也在不断发展。为了使创伤更小，目前已开展的一些内镜微创治疗的新技术如下。

1. 内镜下黏膜下挖除术（endoscopic submucosal excavation，ESE）：是在 ESD 基础上发展起来的新技术。ESE 适用于源于消化道黏膜肌层、黏膜下层和固有肌层的肿瘤，即消化道黏膜下肿瘤（submucosal tumor，SMT）。术后剥离黏膜下层后充分暴露固有肌层的瘤体，证实肿瘤源于固有肌层，同时在内镜下容易钝性分离瘤体，且降低穿孔的发生率。

2. 内镜下全层切除术（endoscopic full-thickness resection，EFR）：无腹腔镜辅助的内镜下全层切除术治疗来源于固有肌层的胃黏膜下肿瘤。

3. 双镜联合治疗（laparoscopie-endoscopic cooperative surgery，LECS）：适用于来源于黏膜下层或固有肌层、直径在 2cm 以下、适合在内镜下切除但单纯内镜下切除风险较大的肿瘤，尤其是十二指肠和结肠肿瘤。

4. 经自然腔道内镜下手术（natural orifice transluminal endoscopic surgery，NOTES）：指不经过皮肤穿刺，而是经由人体自然腔道（如食管、胃、阴道和直肠等）进入体腔，在体腔内（通常为腹腔内）使用软性内镜设备完成手术的一种技术。

（陈俊旭　王瑞）

三、贲门失弛缓症的护理

（一）概述

贲门失弛缓症又称贲门痉挛、巨食管，是由食管-胃交界部的神经肌肉功能障碍所致的食管功能性疾病。其主要特征是食管下括约肌高压和对吞咽动作的松弛反应减弱，以致食物不能顺利地进入胃内。临床上主要表现为吞咽困难、反流和胸痛。治疗目的是降低食管下括约肌压力（lower esophageal sphincter pressure，LESP），使食物能够顺利地从食管进入胃内。目前，内镜下治疗贲门失弛缓症的方法主要有内镜下肉毒杆菌注射、内镜下扩张、内镜下放置食管支架、内镜下注射硬化剂、内镜下微波治疗等，但这些方法都不能最终解除食管下括约肌梗阻，且复发率较高。外科手术切开食管下括约肌疗效尚可，但手术创伤大、术后恢复较慢、住院时间长，手术费用也较高。

（二）临床表现

1. 吞咽困难：无痛性吞咽困难是本病最常见、最早出现的症状，发生率达 80% 以上。

2. 胸痛：发生率达 40%～90%，性质不一，可为闷痛、灼痛、针刺痛、刀割痛或锥痛。

3. 反流：发生率可达 90%，随着吞咽困难的加重、食管的进一步扩张，相当量的食物可潴留在食管内达数小时或数天之久，从而在体位改变时反流出来。

4. **体重减轻**：与吞咽困难影响食物的摄取有关。

5. **出血和咳血**：患者常有咳血，偶有食管炎所致的出血。

6. **其他症状**：由于食管下括约肌压力增高，患者很少发生呃逆，这是本病的重要特征。在后期病例，极度扩张的食管可压迫胸腔内器官而产生干咳、气促、发绀和声音嘶哑等症状。

（三）主要检查

1. **X线检查**：对本病的诊断和鉴别诊断最为重要。

（1）X线钡餐检查：钡餐常难以通过贲门部而潴留于食管下端，并显示为1~3cm长、对称的漏斗形狭窄，其上段食管呈现不同程度的扩张与弯曲，无蠕动波。如予热饮，舌下含服硝酸甘油片或吸入亚硝酸异戊酯，可见食管贲门弛缓；如予冷饮，则使贲门更难以松弛。潴留的食物可在X线钡餐检查时呈现充盈缺损，故检查前应做食管引流与灌洗。

（2）胸部X线片：本病初期，胸部X线片可无异常。随着食管扩张，可在后前位胸部X线片上见到纵隔右上边缘突出。在食管高度扩张与弯曲时，可见纵隔增宽而超过心脏右缘，有时可被误诊为纵隔肿瘤。当食管内潴留大量食物和气体时，食管内可见液平面。大部分患者可见胃泡消失。

2. **醋甲胆碱（mecholyl）试验**：正常人皮下注射醋甲胆碱5~10mg后，食管蠕动增加，压力无显著增加。但本病患者注射后1~2min，即可产生食管强力收缩，食管内压力骤增，从而产生剧烈疼痛和呕吐，X线征象更加明显（做此试验时应准备阿托品，以备反应剧烈时使用）。食管极度扩张对此药不起反应，以致试验结果为阴性；胃癌累及食管壁肌间神经丛者及某些弥漫性食管痉挛者，此试验也可为阳性。可见，该试验缺乏特异度。

3. **内镜检查和细胞学检查**：内镜检查和细胞学检查对本病的诊断帮助不大，但可用于本病与食管贲门癌等疾病之间的鉴别诊断。

（四）治疗

经口内镜下肌切开术（peroral endoscopic myotomy，POEM）指通过经口的内镜，在食管黏膜层与固有肌层之间建立一条隧道，通过该隧道对食管下括约肌进行切开以治疗贲门失弛缓症的内镜手术，又称"隧道术"。经口内镜下肌切开术包括内镜下黏膜下剥离术（ESD）和经自然腔道内镜下手术（NOTES）。经口内镜下肌切开术的适应证、禁忌证、操作过程详见本书第六章第三节"经口内镜下肌切开术治疗贲门失弛缓症及护理配合"。

（五）护理

1. 常用护理诊断/问题。

（1）营养失调：低于机体需要量，与吞咽困难有关。

（2）焦虑、恐惧：与担心疾病预后有关。

（3）潜在并发症：窒息、胃液反流。

2. 护理目标。

（1）患者营养状况得到改善或维持，患者电解质平衡紊乱得到纠正。

（2）患者能自行进食半流质或流质食物。

（3）患者焦虑程度减轻，治疗依从性提高。

3. 护理措施。

（1）饮食护理：能进食者给予高蛋白、高热量、富含维生素的半流质或流质饮食。不能进食者给予静脉补充营养，纠正电解质平衡紊乱。

（2）口腔护理：指导患者正确刷牙，餐后或呕吐后立即给予温开水或漱口水漱口，保持口腔清洁。

（3）心理护理：向患者讲解手术治疗的意义，讲解相关治疗的目的，并严格遵医嘱予饮食指导。

经口内镜下肌切开术的护理配合详见本书第六章第三节"经口内镜下肌切开术治疗贲门失弛缓症及护理配合"。

（陈俊旭　张铭光）

第二节　胃、十二指肠疾病的护理

一、胃炎的护理

胃炎指各种病因引起的胃黏膜炎症。胃黏膜对损伤的反应包括上皮损伤、黏膜炎症、上皮再生三个过程，有时可只有上皮损伤和上皮再生而无黏膜炎症。胃炎是最常见的消化系统疾病之一，大多数患者可无症状，主要依靠内镜检查及病理学检查诊断，因此难以获得确切的患病率。按发病急缓和病程长短，临床上一般将胃炎分为急性胃炎（acute gastritis）和慢性胃炎（chronic gastritis）。

（一）急性胃炎的护理

1. 概述：急性胃炎指各种病因引起的胃黏膜急性炎症，病理学上指胃黏膜有大量的中性粒细胞浸润。临床上为急性发病，主要表现为上腹部症状。急性胃炎主要包括如下几类。

（1）急性糜烂出血性胃炎（acute erosive-hemorrhagic gastritis）：由各种病因引起的，以胃黏膜多发性糜烂、出血为特征的急性胃黏膜病变，可伴有一过性浅表溃疡形成，是上消化道出血的重要原因之一，约占上消化道出血的20%。

（2）幽门螺杆菌感染引起的急性胃炎。

（3）除幽门螺杆菌之外的各种细菌、病毒、真菌感染引起的急性感染性胃炎。

其中，临床意义最大和发病率最高的是急性糜烂出血性胃炎，本节将予以重点讨论。

2. 病因及发病机制：多种病因均可引起急性糜烂出血性胃炎，常见的有以下几种。

1）药物。

（1）各种NSAIDs：包括阿司匹林、吲哚美辛、吡罗昔康和多种含有该类成分的复方药物。其机制是通过抑制环氧合酶（cyclooxygenase，COX）的作用而抑制胃黏膜产生前列腺素，前列腺素在维持黏膜屏障完整方面起着很重要的作用，前列腺素的产生减少必然会导致胃黏膜保护作用的降低。

（2）糖皮质激素：如泼尼松、甲泼尼龙等，可使盐酸及胃蛋白酶分泌增加、胃黏液分泌减少、胃黏膜上皮细胞更新速度减慢，长期大剂量使用可导致胃黏膜糜烂出血。

（3）某些抗肿瘤药（如氟尿嘧啶）对胃肠道的黏膜上皮细胞会产生明显的细胞毒作用。另外，氯化钾口服液、某些抗生素等可刺激、损伤胃黏膜上皮细胞。

2）急性应激：严重创伤、烧伤、感染、大手术、各种严重的脏器病变、脑血管意外、休克，甚至精神心理因素等均可导致胃黏膜缺血缺氧损伤，引起胃黏膜糜烂出血。机体的生理代偿功能在严重应激情况下不足以维持胃黏膜微循环的正常运行，胃黏膜缺血缺氧、细胞黏液和碳酸氢盐分泌减少、局部前列腺素合成不足、上皮细胞再生能力减弱等，导致胃黏膜屏障破坏、H^+逆向弥散，黏膜内pH值降低，进一步损伤胃黏膜和血管，引起胃黏膜糜烂出血。急性应激性胃炎在重症患者中的发病率为5%左右，一般随着患者入住重症监护病房及肠外营养时间的延长而升高。

3）物理因素：异物、内镜下活检及各种微创治疗、胃管等物理因素可直接损伤胃黏膜，破坏黏膜屏障功能；放疗使用的射线可以直接损伤胃黏膜上皮细胞、血管内皮细胞，进而破坏黏膜屏障功能。

4）酒精：酒精具有亲脂性和溶脂性。高浓度酒精可引起胃黏膜上皮细胞损伤、破坏胃黏膜屏障，导致胃黏膜水肿、出血、糜烂。

5）局部血供缺乏：主要是腹腔动脉栓塞治疗后或少数因动脉硬化致胃动脉的血栓形成或栓塞引起供血不足。另外，还可见于肝硬化门静脉高压并发上消化道出血者。

6）其他：病毒感染如巨细胞病毒、血管损伤、强酸强碱等可直接损伤胃黏膜屏障，导致胃黏膜通透性增加，使 H^+ 及胃蛋白酶逆向弥散入黏膜，导致胃黏膜急性糜烂出血。

3. 诊断要点。

1）临床表现：多数患者无明显症状，或症状被原发病掩盖。部分患者仅有上腹部不适、腹胀、食欲不振、恶心与呕吐、嗳气等。重症患者可有呕血、黑便，大量出血可引起晕厥、休克，伴贫血。查体可有上腹部不同程度的压痛。

2）辅助检查。

（1）大便检查：大便隐血试验可呈阳性。

（2）胃镜检查：由于病变（特别是 NSAIDs 或酒精引起者）可在短期内消失，因此胃镜检查一般应在出血后 24～48h 内进行，可以见到以胃黏膜充血、水肿、糜烂、出血、浅表溃疡为特征的急性胃黏膜损害。急性应激引起的胃黏膜损害一般以胃体、胃底部为主，而 NSAIDs 或酒精引起的胃黏膜损害则以胃窦部为主。

4. 治疗。

1）急性应激状态的患者在积极治疗原发病的同时，应使用胃黏膜保护剂或抑酸药，以防发生急性胃黏膜损害；由药物引起的患者须立即停药。可用 H_2 受体阻滞剂或质子泵抑制剂抑制胃酸分泌、硫糖铝和米索前列醇等保护胃黏膜。以恶心与呕吐或上腹痛为主要表现者，可用甲氧氯普胺、多潘立酮、山莨菪碱等药物对症处理。

2）发生上消化道大出血时，治疗详见本书第四章第四节"消化道出血的护理"。

5. 护理。

1）常用护理诊断/问题。

（1）舒适的改变：与上腹痛有关。

（2）知识缺乏：缺乏本病的病因及防治相关知识。

（3）潜在并发症：上消化道大出血，水、电解质平衡紊乱。

（4）焦虑：与病情反复及上消化道出血有关。

2）护理目标。

（1）去除致病因素。

（2）患者疼痛缓解。

（3）患者未发生并发症，或发生后得到及时的治疗与护理。

（4）患者焦虑情绪缓解或消失。

3）护理措施。

（1）休息与活动：患者应减少活动、适当休息。急性应激所致或伴有消化道出血者应卧床休息，同时做好患者的心理疏导，减轻或解除其精神紧张，保证患者心、身两方面得到充分的休息。

（2）饮食护理：应少量多餐、定时、有规律，避免辛辣、生冷、粗硬、刺激性食物，忌饮酒及暴饮暴食。一般进食营养丰富的温凉半流质食物。若有少量出血，可予牛奶、米汤等流质饮食。急性大出血或呕吐频繁时应暂禁食。

（3）用药护理：指导患者正确服用阿司匹林、吲哚美辛等对胃黏膜有刺激的药物，必要时应用抑酸药、胃黏膜保护剂预防本病的发生。用药护理详见本节"消化性溃疡的护理"部分。

（4）心理护理：过度紧张、焦虑可使肠神经系统紊乱，不利于康复。耐心回答患者及家属提出的相关问题，以消除其紧张情绪，增加患者对疾病治疗的信心，有利于减轻患者症状。必要时遵医嘱使用镇静剂。

（5）发生上消化道大出血时的护理措施详见本书第四章第四节"消化道出血的护理"。

4）健康指导。

（1）休息与活动指导：生活要有规律，避免过度劳累，应保持轻松愉快的心情。

（2）饮食指导：进食应有规律，避免过热、过冷、辛辣食物及咖啡、浓茶等刺激性饮料，注意饮食卫生；嗜酒者应戒酒，以防止酒精损伤胃黏膜。

（3）用药指导：合理使用对胃黏膜有刺激的药物，必要时应同时服用抑酸药或胃黏膜保护剂。

（4）随访指导：出现呕血、黑便等消化道出血征象时，及时就诊。

（二）慢性胃炎的护理

1．概述：慢性胃炎是各种病因引起的胃黏膜慢性炎症，多数为以胃窦炎症为主的全胃炎。当某些病因长期持续存在、炎症损伤过重或不能得到正常修复时，胃黏膜可表现为固有腺体萎缩（atrophy）和化生（metaplasia）。慢性胃炎是一种常见病、多发病，其发病率在各种胃病中居首位，任何年龄都可以发病，但随着年龄增加发病率逐渐增高。慢性胃炎主要由幽门螺杆菌感染引起。幽门螺杆菌感染几乎均会引起胃黏膜炎症，且感染后机体一般难以将其清除而变成慢性感染。

2. 病因及发病机制。

1）幽门螺杆菌感染：幽门螺杆菌感染是慢性胃炎最主要的病因，70％～90％的慢性胃炎患者有幽门螺杆菌感染；活动性慢性胃炎高度提示幽门螺杆菌感染。幽门螺杆菌导致慢性胃炎的机制如下。

（1）幽门螺杆菌有鞭毛结构，可在胃内黏液层自由活动，并依靠黏附素与胃黏膜上皮细胞紧密接触，直接损伤胃黏膜上皮细胞。

（2）幽门螺杆菌所分泌的尿素酶可分解尿素产生氨，氨可中和胃酸，形成有利于幽门螺杆菌定居及繁殖的中性环境。

（3）幽门螺杆菌产生细胞毒素诱导上皮细胞释放白介素－8（IL－8），引起黏膜损害和炎症。

（4）幽门螺杆菌的细胞壁还可作为抗原诱发免疫反应，损伤胃上皮细胞。

2）胃黏膜损伤因素：长期饮浓茶、咖啡，酗酒，食用过冷、过热、过于粗糙的食物，高盐饮食，以及服用损伤胃黏膜的药物如 NSAIDs、碘、铁剂、氯化钾等均可损伤胃黏膜屏障，使胃内的食物及微生物有较多机会接触胃黏膜上皮，从而引发或加重炎症。各种慢性病如慢性右心衰竭、肝硬化门静脉高压引起的胃黏膜淤血缺氧，尿毒症时血尿素氮增高等均可引起胃黏膜对刺激物耐受性降低而使其易于受损。

3）自身免疫因素：自身免疫性胃炎指发生在自身免疫基础上的、以胃体萎缩为主的慢性胃炎，主要表现为富含壁细胞的胃体黏膜萎缩，伴有血和（或）胃液中抗壁细胞抗体、抗内因子抗体阳性，严重者因维生素 B_{12} 缺乏而有恶性贫血表现。

4）十二指肠内容物反流：幽门括约肌功能不全时可引起十二指肠内容物反流，而反流入胃的十二指肠内容物如胆汁、胰液和肠液，可减弱胃黏膜屏障功能，使胃黏膜遭受消化液的作用，引起炎症、糜烂、出血及黏膜上皮化生性变化等。当胃泌素分泌过多，而促胰液素和胆囊收缩素分泌相对减少时，幽门括约肌张力降低，导致十二指肠内容物反流入胃内；吸烟亦可影响幽门括约肌功能，引起十二指肠内容物反流。

3. 病理：慢性胃炎根据内镜及组织病理学改变、分布及可能病因，可分为慢性非萎缩性（亦称浅表性）胃炎、慢性萎缩性胃炎、特殊型慢性胃炎三大类。慢性胃炎从浅表逐渐扩展至腺体深部，腺体不断被破坏及纤维化，最终导致腺体萎缩、黏膜变薄、上皮异常增生。其组织病理学变化主要如下。

（1）炎症：非活动期，黏膜层以淋巴细胞及浆细胞的炎性浸润为主，活动期可见中性粒细胞浸润。中性粒细胞浸润是提示幽门螺杆菌感染的灵敏指标。

（2）肠上皮化生：为一种不完全上皮再生，表现为胃固有腺体被肠腺样腺体替代。

（3）萎缩：表现为胃固有腺体数量减少或消失。

（4）异型增生：胃上皮或化生的肠上皮在再生过程中过度增生和丧失分化，在结构、功能上偏离正常轨道，形成异型增生（又称不典型增生）。异型增生被认为是胃癌的癌前病变。

不同类型慢性胃炎病理改变在胃内的分布不同。幽门螺杆菌引起的慢性胃炎，炎症呈弥漫性分布，但以胃窦为重；自身免疫性胃炎的萎缩和肠化生主要局限在胃体。

4. 诊断要点。

1）临床表现：慢性胃炎进展缓慢，病程迁延，缺乏特异性症状。70%～80%的患者可无任何症状，部分有上腹痛或不适、饱胀、恶心与呕吐、嗳气、反酸、食欲不振等非特异性的消化道症状，症状无节律性，与进食或食物种类有关。伴有胃黏膜糜烂者，可有少量或大量上消化道出血。长期少量上消化道出血可引起缺铁性贫血。胃体萎缩后首诊症状以贫血和维生素 B_{12} 缺乏引起的神经系统症状为主，如有全身衰弱、疲软、神情淡漠、隐性黄疸，消化道症状一般较少。自身免疫性胃炎可出现畏食、贫血和体重减轻。患者体征多不明显，有时可有上腹轻压痛。

2）辅助检查。

（1）胃镜及胃黏膜活组织检查：是最可靠的诊断方法。通过胃镜在直视下观察黏膜病变。慢性非萎缩性胃炎内镜下可见黏膜红斑、出血点或斑块、粗糙，伴或不伴水肿、充血渗出等基本表现（图 4-1）。慢性萎缩性胃炎内镜下可见黏膜红白相间，以白相为主，皱襞变平甚至消失，部分黏膜血管显露；可伴有黏膜颗粒或结节状等表现（图 4-2）。两种慢性胃炎均可见糜烂、胆汁反流。在充分活组织检查（取 3 块组织）基础上以组织病理学诊断明确病变类型。

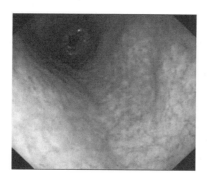
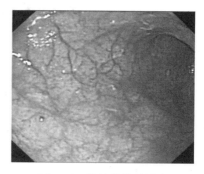

图 4-1　慢性非萎缩性胃炎　　　图 4-2　慢性萎缩性胃炎

（2）幽门螺杆菌检测：可通过侵入性（如快速尿素酶测定、组织学检查等）或非侵入性（如 ^{13}C 或 ^{14}C 尿素呼气试验等）方法检测幽门螺杆菌。目前以 ^{14}C 尿素呼气试验应用最广泛。

（3）血清学检查：自身免疫性胃炎患者抗壁细胞抗体和抗内因子抗体可呈阳性、血清胃泌素水平可明显升高。多灶慢性萎缩性胃炎患者，血清胃泌素水平可正常或偏低。

（4）胃液分析：自身免疫性胃炎患者缺乏胃酸，多灶慢性萎缩性胃炎患者胃酸分泌正常或偏低。

5. 治疗。

（1）治疗原则与目的：慢性胃炎的治疗应尽可能针对病因，遵循个体化原则。治疗目的是去除病因、缓解症状和改善胃黏膜炎症反应。

（2）一般治疗：避免刺激性食物，戒烟、戒酒，停用不必要的损伤胃黏膜的药物，适当使用抑酸药及胃黏膜保护剂。

（3）对因治疗：对幽门螺杆菌感染相关胃炎，根除幽门螺杆菌可改善或消除胃黏膜炎症及防止萎缩、肠上皮化生进一步发展。根除幽门螺杆菌的药物及常用方案见表 4-2。幽门螺杆菌根除治疗后所有患者均应常规行幽门螺杆菌复查，评估根除治疗的效果；最佳的非侵入性评估方法是尿素呼气试验（^{13}C 或 ^{14}C）；评估应在治疗完成后不少于 4 周进行。如因十二指肠胃反流病引起，可用促胃动力药如多潘立酮以减少反流、铝碳酸以中和胆盐。

表 4-2　根除幽门螺杆菌的药物及常用方案

药物	PPI	胶体铋剂	抗生素
	埃索美拉唑、奥美拉唑、兰索拉唑、泮托拉唑、雷贝拉唑	果胶铋、枸橼酸铋钾	阿莫西林、克拉霉素、甲硝唑、四环素、呋喃唑酮
一线治疗方案	PPI/铋剂+两种抗生素 治疗方案举例：埃索美拉唑（20mg）/枸橼酸铋钾（240mg）+阿莫西林（1g）+克拉霉素（0.5g），每天2次，疗程7天		
二线治疗方案	PPI+铋剂+两种抗生素 治疗方案举例：埃索美拉唑（20mg）+枸橼酸铋钾（240mg）+甲硝唑（0.4g）+四环素（0.75g），每天2次，疗程7~14天		

（4）自身免疫性胃炎的治疗：目前尚无特殊治疗方法，有恶性贫血者可补充维生素 B_{12} 或叶酸。

（5）胃黏膜异型增生的治疗：对轻度异型增生、肠化生、萎缩的患者，除积极给予上述治疗外，可服用部分抗氧化剂、叶酸及进食含硒食物，关键在于定期随访。对中重度异型增生患者，在积极给予上述治疗无好转、有胃癌家族史时，可选择 EMR 或 ESD 治疗。

（6）抗抑郁药或抗焦虑药：可作为伴有明显精神心理因素者以及常规治疗无效和疗效差者的补救治疗，包括三环类抗抑郁药（TCA）或选择性5-羟色胺再摄取抑制剂（SSRI）等。上述治疗主要是针对消化不良症状。

6. 护理。

1）常用护理诊断/问题。

（1）腹痛：与胃黏膜炎性病变有关。

（2）营养失调：低于机体需要量，与畏食及消化吸收不良等有关。

（3）焦虑：与病情反复、病程迁延有关。

（4）活动无耐力：与自身免疫性胃炎致恶性贫血有关。

（5）知识缺乏：缺乏对慢性胃炎病因和预防知识的了解。

2）护理目标。

（1）患者胃部不适缓解。

（2）患者摄取合理营养，营养状况得到改善或维持。

（3）患者焦虑程度减轻，积极配合治疗及护理。

（4）患者的活动耐力增加。

（5）患者了解疾病相关知识。

3）护理措施。

（1）休息与活动：指导患者急性发作期卧床休息，并注意腹部保暖；病情缓解时，进行适当锻炼，以增强机体抗病能力。

（2）饮食护理。

饮食原则：向患者说明摄取足够营养素的重要性，鼓励患者少量多餐，以高热量、高蛋白、高维生素、易消化的食物为主，避免摄入生冷、过甜、过咸、过辣、过硬的刺激性食物。

制订饮食计划：与患者及家属共同制订饮食计划，指导他们改进烹饪技巧，增加食物的色、香、味，以刺激患者食欲。胃酸分泌减少者的食物应在完全煮熟后食用，以利于消化吸收，同时可给刺激胃酸分泌的食物，如肉汤、鸡汤等；胃酸分泌过多者应避免进食酸性及富含脂肪食物。

（3）用药护理：遵医嘱给药以根除幽门螺杆菌，注意观察药物的疗效和不良反应。

胶体铋剂：枸橼酸铋钾在酸性环境中方起作用，故宜在餐前 0.5h 服用。服枸橼酸铋钾可使牙齿、舌变黑，可用吸管吸入。部分患者服药后出现便秘、大便变黑，停药后可自行消失。少数患者可有恶心、一过性血清氨基转移酶水平升高等，极少出现急性肾衰竭。

抗生素：服用阿莫西林前应询问患者有无青霉素过敏史，使用过程中注意有无迟发性过敏反应，如皮疹。甲硝唑可引起恶心与呕吐等胃肠道反应，应在餐后 0.5h 服用，并可遵医嘱使用甲氧氯普胺、维生素 B_{12} 等拮抗。

（4）心理护理：及时了解患者的焦虑情绪，并采用转移注意力、深呼吸等方法来减轻其焦虑。

（5）缓解疼痛：用热水袋热敷胃部，以解除胃痉挛，缓解腹痛；也可用针灸内关、合谷、足三里等穴位来减轻疼痛。

4）健康指导。

（1）休息与活动指导：生活应有规律，合理安排工作和休息，注意劳逸结合，积极配合治疗。教育患者保持良好的心态。介绍本病的病因，指导患者避免诱因。

（2）饮食指导：指导患者注意饮食卫生和饮食营养，养成规律饮食的习惯；避免过热、过冷、辛辣食物及浓茶、咖啡等刺激性饮料；嗜酒者应戒酒，防止酒精损伤胃黏膜。

（3）用药指导：根据患者的病因、具体情况进行相关指导，如尽量避免使用对胃黏膜有刺激的药物，必须使用时应同时服用抑酸药或胃黏膜保护剂；介绍药物的不良反应。

（4）随访指导：定期门诊复查，如有异常及时就诊。

（任宏飞）

二、消化性溃疡的护理

（一）概述

消化性溃疡（peptic ulcer，PU）指胃肠道黏膜在某些情况下被胃酸、胃蛋白酶自身消化而造成的溃疡，可发生于食管、胃、十二指肠，亦可发生于胃－空肠吻合口附近或含有胃黏膜的 Meckel 憩室内，最常见胃溃疡（gastric ulcer，GU）和十二指肠溃疡（duodenal ulcer，DU）。临床上十二指肠溃疡较胃溃疡多见。十二指肠溃疡多见于青壮年，胃溃疡多见于中老年，十二指肠溃疡发病年龄一般比胃溃疡早 10～20 年。无论是十二指肠溃疡还是胃溃疡，均好发于男性。秋末和春初是消化性溃疡的好发季节。

（二）病因及发病机制

消化性溃疡的发生是损伤胃、十二指肠黏膜的侵袭因素与黏膜自身防御－修复因素之间失去平衡的结果。其中，侵袭因素包括高浓度胃酸和胃蛋白酶、微生物、酒精、胆盐、药物及其他有害物质，自身防御－修复因素包括黏液/碳酸氢盐屏障、黏膜屏障、丰富的黏膜血流量、上皮细胞更新、前列腺素和表皮生长因子等。当侵袭因素增强和（或）自身防御－修复因素减弱时，就有可能发生溃疡。十二指肠溃疡和胃溃疡在发病机制上有不同之处，前者主要是侵袭因素增强，后者主要是自身防御－修复因素减弱。

1. 幽门螺杆菌感染：幽门螺杆菌感染是消化性溃疡的主要病因，主要证据如下。①消化性溃疡患者胃黏膜中幽门螺杆菌检出率高，十二指肠溃疡患者的幽门螺杆菌检出率为 90%～100%，胃溃疡患者为 80%～90%，幽门螺杆菌阴性的消化性溃疡患者大多能找到服用 NSAIDs 的病史或其他原因；②根除幽门螺杆菌明显降低溃疡复发率，经常规抑酸治疗愈合的溃疡的年复发率高达 50%～70%，而根除幽门螺杆菌可使溃疡年复发率明显降低（5% 以下）；③根除幽门螺杆菌还可促进溃疡愈合、降低出血等并发症的发生率。

幽门螺杆菌借助螺旋状菌体及鞭毛在上皮细胞定植，幽门螺杆菌的毒素、有毒性作用的酶和幽门螺杆菌诱导的黏膜炎症反应均能造成胃、十二指肠黏膜损害，导致黏膜屏障破坏；幽门螺杆菌直接或者间接（通过促炎细胞因子）作用于胃黏膜的 G 细胞（分泌胃泌素）、D 细胞（分泌生长抑素），导致胃酸分泌增加。

2. NSAIDs：NSAIDs 直接作用于胃、十二指肠黏膜，弥散入黏膜上皮细胞内，高浓度 NSAIDs 产生细胞毒作用而损害胃黏膜屏障。此外，NSAIDs 还可抑制环氧合酶，使胃肠道黏膜中经环氧合酶途径产生的具有细胞保护作用的内源性前列腺素合成减少，削弱胃、十二指肠黏膜的防御作用。

3. 胃酸和胃蛋白酶：胃酸、胃蛋白酶是胃液的主要成分，消化性溃疡的最终形成是由于胃酸、胃蛋白酶对黏膜的自身消化。胃蛋白酶原需要盐酸激活才能转变为胃蛋白酶，胃蛋白酶能降解蛋白质分子，对黏膜有侵袭作用；而胃蛋白酶的活性取决于胃液 pH 值，当胃液 pH 值<4 时，胃蛋白酶活性才能得到维持。因此胃酸在这一过程中起决定性作用，是溃疡形成的直接原因。

4. 其他危险因素。

（1）应激和心理因素：长期精神紧张、焦虑、抑郁或情绪容易波动的人易患消化性溃疡，急性应激可引起应激性溃疡。应激和心理因素可能通过迷走神经机制影响胃、十二指肠运动功能、分泌功能和黏膜血流调节，使溃疡发作或加重。

（2）吸烟：吸烟者消化性溃疡的发生率高于不吸烟者，吸烟可妨碍溃疡愈合、促进溃疡复发和增加出血、穿孔等并发症的发生率。其发生机制可能与长期吸烟促进壁细胞增生、增加胃酸分泌、降低幽门括约肌张力致十二指肠胃反流、抑制胰腺分泌碳酸氢盐、降低胃与十二指肠黏膜血流、影响前列腺素合成等作用有关。

（3）胃与十二指肠运动功能异常：主要包括胃排空过速、胃排空延缓和十二指肠液反流。胃排空过速可使十二指肠球部酸负荷显著增加而促使十二指肠溃疡发生，而胃排空延迟和十二指肠液反流可通过胃窦局部张力增加、胃泌素水平升高、反流的胆汁和胰液对胃黏膜产生损伤而在胃溃疡的发病机制中起重要作用。

（4）食物：咖啡、浓茶、酒、某些饮料能刺激胃酸分泌，长期大量饮用可损伤胃黏膜；高盐饮食增加胃溃疡发生率，可能与高浓度盐损伤胃黏膜有关。

（三）病理

胃溃疡多发生在胃角和胃窦小弯；十二指肠溃疡多发生于球部，前壁较后壁多见。消化性溃疡大多为单发，也可多发，呈圆形或椭圆形。十二指肠溃疡的直径一般<15mm；胃溃疡则稍大，直径一般<20mm。溃疡浅者累及黏膜肌层，深者则可穿透肌层，甚至浆膜层。溃疡穿透浆膜层时引起穿孔，血管破溃时引起出血。溃疡的边缘常有增厚，基底光滑、清洁，表面覆盖有灰白或灰黄色纤维渗出物。

（四）诊断要点

1. 临床表现：本病的临床表现不一，部分患者可无症状，或以出血、穿孔等并发症为首发症状。但多数患者有慢性过程、周期性发作和节律性上腹痛的特点。发作多在秋末和春初，常与情绪波动、不良精神刺激、饮食失调等有关。

2. 症状。

（1）慢性过程：病史可长达数年至数十年。

（2）周期性发作：疼痛的周期性是消化性溃疡的又一特征，以十二指肠溃疡较为突出。上腹痛发作可在持续数天、数周或数月后，继以较长时间的缓解，然后又复发。溃疡一年四季均可发作，但以秋末、春初更为常见。

（3）节律性上腹痛：为隐痛、钝痛、胀痛、灼痛甚至剧痛，或呈饥饿痛。十二指肠溃疡呈饥饿痛，进餐或服用抗酸药后才缓解，约半数于午夜出现疼痛，称"午夜痛"，疼痛位于上腹正中或偏右。胃溃疡的疼痛多在餐后 1h 内出现，至下次餐前逐渐缓解，直至下次进餐后再复现上述节律，即进餐—疼痛—缓解，疼痛部位多位于剑突下正中或偏左。当疼痛节律性发生变化时，应考虑病情加剧，或出现并发症。

（4）其他：可有反酸、嗳气、胃灼热、恶心与呕吐、食欲不振等消化系统症状，也可有多汗、失眠、脉缓等自主神经功能失调的表现。

3. 体征：消化性溃疡缺乏特异性体征。在溃疡活动期，多数患者可有上腹部固定而局限的轻压痛，十二指肠溃疡压痛点常偏右。缓解期则无明显体征。少数患者可因营养不良或慢性失血而有贫血。

4. 特殊类型的消化性溃疡。

（1）无症状性溃疡（silence ulcer）：15%～35% 的消化性溃疡患者无任何症状。

（2）老年人消化性溃疡：临床表现不典型，溃疡常较大，常无任何症状或症状不明显，疼痛多无规律，食欲不振、恶心与呕吐、消瘦、贫血等症状较突出。

（3）胃十二指肠复合溃疡：胃与十二指肠同时存在溃疡。复合溃疡的检出率占全部消化性溃疡的 5%。

（4）幽门管溃疡（pyloric channel ulcer）：较为少见。其主要表现为进餐后立即出现较为剧烈而无节律性的中上腹痛，对抗酸药反应差，易出现幽门梗阻、穿孔、出血等并发症。

（5）十二指肠球后溃疡：发生在十二指肠球部以下的溃疡，约占十二指肠溃疡的 3%；多具有十二指肠溃疡的临床特点，其午夜痛和背部放射性疼痛较为多见，较易并发出血，药物治疗的反应差。

5. 并发症：出血、穿孔、幽门梗阻是消化性溃疡主要的并发症。

1) 出血：消化性溃疡最常见的并发症，十二指肠溃疡并发出血的发生率高于胃溃疡。10%~20%的消化性溃疡患者以出血为首发症状，30%~50%的上消化道大出血系消化性溃疡所致。出血的临床表现取决于出血量和速度，轻者表现为呕血、黑便，重者可出现周围循环衰竭，甚至低血容量性休克。

2) 穿孔：溃疡病灶向深部发展穿透浆膜层则并发穿孔。消化性溃疡穿孔在临床上可分为3种类型。

(1) 急性穿孔：主要出现急性腹膜炎的症状，突发的剧烈腹痛，多自中上腹或右上腹开始，呈持续性，可蔓延至全腹，腹肌强直，有明显压痛、反跳痛，肝浊音界缩小或消失，肠鸣音减弱或消失，部分患者出现休克。

(2) 慢性穿孔：症状不如急性穿孔剧烈，往往表现为腹痛规律发生改变，变得顽固、持久，疼痛多放射至背部。

(3) 亚急性穿孔：症状较急性穿孔轻且体征较局限。

3) 幽门梗阻：见于2%~4%的消化性溃疡患者，其中80%以上由十二指肠溃疡引起，临床上主要表现为上腹饱胀和呕吐。上腹饱胀以餐后为甚，呕吐后可减轻；呕吐物量大，为隔餐或隔夜的宿食。患者因不能进食和反复呕吐可引起衰弱、脱水和低钾低氯性碱中毒等。上腹部空腹振水音、胃蠕动波是幽门梗阻的特征性表现。空腹时抽出胃液量>200mL，即提示有幽门梗阻。

6. 辅助检查。

(1) 内镜和胃黏膜活组织检查：是确诊消化性溃疡的首选检查方法。内镜检查能直接观察溃疡的部位、病变大小及性质，并可在直视下取活组织做幽门螺杆菌检测和病理学检查。内镜下消化性溃疡多呈圆形、椭圆形或线形，边缘光滑，底部有灰黄色、灰白色渗出物，溃疡周围黏膜可见充血、水肿，皱襞向溃疡集中（图4-3）。

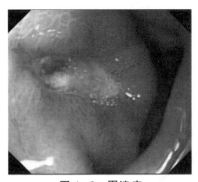

图4-3 胃溃疡

（2）幽门螺杆菌检测：其结果可以作为选择根除幽门螺杆菌治疗方案的依据。幽门螺杆菌检测方法详见本节"胃炎的护理"部分。

（3）X线钡餐检查：适用于对内镜检查有禁忌或者不愿接受内镜检查者。溃疡的X线直接征象为龛影，对溃疡诊断有确诊价值。

（五）治疗

治疗目的是消除病因、解除症状、促进溃疡愈合、防止复发和避免并发症。

1. 一般治疗：在针对消化性溃疡可能的病因治疗的同时，还要注意戒烟、戒酒，注意饮食、休息等。

2. 药物治疗。

（1）抑制胃酸分泌：抑制胃酸分泌是缓解消化性溃疡症状、促使溃疡愈合的最主要措施。抑制胃酸分泌的药物有 H_2 受体阻滞剂（H_2RA）和质子泵抑制剂两大类。常用 H_2RA 如雷尼替丁每天 300mg、法莫替丁每天 40mg，二者的1天量可分为每天2次口服或睡前顿服，服药后基础胃酸分泌尤其是夜间胃酸分泌明显降低。常用质子泵抑制剂如奥美拉唑每天1次、每次 20mg，埃索美拉唑每天1次、每次 40mg，兰索拉唑每天1次、每次 30mg。一般疗程为十二指肠溃疡治疗 4～6 周，胃溃疡治疗 6～8 周。质子泵抑制剂是抑制胃酸分泌的首选药物。

（2）根除幽门螺杆菌：对于幽门螺杆菌阳性的消化性溃疡患者，采用一种质子泵抑制剂加上克拉霉素（甲红霉素）、阿莫西林（阿莫仙）、甲硝唑（或替硝唑）和呋喃唑酮等抗生素中的两种，组成三联疗法（triple-therapy）。根除幽门螺杆菌的疗程一般为7天。在根除幽门螺杆菌疗程结束后，继续给予该方案中的抗溃疡药物常规剂量1个疗程，如十二指肠溃疡患者为 4～6 周、胃溃疡患者为 6～8 周，并应在根除幽门螺杆菌治疗结束至少4周后复查幽门螺杆菌。根除幽门螺杆菌的药物及常用方案详见表4-2。

（3）增强黏膜屏障功能：常用的药物有枸橼酸铋钾、果胶铋、铝碳酸镁、硫糖铝、氢氧化铝凝胶等。

（4）NSAIDs相关性溃疡的预防：可根据不同的风险程度采用不同的方案。在应用 NSAIDs 的患者中，15%～30%会发生消化性溃疡，其中 2%～4% 可能发生溃疡出血或穿孔。目前认为，可能增加应用 NSAIDs 患者胃肠道损伤的因素包括胃肠道溃疡病史，存在其他合并症（如糖尿病、肝硬化、缺血性心脏病、肿瘤、脑血管病变等），合并应用抗血小板药、抗凝血药、糖皮质激素，慢性肾功能不全及血液透析，合并幽门螺杆菌感染等。此外，NSAIDs的使用剂量、类型和疗程也被证实与消化性溃疡的发生有关。2009 年，美国胃肠病学会（American College of Gastroenterology，ACG）NSAIDs 相关性溃疡并发症预防指南将 NSAIDs 相关性溃疡的风险等级分为高风险、中风险和低风险，并给予相应的预防建议（表 4-3）。

表 4-3　NSAIDs 相关性溃疡的风险分级及预防建议

风险分级	危险因素	预防建议
高风险	（1）合并有消化性溃疡，特别是目前仍存在的； （2）多项危险因素（>2 项）	停用 NSAIDs，如不能停用，则选用选择性环氧合酶 2 抑制剂＋高剂量质子泵抑制剂
中风险	1~2 项危险因素： （1）年龄>65 岁； （2）采用高剂量 NSAIDs 治疗，或联用两种以上的 NSAIDs； （3）有溃疡病史但无并发症； （4）合并应用 NSAIDs、抗凝血药或糖皮质激素	单独使用选择性环氧合酶 2 抑制剂，或非选择性 NSAIDs＋质子泵抑制剂
低风险	无相关危险因素	可以应用非选择性 NSAIDs

注：幽门螺杆菌感染是一项独立危险因素，需另外讨论。

3. 手术治疗：对于大量出血经内科紧急处理无效、急性穿孔、瘢痕性幽门梗阻、内科治疗无效的顽固性溃疡、胃溃疡疑有癌前病变者应选择手术治疗。

（六）护理

1. 常用护理诊断/问题。

（1）疼痛：腹痛，与胃酸刺激溃疡面、引起化学性炎症反应有关。

（2）营养失调：低于机体需要量，与疼痛致摄入量减少、消化吸收障碍有关。

（3）焦虑：与疾病反复发作、病程迁延有关。

（4）知识缺乏：缺乏有关消化性溃疡病因、防治等方面的知识。

（5）潜在并发症：上消化道大出血、穿孔、幽门梗阻。

2. 护理目标。

（1）患者疼痛缓解或消除。

（2）患者饮食习惯改善，摄取合理营养，营养状况得到改善或维持。

（3）患者焦虑程度减轻，积极配合治疗及护理。

（4）患者了解疾病相关知识，积极配合去除致病因素。

（5）患者未发生并发症，或发生后得到及时的治疗和护理。

3. 护理措施。

1）休息与活动：溃疡活动期且症状较重或者有并发症时，嘱患者卧床休息，可使疼痛等症状缓解。病情较轻者则应鼓励其适当活动，以分散注意力。嘱患者生活要有规律，注意劳逸结合，避免过度劳累。

2）饮食护理：合理有效的饮食护理能促进溃疡愈合。

（1）食物选择：选择易消化、营养丰富的食物。并发急性大出血伴恶心与呕吐者，应禁食。少量出血无呕吐者，可进食温凉、清淡流质饮食。症状较重的患者以面食为主，面食柔软易消化，且含碱可有效中和胃酸，或可进食米粥或软米饭。蛋白质类食物如脱脂牛奶，具有中和胃酸的作用，宜安排在两餐之间饮用，但牛奶中的钙有刺激胃酸分泌的作用，故不宜多饮，只可适量摄取。脂肪到达十二指肠时能刺激小肠分泌肠抑胃肽，抑制胃酸分泌，但同时又可引起胃排空减慢、胃窦扩张，致胃酸分泌增多，故脂肪亦应适量摄取。避免机械性或化学性刺激强的食物。机械性刺激强的食物指硬、生、冷及含粗纤维多的蔬菜、水果，如韭菜、洋葱、芹菜等，化学性刺激强的食物包括浓肉汤、咖啡、浓茶和辣椒、醋等。

（2）进餐方式：指导患者养成规律进餐的习惯，使胃酸分泌有规律，以维持消化活动的正常节律。在溃疡活动期，以少量多餐为佳（每天进餐 4～5 次），定时进餐。饮食不宜过饱，以免因胃窦过度扩张而增加胃泌素的分泌。进餐时注意细嚼慢咽，咀嚼可增加唾液分泌，而唾液具有稀释和中和胃酸的作用。

3）用药护理：根据医嘱给予相应药物治疗，并注意观察药效及不良反应。

（1）抗酸药：如氢氧化铝凝胶，应在餐后 1h 或睡前服用。片剂应嚼服或压碎后服，乳剂应充分摇匀后服。酸性的食物及饮料不宜与抗酸药同服；抗酸药应避免与奶制品同服，因两者相互作用可形成络合物。氢氧化铝凝胶能阻碍磷的吸收，引起磷缺乏症，临床表现为食欲不振、软弱无力等，甚至可引起骨质疏松；长期大量服用还可引起严重便秘、代谢性碱中毒与钠潴留，甚至造成肾损害。

（2）抑酸药：应在餐中或餐后即刻服用，也可在睡前服用。若需同服抗酸药，则两药间隔时间应在 1h 以上。静脉给药应注意控制给药速度，给药过快可引起低血压和心律失常。其中，质子泵抑制剂奥美拉唑可引起头晕，尤其是用药初期，故应嘱患者用药期间避免开车或做其他必须高度集中注意力的工作。兰索拉唑的主要不良反应包括荨麻疹、皮疹、瘙痒、口苦、头痛、肝功能异常等，轻度不良反应不影响继续用药，较为严重时应及时停药。

（3）胃黏膜保护药：硫糖铝宜于餐前1h服用，可有口干、便秘、皮疹、眩晕、嗜睡等不良反应；避免与多酶片同服，以免降低两者的效果。枸橼酸铋钾和抗生素的用药护理详见本节的"慢性胃炎的护理"部分。

4）心理护理：本病的发生和心理因素有很大关系，因此对患者的心理护理十分重要。向患者介绍本病的规律及治疗效果，增强其对治疗的信心。

5）疼痛护理。

（1）帮助患者认识和去除病因：向患者解释疼痛的原因、机制，指导其尽量减少或去除加重和诱发疼痛的因素。服用NSAIDs者，若病情允许应停药；若必须用药，可遵医嘱换用对胃黏膜损伤少的NSAIDs。避免进食刺激性食物和暴饮暴食，以免加重对胃黏膜的损伤。嗜烟酒者，劝其戒除，突然戒断烟酒可引起焦虑、烦躁，会刺激胃酸分泌，故应与患者及家属共同制订切实可行的戒烟、戒酒计划，并督促其执行。需手术治疗者，告知手术前后的注意事项，解答患者的各种疑问，使患者能积极配合。

（2）指导缓解疼痛：密切观察及详细了解患者疼痛的规律和特点，并根据其疼痛特点指导缓解疼痛的方法。例如，十二指肠溃疡表现为饥饿痛、午夜痛，指导患者在疼痛发生前或疼痛时进食碱性食物（如苏打饼干等），或服用抑酸药，也可采用局部热敷、针灸镇痛等。

6）消化道大出血的护理：详见本章第四节"消化道出血的护理"。

7）穿孔的护理：密切观察患者的临床表现，及时发现外科手术指征。如需手术，立即予以禁食、胃肠减压、建立静脉通道、备血等术前准备。

8）幽门梗阻的护理：轻者可进食流质饮食，重者需禁食，给予胃肠减压、补液，准确记录出入液量，监测电解质情况。经胃肠减压，纠正水、电解质平衡紊乱，抗溃疡治疗无缓解者，应做好手术准备。

9）手术患者的术后护理。

（1）缓解疼痛：遵医嘱用镇痛药，指导患者缓解疼痛的方法。

（2）预防并发症和促进康复：观察和预防胃大部切除术后的并发症，如出血、吻合口瘘、消化道梗阻、倾倒综合征、吻合口溃疡；观察和预防迷走神经切除术后并发症，如胃潴留、吞咽困难等。

4. 健康指导。

（1）休息与活动指导：指导患者规律生活，避免过度紧张、劳累，选择适当的锻炼方式，提高机体抵抗力。向患者及家属讲解引起及加重消化性溃疡的相关因素。

（2）饮食指导：指导患者建立合理的饮食习惯与结构，避免摄入刺激性食物，戒除烟酒。胃大部切除术后1年内胃的容量受限，饮食宜少量多餐、营养丰富、定时定量，少食盐腌及烟熏食物，避免过冷、过烫、过辣、油煎及油炸食物。

（3）用药指导：指导患者遵医嘱正确服药，学会观察药物疗效及不良反应，不随便停药、减量，防止溃疡复发。指导患者慎用或勿用致溃疡药物，如阿司匹林、咖啡因、泼尼松等。指导患者出现呕血、黑便时，应立即就医。

（4）随访指导：指导患者定期复诊（规则治疗1个月后应复诊），若出现上腹疼痛节律变化或加剧，应及时就诊。

（任宏飞）

三、胃癌的护理

（一）概述

胃癌指源于胃黏膜上皮细胞的恶性肿瘤，主要是胃腺癌，在我国是最常见的恶性肿瘤之一，病死率高。早期胃癌多无症状或仅有轻微症状，当临床症状明显时，病变多已属晚期。胃癌发病率在不同年龄、不同国家地区和不同种族间有较大差异。虽然近年来全球总发病率有所下降，但2/3胃癌病例分布在发展中国家。男性胃癌的发病率和死亡率高于女性，发病年龄以中老年居多，55～70岁为高发年龄段。总体而言，有色人种比白种人易患本病。日本、中国、俄罗斯、南美和东欧为胃癌高发区，而北美、西欧、澳大利亚和新西兰发病率较低，我国以西北地区发病率最高，东南和西南地区则较低。

（二）病因

胃癌的发生是一个多因素参与、多步骤进行性发展的过程，一般认为其发生是下列因素共同参与所致。

1. 环境与饮食因素：流行病学调查资料显示，从胃癌高发区国家移民到低发区国家，第一代仍保持胃癌高发病率，但第二代显著下降，而第三代发生胃癌的风险已接近当地居民。由此提示本病与环境因素相关。长期食用霉变食品、咸菜、烟熏和腌制食品，以及高盐食品，可增加胃癌发生的风险。烟熏和腌制食品中含高浓度的硝酸盐，硝酸盐可在胃内受细菌硝酸盐还原酶的作用形成亚硝酸盐，再与胺结合成致癌的亚硝胺。高盐饮食致胃癌风险增加的机制尚不清楚，可能与高浓度盐造成胃黏膜损伤，使胃黏膜易感性增加而协同致癌作用有关。流行病学研究提示，多吃新鲜水果和蔬菜、使用冰箱及正确贮藏食品，可降低胃癌的发生率。

2. 感染因素：胃幽门螺杆菌感染。

（1）幽门螺杆菌感染引起胃黏膜慢性炎症、环境致病因素加速黏膜上皮细胞的过度增生，导致畸变致癌。

（2）幽门螺杆菌能促使硝酸盐转化成亚硝酸盐、亚硝胺而致癌。

（3）幽门螺杆菌导致的慢性炎症有可能成为一种内源性致突变源。

3. 遗传因素：胃癌有明显的家族聚集倾向，尤其浸润型胃癌有更高的家族发病倾向，提示该型胃癌的发生与遗传因素有关。一般认为遗传素质使易感者对致癌物质更敏感。

4. 癌前变化：分为癌前疾病和癌前病变。前者指与胃癌相关的胃良性疾病，如慢性萎缩性胃炎、胃息肉、残胃炎、胃溃疡；后者指较易转变为癌组织的病理学变化，主要是异型增生。

（三）病理生理

胃癌的好发部位依次为胃窦、贲门、胃体、全胃或大部分胃。根据癌肿侵犯胃壁的程度，可分为早期胃癌和进展期胃癌。早期胃癌指癌组织浸润深度不超过黏膜下层，不论其有无局部淋巴结转移。进展期胃癌浸润深度超过黏膜下层，已侵入肌层为中期胃癌，侵及浆膜层或浆膜层以外者为晚期胃癌。

组织学上，胃癌以腺癌为主，胃腺癌可分为乳头状腺癌、管状腺癌、低分化腺癌、黏液腺癌和印戒细胞癌。按生长方式，胃癌可分为膨胀型和浸润型。膨胀型癌细胞以团块形式生长，预后较好；浸润型癌细胞以分散形式向纵深扩散，预后较差。根据癌细胞分化程度，胃癌可分为高分化、中分化和低分化三大类。

胃癌有以下 4 种扩散方式。

1. 直接蔓延侵袭至相邻器官。

2. 淋巴结转移：如 Virchow 淋巴结。

3. 血行转移：最常转移到肝，其次是肺、腹膜及肾上腺，晚期患者 60% 以上可发生血行转移。

4. 腹腔内种植：癌细胞突破浆膜层脱落入腹腔，种植于肠壁和盆腔，如种植于卵巢，称为卵巢 Krukenberg 瘤（Krukenberg tumor），也可在直肠膀胱陷凹形成一明显的结节状板样肿块。

（四）诊断要点

1. 临床表现。

1）症状。

（1）早期胃癌：多无症状，或仅有一些非特异性消化道症状。

（2）进展期胃癌：上腹痛为最早出现的症状，可急可缓，开始仅有上腹饱胀不适，餐后加重，继之有隐痛不适，偶呈节律性溃疡样疼痛，但这种疼痛不能被进食或服用抑酸药缓解。常伴有食欲不振、厌食，体重下降。胃壁受累时可有早饱感，即虽感饥饿，但稍进食即感饱胀不适；贲门癌累及食管下端时可出现吞咽困难；胃窦癌引起幽门梗阻时出现严重恶心与呕吐；癌肿表面形成溃疡时，则出现呕血和黑便。1/3 胃癌患者经常有少量出血，多表现为大便隐血试验阳性，部分可出现间断性黑便，但也有以大量呕血而就诊者。转移至其他部位可出现相应的症状，如转移至骨骼时可有全身骨骼剧痛，转移至肝可引起右上腹痛、黄疸和（或）发热，转移至肺可引起咳嗽、咯血、呃逆等，转移至胰腺则会出现持续性上腹痛并放射至背部等。

2）体征：早期胃癌无明显体征。进展期胃癌在上腹部可扪及肿块，有压痛，肿块多位于上腹部偏右，呈坚实可移动结节状。肝转移可出现肝大，并扪及坚硬结节，常伴黄疸。腹膜转移可发生腹腔积液，移动性浊音阳性。远处淋巴结转移时可扪及 Virchow 淋巴结，质硬不活动。直肠指检时在直肠膀胱陷凹可触及一结节状板样肿块。此外，某些胃癌患者可出现副肿瘤综合征（paraneoplastic syndrome），包括反复发作的浅表性血栓性静脉炎、黑棘皮病和皮肌炎等，可有相应的体征，有时可在胃癌被察觉前出现。

3）并发症：可并发胃出血、贲门或幽门梗阻、胃穿孔等。

2. 辅助检查。

（1）血常规：多数患者有缺铁性贫血，系长期失血所致。

（2）大便隐血试验：呈持续阳性，有辅助诊断意义。

（3）胃镜检查：胃镜直视下可观察病变部位、性质，并取黏膜做活组织检查，是目前最可靠的诊断手段。早期胃癌可表现为小的息肉样隆起或凹陷，黏膜变色，或粗糙不平呈颗粒状，有时不易辨认；进展期胃癌可表现为凹凸不平、表面污秽的肿块，或较大不规则溃疡，常见渗血及溃烂。目前也可使用超声内镜检查，是一种将超声探头引入内镜的检查。超声内镜不仅能起到普通内镜的检查作用，还能将黏膜下的病变及其邻近器官的断层图像清晰地显示在屏幕上，观察肿瘤侵犯胃壁的深度，对肿瘤侵犯深度的判断准确率可达 90%，有助于区分早期胃癌和进展期胃癌。

（4）X 线钡餐检查：胃癌主要表现为充盈缺损（息肉样或隆起性病变）、边缘欠规则或腔内龛影（溃疡）和胃壁僵直失去蠕动（癌浸润）等，其与良性息肉及良性溃疡的鉴别尚需依赖组织病理学检查。

3. 诊断：确诊主要依赖胃镜和活组织检查及 X 线钡餐检查。早期诊断是根治胃癌的前提，对下列胃癌的高危患者应定期胃镜随访：①慢性萎缩性胃炎伴肠上皮化生或异型增生者；②良性胃溃疡经正规治疗 2 个月无效；③胃切除术后 10 年以上者。

（五）治疗

1. 手术治疗：是目前唯一有可能根治胃癌的方法，治疗效果取决于胃癌的分期、浸润深度和扩散范围。对早期胃癌，一般首选胃部分切除术，如已有局部淋巴结转移，则应同时予以清扫。对进展期胃癌，如无远处转移应尽可能手术切除。

2. 化疗：应用抗肿瘤药物辅助手术治疗，在术前、术中及术后使用，抑制癌细胞的扩散和杀伤残存的癌细胞，从而提高手术效果。联合化疗亦可用于晚期胃癌不能施行手术者，常用药物有 5-氟尿嘧啶（5-fluorouracil，5-FU）、丝裂霉素（mitomycin，MMC）、替加氟（tegafur，FT-207）、阿霉素（adriamycin，DM）等。

3. 内镜下治疗：早期胃癌特别是黏膜内癌，可行 EMR 或 ESD，适用于高分化或中分化、无溃疡、直径<2cm 且无淋巴结转移者。应对切除的癌组织进行病理学检查，如切缘发现癌变或表浅型癌肿侵袭到黏膜下层，需追加手术治疗。

（六）护理

1. 常用护理诊断/问题。

（1）焦虑、恐惧：与对疾病的发展缺乏了解，担忧癌症预后有关。

（2）疼痛：腹痛，与癌细胞浸润有关。

（3）营养失调：低于机体需要量，与胃癌造成厌食、摄入不足及消化吸收障碍有关。

（4）有体液不足的危险：与急性胃穿孔后禁食、腹膜大量渗出、幽门梗阻患者呕吐导致水和电解质丢失等有关。

（5）活动无耐力：与疼痛及机体大量消耗有关。

（6）潜在并发症：出血、感染、吻合口瘘、消化道梗阻、倾倒综合征和低血糖综合征等。

（7）知识缺乏：缺乏与胃癌综合治疗相关的知识。

2. 护理目标。

（1）患者能积极面对疾病，焦虑、恐惧等负面情绪减轻或消除。

（2）患者疼痛减轻或消除。

（3）患者营养状况得到改善，能满足机体需要。

（4）患者能够积极配合治疗和预防措施，减少或避免水和电解质的丢失。

（5）患者疾病症状逐渐好转，体力逐渐恢复，生活自理。

（6）患者未发生并发症，或发生后得到及时的治疗及护理。

（7）患者了解与疾病相关的知识，能配合治疗进行积极应对。

3. 护理措施。

（1）心理护理：关心患者，了解患者的紧张、恐惧情绪，告知患者疾病和手术的相关知识，消除患者的顾虑和消极心理，增强其对治疗的信心，使患者能积极配合治疗和护理。

（2）疼痛护理：除了给予关心、疏导外，要给患者提供一个舒适、安静、利于休息的环境。认真听取患者主诉，准确评估患者疼痛的性质和部位，遵医嘱给予镇痛药。目前治疗癌性疼痛的主要药物包括非麻醉镇痛药、弱麻醉镇痛药和强麻醉镇痛药。给药时应遵循世界卫生组织推荐的三阶梯疗法，用药后观察疗效。同时需要鼓励患者采用转移注意力、放松等非药物方法镇痛。

（3）饮食和营养护理：让患者了解充足的营养对机体恢复的重要性，鼓励患者进食高热量、高蛋白、富含维生素、易消化、无刺激的半流质或流质饮食，增加食物的色、香、味，增进患者食欲。对于不能进食或禁食的患者，应从静脉补充足够能量，必要时可实施全胃肠外营养。定期进行营养状况监测，包括体重、血清白蛋白和血红蛋白等。

（4）并发症护理：并发出血的患者应观察呕血、便血情况，定时监测生命体征，观察有无口渴及尿少等血容量不足的表现，及时补充血容量；急性胃穿孔患者要严密观察腹膜刺激征、肠鸣音变化等，采取禁食及胃肠减压、补液以维持水、电解质平衡等措施，必要时做好急诊手术的准备。

4. 健康指导。

（1）疾病预防指导：对健康人群开展卫生宣教，提倡多食富含维生素 C 的新鲜水果、蔬菜，多食肉类、鱼类、豆制品和乳制品；避免高盐饮食，少食咸菜、烟熏和腌制食物；食物储存要科学，不食霉变食物。对胃癌高危人群如中度或重度胃黏膜萎缩、中度或重度肠上皮化生、异型增生或有胃癌家族史者应遵医嘱给予根除幽门螺杆菌治疗。对癌前变化者，应定期检查，以便早期诊断及治疗。

（2）生活指导：指导患者生活规律，保证充足的睡眠，根据病情和体力情况，适量活动，增强机体抵抗力。注意个人卫生，特别是体质衰弱者，应做好口腔、皮肤黏膜的护理，防止继发性感染。指导患者运用适当的心理防御机制，保持乐观情绪和良好的心理状态，以积极的心态面对疾病。

（3）用药指导：指导患者合理使用镇痛药，发挥自身积极的应对能力，以提高镇痛的效果。

（4）随访指导：嘱患者定期复诊，以监测病情变化和及时调整治疗方案。教会患者及家属如何早期识别并发症，发生异常及时就诊。

（七）预后

胃癌的预后与诊断时的分期有关。迄今为止，手术仍然是胃癌的最主要治疗手段，但由于胃癌早期诊断率低（约 10%），大部分胃癌在确诊时已处于中晚期，5 年生存率仅 7%～34%。

（何艳）

四、胃息肉的护理

（一）概述

胃息肉（gastric polyp）是起源于胃黏膜上皮层并向胃腔内突出的有蒂或无蒂的隆起性病变，是一种常见的胃部疾病。患者大多无明显症状，有时可表现为腹胀、恶心与呕吐、疼痛、胃灼热等上消化道非特异性症状。胃息肉多在胃镜检查时发现，女性多见于男性，好发于老年人。胃息肉大部分为良性病变，少部分有癌变倾向，多为单个病灶，亦可多发。胃息肉是否会癌变，与组织分型、息肉的大小等有关，部分分型有较高癌变风险。根据患者实际情况采取胃镜下切除等治疗措施。

（二）病因

胃息肉由幽门螺杆菌感染、使用抑酸药、慢性炎症刺激、饮食和生活习惯不良等多种因素共同作用形成，但目前胃息肉确切的发病机制尚不完全清楚。

1. 幽门螺杆菌：幽门螺杆菌能损伤胃黏膜，导致多种炎症介质产生，刺激胃上皮细胞增生，导致胃息肉产生。

2. 长期应用抑酸药：质子泵抑制剂的抑制胃酸作用，可诱导胃黏膜结构和功能的改变，使胃泌素分泌增加，胃腺体扩张，为胃息肉的产生创造了条件。

3. 慢性萎缩性胃炎：胃息肉常见于慢性萎缩性胃炎患者的胃黏膜表面，慢性胃炎可导致胃酸生成减少、胃黏膜肠上皮化生。

4. 胆汁反流：反流入胃内的胆汁可引起胃黏膜炎性增生、中和胃酸，促进增生性息肉产生。

5. 年龄、遗传与环境因素：主要与家族性腺瘤性息肉病和幼年性息肉病有关。

6. 吸烟：烟草烟雾中含有大量的致癌物质，使胃黏膜上皮细胞发生不可逆转的基因改变，促进息肉的发生。

7. 其他危险因素：40岁之后发生胃息肉的可能性升高，长期食用腌制食品、过热食品和农药残留蔬果可能损伤胃黏膜，诱导胃息肉的生成。长期情绪低落有诱发胃息肉的可能。

（三）分类

胃息肉可以分为非肿瘤性息肉和肿瘤性息肉。

（四）诊断要点

1. 临床表现。

（1）无特殊症状：大部分没有任何症状，通常在胃镜检查时发现。

（2）消化系统症状：少数可能有恶心与呕吐、嗳气、上腹部轻微疼痛或不适、腹胀等消化系统症状。较大的息肉如果阻塞幽门，则可能导致幽门梗阻，会出现恶心、大量呕吐及明显的上腹部胀痛症状。贲门附近的息肉体积较大时，偶尔可产生吞咽困难。

（3）出血：如果息肉表面糜烂、溃疡甚至癌变，可以发生间歇性或持续性消化道出血。

（4）并发症：胃息肉嵌顿、胃癌。

2. 辅助检查。

（1）实验室检查：幽门螺杆菌检测、血常规、大便常规＋隐血试验、血清肿瘤标志物检查。

（2）胃镜检查：是胃、十二指肠等疾病最常见的检查方式，可以对胃黏膜进行直接观察，明确息肉的部位、数量、形态、大小、是否带蒂，以及息肉表面形态、分叶情况、背景黏膜改变等特征。

（3）检查：胃镜直视下取黏膜组织，进行病理学检查和幽门螺杆菌检测。

（4）上消化道X线钡餐检查：适用于抗拒胃镜及有行内镜禁忌证的患者，通过胃腔内是否存在充盈缺损进行判断。其中，气钡双重低张造影可发现直径＞

1cm 的息肉。检查前患者需服用一定剂量的钡剂，然后在 X 线下进行检查。

（五）治疗

无癌变风险或癌变风险小者，可不行息肉摘除术，观察随访即可。胃的单个或多个具有癌变倾向的散发息肉或有症状的息肉，无论是否为肿瘤性息肉，都应该在内镜下切除并进行病理学检查。

1. 一般治疗：主要为生活习惯及饮食习惯的调整。

2. 药物治疗。

（1）质子泵抑制剂：常用药物有奥美拉唑、兰索拉唑、泮托拉唑、艾普拉唑等。

（2）抗生素：如克拉霉素、阿莫西林、甲硝唑、喹诺酮类、呋喃唑酮、四环素等。

（3）铋剂：如枸橼酸铋钾、果胶铋等。

3. 内镜治疗：内镜治疗适用于大多数胃息肉。目前临床上内镜下息肉切除方法包括活检钳咬除、热活检钳摘除、热探头灼除、网套后电外科切除、氩离子凝固术（APC）、激光及微波烧灼、尼龙圈套扎后圈套切除、EMR 和 ESD。内镜治疗创伤小，恢复快，费用低，术后并发症相对较少。

4. 外科手术治疗：适应证包括内镜下高度怀疑恶性肿瘤，无法安全、彻底地切除病变；息肉数量过多，恶变风险较高且无法逆转；创面出血不止，内科治疗无效；创面穿孔。手术方式包括单纯胃部分切除术、胃大部切除术、胃癌根治术、腹腔镜下胃切除术、开腹手术。

5. 中医治疗：中药方剂或者中成药物治疗。针灸治疗常用取穴有足三里、中脘、胃俞、脾俞、内关等。

（六）护理

1. 常用护理诊断/问题。

（1）舒适度的改变：与疾病所致的恶心与呕吐、腹胀等不适有关。

（2）疼痛：腹痛，与息肉阻塞引起上腹部胀痛有关。

（3）营养失调：低于机体需要量，与疾病引起的呕吐、进食减少有关。

（4）知识缺乏：缺乏疾病的病因及防治相关知识。

（5）焦虑：与病情反复有关。

2. 护理目标。

（1）患者恶心与呕吐等消化系统症状消失。

（2）患者腹痛减轻，能正常进食，营养状况得到改善。

（3）患者不良生活习惯改变，保持健康的生活方式。

（4）患者了解疾病病因及治疗的相关知识，积极配合治疗与护理。

3. 护理措施。

（1）休息与活动护理：嘱患者戒烟、戒酒，保证充足的睡眠；生活节制，劳逸结合，避免熬夜及过度劳累；适当进行体育锻炼，增强机体抵抗力。

（2）饮食护理：嘱患者避免酒类、咖啡因、浓茶、辣椒等刺激性食物，食物不宜过甜、过咸、过冷、过热；进食新鲜的蔬菜水果，营养均衡；饮食规律，定时就餐，少量多餐，细嚼慢咽，减少食物造成的损伤和刺激，利于消化吸收。与患者一起制订饮食计划，跟进后续完成情况及效果。

（3）用药护理：告诉患者不同药物的疗效及不良反应，指导其遵医嘱用药，不随意增减药物。

（4）心理护理：加强与患者及家属的沟通交流，使其保持乐观积极的心态、增强战胜疾病的信心。

4. 健康指导：①告诉患者胃息肉的病因、诱因，使其在生活中能减少诱因，控制病情的发展和改善预后。②告诉患者戒烟、戒酒的重要性。③告诉患者改善生活方式、改变生活习惯的重要性。患者应饮食规律，营养均衡，生活节制，劳逸结合，睡眠充足。④告诉患者按时按量用药，指导患者观察药物的疗效及不良反应，定期门诊随访。

（张小梦　张铭光）

第三节　肠道疾病的护理

一、炎症性肠病的护理

炎症性肠病（inflammatory bowel disease，IBD）是一种病因不明的慢性非特异性肠道炎症性疾病，主要包括溃疡性结肠炎（ulcerative colitis，UC）和克罗恩病（CD）两种。IBD已成为一种全球性疾病，其发病率在不同人种和地域分布上存在显著差异。欧美溃疡性结肠炎的发病率为（10~20)/10万、患病率达（100~200)/10万，我国溃疡性结肠炎患病率为11.6/10万；欧美克罗恩病的发病率为（5~10)/10万、患病率达（50~100)/10万，我国克罗恩病患病率为1.4/10万。IBD是终身性疾病，具有年轻化、癌变和致残性的特点，逐渐由罕见病向常见病发展，但病因尚不明确，目前临床治疗手段有限且随着病程延长癌变的概率增加，因此被 WHO 列为现代难治病之一。

（一）溃疡性结肠炎的护理

1. 概述：溃疡性结肠炎是一种病因尚未清楚的直肠和结肠的慢性非特异性炎症性疾病，又称慢性非特异性溃疡性结肠炎。该病病变主要累及大肠的黏膜及黏膜下层，少数重症者可累及肌层。溃疡性结肠炎的主要临床表现为腹泻、黏液脓血便、腹痛和里急后重等，病程漫长，活动期与缓解期交替，常反复发作，迁延不愈；可伴有皮肤、口腔黏膜、眼、关节及肝胆等肠外表现，中重度活动期患者可出现发热、乏力、体重下降等全身症状。

本病多发生于 20~40 岁人群，也可见于儿童和老年人。男女性发病率无明显差别。我国溃疡性结肠炎发病率低于西方人群，但近年来患病率呈逐渐升高趋势。

2. 病因及发病机制：该病病因和发病机制至今尚未完全明确。已知肠道黏膜免疫系统异常反应所导致的炎症反应在溃疡性结肠炎发病中起重要作用，目前认为这可能是由环境因素、遗传因素、感染因素、免疫因素相互作用所致。环境因素作用于遗传易感者，在肠道菌群的参与下，启动肠道免疫系统，加上免疫调节异常，最终导致炎症过程，肠组织损伤，进而出现一系列临床表现。

3. 病理：病变位于大肠，呈连续性、弥漫性分布。多数病变在直肠和乙状结肠，可延伸到降结肠、横结肠，甚至累及全结肠。

活动期溃疡性结肠炎的特点：①黏膜呈连续性、弥漫性炎症反应，肉眼可见黏膜弥漫性充血、水肿，表面为细颗粒状，脆性增加，触之易出血；②由于黏膜及黏膜下层有炎症细胞浸润，大量中性粒细胞在肠腺隐窝底部聚集，形成小的隐窝脓肿，当隐窝脓肿融合破溃时，黏膜出现广泛的浅小溃疡，且可逐渐融合成不规则的大片溃疡；③在慢性反复发作的炎症过程中，黏膜因不断破坏、修复，正常结构被破坏，大量新生肉芽组织形成，可形成炎性假性息肉或黏膜桥。

缓解期溃疡性结肠炎的特点：黏膜明显萎缩、颜色苍白，黏膜下层瘢痕化，使结肠变形缩短、黏膜皱襞减少，结肠袋消失，甚至肠腔狭窄。

4. 诊断要点。

1）临床表现：多数起病缓慢，少数急性起病，偶见急性暴发性起病。病程呈慢性经过，常表现为活动期与缓解期交替，少数症状持续并逐渐加重。临床表现与病变范围、分型、病期等有关。饮食失调、劳累、精神因素、感染可使疾病复发或加重。

（1）症状。

①消化系统表现。

腹泻：黏液脓血便是本病活动期的重要表现。大便次数及便血的程度与病情的轻重相关。轻者每天排便不超过 4 次，便中带血或无血；重者每天排便 6 次及以上，并伴重度腹部绞痛和持续性出血，粪质多呈糊状，含有血液、脓液和黏液，少数呈血水样便。少数患者仅有便秘，或出现便秘与腹泻交替，与直肠排空功能障碍有关。

腹痛：腹痛呈轻度至中度，多局限于左下腹或下腹部，亦可累及全腹。本病腹痛有疼痛—便意—便后缓解的规律，伴有里急后重。若并发中毒性巨结肠或炎症波及腹膜，可出现持续剧烈腹痛。

其他症状：可有腹胀、食欲不振、恶心与呕吐等。

②全身表现：常有低热或中度发热，甚至高热；可出现消瘦、贫血、低蛋白血症、营养不良、脱水与电解质平衡紊乱等表现。

③肠外表现：有结节性红斑、外周关节炎、坏疽性脓皮病、虹膜睫状体炎、口腔复发溃疡、原发性硬化性胆管炎、周围血管病变等。有时肠外表现早于消化系统表现，常导致误诊。

（2）体征：慢性病容，可出现贫血貌。轻症患者仅有左下腹轻压痛，偶可触及痉挛的降结肠和乙状结肠。重症患者常有明显腹部压痛和鼓肠。若出现反跳痛、腹肌紧张、肠鸣音减弱等，应警惕中毒性巨结肠和肠穿孔等并发症的发生。

（3）并发症：可并发肠道大出血、中毒性巨结肠、急性肠穿孔、直肠与结肠癌变、肠梗阻、肠息肉等。

①肠道大出血：约 10％的患者可出现严重出血，约 3％的患者发生大出血且需要尽快进行结肠切除术。

②中毒性巨结肠：可见于急性重度溃疡性结肠炎患者，发生率约为 2.5％。其发生是由于病变累及肌层及肠神经丛致急性结肠扩张，可因低钾血症、钡剂灌肠、使用抗胆碱能药物或阿片类制剂而诱发。中毒性巨结肠主要表现为明显毒血症，肠管扩张、腹部膨隆、腹部压痛、肠鸣音减弱或消失，白细胞计数明显增高，有脱水和电解质平衡紊乱等表现；易出现急性肠穿孔，预后差，死亡率高。

③急性肠穿孔：急性肠穿孔多由中毒性巨结肠导致，但无中毒性巨结肠时，初发型溃疡性结肠炎患者也可发生急性肠穿孔，这是因为初发型患者缺乏既往结肠炎发作所致瘢痕。在溃疡性结肠炎患者中，急性肠穿孔合并腹膜炎的

死亡率为 50%。

2）临床分型：溃疡性结肠炎病情的严重程度对于指导临床处理有重要意义，并且可预测远期结局。临床上根据本病的病程、严重程度、范围和病期进行综合分型。

（1）根据病程经过分型：分为初发型、慢性复发型、慢性持续型。

（2）根据病情严重程度分型：分为轻度、中度、重度，其中中度介于轻度与重度之间。改良 Truelove 和 Witts 疾病严重程度分型（表 4-4）易于掌握，临床实用性强。

表 4-4 改良 Truelove 和 Witts 疾病严重程度分型

项目	轻度	重度
腹泻	每天<4 次	每天≥6 次
便血	轻或无	重
脉搏	正常	>90 次/分钟
体温	正常	>37.8℃
血红蛋白	正常	<75%正常值
红细胞沉降率	<20mm/h	>30mm/h

注：中度介于轻度和重度之间。

（3）根据病变范围分型：溃疡性结肠炎蒙特利尔共识建议分为 E1、E2、E3 三型（表 4-5）。该分型特别有助于癌变危险性的评估和监测策略的制定，有助于治疗方案的选择。

表 4-5 溃疡性结肠炎蒙特利尔共识分型

分型	分布	结肠镜下所见炎症病变及范围
E1	直肠	局限于直肠，未达乙状结肠
E2	左半结肠	累及左半结肠、脾曲以远
E3	广泛结肠	广泛病变累及脾曲以近乃至全结肠

（4）根据病期分型：分为活动期和缓解期。

3）辅助检查。

（1）血液检查：白细胞计数增高、C 反应蛋白水平增高及红细胞沉降率（简称血沉）加快提示患者处于活动期。

（2）大便检查：肉眼常见黏液脓血便，镜检可见脓细胞及红细胞，急性期可查见巨噬细胞。大便隐血试验阳性。

（3）结肠镜检查：是本病最有价值的诊断方法，通过直视肠黏膜变化、取结肠黏膜活检，可明确病变的性质，是溃疡性结肠炎确立诊断、鉴别诊断、评估病变范围和活动性、评估对治疗的反应、评估并发症的重要手段。结肠镜下可见病变黏膜弥漫性、连续性充血水肿，呈粗糙颗粒状，黏膜血管质脆、易出血；黏膜上可有浅溃疡，呈多发性，表面可附有脓性分泌物。慢性病变可见炎性假性息肉形成，结肠袋往往变钝或消失。

（4）X线钡剂灌肠检查：该检查可见结肠黏膜紊乱和（或）颗粒样改变；多发浅溃疡导致血管边缘呈毛刺状或锯齿状阴影；肠管缩短，结肠袋消失，肠壁变硬，可呈铅管状。重症患者不宜做X线钡剂灌肠检查，以免加重病情或诱发中毒性巨结肠。

5. 治疗：治疗目的为控制急性发作、维持缓解、防治并发症、促进黏膜愈合、改善患者生活质量。

1）一般治疗：休息、饮食和营养。

2）药物治疗。

（1）氨基水杨酸制剂：轻度、中度溃疡性结肠炎的主要用药，常用药有柳氮磺吡啶（SASP）、5-氨基水杨酸（美沙拉秦）、奥沙拉嗪、巴柳氮等。

（2）激素：适用于氨基水杨酸制剂效果不佳/无效、中重度溃疡性结肠炎、急性活动期。常用药有注射用氢化可的松琥珀酸钠、注射用甲泼尼龙琥珀酸钠、醋酸泼尼松、甲泼尼龙片、布地奈德等。

（3）免疫抑制剂：适用于激素治疗无效或激素依赖的患者。常用药包括硫唑嘌呤、6-巯基嘌呤、环孢素A和他克莫斯胶囊等。

（4）生物制剂：适用于具有以下预后不良高危因素之一的患者，如首次治疗即需要使用激素，激素、免疫抑制剂效果不好/不耐受，发病年龄轻（＜40岁），合并肛周疾病，广泛性病变（＞1m），食管、胃、十二指肠病变，适合早期使用生物制剂积极治疗，如抗TNF-α制剂（英夫利西单抗）和维得利珠单抗等。

3）对症治疗：贫血者可输血治疗，低蛋白血症者应补充白蛋白，及时纠正患者的水、电解质平衡紊乱。重症患者应禁食，给予完全肠外营养治疗。口服益生菌，如双歧杆菌三联活菌、枯草杆菌、复方嗜酸乳杆菌等，改变肠道菌群、增加抗菌物质产生，通过加强肠道屏障功能及黏膜免疫调节而发挥作用。近年来，粪菌移植（fecal microbiota transplantation，FMT）在肠道微生态失衡的防治中起到积极作用。

4）手术治疗：溃疡性结肠炎绝对手术指征包括并发肠道大出血、肠穿孔，以及合并中毒性巨结肠、癌变、高度疑为癌变。溃疡性结肠炎相对手术指征包括经内科保守治疗无效的重度患者，内科治疗疗效不佳和（或）药物不良反应严重影响生活质量者。

6. 护理。

1）常用护理诊断/问题。

（1）腹泻：与肠道炎症导致肠黏膜对水钠吸收障碍，以及炎性刺激致肠蠕动增加有关。

（2）舒适的改变：与肠道黏膜的炎性浸润及溃疡导致的腹痛有关。

（3）营养失调：低于机体需要量，与长期频繁腹泻及吸收不良有关。

（4）焦虑：与病程长、病情易反复有关。

（5）知识缺乏：缺乏自我保健相关知识。

（6）潜在并发症：中毒性巨结肠、直肠与结肠癌变、急性肠道大出血、肠梗阻等。

2）护理目标。

（1）患者腹泻次数减少或恢复正常。

（2）患者疼痛减轻或消失。

（3）患者营养状况得到改善或维持。

（4）患者焦虑、恐惧程度减轻，积极配合治疗及护理。

（5）患者了解疾病的相关知识和自我保健知识。

（6）患者未发生并发症，或发生后得到及时的治疗及护理。

3）护理措施。

（1）病情观察：观察患者神志、生命体征；观察腹痛部位、性质、持续时间、伴随症状等；观察腹泻次数、颜色、性质及量；观察及处理常见并发症；遵医嘱用药，观察药物作用及不良反应；记录24h出入量。

（2）休息与活动护理。

①急性活动期或者病情严重的患者均需卧床休息，减轻其精神和体力负担。

②轻度或缓解期患者，应鼓励其参加一般的轻松活动，适当休息。

③指导患者生活要有规律，注意劳逸结合，避免过度劳累。

（3）饮食护理。

①急性活动期：应进食半流质或流质饮食，给予没有蛋白质的要素饮食；病情严重者应禁食，用完全肠外营养，使肠道充分休息，以利于减轻炎症、控

制症状。

②缓解期：指导患者平衡膳食，摄入高热量，富含优质蛋白、无机盐和维生素，低脂，少膳食纤维的食物，少量多餐。避免食用生冷、刺激性强、易产生过敏反应的食物；乳糖不耐受者应避免摄入牛奶及乳制品；注意饮食卫生，避免肠道感染性疾病。保持室内空气新鲜，提供良好的进餐环境，避免不良刺激以增加患者食欲。

（4）用药护理。

①告知患者及家属坚持用药的重要性，说明药物的具体服用方法及有关不良反应。

②嘱患者坚持治疗，勿随意更换药物、减量或停药。服药期间要定期复查血常规。

③告知患者及家属勿擅自使用胃肠解痉药，以免诱发中毒性巨结肠。

④对于采用灌肠疗法治疗的患者，选择个性化的灌肠时间；行保留灌肠治疗前，患者应排尽大小便，取左侧卧位，臀部抬高 10cm 左右，使药液不易溢出；灌肠速度缓慢；避免在进餐后 2h 内灌肠，以延长药物在肠道内的停留时间。

⑤口服益生菌的时间同抗生素使用时间至少间隔 2h。

⑥教会患者及家属识别药物的不良反应及相关预防措施。

服用氨基水杨酸制剂时，可出现恶心与呕吐、食欲不振、皮疹、粒细胞减少症、再生障碍性贫血、自身免疫性溶血等；应餐后服药，服药后多饮水；定期监测血常规。

服用激素者，要注意激素不良反应，不可随意减量、停药，防止反跳现象发生；中重度溃疡性结肠炎患者进行大量糖皮质激素静脉治疗时，应告知患者用药的重要性、药物的作用和不良反应，以及用药时间，让患者有充分心理准备，主动配合治疗。激素的不良反应随着减药或停药会逐步减少或消失，让患者不要过分担心。

应用硫唑嘌呤或 6-巯基嘌呤可出现胃肠道反应（如恶心与呕吐）、肝功能受损、骨髓抑制，需注意监测血常规及肝功能。最初 1 个月内每周复查 1 次全血细胞，第 2~3 个月每 2 周复查 1 次全血细胞，之后每月复查 1 次全血细胞，半年后全血细胞检查间隔时间可视情况适当延长，但不能停止；最初 3 个月每月复查肝功能，之后视情况复查。

（5）心理护理。

①了解患者的情绪、信念和对疾病的认知。

②鼓励患者对疾病治疗树立信心，做好自我保健。

③嘱患者保持心情平和、舒畅，自觉地配合治疗。

④情绪波动是本病活动或加重的诱因，注意患者心理状况变化，及时帮助患者宣泄不良情绪，给予心理疏导和心理支持。必要时寻求心理学专家的帮助。

⑤在病情许可时，可鼓励患者参加适当的活动以分散注意力，使其能自己控制情绪，调节心理状况，避免精神过度紧张焦虑。

⑥良好的社会支持，尤其是家庭支持，能缓解患者心理压力，有助于疾病的治疗和康复。

4）健康指导。

（1）帮助患者及家属正确认识本病易复发的特点，强调预防复发的重要性，增强患者自我保健意识，提高依从性。

（2）指导患者避免溃疡性结肠炎复发的常见诱因，如精神刺激、过度劳累、饮食失调、感染、擅自减药或停药。

（3）指导患者生活要有规律，劳逸结合，避免情绪激动，减少生活事件的刺激；加强营养，并告诉患者正确的饮食原则，必要时咨询营养治疗师，进行个体化营养指导。

（4）指导患者遵医嘱规范服药，定期复诊，定期检查，缓解期要预防感染。如有腹泻次数增多、腹痛剧烈、腹部包块、呕血或便血等症状，应立即就诊。

（5）指导患者保持肛门及周围皮肤清洁和干燥；使用的卫生纸应柔软，动作要轻柔；腹泻次数多的患者，排便后可用温开水清洗肛门及周围皮肤，必要时可局部涂抹紫草油、鞣酸软膏、造口粉或液体敷料保护局部皮肤，预防失禁性皮炎的发生。

（6）指导患者建立积极的应对方式，为其提供良好的家庭及社会支持。

（7）癌变监测：药物疗效欠佳的持续活动性肠道炎症、溃疡性结肠炎病变范围广泛、病程迁延（≥8 年）、合并原发性硬化性胆管炎、具有多种肠外表现、多次复发或依从性不佳的患者定期进行结肠镜监测。监测频率：A. 病变累及广泛结肠（E3 型、部分 E2 型）者，发病 8 年后开始接受规律性结肠镜监测，1～2 年 1 次；B. 病变累及左半结肠（E2 型）者，可在发病 10 年后开始监测，连续 2 次结肠镜监测无异常者，可将监测间隔延长至 2～3 年 1 次；C. 溃疡性结肠炎合并原发性硬化性胆管炎者，在原发性硬化性胆管炎确诊后需行结肠镜监测，每年 1 次。

（二）克罗恩病的护理

1. 概述：克罗恩病是一种病因不明的慢性非特异性肉芽肿性疾病，好发于回肠末端和邻近结肠，也可累及整个消化道，呈节段性或跳跃性非对称性分布，以腹痛、腹泻、瘘管及肠梗阻为主要症状，伴有发热、营养障碍等肠外表现。克罗恩病可见于任何年龄，多见于 15～30 岁，男女性患病率基本相近。本病病程多迁延，反复发作，预后不良。

2. 病因及发病机制：详见本节"溃疡性结肠炎的护理"部分。

3. 病理。

1）克罗恩病大体病理特点。

（1）病变之间黏膜外观正常，呈节段性或跳跃性非对称性分布。

（2）可出现阿弗他溃疡或纵行溃疡。

（3）病变黏膜呈鹅卵石样外观，肠壁增厚，肠腔狭窄，肠壁僵硬及有炎性息肉。

2）克罗恩病组织病理学特点。

（1）全肠壁炎症，伴充血、水肿、淋巴管扩张、淋巴组织增生及结缔组织增生。

（2）典型改变为裂隙性溃疡，可深达黏膜下层甚至肌层，隐窝结构大多正常，杯状细胞减少。

（3）可见非干酪样肉芽肿，由类上皮细胞和多核巨细胞构成，可发生于肠壁各层及局部淋巴细胞。

4. 诊断要点。

1）临床表现：起病多缓慢、隐匿，病程长，活动期和缓解期长短不等、交替出现，反复发作过程中呈渐进性发展，有终生复发倾向。临床表现随不同病变部位、病期及并发症而各异。

（1）消化系统表现。

腹痛：克罗恩病最常见症状，为反复发作的右下腹痛或脐周痛，常表现为痉挛性腹痛、间歇性发作，伴肠鸣音亢进，具有餐后加重，排便后缓解的特点。若病变局限于远端回肠，常表现为右下腹疼痛；透壁性炎症会引起纤维性狭窄，这些狭窄常导致患者反复发生腹痛和小肠梗阻，有时也会发生结肠梗阻；部分患者没有症状，直到肠腔狭窄导致腹痛和梗阻早期征象（排便减少）。

腹泻：主要由病变肠段炎症渗出、蠕动增加及继发性吸收不良引起。早期腹泻为间歇性，后期可转为持续性。粪便多为糊状，一般无脓血和黏液。病变累及下段结肠或直肠者，可有黏液血便和里急后重等症状。

部分患者伴有腹部肿块：多位于右下腹与脐周，多由肠粘连、肠壁增厚或局部脓肿形成等所致。

瘘管形成：是克罗恩病的特征性表现。透壁性炎症穿透肠壁全层至肠外组织或器官而形成瘘管，分为内瘘、外瘘，主要表现为流脓、疼痛、瘙痒、硬结或瘢痕等。

肛门直肠周围病变：包括肛门直肠周围瘘管、肛周脓肿形成和肛裂等。肛门直肠周围瘘管表现为肛周疼痛及产生分泌物。肛周脓肿形成患者表现为肛周疼痛、发热和脓性分泌物。高达40％的克罗恩病患者会出现肛门直肠周围病变相关的症状和体征，有时这些症状或体征是患者首发或突出的临床表现。

（2）全身表现：主要有发热、乏力、食欲不振，营养障碍表现为消瘦、贫血、低蛋白血症和维生素缺乏等，青春期前发病患者常有生长发育迟缓。

（3）肠外表现：包括杵状指（趾）、关节炎、结节性红斑、坏疽性脓皮病、口腔黏膜溃疡、虹膜睫状体炎、葡萄膜炎、胆管周围炎、硬化性胆管炎、慢性活动性肝炎等。

（4）并发症：肠梗阻、腹腔脓肿、吸收不良综合征、肠穿孔、肠道大出血、癌变、胆石症、尿路结石、脂肪肝等，其中肠梗阻最为常见，其次为腹腔脓肿，偶可并发急性肠穿孔或大量便血。

2）辅助检查。

（1）血液检查：白细胞计数增高、C反应蛋白水平增高及血沉加快提示患者处于活动期。

（2）大便检查：急性期查见巨噬细胞。

（3）肠镜检查：可行结肠镜、小肠胶囊内镜（small bowel capsule endoscopy，SBCE）及气囊辅助式小肠镜（balloon assisted enteroscopy，BAE）检查。结肠镜检查和黏膜组织活检应列为克罗恩病的常规首选检查项目。

（4）胃肠X线钡餐检查/X线钡剂灌肠检查：可见肠黏膜皱襞粗乱、纵行溃疡或裂沟、鹅卵石征、假性息肉、多发性狭窄或肠壁僵硬、瘘管形成等征象。

（5）CT小肠造影（CT enterography，CTE）或磁共振小肠造影（MR enterography，MRE）检查：是小肠炎症性病变的标准影像学检查方法，可清晰显示肠壁的炎症改变、病变分布的部位和范围、是否存在狭窄及其可能的性质、肠腔外并发症等。其优点：简单可靠、无创伤、禁忌证少、图像清晰。活动期克罗恩病典型的CTE表现为肠壁明显增厚（＞4mm）；肠黏膜明显强化伴有肠壁分层改变，黏膜内环和浆膜外环明显强化，呈"靶症"或"双晕征"；肠系膜血管增多、扩张、扭曲，呈"木梳征"；相应系膜脂肪密度增高、模糊；肠系膜淋巴结肿大，窦道形成及肠腔狭窄。CTE 或 MRE 可完整准确地进行小肠病变评估，也是鉴别小肠和腹腔内其他脏器疾病的重要手段之一。CTE 或 MRE 可更好地扩张小肠，尤其是小肠近端，可能更有利于高位克罗恩病病变的诊断。

3）诊断：对于慢性起病，反复发作性右下腹或脐周疼痛、腹泻、体重下降，尤其伴有肠梗阻、腹部肿块、肠瘘、肛门直肠周围病变、发热等表现者，临床上应考虑本病。WHO 提出了克罗恩病的诊断要点（表 4-6），对于初诊的不典型病例，应通过随访观察明确诊断。溃疡性结肠炎和克罗恩病鉴别要点见表 4-7。

表 4-6　克罗恩病诊断要点（WHO）

表现	临床	影像	内镜	活检	切除标本
①跳跃性或节段性肠道病变		＋	＋		＋
②鹅卵石征或纵行溃疡		＋	＋		＋
③全壁性炎症改变	（腹块）	（狭窄）	（狭窄）		＋
④非干酪样肉芽肿				＋	＋
⑤裂沟、瘘管	＋	＋			＋
⑥肛门直肠周围病变	＋			＋	＋

注：具有①②③者为疑诊，再加上④⑤⑥三者之一可确诊；具备第④项者，只要再加上①②③三者之二亦可确诊。

表 4-7　溃疡性结肠炎和克罗恩病鉴别要点

项目	溃疡性结肠炎	克罗恩病
症状	脓血便多见	有腹泻，但脓血便少见
病变分布	病变连续	病变呈节段性或跳跃性
直肠受累	绝大多数受累	少见
末端回肠受累	罕见	多见
肠腔狭窄	少见，中心性	多见，偏心性
瘘管形成	罕见	多见
内镜表现	浅溃疡，黏膜充血、水肿，表面为颗粒状，脆性增加	纵行溃疡，伴周围黏膜正常或鹅卵石征

项目	溃疡性结肠炎	克罗恩病
组织学特征	固有膜弥漫性炎症，隐窝结构明显异常，杯状细胞减少	裂隙性溃疡、非干酪样肉芽肿、黏膜下淋巴细胞聚集、局部炎症

5. 治疗：治疗目的为控制病情活动、维持缓解、防治并发症和促进黏膜愈合。

1）一般治疗：合理饮食和补充营养，饮食原则是高营养、低渣饮食，适当给予叶酸、维生素 B_{12} 等多种维生素和微量元素。吸烟者必须戒烟。

2）药物治疗。

（1）氨基水杨酸制剂：用于结肠型、回结肠型克罗恩病患者，对控制轻、中度患者的活动期症状有一定疗效，但仅适用于病变局限于结肠者。

（2）糖皮质激素：用于重度克罗恩病患者，以及氨基水杨酸制剂无效的中度克罗恩病患者。

（3）免疫抑制剂：用于激素治疗效果不佳或对激素依赖的慢性活动期克罗恩病患者。

（4）抗生素：合理使用抗生素。一些抗生素如喹诺酮类、硝基咪唑类对控制病情活动有一定的效果，而且对并发症也有治疗作用。甲硝唑对肛门直肠周围瘘管疗效较好，喹诺酮类药物对瘘管有效，以上药物长期使用不良反应多，故临床上一般与其他药物联合短期应用，以增加疗效。

（5）生物制剂：适用于具有以下预后不良高危因素之一的患者，如首次治疗即需要用激素，激素、免疫抑制剂效果不好/不耐受，发病年龄轻（<40岁），合并肛门直肠周围病变，广泛性病变（>1m），食管、胃、十二指肠病变。常用生物制剂包括抗 TNF－α 制剂（英夫利西单抗）、阿达木单抗、乌司奴单抗和维得利珠单抗等。

3）对症治疗：贫血者可输血治疗，低蛋白血症者应补充白蛋白，及时纠正患者的水、电解质平衡紊乱。

4）营养支持治疗：作为克罗恩病整体治疗的一部分，其作用无可替代。营养支持治疗不仅能改善患者的营养状况，提高患者生活质量，减少手术并发症，而且可以诱导和维持克罗恩病缓解，促进黏膜愈合，改善自然病程。

肠内营养（EN）是活动期克罗恩病的基本治疗，尤其推荐儿童和青少年活动期克罗恩病患者将 EN 作为诱导缓解的首选一线治疗；对于成年患者，虽然 EN 的诱导缓解效果不如激素，但对于激素治疗无效或禁忌者，EN 仍可作为替代治疗。儿童和青少年患者疗程为 6～12 周，成年患者疗程为 4～6 周。若 EN 有禁忌或不能达到目标治疗剂量的 60％，使用肠外营养（PN）。

5）手术治疗：手术指征包括克罗恩病合并肠梗阻、腹腔脓肿、瘘管形成、急性肠穿孔、肠道大出血、癌变等；内科治疗无效者，如激素治疗无效的重度克罗恩病，经内科治疗效果不佳和（或）药物不良反应严重影响患者生活质量。

6. 护理。

1）常用护理诊断/问题。

（1）腹痛：与肠道黏膜的炎性浸润有关。

（2）腹泻：与肠道炎症刺激、肠道功能紊乱及肠吸收不良有关。

（3）体温过高：与肠道炎症刺激及组织破坏后毒素吸收有关。

（4）营养失调：低于机体需要量，与肠吸收不良有关。

（5）活动无耐力：与腹痛、腹泻及营养失调有关。

（6）潜在并发症：肠梗阻、肠道大出血、瘘管形成、肠穿孔、腹腔脓肿等。

2）护理目标。

（1）患者疼痛减轻或消失。

（2）患者腹泻次数减少或排便恢复正常。

（3）患者体温恢复正常。

（4）患者营养状况得到改善或维持。

（5）患者活动耐力恢复。

（6）患者未发生并发症，或发生后得到及时治疗及护理。

3）护理措施。

（1）病情观察：详见本节"溃疡性结肠炎的护理"部分。

（2）休息与活动护理：详见本节"溃疡性结肠炎的护理"部分。

（3）营养支持治疗的护理。

①口服肠内营养液的护理：口服肠内营养液包括营养制剂及自制营养液，应注意饮食卫生、营养液的调制方式及量，注意核对有效期，不服用过期营养液。观察患者口服肠内营养液后有无胃肠道症状，如腹痛、腹胀、腹泻、恶心与呕吐等；营养液是否满足当天需要量，若不能满足，可采用静脉高营养补充治疗。注意口服肠内营养液的速度，速度及浓度不要同时增加。

②管喂肠内营养液的护理。

管道检查：管喂前检查管道长度，判断是否有移位或脱落，用注射器回抽胃内容物，了解管道是否通畅及有无胃潴留。

体位管理：患者卧床时抬高床头 30°～40°，肠内营养液管喂完毕后保持该体位 30～60min，防止因体位过低发生反流导致误吸。

注意事项：分次推注时应注意营养液温度，以 38～40℃ 为宜，总量不超过 200mL，两次管喂间隔时间≥2h。打开后的营养液需在 8h 内喂完，放置于冰箱内亦不能超过 24h，同时应检查营养液生产日期及有效期；药片应研碎后再管喂，若管喂新鲜果汁，应与奶类分开，以免产生凝块堵塞管道。管喂完毕后用温开水或生理盐水 30mL 冲洗管道，以防堵管。

重力滴注肠内营养液应注意速度由慢到快，初始速度为 25～45mL/h，最快可至 100～120mL/h；浓度由稀到稠，用量由少至多，初始为 400～600mL/d，耐受良好者 3～4 天后可逐渐增加至需要量 1200～1400mL/d；连接输注管与营养液时要注意无菌操作，以免污染营养液，每 4h 用温开水 40～60mL 冲洗管道，24h 更换营养液输注管。

注意观察患者鼻腔黏膜有无破损及进行口腔护理，保持患者口腔湿润，防止感染。

观察要点：注意观察患者腹痛、腹泻、腹胀的出现时间及程度。若患者肠内营养耐受性差，根据不同情况减慢或停止肠内营养，必要时改为肠外营养。

③肠内营养并发症的监测和护理：肠内营养的安全性很高，但也可出现一些并发症，其中以误吸、腹胀、腹泻最为常见。加强监测和护理是降低并发症发生率的关键。

肠道并发症：表现为恶心与呕吐、腹胀、腹痛、腹泻、便秘、肠坏死。可采取减慢喂养速度，少量多餐或持续喂养的方式；注意饮食卫生；患者取右侧卧位；使用促胃肠动力药规律排便习惯；保证充足液体摄入，摄入富含膳食纤维的食物；延长进食和服药间隔或服药时暂时停止连续喂养；了解患者饮食习惯；必要时心理学家会诊。

代谢性并发症：表现为高血糖症、非酮症高渗高糖性昏迷、低血糖、电解质平衡紊乱、高碳酸血症、药物吸收和代谢异常。可采取给胰岛素后低糖饮食，并监测血糖；监测电解质的变化，严格记录出入量；在营养支持治疗前先纠正电解质平衡紊乱，逐渐恢复循环血量，密切监测心力衰竭的表现，然后开始营养支持治疗；从低剂量开始，循序渐进，同时监测水、电解质及代谢反应。

机械性并发症：表现为管道移位或脱落，误吸及吸入性肺炎，管道堵塞、断裂等。可在营养支持治疗前检查管道的长度，若有移位或脱落及时调整；若出现误吸立即停止管喂，患者取右侧卧位，头部放低，吸出呼吸道内吸入物，并抽出胃内容物，防止进一步反流；管道堵塞，用温开水交替进行"压力冲洗"和"负压抽吸"，同时用手反复捏挤体外管道部分并调整患者体位，或用碳酸类饮料反复抽吸，有利于凝块松脱；必要时更换管道。

④营养指标的监测：定期监测血常规、血糖、肝肾功能、血脂和电解质指标，定期监测体重及人体成分分析等。

（4）用药护理。

①告知患者及家属坚持用药的重要性，说明药物的具体服用方法及有关不良反应。

②嘱患者坚持治疗，勿随意更换药物、减量或停药。

③教会患者及家属识别药物的不良反应。

服用氨基水杨酸制剂时，可出现恶心与呕吐、食欲不振、皮疹、粒细胞减少症、再生障碍性贫血、自身免疫性溶血等；应餐后服药，服药后多饮水；定期监测血常规。

服用糖皮质激素者，要注意激素不良反应，不可随意减量、停药，防止反跳现象发生。

应用硫唑嘌呤或 6-巯基嘌呤可出现胃肠道反应、肝功能受损、骨髓抑制，需注意监测肝功能及血常规。主动监测 6-硫鸟嘌呤核苷酸（6-thioguanine nucleotide，6-TGN）药物浓度，指导剂量调整。

应用生物制剂时预防感染：接近下一次用药前做好英夫利西单抗药物浓度（有效谷浓度为 $3\sim7\mu g/mL$）和抗药抗体主动监测，以指导临床决策。

（5）心理护理。

①鼓励患者对疾病治疗树立信心，做好自我保健。

②情绪波动是本病活动或加重的诱因，在病情许可时，可鼓励患者参加适当的活动以分散注意力，使其能自己控制情绪，调节心理状态，避免精神过度紧张、焦虑。

③良好的社会支持，尤其是家庭支持，能缓解患者心理压力，有助于疾病的治疗和康复。

（6）瘘管形成的预防和护理：患者术后易并发瘘管形成，需加强观察，注意观察患者有无发热、腹痛、腹膜炎症状和体征；若发生外瘘，应保护瘘口周围皮肤，用生理盐水清洁并保持干燥，避免皮肤破损和继发感染；做好肛门功能锻炼，积极治疗全身性疾病。

4）健康指导。

（1）指导患者注意劳逸结合，避免情绪激动，减少不良生活事件的刺激。

（2）指导患者必须戒烟。

（3）指导患者平衡膳食，避免较硬和粗糙的食物。必要时咨询营养治疗师，进行个体化营养指导。

（4）对于有造口的患者，要教会患者和家属自我护理的方法。

（5）嘱患者坚持治疗，教会患者识别药物的不良反应，嘱其勿随意更换药物或停药。

（杨小莉　何虹燕）

二、肠结核的护理

（一）概述

肠结核（intestinal tuberculosis）是结核分枝杆菌引起的肠道慢性特异性感染，多继发于肺结核。本病一般见于中青年，女性发病率略高于男性。

（二）病因

90%以上的肠结核由人型结核分枝杆菌感染致病，少数可由牛型结核分枝杆菌感染致病，因饮用未经消毒的含菌牛奶及乳制品，被其中的牛型结核分枝杆菌感染导致肠结核。其感染途径如下。

1. 胃肠道感染：为主要途径。开放性肺结核患者经常吞下自己含结核分枝杆菌的痰液，经常与开放性肺结核患者共用餐具也有可能经胃肠道感染。

2. 血行播散：多见于粟粒型肺结核，经血行播散侵犯肠道而发病。

3. 直接蔓延：由腹腔或者盆腔结核直接蔓延引起。

（三）发病机制及病理

肠结核的发病是人体和结核分枝杆菌相互作用的结果，一旦入侵的结核分枝杆菌数量多、毒力大，且人体免疫功能低下、肠道功能紊乱引起局部抵抗力减弱，就可发病。

肠结核主要见于回盲部，其他部位按发病率由高到低依次为升结肠、空肠、横结肠、降结肠、阑尾、十二指肠和乙状结肠等，少数见于直肠。

该病的病理表现随结核分枝杆菌数量和毒力，以及人体对结核分枝杆菌的免疫力与反应程度不同而有所不同。

1. 溃疡型肠结核：若人体过敏反应强，病变以渗出为主；感染结核分枝杆菌数量多、毒力大，可有干酪样坏死形成。

2. 增生型肠结核：若人体免疫状况好，感染轻，表现为肉芽组织增生、纤维化。

3. 混合型肠结核：兼有上述两种病变。

（四）诊断要点

1. 临床表现。

1）腹痛：是肠结核的最常见症状之一，多位于右下腹或脐周。疼痛一般为隐痛或钝痛，进食易诱发或加重，排便后疼痛可有不同程度的缓解。并发肠梗阻时，有腹部绞痛，伴腹胀、肠鸣音亢进、肠型与蠕动波。

2）腹泻和便秘。

（1）溃疡型肠结核：腹泻是溃疡型肠结核患者常见症状之一，每天排便2~4次，大便呈糊状，大便中包含脓血、黏液等。随着病情的发展，患者腹泻的次数也会增加。此外，常有腹泻与便秘交替出现。

（2）增生型肠结核：以便秘为主要表现。

3）全身症状和肠外结核表现：溃疡型肠结核常有毒血症（不规则的低热、盗汗、消瘦、贫血和乏力）及活动性肠外结核（弛张热或稽留热）的表现；增生型肠结核全身情况良好，多不伴有肠外结核表现。在疾病发展过程中，患者还有可能出现营养不良性水肿、维生素缺乏的症状。

4）腹部肿块：腹部肿块多见于增生型肠结核患者，肿块性质为结核结节，表现为患者的肠壁部位出现瘤样肿块。患者呈慢性病容、倦怠、消瘦、苍白。肿块常位于右下腹，伴有不同程度的压痛。溃疡型肠结核并发局限性腹膜炎、局部病变肠管与周围组织粘连或合并有肠系膜淋巴结结核时，也可出现腹部肿块。

5）并发症：常见肠梗阻、瘘管形成，肠出血少见。也可并发结核性腹膜炎、急性肠穿孔。

2. 辅助检查。

（1）血液检查：溃疡型肠结核可有不同程度的血红蛋白下降，无并发症者白细胞计数一般正常。血沉明显增快可作为评估结核病活动度的指标之一。

（2）结核菌素试验（PPD 试验）强阳性或结核分枝杆菌斑点试验（T-SPOT）阳性可作为辅助诊断标准。

（3）大便检查：肉眼一般未见黏液及脓血，显微镜下检出少量脓细胞及红细胞。

（4）胃肠 X 线钡餐检查或钡剂灌肠检查：胃肠 X 线钡餐检查或钡剂灌肠检查对肠结核的临床诊断有重要价值。溃疡型肠结核可表现为 X 线钡影跳跃征象，即在病变的上下肠腔钡剂充盈正常，而在病变肠腔钡剂快速排空、充盈不佳，肠道出现了溃疡、变形狭窄、激惹现象。

（5）结肠镜检查：结肠镜检查及取活检组织是诊断肠结核的重要检查手段。结肠镜下病变部位肠黏膜充血、水肿、溃疡形成，伴有各种形状的炎性息肉、管腔狭窄等。若病灶处活检发现干酪样坏死或结核分枝杆菌则可确诊。

（6）此外，对高度怀疑是肠结核但又不能确诊的患者，在征得患者同意的情况下可以进行诊断性抗结核药物治疗，如果治疗2～6周患者症状有明显缓解，或治疗2～3周复查结肠镜病灶明显好转，就能诊断肠结核。

（五）治疗

根据当前我国肠结核患者的临床治疗情况，肠结核的治疗目的在于改善患者全身症状，促使患者病症尽快痊愈，防治相关并发症。肠结核强调早发现、早治疗，因为在早期肠结核的病变是可逆的。

1. 抗结核药物治疗：是本病治疗的关键。

1）抗结核药物治疗的原则：早期、联合、适量、规律和全程治疗。

2）抗结核药物的分类。

（1）一线抗结核药物：疗效好、毒性低，主要包括异烟肼、利福平、乙胺丁醇、链霉素、吡嗪酰胺。

（2）二线抗结核药物：毒性较大、疗效较低，主要包括对氨基水杨酸钠、乙硫异烟胺、氨硫脲、环丝氨酸、卷曲霉素、卡那霉素。

（3）全杀菌剂：异烟肼、利福平。

（4）半杀菌剂：链霉素、吡嗪酰胺。

（5）抑菌剂：乙胺丁醇、对氨基水杨酸钠。

3）常用抗结核药物用法及不良反应见表4-8。

表4-8　常用抗结核药物用法及不良反应

药名（缩写）	剂量	主要不良反应	注意事项
异烟肼（H，INH）	0.3g/d	周围神经炎、中枢神经系统毒性（兴奋或抑制）、肝损害（血清ALT升高）	避免与抗酸药同时服用，注意消化道反应、肢体远端感觉及精神状况
利福平（R，RFP）	0.45～0.60g/d	消化道反应、流感样综合征，偶有短暂性肝损害	体液及分泌物呈橘黄色，使接触镜（隐形眼镜）永久变色；监测肝功能及过敏反应；加速口服避孕药、降糖药、茶碱、抗凝血药等药物的排泄，使药效降低或治疗失败

药名（缩写）	剂量	主要不良反应	注意事项
链霉素 (S, SM)	0.75～1.00g/d	第Ⅷ对颅神经损害，表现为眩晕、耳鸣、耳聋；肾损害；过敏性皮炎	注意听力变化及有无平衡功能失调，用药前及用药后1～2个月进行听力检查；监测尿常规及肾功能
吡嗪酰胺 (Z, PZA)	1.5～2.0g/d	高尿酸血症、关节痛、消化道反应及肝损害	警惕肝毒性，监测肝功能，定期检测ALT；注意关节疼痛等反应，监测血清尿酸
乙胺丁醇 (E, EMB)	每天0.025g/kg，8周后改为每天0.015g/kg	消化道反应；球后视神经炎、视力减退、视野缩小、中心盲	检查视觉灵敏度和对颜色的辨别力（用药前及用药后每1～2个月监测1次）
对氨基水杨酸钠 (P, PAS)	8～12g/d，分2～3次口服	消化道反应、过敏反应、肝损害	监测不良反应的症状、体征，定期复查肝功能

2. 对症治疗：针对腹痛可用抗胆碱药物；摄入不足或腹泻严重者注意水、电解质、酸碱平衡紊乱的纠正；对有肠梗阻的患者，需要进行胃肠减压。

3. 休息与营养：适当休息，加强营养，适量补充维生素A、维生素D。加强患者的抵抗力是治疗的基础。

4. 手术治疗：适应证如下。

（1）完全性肠梗阻。

（2）急性肠穿孔或慢性肠穿孔瘘管形成经内科治疗而未能闭合。

（3）肠道大出血经积极抢救不能有效止血。

（4）诊断困难需开腹探查。

（六）护理

1. 常用护理诊断/问题。

（1）疼痛：腹痛，与结核分枝杆菌侵犯肠黏膜后致炎性病变有关。

（2）腹泻：与肠结核所致肠道功能紊乱有关。

（3）营养失调：低于机体需要量，与结核分枝杆菌毒性作用、消化吸收功能障碍有关。

（4）有体液不足的危险：与腹泻有关。

2. 护理目标。

（1）患者疼痛减轻或缓解。

（2）患者排便次数减少或恢复正常。

（3）患者营养摄入充足，表现为体重增加或不低于基础体重。

（4）患者体液摄入充足，无脱水征。

3. 护理措施。

1）休息与营养护理：患者应卧床休息，注意保暖，避免疲劳。能经口进食的患者，应进食高热量、高蛋白、高维生素而又易于消化的均衡饮食；忌烟酒及辛辣刺激性食物；腹泻明显的患者应少食乳制品及富含脂肪和粗纤维的食物，以免加快肠蠕动而增加腹泻次数；注意补充维生素，每天摄入适量新鲜蔬菜和水果；进食温凉食物，少量多餐；便秘时可多食含膳食纤维高的食物，必要时可使用开塞露、灌肠等通便方法，保持大便通畅。对消瘦、营养不良和因消化道症状而不能进食的患者，宜予静脉内高营养治疗，以满足机体代谢需要。发生肠梗阻时应禁食。

2）病情观察：严密观察生命体征，腹痛的性质、部位、发作时间、持续时间及伴随症状，大便性状、次数、量，正确评估病程进展。监测液体平衡情况，预防并发症的发生。

3）对症护理。

（1）疼痛护理。

①非药物镇痛：分散注意力、放松、局部热敷、针灸镇痛。

②药物镇痛：不可随意使用镇痛药，尤其是强镇痛药，以免掩盖病情。如需用药，用药后应注意观察，防止发生药物不良反应。

③肠梗阻所致疼痛应禁食、禁饮，胃肠减压。如疼痛突然加重，压痛明显，或出现便血、肠鸣音亢进等，应考虑肠穿孔或肠出血等并发症，应立即通知医生并积极配合采取抢救措施。

（2）腹泻护理：观察患者排便情况（次数、量、颜色及性状）、伴随症状、全身情况及大便的检查结果，以便及时发现病情变化。加强肛周皮肤护理，保持肛周皮肤清洁、干燥。按需要留取标本并及时送检。遵医嘱使用止泻药，如蒙脱石散等，并补充水和电解质，纠正水、电解质、酸碱平衡紊乱。指导患者选择恰当的食物，对长期不能进食的患者尽早采用肠外营养，以保证机体营养物质的摄入。

4）用药护理：遵医嘱给予抗结核药物，向患者及家属介绍药物的用法、作用及主要不良反应，观察有无耳鸣、头晕、恶心与呕吐等症状。

5）消毒隔离：患者用过的餐具与用品应消毒处理，开放性结核患者应采取隔离措施。

6）心理护理：向患者及家属介绍结核病的相关知识及预后，使患者及家属认识到肠结核是可治性疾病。由于肠结核常伴有其他部位结核病，病程较长，治疗起效慢，有的患者出现抗结核药物的不良反应，常产生焦虑心理。医护人员应向患者说明不良的心理状况可对疾病产生不利影响，指导患者采取正确的应对措施，使患者消除紧张、焦虑心理，帮助患者树立战胜疾病的信心，使其积极配合治疗及护理。

（龚春燕）

三、肠息肉的护理

（一）家族性结肠息肉病的护理

1. 概述：家族性结肠息肉病（familial polyposis coli，FPC）属于腺瘤性息肉综合征，是一种常染色体显性遗传病，偶见于无家族史者。患者全结肠与直肠均可有多发性息肉，多数息肉有蒂，乳头状较少见，息肉数目从 100 左右到数千个不等，自黄豆大小至直径数厘米，常密集排列，有时成串，其组织结构与一般息肉无异。本病好发于青年，15~25 岁开始出现临床症状，30 岁左右最明显。

2. 病因及发病机制：家族性结肠息肉病是一种少见的常染色体显性遗传病，具有家族遗传性。

目前认为，家族性结肠息肉病的发病主要与 APC 和 MYH 两种基因突变有关。APC 基因位于第五对染色体的长臂上，存在于肠道、皮肤、免疫系统、骨组织和脑组织中，一旦发生突变，可抑制 Wnt 信号传导通路，使其调控细胞增生和分化的功能丧失，引起细胞过度增生并最终导致息肉形成。

家族性结肠息肉病的恶性率极高，如果不及时行预防性手术治疗，随着病程的延长，几乎所有患者都会发展成为结直肠癌。

3. 诊断要点。

1) 临床表现。

（1）以腹泻、腹痛为主要症状，大便有时为黏液血便，排便次数增多。患者可表现为消瘦、乏力、贫血及程度不同的腹部不适或腹痛，或伴软骨瘤等肠道外肿瘤表现。

（2）直肠指检可触及息肉，可伴色素斑或色素沉着。

2) 辅助检查。

（1）结肠镜可见大量息肉布满结肠黏膜，活检可确诊。

（2）X 线钡剂灌肠检查可见结肠多处或广泛充盈缺损。

（3）基因检测。

（4）大便隐血试验：持续大便隐血试验阳性，是癌变的早期预警信号。

3）鉴别诊断：应与结直肠癌及其他肠道肿瘤相鉴别。

4. 治疗：由于家族性结肠息肉病具有高度恶变倾向，早期治疗的意义重大。

1）药物治疗：目前治疗家族性结肠息肉病的药物主要包括舒林酸和塞来昔布。

（1）舒林酸：是一种 NSAIDs。舒林酸可以通过抑制环氧合酶，进而影响前列腺素在腺瘤—癌序贯性事件中的作用，可有效减少家族性结肠息肉病患者息肉的数量，并减小其体积。然而，也有一些研究表明舒林酸在抑制癌变方面并不起作用，反而会使结肠黏膜发生散在的少量小糜烂，并且停止使用舒林酸后会导致息肉的数量增加、体积增大，数目可以达到或超过服药前的水平，但是再次服用舒林酸仍然是有效的。

（2）塞来昔布：是选择性环氧合酶 2 抑制剂，与舒林酸相比，它能明显减少胃肠道不良反应，明显减少息肉数量并呈剂量依赖性，但同时也会增加心血管方面的致死率。

2）手术治疗。

（1）盲肠、升结肠及直肠息肉稀少者，可行次全结肠切除、盲肠与直肠吻合术。术后定期复查，发现息肉就用高频电刀摘除。

（2）全结肠密集分布型息肉，如息肉无恶变，应行全结肠切除，将回肠做成"J"形或"W"形贮袋与肛管吻合。如息肉有恶变，可行全结肠切除、回肠造口术，并且根据息肉恶变部位做淋巴结清扫、根治术。

（3）纤维结肠镜摘除肠道息肉。

5. 护理。

1）常用护理诊断/问题。

（1）排便异常：与血便、黏液血便有关。

（2）疼痛：与疾病导致腹痛有关。

（3）焦虑、恐惧：与对疾病的发展缺乏了解，担忧预后有关。

（4）营养失调：低于机体需要量，与摄入不足及消耗增加有关。

（5）潜在并发症：大出血、肠梗阻、低血糖综合征等。

（6）知识缺乏：缺乏疾病相关知识。

2）护理目标。

（1）患者疼痛减轻或消失。

（2）患者营养状况改善，能够满足机体需要。

（3）患者未发生并发症，或发生后得到及时的治疗及护理。

（4）患者了解与疾病相关的知识，能够配合治疗、积极应对。

3）护理措施。

（1）心理护理：关心患者，了解患者紧张、恐惧情绪，告知有关疾病和手术的知识，消除患者的顾虑和负面情绪，增强其对治疗的信心，使患者能够积极配合治疗和护理。

（2）疼痛护理：除了给予关心、疏导外，还要给患者提供一个安静、舒适、有利于休息的环境。遵医嘱给予镇痛药，并观察药物的作用及不良反应。同时鼓励患者采用转移注意力、放松等非药物镇痛方法。

（3）饮食和营养护理：给予高热量、高蛋白、富含维生素、易消化、无刺激的食物，并少量多餐。对于不能进食或禁食的患者，应从静脉补充足够的能量，必要时行肠外营养。

（4）并发症的护理：出血的患者应观察血便情况，定时监测生命体征、有无口渴及尿少等血容量不足的表现，及时补充血容量；急性穿孔患者要严密观察病情变化，腹膜刺激征、肠鸣音变化等，给予禁食和胃肠减压，补液以维持水、电解质平衡等。

4）健康指导。

（1）强调疾病的治愈需要术后长期配合治疗。

（2）强调保持乐观心态的重要性，指导患者自我调节情绪。

（3）指导患者避免过于劳累，注意劳逸结合。

（4）指导患者选择营养丰富的食物，避免生、冷、辛辣、刺激性食物；戒烟、戒酒；保持大便通畅。

（5）向患者讲解并发症的表现及紧急处理措施。

（6）告知患者定期门诊随访，定期检查肠镜、血象、肝功能等，注意预防感染。

（7）此病有家族遗传性，直系亲属也应进行基因检测。如果不具备基因检测条件，直系亲属从 12 岁开始应每年进行乙状结肠镜筛查，每十年减少频率。

（龚春燕）

（二）黑斑息肉综合征的护理

1. 概述：黑斑息肉综合征又称为波伊茨－耶格综合征（Peutz-Jeghers syndrome，简称 P－J 综合征），以黏膜、皮肤色素沉着和胃肠道多发性息肉为特征。

2. 病因：常染色体显性遗传病，与 STK 11 基因突变有关，约 50% 患者有明显家族史；大多为儿童或青年期发病，亦可在老年时才发现。

3. 病理：P-J综合征的息肉特点是具有错构瘤的典型组织学表现，其上皮组织与所在部位的上皮组织相同，但外形呈隆起形；镜下可见黏膜下层中有分支的平滑肌束。该病有2%～3%的概率发生癌变。

4. 诊断要点。

1）临床表现。

（1）主要表现为黏膜、皮肤色素沉着及胃肠道多发性息肉。色素沉着主要分布在唇和口腔内，其次是手指及足趾背掌两面，偶可发生于龟头、阴唇等处。色素沉着呈淡褐色、深褐色、黑褐色和蓝黑色不等，对称散在性分布，圆形、椭圆形或不规则形，直径为0.2～0.3cm，不高出皮肤表面。胃肠道息肉多发，小肠最常见（发生率从高到低依次为空肠、回肠和十二指肠），但也可出现在胃、大肠及胃肠道外。息肉多少不一、大小不等，多者可达数百枚，直径多为0.2～0.5cm，大者可达3～4cm。不到5%的患者仅有胃肠道息肉而无色素沉着，另有5%仅有色素沉着而无胃肠道息肉。

（2）首发症状为便血、腹痛。腹痛的常见原因为并发肠套叠。

临床表现特殊，诊断多无困难。发现特定部位如口唇皮肤、黏膜色素沉着者，应进一步检查胃肠道有无息肉。

2）辅助检查。

（1）内镜检查：镜下可见胃肠道多发性息肉，可聚集形成肿块，质软，呈红色或带紫色斑点，组织活检为错构瘤表现。

（2）胃肠X线钡餐检查：可见胃肠道多发性息肉征象。

3）鉴别诊断。

（1）家族性结肠息肉病：内镜检查可见结肠有1000枚左右的息肉。多有家族史，常染色体显性遗传，可能同时有胃、十二指肠或小肠其他部位的腺瘤性息肉。常见症状有便血、脓血便或腹泻。如不切除结肠，最终都要发生癌变。

（2）家族性结肠腺瘤病：发病年龄平均为25岁，息肉数目在100个以上，但多数直径仅几毫米，大小差异小，有家族史。

（3）Gardner综合征：常染色体显性遗传，有家族史，表现为大肠多发性腺瘤，有高度恶变倾向，同时伴有骨或软组织肿瘤。90%的患者伴有眼底色素性病变。

（4）Turcot综合征：又称神经胶质瘤-息肉综合征，比较罕见；大肠多发性腺瘤易癌变，常合并中枢神经系统肿瘤，有家族史，常染色体隐性遗传。

（5）Carney 综合征：是以皮肤色素沉着、黏液瘤，伴或不伴功能亢进的内分泌肿瘤及神经鞘瘤为特征的常染色体显性遗传病。淡褐色至黑色色素沉着是 Carney 综合征最常见的表现，并且通常在青春期数量增加。心肌黏液瘤发生于年轻时，可发生在任何或所有的心腔，表现为心内血流阻塞、栓塞现象和（或）心力衰竭。皮肤、乳腺、口咽和女性生殖道也可发生黏液瘤。原发性色素性结节状肾上腺皮质疾病可引起库欣综合征，是本病患者最常见的内分泌肿瘤，发生在约 25％的患者。大细胞钙化型支持细胞肿瘤见于 1/3 的 10 岁前发病男性患者和几乎所有的成年男性患者。达 75％的患者有多发甲状腺结节，其中大部分是甲状腺滤泡腺瘤。10％的成年患者有分泌生长激素（growth hormone，GH）的腺瘤，导致明显的肢端肥大症。约 10％的患者可发生砂粒体型黑色素施旺细胞瘤，这是一种罕见的神经鞘瘤。尽管 Carney 综合征和 P-J 综合征之间有一些临床重叠，但 Carney 综合征个体中未见 STK11 基因致病性突变。约 60％患者有 PRKAR1A 基因致病性突变。

5. 治疗：以对症治疗为主。

（1）息肉：一旦确诊后应对直径>1cm 的息肉进行预防性息肉切除术，主要有两个目的，一是减少大息肉引起的并发症，包括出血、贫血、梗阻和肠套叠；二是降低息肉恶变为癌症的风险。

（2）肠套叠：肠套叠多发于儿童患者，在无肠坏死的情况下可采用空气或钡剂灌肠法复位，怀疑肠坏死者禁用。空气或钡剂灌肠法不能复位或怀疑肠坏死者，可行手术切除病变组织，解除肠套叠和防止恶变。

6. 护理：内镜下息肉切除术的护理措施详见本书第六章第四节"内镜下消化道息肉切除术及护理配合"；对于需要行外科手术者，护理措施如下。

1）术前护理。

（1）心理护理：由于该病是少见的家族性显性遗传病，术前患者会出现焦虑、抑郁和恐惧等负面情绪，多与患者进行沟通，详细地介绍该病的发病机制、发展和治疗方法等，并列举相同疾病康复病例，树立患者战胜疾病的信心，缓解患者的负面情绪，提高其治疗依从性。

（2）健康指导：治疗该病的主要方法是胃肠减压和禁食，向患者介绍胃肠减压和禁食的优点。胃肠减压和禁食通过减少胃肠道聚集的液体和气体，减少肠腔膨胀，使肠壁血液循环恢复正常，降低肠壁水肿的发生率。保证胃肠减压期间胃管通畅，定期抽吸排出胃液。

（3）病情观察：密切监测患者的血压、脉搏、体温和呼吸等生命体征。同时还要密切监测患者大便量、颜色及性质。为充分掌握病情发展，一定时间内密切监测大便隐血。

（4）用药护理：为了保证患者体内水、电解质及酸碱平衡，要采用补液治疗，参照血液生化检查结果给予补液。术前可以给予患者氨基糖苷类抗生素及抗革兰阴性杆菌为主的广谱头孢菌素，以预防感染，降低术后并发症的发生率。

2）术后护理。

（1）病情观察：密切观察患者生命体征，观察患者是否出现出汗、头晕、腹部胀痛不适和心悸等症状，观察患者有无出血情况、大便颜色，观察引流液的颜色、量、性质，同时做好记录，防止出现活动性出血；观察有无术后并发症的发生，如肠梗阻、腹腔内感染、肠瘘等。

（2）饮食护理：术后患者需禁食、禁饮，给予静脉补液治疗，以维持体内水、电解质及酸碱的平衡。给予静脉补充营养液，补充维生素、蛋白质，以满足生理代谢需求。拔出胃肠减压管后以流质饮食为主，避免刺激性食物。

（3）疼痛护理：给予心理护理，可采用转移法转移患者注意力；如效果不佳，遵医嘱给予镇痛药，观察药物的作用及不良反应。

（4）心理护理：术后患者容易消化道出血，多与患者及家属沟通，了解患者及家属心理的变化，让患者保持情绪稳定。如果术后出现急性大出血，患者会感到恐惧和惊慌，此时不仅要进行紧急处理，还要安慰患者，让其积极配合治疗和护理工作。

3）健康指导：嘱患者注意休息，进食以流质饮食为主，少食刺激性食物，并遵医嘱使用抗生素；1～2个月内严禁剧烈运动；为防止发生感染，少去人群密集处，少去公共厕所；定期复查。

（龚春燕）

四、肠道肿瘤的护理

肠道肿瘤是发生于小肠和大肠的良恶性肿瘤。

（一）小肠肿瘤的护理

1. 概述：小肠肿瘤在小肠各部位均可发生，占消化道肿瘤的1.4%～5.0%，临床表现无特异性，诊断较困难。发病年龄多在40岁以上，以50～70岁多见；男女性发病率约1.64：1。恶性者居多。

2. 分类及病理。

1）良性肿瘤：发生率回肠＞空肠＞十二指肠；肿瘤类型由多见到少见依次为平滑肌瘤、脂肪瘤、腺瘤、血管瘤，纤维瘤、神经纤维瘤、淋巴管瘤等则罕见。可发生在任何年龄，以 40~60 岁多见，男女性发病率相仿。

（1）小肠平滑肌瘤：小肠良性肿瘤中最为常见，好发于回肠，由极似正常的平滑肌细胞组成。小肠平滑肌瘤可分腔内、壁间及腔外三种生长方式，以腔内多见。肿瘤呈扩张性生长，常因血供不足发生溃疡、糜烂、出血，囊性变而穿孔，或由于向浆膜生长而导致肠套叠、肿瘤扭结导致肠梗阻。15%~20% 的小肠平滑肌瘤发生恶变。

（2）小肠脂肪瘤：发病率仅次于小肠平滑肌瘤，好发于回肠末端，为起源于黏膜下的、界限明显的脂肪组织肿块。一般肿瘤血管较少，常为单发，临床表现肠梗阻多于肠出血，血管丰富的脂肪瘤称为血管脂肪瘤。

（3）小肠腺瘤：较常见，好发于十二指肠，可为大小不一的单发息肉样病变，亦可成串累及全部小肠。临床表现多见由肠套叠引起的肠梗阻，十二指肠腺瘤阻塞胆总管时可导致黄疸。绒毛乳头状腺瘤容易癌变。

（4）小肠血管瘤和血管畸形：小肠血管瘤源自黏膜下血管丛和淋巴组织，亦可来自浆膜下血管，以空肠多见，可分为毛细血管瘤、海绵状血管瘤、混合型毛细血管瘤。单发小肠血管瘤形如息肉突入肠腔，弥漫浸润的小肠血管瘤则形态多样且累及范围广。小肠血管畸形指肠壁黏膜下层小动脉、小静脉扩张，扭曲变形，毛细血管呈簇状增生并形成沟通。小肠血管瘤和血管畸形的临床特点为反复无痛性、间歇性出血，常为自限性。

2）恶性肿瘤：40~50 岁以后发病率上升，60~70 岁为发病高峰年龄。小肠恶性肿瘤以腺癌、类癌、平滑肌肉瘤及恶性淋巴瘤多见，脂肪肉瘤、纤维肉瘤少见；约半数发生在回肠，回肠恶性肿瘤以类癌最多见，十二指肠与空肠均以腺癌为主。

（1）小肠腺癌：约占小肠恶性肿瘤的一半，发病部位以十二指肠最多，尤以降部为甚。小肠腺癌从组织学上分为腺癌、黏液癌及未分化癌，以分化较好的腺癌最多见，淋巴结转移较早。小肠腺癌有时可同时有两个原发癌灶，另一个癌灶可位于结肠、乳房、胰腺、肾等部位。临床表现以腹部肿块、梗阻、出血或者黄疸为主。

（2）小肠类癌：小肠类癌早期无症状，随着肿瘤进展，大部分都有不同程度的症状出现。病理活检是目前类癌的重要诊断方法。

（3）小肠平滑肌肉瘤：起源于小肠黏膜肌层，肿瘤常向肠腔外生长，易从腹部扪及。肿瘤压迫肠管时可导致肠梗阻，肿瘤溃疡或自身坏死常引起大出血，可形成窦道，继发感染或者穿孔。小肠平滑肌肉瘤主要经血行转移至肝，其次为通过淋巴或者腹膜种植转移，但即使肿瘤转移，患者仍有较长的生存期。

（4）小肠恶性淋巴瘤：原发性小肠恶性淋巴瘤以淋巴细胞肉瘤最常见，其次是网状细胞肉瘤和霍奇金淋巴瘤。发病部位以回肠多见，十二指肠少见。临床主要表现为腹痛、腹部肿块及间歇性黑便，可伴发热，重者可出现吸收不良综合征。

3. 诊断要点。

1）临床表现：小肠良性肿瘤较小时，常无临床症状，即使出现出血、梗阻等肿瘤并发症，亦属非特异性。凡无手术史而出现原因不明的小肠梗阻，尤其呈慢性、反复发作者；仅便血而无呕血，又排除了大肠病变者；腹部扪及活动度大的包块，但与腹腔实质性脏器无关联者，均要考虑小肠良性肿瘤的可能。与之相比，小肠恶性肿瘤常有发热、腹痛及体重下降等伴随症状。

2）影像学检查：常规 X 线钡餐检查无助于诊断，小肠 X 线气钡双重造影可提高诊断率。多排 CT 仿真内镜作为无创性检查，准确率较高，目前可作为首选检查方法。选择性腹腔动脉造影对血管丰富的肿瘤如平滑肌瘤、血管瘤、血管畸形有定性和定位诊断价值，但受出血速度的影响（$>0.5\text{mL/min}$ 时阳性率高）。发射计算机断层显像（ECT）对肿瘤小量出血较灵敏，但无定性价值，可作为血管造影的先期检查项目。

3）特殊检查。

（1）小肠镜和胶囊内镜检查：胶囊内镜对小肠肿瘤具有较高的检出率，发生嵌顿和梗阻时可作为手术的指引。单或双气囊小肠镜的价值更高，一方面检出率更高，另一方面还可取活检进行病理学诊断。

（2）开腹探查加术中肠镜：对临床高度怀疑小肠病变者较适用。

4. 治疗：早期外科手术切除肿瘤是治疗小肠肿瘤的方法。小肠良性肿瘤中平滑肌瘤、腺瘤及纤维瘤都有发生恶变的可能，尤其是腺瘤，被认为是癌前病变，所以应该及早切除。小肠良性肿瘤若无严重并发症，手术切除后预后良好。

小肠恶性肿瘤常因难以获得早期诊断，当明确诊断时多数患者已有转移，因此预后较差。小肠恶性肿瘤采用放疗或化疗作为辅助治疗，可能会收到一定疗效。

5. 护理：详见本节"大肠肿瘤的护理"部分。

（二）大肠肿瘤的护理

1. 概述：大肠恶性肿瘤（大肠癌）包括结肠癌和直肠癌（carcinoma of the colon/rectum），为消化道常见恶性肿瘤之一，为大肠黏膜上皮在环境、遗传等多种致癌因素作用下发生的恶性病变。在我国，大肠癌发病率仅次于胃癌和食管癌，居第3位，且发病率有上升趋势。大肠癌分为早期大肠癌和进展期大肠癌。

2. 病因：迄今尚未明确，认为与以下因素有关。①高脂低膳食纤维饮食；②环境因素和地域差异；③遗传因素，约10％的大肠癌与遗传有关，均为常染色体显性遗传。高危人群包括有便血、便频、大便带黏液、腹痛等肠道症状的人群，大肠癌高发区的中老年人，大肠腺瘤患者，有大肠癌病史者，大肠癌患者的家庭成员，溃疡性结肠炎患者，克罗恩病患者，有盆腔放疗史者。

3. 病理：大肠癌好发部位依次为直肠、乙状结肠、盲肠、升结肠和横结肠。大肠癌按组织学类型可分为腺癌（包括乳头状腺癌及管状腺癌）、黏液癌、未分化癌、印戒细胞癌、鳞癌、腺鳞癌等，其中腺癌最常见，约占80％。

4. 诊断要点。

1) 临床表现：大肠癌生长缓慢，早期多无症状。右侧结肠癌以腹部肿块、腹痛及贫血最为多见；左侧结肠癌以便血、腹痛及便频最为多见；直肠癌以便血、便频及大便变形为多见。

（1）右侧结肠癌：表现为原因不明的贫血、乏力、消瘦、低热等。早期偶有腹部隐痛不适，晚期在60％～70％患者的右侧腹部可扪及一质硬肿块。

（2）左侧结肠癌：早期临床表现为排便习惯改变，可出现便频、便秘或便频与便秘交替。肿瘤生长致管腔狭窄甚至完全阻塞，可引起肠梗阻表现，约10％的患者可表现为急性肠梗阻或慢性肠梗阻症状。

（3）直肠刺激症状：便频、里急后重、肛门下坠、排便不尽感、肛门痛等。大便表面带血和（或）黏液，严重时有脓血便。

（4）全身表现：可出现贫血、消瘦、乏力、发热等症状，晚期患者可出现肝、肺、骨转移症状，继而出现进行性体重下降、恶病质、黄疸和腹腔积液等。

2) 实验室检查。

（1）大便隐血试验：仍是目前筛查大肠癌的常用方法。该方法简单，无创，费用低。近年来用人血红蛋白制备抗血清做免疫隐血试验，能提高诊断率。

（2）血常规检查：除贫血外无特殊发现。

（3）结肠癌胚抗原（CEA）：血清水平与病变范围成正相关，有一定的假阳性率及假阴性率，不适合作为普查及早期诊断方法，但对估计预后、监测疗效及复发有一定的帮助。

（4）肠癌相关抗原（CCA）：明显增高有助于大肠癌的诊断。

3）特殊检查。

（1）直肠指检：直肠癌大部分位于距肛缘 8cm 以内，可为手指触及。遇到患者有便血、直肠刺激症状、大便变形等症状，均应行直肠指检。

（2）结肠镜检查：具确诊价值，能直视病变同时取活组织进行检查。

（3）CT 检查：结肠多排 CT 仿真内镜可用于难以耐受结肠镜检查的患者，具有无创性的特点。腹盆腔 CT 可了解有无肝转移、淋巴结及周围器官侵犯情况。

（4）X 线气钡双重造影：可清晰显示肠黏膜的肿物、溃疡及狭窄等病变，但受肠道准备情况及操作者的技术水平影响。

（5）其他：B 超偶可发现来源于肠道的肿块，可用于判断有无肝转移。超声内镜检查可显示肿块的大小、浸润深度及周围淋巴结转移情况，可用于疾病分期。胸部 X 线检查可用于判断有无肺转移。

4）鉴别诊断。

（1）内痔：便血是直肠癌多发症状，常误诊为内痔。应做直肠指检及结肠镜检查鉴别。

（2）肠炎与细菌性痢疾：直肠、乙状结肠癌出现脓血便伴有里急后重，应与肠炎和细菌性痢疾相鉴别，治疗效果不佳时应及时行肠镜检查。

（3）阑尾炎、结肠克罗恩病等：右下腹痛、腹部肿块时需考虑与阑尾炎、阑尾脓肿、肠结核、克罗恩病等鉴别，左侧结肠癌及直肠癌需和阿米巴肉芽肿、血吸虫肉芽肿鉴别；女性患者结肠癌性肿块还应与卵巢肿瘤鉴别。

（4）肠梗阻：大肠癌生长到一定体积时可发生肠梗阻，尤其好发于乙状结肠转弯处和回盲瓣等狭窄部位，常伴有鲜血便和排便习惯改变。确诊依据 X 线、多排 CT、肠镜检查加活检。

5．治疗。

1）早期大肠癌可行 EMR 和 ESD：随着内镜器械的不断发展，ESD 已成为消化道早期癌及癌前病变的首选治疗方法。但以下情况需慎重。

（1）肿瘤病变最大径超过 2cm 者。

（2）有证据显示肿瘤突破黏膜肌层，浸润至黏膜下层，尚未侵及固有肌层者。

（3）肿瘤位置不利于内镜下治疗者。

2）手术治疗：手术方法和范围的选择，取决于肿瘤的部位及浸润深度，手术方式包括根治切除、姑息手术等。

3）化疗：大肠癌对化疗不甚敏感，化疗为大肠癌的一种辅助疗法。早期大肠癌根治切除术后一般不需化疗。对于进展期大肠癌，为提高手术效果，控制局部淋巴结转移和预防手术后复发，常用术前和术后的辅助化疗。化疗也用于晚期广泛转移者的姑息治疗。

4）放疗：用于肿瘤位置较固定的直肠癌。术前放疗有助于提高手术切除率，减少远处转移；术后放疗可降低复发率，提高生存率。对晚期直肠癌患者，放疗可用于镇痛、止血等姑息治疗。放疗有发生放射性肠炎的危险。

5）其他：包括基因治疗、靶向治疗及中医药治疗等辅助治疗。

6．护理。

1）常用护理诊断/问题。

（1）大便形态改变：与疾病导致便秘、血便、脓血便有关。

（2）焦虑、恐惧：与对疾病的发展缺乏了解，担忧癌症预后有关。

（3）疼痛：与直肠癌刺激肛周、肠道黏膜受损、穿孔后胃肠内容物对腹膜刺激及手术切口有关。

（4）营养失调：低于机体需要量，与摄入不足及消耗增加有关。

（5）有体液不足的危险：与急性穿孔后禁食、禁饮有关。

（6）潜在并发症：出血、感染、肠梗阻、低血糖综合征等。

（7）知识缺乏：缺乏与肠道肿瘤治疗相关的知识。

2）护理目标。

（1）患者疼痛减轻或消失。

（2）患者营养状况改善，能够满足机体需要。

（3）患者未发生并发症，或发生后得到及时的治疗及护理。

（4）患者了解与疾病相关的知识，能够配合治疗并积极应对。

3）护理措施。

（1）心理护理：详见本节"家族性结肠息肉病的护理"部分。

（2）疼痛护理：详见本节"家族性结肠息肉病的护理"部分。

（3）饮食和营养护理：详见本节"家族性结肠息肉病的护理"部分。

（4）并发症的护理：详见本节"家族性结肠息肉病的护理"部分。

4）健康指导。

（1）强调疾病的治愈需要术后长期配合治疗。

（2）强调保持乐观心态的重要性，指导患者自我调节情绪。

（3）指导患者避免过于劳累，注意劳逸结合。

（4）指导患者进食营养丰富的饮食，避免生、冷、辛辣、刺激性食物；戒烟、戒酒。

（5）讲解并发症的表现及紧急处理措施。

（6）指导患者定期门诊随访，定期检查肠镜、血象、肝功能等，注意预防感染。

（龚春燕）

五、肠梗阻的护理

（一）概述

肠梗阻（intestinal obstruction）指由各种原因引起肠内容物不能正常运行、顺利通过肠道，是外科常见的急腹症之一。90％的肠梗阻发生于小肠，特别是最狭窄的回肠部，而结肠梗阻最常发生于乙状结肠。肠梗阻病情多变，发展迅速，常可危及患者生命。

（二）病因及分类

1. 按肠梗阻发生的原因分类。

（1）机械性肠梗阻：各种机械性原因引起的肠腔狭小、肠内容物通过障碍。临床以此型最常见。主要原因包括肠腔堵塞（肠腔内因素），如结石、粪块、寄生虫及异物等；肠管受压（肠外因素），如腹腔肿瘤压迫等；肠道病变（肠壁因素），如肠扭转、肠套叠及先天性畸形等。

（2）动力性肠梗阻：由神经反射异常或毒素刺激造成的肠壁肌肉功能紊乱，导致肠内容物无法正常通行，但无器质性肠腔狭窄。此型又可分为麻痹性肠梗阻和痉挛性肠梗阻。麻痹性肠梗阻见于急性弥漫性腹膜炎、某些腹部手术、低钾血症等；痉挛性肠梗阻持续时间短且较少见，见于慢性铅中毒和肠道功能紊乱等。

（3）缺血性肠梗阻：较少见，肠管局部血供障碍导致肠道功能受损、肠内容物通过障碍，如肠系膜血管血栓形成、栓塞或血管受压等。

2. 按肠壁血运有无障碍分类。

（1）单纯性肠梗阻：只是肠内容物通过受阻，而无肠管血供障碍。

（2）绞窄性肠梗阻：梗阻且伴有肠管血供障碍，如肠扭转、肠套叠等。

3. 按梗阻的部位分类。

（1）高位肠梗阻：指小肠上段梗阻，一般指空肠上段梗阻。

（2）低位肠梗阻：指小肠下段（回肠）末端与结肠梗阻。

4. 按梗阻的程度分类：完全性肠梗阻和不完全性肠梗阻。

5. 按梗阻的缓急分类：急性肠梗阻和慢性肠梗阻。

肠梗阻的类型并非固定不变，随着病情的发展，某些类型的肠梗阻在一定条件下可以相互转换。

（三）病理生理

1. 局部改变。

（1）肠蠕动增强。

（2）肠腔积气、积液、扩张。

（3）肠管充血水肿、血供障碍。

2. 全身改变。

（1）水、电解质、酸碱平衡紊乱：由于不能进食、频繁呕吐和肠腔积液，再加上肠管高度膨胀，导致水分和电解质大量丢失，造成严重的脱水、电解质平衡紊乱及代谢性酸中毒。

（2）细菌繁殖和毒素吸收：由于梗阻以上的肠腔内细菌繁殖并产生大量毒素，以及肠管血供障碍致通透性增加，细菌和毒素可以透过肠管引起腹腔内感染，毒素经腹膜吸收引起全身性感染和中毒。

（3）血容量下降和休克：肠管膨胀可影响肠壁的血供，渗出大量血浆至肠腔和腹腔内，同时有大量血浆和血液丢失。同时，肠梗阻时蛋白质分解增多，肝合成蛋白质能力下降等，都可引起血浆蛋白质减少和血容量下降。严重的脱水、血容量减少、电解质平衡紊乱、细菌感染、中毒等，均可导致休克。当肠坏死、穿孔，发生腹膜炎时，全身中毒尤为严重。最终可引起严重的低血容量性休克和脓毒症休克。

（4）呼吸和循环功能障碍：肠管内大量积气、积液引起腹压升高，膈肌上抬，影响肺的通气及换气功能；腹压的增高和血容量不足可引起下腔静脉的回流减少，从而导致心排血量减少，而致呼吸、循环功能障碍。

（四）诊断要点

1. 临床表现：肠梗阻的共同表现是腹痛、呕吐、腹胀，肛门排气、排便停止。

1）症状。

（1）腹痛：单纯性机械性肠梗阻由于梗阻部位以上肠蠕动增强，患者表现为阵发性腹部绞痛；如为绞窄性肠梗阻，腹痛间歇期较短，呈持续性剧烈腹痛；动力性肠梗阻腹痛特点为全腹持续性胀痛；肠扭转所致闭袢性肠梗阻多为突发性持续性腹部绞痛伴阵发性加剧。

（2）呕吐：与肠梗阻的部位、类型有关。高位肠梗阻呕吐出现早且频繁，呕吐物为胃液、十二指肠内容物及胆汁等；低位肠梗阻呕吐出现迟而量少，呕吐物为带臭味粪样物；绞窄性肠梗阻呕吐物为血性或棕褐色液体；动力性肠梗阻呕吐多呈溢出性。

（3）腹胀：其程度与梗阻部位有关，高位肠梗阻腹胀轻，低位肠梗阻腹胀明显。动力性肠梗阻表现为均匀性全腹胀。

（4）肛门排气、排便停止：完全性肠梗阻发生之后，患者多停止排气、排便。但在完全性肠梗阻早期，尤其是高位肠梗阻，可因梗阻部位以下肠内尚有大便和气体残存，仍可自行或灌肠后排出，不能因此而否认肠梗阻的存在。不完全性肠梗阻可有多次少量排气、排便。绞窄性肠梗阻如肠套叠、肠系膜血管栓塞或血栓形成可排出血性黏液样便。

2）体征。

（1）腹部体征。

①视诊：机械性肠梗阻常可见腹部膨隆、肠型及蠕动波，腹痛发作时更明显。肠扭转时可见不对称性腹胀。动力性肠梗阻则腹胀均匀。

②触诊：单纯性肠梗阻腹壁软，可有轻度压痛；绞窄性肠梗阻压痛加重，有腹膜刺激征；有压痛的包块多为绞窄的肠袢。应注意是否有手术瘢痕，肥胖患者尤其应注意是否有腹股沟疝及股疝（容易因皮下脂肪过多而忽略）。若局部压痛伴腹肌紧张及反跳痛，为绞窄性肠梗阻的体征。

③叩诊：绞窄性肠梗阻腹腔有渗液时，会有移动性浊音；动力性肠梗阻全腹呈鼓音。

④听诊：机械性肠梗阻时肠鸣音亢进，有气过水声或金属音；动力性肠梗阻时肠鸣音减弱或消失。

（2）全身体征：单纯性肠梗阻早期可无全身表现；严重肠梗阻者可有脱水、代谢性酸中毒体征，甚至出现体温升高、呼吸浅快、脉搏细速、血压下降等中毒和休克征象。

2. 辅助检查。

1）影像学检查。

（1）X线检查：肠梗阻发生4～6h后，腹部立位或侧卧位X线透视或摄片可见多个气液平面及胀气肠袢；空肠梗阻时，空肠黏膜的环状皱襞可显示鱼刺状改变。肠扭转时可见孤立、突出的胀大肠袢。

（2）CT检查：可协助诊断。

2）实验室检查。

（1）血常规：肠梗阻患者出现脱水、血液浓缩时可出现血红蛋白、血细胞比容及尿比重升高。绞窄性肠梗阻多有白细胞计数及中性粒细胞比例升高。

（2）血气分析及血生化检查：血气分析、血清电解质、血尿素氮及肌酐检查出现异常。

（3）其他：呕吐物和大便检查见大量红细胞或隐血试验阳性，提示肠管有血供障碍。

（五）治疗

肠梗阻的治疗原则是纠正因梗阻引起的全身性生理紊乱和解除梗阻。

1. 非手术治疗。

（1）禁食、胃肠减压。

（2）纠正水、电解质、酸碱平衡紊乱。

（3）防治感染和中毒。

（4）支持治疗。

（5）病因治疗。

2. 手术治疗：适用于各种绞窄性肠梗阻、肿瘤及先天性肠道畸形引起的肠梗阻及经非手术治疗不能缓解的肠梗阻。常用的手术方式包括肠粘连松解术、肠套叠或肠扭转复位术、肠切除吻合术、肠短路吻合术、肠造口等。

（六）护理

1. 常用护理诊断/问题。

（1）体液不足：与频繁呕吐、肠腔内大量积液及胃肠减压有关。

（2）疼痛：腹痛，与肠蠕动增强或肠壁缺血有关。

（3）体温升高：与肠腔内细菌繁殖有关。

（4）电解质平衡紊乱：与肠腔积液、胃肠道液体大量丢失有关。

（5）营养失调：低于机体需要量，与禁食、呕吐有关。

（6）潜在并发症：腹腔感染、肠瘘、肠粘连等。

2. 护理目标。

（1）患者的体液平衡得以维持。

（2）患者自诉腹痛缓解。

（3）患者体温能维持在正常范围。

（4）患者未发生并发症，或发生后得到及时的治疗及护理。

3. 护理措施。

1）非手术治疗的护理。

（1）体位与饮食护理：卧床休息，生命体征平稳者可取半卧位，有利于减轻腹部张力、腹胀，改善呼吸和循环功能；呕吐者将头偏向一侧，防止误吸而导致窒息或吸入性肺炎。早期需绝对禁食、禁饮，梗阻解除、肠蠕动恢复后可进食少量流质饮食（不含产气的甜食及牛奶），以后逐渐过渡为半流质饮食及普食。

（2）胃肠减压护理：是治疗肠梗阻的主要措施之一。胃肠减压期间应注意保持负压吸引通畅，密切观察并记录引流液的颜色、性状及量，若抽出血性液体，应高度怀疑绞窄性肠梗阻。

（3）解痉镇痛：若患者为不完全性、痉挛性或单纯蛔虫所致的肠梗阻，可适当顺时针轻柔按摩腹部，以缓解疼痛。在明确诊断后可遵医嘱适当予胃肠解痉药治疗，禁用吗啡类镇痛药，以免掩盖病情。

（4）合理补液：根据患者脱水情况及有关的血生化指标制定补液方案；补液期间严密观察病情变化，准确记录出入量。

（5）防治感染和中毒：应用抗生素防治感染和中毒，对单纯性肠梗阻时间较长、绞窄性肠梗阻及手术治疗的患者应该及早使用。

（6）病情观察：密切观察患者症状、体征及辅助检查的变化，高度警惕绞窄性肠梗阻的发生。出现下列情况时应考虑有绞窄性肠梗阻的可能，及早采取手术治疗。

①腹痛发作急剧，起始即为持续性腹痛，或在阵发性加重之间仍有持续性腹痛。肠鸣音可不亢进。

②呕吐发生早、剧烈而频繁。

③腹胀不对称，腹部有局限性隆起或触及压痛性包块（胀大的肠袢）。

④有明显的腹膜刺激征，体温上升，脉率增快，白细胞计数增高。

⑤呕吐物、胃肠减压抽出液、肛门排出物为血性，或腹腔穿刺抽出血性液体。

⑥腹部 X 线查见孤立、固定的肠袢，且不受体位、时间的影响。

⑦经积极的非手术治疗症状无明显改善。

2）手术治疗的护理。

（1）胃肠减压护理：在肠蠕动恢复前，保持有效胃肠减压，注意引流液的颜色、性状和量。严格执行无菌操作，避免逆行性感染的发生。

（2）饮食与活动护理：术后禁饮食，通过静脉补充营养。肛门排气恢复后开始进食，应遵守循序渐进的原则，以免影响吻合口愈合。术后生命体征平稳者可取半卧位。应鼓励患者早期活动，以利肠功能恢复，防止肠粘连。

（3）心理护理：向患者解释该病治疗的方法及意义，介绍围术期相关知识；消除患者焦虑和恐惧心理，鼓励患者及家属配合治疗。

（4）病情观察：密切观察患者的生命体征；观察患者术后腹痛、腹胀症状是否改善，肛门恢复排气、排便的时间等；观察患者是否发生呛咳，有无咳嗽、咳痰、胸痛及寒战、发热等全身感染症状，警惕术后并发症的发生。

4. 健康指导。

（1）指导患者注意饮食卫生，不吃不洁食物；少食刺激性强的辛辣食物，宜食营养丰富、高维生素、易消化吸收的食物；反复发生粘连性肠梗阻的患者少食粗纤维食物；避免暴饮暴食，餐后忌剧烈活动。

（2）便秘者应注意通过调整饮食、腹部按摩等方法保持大便通畅，无效者可适当予以口服缓泻剂，避免用力排便。

（3）指导患者保持心情愉悦，每天进行适量体育锻炼。

（4）指导患者加强自我监测，若出现腹痛、腹胀、呕吐、停止排便等不适，及时就诊。

（王林）

六、肠易激综合征的护理

（一）概述

肠易激综合征（irritable bowel syndrome，IBS）是一种慢性、复发性、以腹痛伴排便习惯改变为特征的功能性胃肠病，长期持续存在或反复间歇性发作，而又缺乏形态学上异常改变的依据，其特征是肠道功能的易激性。患者以中青年居多，男女比例约为1:2。

（二）病因及发病机制

本病病因尚不清楚，主要涉及以下几个方面。

1. 精神因素：心理应激对胃肠运动有明显影响。关于精神因素在IBS发病中的作用有两种观点：一是认为IBS是机体对各种心理应激的超常反应；二是认为精神因素并非直接病因，但可诱发症状和加重病情。

2. 胃肠道运动异常：结肠肌电活动和压力曲线监测提示IBS患者存在阶段性和集团性运动增加，胃结肠反射亢进，小肠传递时间缩短，形成结肠运动的高反应性。

3. 食物不耐受：某些食物如奶制品、海鲜、植物蛋白等，通常为 IBS 患者症状加重或促发的因素，常致腹痛、腹泻。另外，部分食物易产气或影响胃肠道运动，导致 IBS 症状。

4. 内脏感觉过敏：内脏刺激器测量发现，不同亚型的 IBS 患者直肠感觉功能有显著差异。

5. 感染：研究显示，部分 IBS 症状发生于肠道感染之后，其发病与肠道感染的严重性及应用抗生素的时间均有一定的相关性。

6. 其他：大约有 1/3 患者对某种食物不耐受而诱发腹胀、腹泻、腹痛等症状。另外，某些肽类激素如缩胆囊素等可能与 IBS 的发生有关。

（三）病理生理

IBS 的病理生理学机制尚未完全阐明，目前认为可能是多种因素共同作用的结果，如内脏感觉过敏、胃肠道运动异常、肠道菌群紊乱、肠道通透性增加、心理应激、饮食等。研究发现，IBS 患者血清中白细胞介素（interleukin，IL）$-1B$、IL-6、IL-8、IL-17 和 TNF$-\alpha$ 水平明显升高，IL-10、γ 干扰素（interferon$-\gamma$，IFN$-\gamma$）水平降低，在 IBS 患者肠黏膜中亦发现 IL-8 水平升高，以及肥大细胞、肠嗜铬细胞和 CD3 淋巴细胞计数呈上升趋势，IL-10 水平呈下降趋势，提示 IBS 患者存在免疫激活和以外周血细胞因子、肠黏膜细胞因子、免疫细胞、肠内分泌细胞发生改变为表现的低度炎症状态。

（四）诊断要点

1. 临床表现：主要是慢性迁延或反复发作的腹痛与排便习惯和大便性状的改变。

（1）腹痛：几乎所有的 IBS 患者都有不同程度的腹痛，多在左下腹或下腹部，对各种刺激反应明显，多伴排便异常，并于便后缓解。

（2）腹泻：每天大便次数为 3~5 次，严重发作期可达十数次，多为黄色糊状便或稀水样便，偶有少量黏液，无脓血，大便量少。约 1/4 的患者可因进食诱发，禁食 72h 后腹泻多消失。腹泻不干扰睡眠，部分患者腹泻与便秘交替出现。

（3）便秘：早期多间断发作，后期持续性发作，甚至依赖泻剂。患者排便困难，大便干结、量少，可呈羊粪状或细杆状，表面可附着较多黏液。

（4）其他消化道症状：多有腹胀，可有里急后重，部分患者同时有消化不良。

（5）全身症状：大多患者可有失眠、焦虑、抑郁、头痛、头晕等精神症状。

2．分型：根据临床特点分为腹泻型、便秘型、混合型、不定型四个临床类型。使用"25％原则"对 IBS 进行亚型分类。

（1）IBS 便秘型（IBS－C）：坚硬/块状>25％，松散/水样<25％。

（2）IBS 腹泻型（IBS－D）：坚硬/块状<25％，松散/水样>25％。

（3）IBS 混合型（IBS－M）：坚硬/块状>25％，松散/水样>25％。

（4）IBS 不定型（IBS－U）：坚硬/块状<25％，松散/水样<25％。

诊断须根据至少 14 天的患者报告，根据有症状大便的比例，计算主要排便习惯；依据至少出现 1 次异常排便的天数，近 3 个月内发作频率至少每周 1 天。

3．体征。

（1）疼痛的部位不准确，患者不能明确指出疼痛的部位。

（2）沿结肠可有广泛性压痛，可以触及盲肠，呈充气肠管样感觉，乙状结肠内可以触及粪块或条索样痉挛的肠管，并有压痛。

（3）腹部压痛与器质性病变不同，在持续压迫时疼痛消失。

（4）直肠指检：肛门括约肌张力增高，有痛感。

4．辅助检查。

（1）血象及血浆蛋白检查多正常。

（2）大便常规检查多为正常或仅有少量黏液。

（3）结肠镜检查无确切炎症或其他器质性损害，操作中插镜时呈激惹现象，具有提示意义。

（4）结肠腔内压力测定、肌电图检查可提示压力波及肌电波异常变化，检测直肠敏感性和结肠运动功能相关变化，是客观评估疗效的好方法。

（5）消化道 X 线钡餐检查可见小肠转运快，X 线钡剂灌肠发现深而不规则的结肠袋，提示运动紊乱。

5．诊断标准：根据病史及体格检查，按罗马Ⅳ诊断标准做出初步诊断。罗马Ⅳ诊断标准如下。

（1）IBS 是一种功能性肠病。

（2）反复发作的腹痛，最近 3 个月内发作至少每周 1 天，伴有以下 2 项或 2 项以上：①与排便相关；②伴有排便频率的改变；③伴有大便性状（外观）改变。

（3）诊断前症状出现至少 6 个月，近 3 个月符合以上诊断标准。

（五）治疗

目前，IBS 的治疗强调个体化原则及综合治疗。

1. 一般治疗：详细询问病史发现诱因，并设法去除。指导患者建立良好的生活习惯，饮食上避免诱发发作的食物，避免产气的食物如豆制品，高膳食纤维食物有助于改善便秘。

2. 心理及行为治疗：根据患者的接受程度解释 IBS 的病因、性质、预后，以便其消除顾虑、树立信心。一般治疗和药物治疗无效时应予心理及行为治疗，包括催眠疗法、认知行为疗法、动力心理疗法、放松疗法、生物反馈疗法等。

3. 饮食治疗：了解患者饮食习惯，避免诱发发作的食物，减少产气食物，增加膳食纤维。

4. 药物治疗。

（1）胃肠解痉药：抗胆碱能药物常用阿托品、溴丙胺太林等，可缓解腹痛。钙通道阻滞剂常用匹维溴铵，其全身不良反应少，可缓解腹痛、腹泻。还可选用薄荷油，可松弛胃肠道平滑肌、消除胃肠胀气。

（2）泻剂：通常避免使用泻剂，因不良反应较多。便秘严重，饮食治疗效果不佳时可选用，包括容积性泻剂、渗透性泻剂、刺激性泻剂等。

（3）止泻剂：腹泻症状较重者常用复方地芬诺酯、洛哌丁胺，较轻者常用吸附止泻剂如蒙脱石散、药用炭等。

（4）促胃肠动力药：常用莫沙必利，为全消化道蠕动促进剂。

（5）消除胃肠胀气剂：如二甲硅油、活性炭，具有消气去泡作用，可缓解患者腹胀。

（6）抗焦虑药、抗抑郁药：对精神症状明显、腹痛症状严重、上述治疗无效者，可从小剂量开始使用阿米替林、帕罗西汀等。

（7）其他：肠道菌群调节药如双歧杆菌、乳酸杆菌、酪酸梭菌等制剂，可纠正肠道菌群失调，改善肠道内环境。

（六）护理

1. 常用护理诊断/问题。

（1）舒适的改变：与腹痛有关。

（2）排便异常：与腹泻、便秘有关。

（3）焦虑：与病情反复发作、迁延不愈有关。

（4）知识缺乏：缺乏与 IBS 相关的知识。

2. 护理目标。

（1）患者焦虑、恐惧程度减轻，配合治疗及护理。

（2）患者主诉不适感减轻或消失。

（3）患者排便基本恢复正常。

（4）患者了解本病的有关知识。

3. 护理措施。

（1）心理护理：应对患者的精神状况和消化道症状进行评估，了解患者的心理、社会、性格特点及饮食习惯。详细地向患者进行疾病知识宣教，有针对性地采取心理干预措施，尽量避免各种刺激，采取有效的心理疏导和暗示。可选取治疗效果好的病例给患者"现身说法"，调动患者的主观能动性，从而使治疗措施产生最佳的效应，帮助患者树立战胜疾病的信心，消除其恐惧和焦虑心理。

（2）休息与饮食护理：为患者安排舒适安静的环境，患者疼痛发生时卧床休息，取侧卧位或平卧位，双下肢屈曲，可避免腹壁紧张。腹泻型为主的患者，饮食上应避免生冷、辛辣等刺激性食物；避免进食含大量不易吸收的碳水化合物的食物，包括脂肪、小麦及含麸质的面粉制品，其他如苹果、梨子、李子、玉米、马铃薯等；避免饮用碳酸饮料；少摄入海鲜、甜牛奶等有可能导致腹泻的食物；腹泻期间应短暂禁食，使肠道得到休息，但必须保证足够的水分和电解质供应。对于便秘型患者，指导食用充足的膳食纤维，如适当的粗粮；适当运动并配合腹部按摩，有加强通便的作用。

（3）病情观察：观察患者腹痛的性质、部位、持续时间及排便习惯、大便性状，并保持肛周皮肤清洁和干燥。

（4）用药护理：指导患者合理使用药物，并告知药物的不良反应。对于使用镇静剂的患者，指导其从小剂量开始使用，严密观察不良反应。

（5）改变排便习惯：尤其是对于腹泻型患者，可以通过人为的干预尽量改变排便习惯以终止恶性循环，有利于病情缓解。

（6）建立健康的生活模式。

①指导患者保持良好的心理状况，遇事多与人沟通，建立良好的工作、家庭及社会关系。

②指导患者适度进行体育锻炼，每天坚持 30min 以上的有氧运动，不仅可以增强自身的抵抗力，腹肌和膈肌的运动还可刺激肠蠕动，更可以缓解压力，减轻焦虑、抑郁等负面情绪。

③指导患者戒烟、戒酒，保持积极乐观的生活态度。

④指导患者作息规律，保证足够的睡眠时间，睡前温水泡足，不饮咖啡、茶等兴奋性饮料。

4. 健康指导。

（1）本病中心理因素非常重要，应解除患者的思想顾虑，根据检查结果，让患者了解本病的起因、性质及良好的预后，以解除紧张情绪，树立战胜疾病的信心。

（2）本病一般无需卧床休息，鼓励患者劳逸结合，可参加适当的工作，建立良好的生活习惯。

（王林）

第四节　消化道出血的护理

消化道出血（gastrointestinal bleeding）根据出血部位分为上消化道出血和下消化道出血。上消化道出血指十二指肠悬韧带以上的食管、胃、十二指肠和胆胰等病变引起的出血，包括胃空肠吻合术后吻合口附近病变引起的出血。十二指肠悬韧带以下的消化道出血称为下消化道出血。消化道短时间内大量出血称为消化道急性大出血（acute massive bleeding），临床表现为呕血、黑便、便血等，并伴有血容量减少引起的急性周围循环障碍。如果出血量少，肉眼不能观察到大便颜色异常，仅有大便隐血试验阳性和（或）存在缺铁性贫血，称为隐性消化道出血（occult gastrointestinal bleeding）。

传统的概念以十二指肠悬韧带为界，将消化道划分为上、下消化道，但十二指肠悬韧带是腔外标志，消化内镜下难以辨别。随着内镜与影像学技术的发展，近年来提出以十二指肠乳头、回盲瓣为标志，将消化道分为三部分：从口腔至十二指肠乳头段消化道为上消化道（upper-gut），从十二指肠乳头至回盲瓣的小肠肠段为中消化道（mid-gut），从回盲瓣至肛门段的消化道为下消化道（lower-gut）。临床上所用的消化内镜，依据其关键用途，分为上消化道内镜（食管镜、胃镜、十二指肠镜和经上消化道超声内镜）、中消化道内镜（小肠镜、胶囊内镜）和下消化道内镜（结肠镜和经下消化道超声内镜）。

一、上消化道出血的护理

（一）概述

上消化道出血（upper gastrointestinal bleeding）常表现为急性大出血，指在数小时内失血量超过 1000mL 或循环血量的 20%，是临床常见急症，死亡率约为 10%，在高龄、有严重合并症、复发性出血患者中病死率高达

25%～30%，及早识别出血征象，严密观察周围循环的变化，迅速准确的抢救治疗和细致的临床护理，均是抢救患者生命的关键环节。

（二）病因

上消化道出血的病因很多，常见的有消化性溃疡、急性糜烂出血性胃炎、食管－胃底静脉曲张破裂和胃癌，这些病因占上消化道出血的80%～90%。食管－贲门黏膜撕裂综合征（Mallory-Weiss syndrome）引起的出血亦不少见。血管异常引起的上消化道出血有时诊断比较困难，值得注意。现将上消化道出血的病因归纳列述如下。

1. 上消化道疾病和损伤。

1）食管疾病和损伤。

（1）食管疾病：如反流性食管炎、食管憩室炎、食管溃疡、食管肿瘤、食管裂孔疝。

（2）食管物理性损伤：如食管－贲门黏膜撕裂综合征、器械检查或异物引起的食管损伤、放射性损伤。

（3）食管化学性损伤：如强酸、强碱或其他化学品引起的损伤。

2）胃、十二指肠疾病和损伤。

（1）消化性溃疡、胃泌素瘤、上消化道肿瘤、应激性溃疡、急慢性上消化道黏膜炎症、胃血管异常（血管瘤、动静脉畸形、胃黏膜下恒径动脉破裂等）、胃息肉、胃手术后病变等最为常见。

（2）服用NSAIDs或其他抗血小板聚集药物也是引起上消化道出血的重要病因。

（3）少见病因包括胃黏膜脱垂、急性胃扩张、钩虫病、胃血吸虫病、胃或十二指肠克罗恩病、胃或十二指肠结核、嗜酸性粒细胞胃肠炎、胃或十二指肠异位胰腺等，以及内镜诊断或治疗操作引起的损伤。

2. 门静脉高压引起食管－胃底静脉曲张破裂或门静脉高压性胃病。

3. 上消化道邻近器官或组织的疾病。

（1）胆道出血：胆囊或胆管结石或癌症、胆道蛔虫病、术后胆总管引流管造成胆道受压坏死；肝癌、肝脓肿或肝动脉瘤破裂出血，由胆道流入十二指肠。

（2）胰腺疾病：胰腺癌、急性胰腺炎并发脓肿溃破入十二指肠。

（3）其他：胸或腹主动脉瘤、肝或脾动脉瘤破裂出血，流入食管、胃或十二指肠，纵隔肿瘤或脓肿侵及食管。

4. 全身性疾病。

（1）血管性疾病：动脉粥样硬化、过敏性紫癜、遗传性出血性毛细血管扩张症（Rendu-Osler-Weber 病）、弹性假黄瘤（Gronblad-Strandberg 综合征）等。

（2）血液病：白血病、再生障碍性贫血、血小板减少性紫癜、血友病、弥散性血管内凝血及其他凝血功能障碍。

（3）尿毒症。

（4）风湿性疾病：结缔组织病、结节性多动脉炎、系统性红斑狼疮或其他血管炎等。

（5）应激相关胃黏膜损伤（stress-related gastric mucosal injury）：严重感染、休克、创伤、手术、精神刺激、脑血管意外或其他颅内病变、肺源性心脏病、急性呼吸窘迫综合征、重症心力衰竭等应激状态下，发生急性糜烂出血性胃炎及应激性溃疡等急性胃黏膜损伤，统称为应激相关胃黏膜损伤。应激性溃疡可引起大出血。

（6）急性感染性疾病：肾综合征出血热、钩端螺旋体病、登革热、暴发型肝炎等。

（三）临床表现

上消化道出血的临床表现取决于出血病变的性质、部位，出血量与速度，并与患者的年龄、出血前的全身状况如有无贫血及心、肾、肝功能等有关。

1. 呕血与黑便：上消化道出血的特征性表现。上消化道大量出血之后，均有黑便。出血部位在幽门以上者常伴有呕血。若出血量较少、速度慢，可无呕血；反之，幽门以下出血如出血量大、速度快，可因血液反流入胃腔引起恶心与呕吐而表现为呕血。如出血后血液在胃内经胃酸作用变成酸化血红蛋白，则呕吐物呈咖啡色；如出血速度快而出血量大，未经胃酸充分混合即呕出，则为鲜红色或有血块。黑便或柏油样便是血红蛋白的铁经肠内硫化物作用形成硫化铁所致；若出血量大，血液在肠道内停留时间短，大便可呈暗红色。

2. 失血性周围循环衰竭：上消化道大出血时，由于循环血量急剧减少，静脉回心血量不足，导致心排血量降低，常发生急性周围循环衰竭，其程度轻重因出血量大小和失血速度快慢而异。患者可出现头晕、心悸、乏力、出汗、口渴、晕厥等一系列组织缺血的表现。出血性休克早期体征有脉搏细速、脉压变小，血压可因机体代偿作用而正常甚至一时偏高，此时应特别注意血压波动，并予及时抢救，否则血压将迅速下降。呈现休克状态时，患者表现为面色苍白、口唇发绀、气促，皮肤湿冷，呈灰白色或紫灰花斑，按压后褪色且良久不能恢复，体表静脉塌陷；精神萎靡、烦躁不安，重者反应迟钝、意识模糊；收缩压降至 80mmHg 以下，脉压＜30mmHg，心率加快至 120 次/分钟以上。休克时尿量减少，若补足血容量后仍少尿或无尿，应考虑并发急性肾损伤。老年人因器官储备功能低下，且常有脑动脉硬化、高血压、冠心病、慢性阻塞性肺疾病等基础病变，即使出血量不大也可引起多器官衰竭，病死率较高。

3. 贫血及血象变化：急性大出血后均有失血性贫血，血红蛋白浓度、红细胞计数与血细胞比容下降，但在出血的早期因周围血管收缩和红细胞重新分布等生理调节，以上指标可无明显变化。在出血后，组织液渗入血管内以补充失去的血容量，使血液稀释，一般须经 3h 以上才出现贫血，出血后 24～72h 血液稀释到最大程度。

贫血程度取决于出血量、出血前有无贫血、出血后液体平衡状态等因素。急性出血患者为正细胞正色素性贫血，在出血后骨髓有明显代偿性增生，可暂时出现大细胞性贫血；慢性出血患者则呈小细胞低色素性贫血。出血 24h 内网织红细胞占比即见增高，至出血后 4～7 天可高达 5%～15%，以后逐渐降至正常。如出血未止，网织红细胞占比可持续升高。上消化道大出血 2～5h，白细胞计数可升至 $(10～20)×10^9/L$，止血后 2～3 天恢复正常；但在肝硬化患者，如同时有脾功能亢进，则白细胞计数可不增高。

4. 发热：上消化道大出血后可出现低热，多数患者在 24h 内出现发热，一般不超过 38.5℃，持续 3～5 天后降至正常。引起发热的原因尚不清楚，可能与循环血量减少，急性周围循环衰竭，导致体温调节中枢功能障碍有关，失血性贫血亦为影响因素之一。临床上分析发热原因时，要注意寻找有无并发肺炎或其他感染等引起发热的因素。

5. 氮质血症：可分为肠源性氮质血症、肾前性氮质血症和肾性氮质血症。上消化道大出血后，肠道中血液的蛋白质消化产物被吸收，引起血尿素氮浓度增高，称为肠源性氮质血症。血尿素氮浓度多在出血后数小时上升，24～48h 达到高峰，一般不超过 14.3mmol/L，出血停止后 3～4 天降至正常。如患者血尿素氮浓度持续增高超过 3～4 天，血容量已基本纠正且出血前肾功能正常，则提示有上消化道继续出血或再次出血。出血导致周围循环衰竭，使肾血流量减少和肾小球滤过率降低，以致氮质潴留，这是血尿素氮浓度增高的肾前性因素。如无活动性出血的证据，且血容量已基本补足而尿量仍少，血尿素氮浓度不能降至正常，则应考虑是否因严重而持久的休克造成急性肾损伤（肾小管坏死），或失血加重了原有肾病的肾损伤而发生肾衰竭。

（四）诊断

1. 上消化道出血诊断的确立：根据呕血、黑便和失血性周围循环衰竭的临床表现，呕吐物或大便隐血试验呈强阳性，血红蛋白浓度、红细胞计数及血细胞比容下降的实验室证据及器械检查，能查明多数患者的出血部位及原因。需注意以下几点。

（1）口、鼻、咽喉部出血时吞下血液引起的呕血与黑便，注意病史询问和局部检查。

（2）与咯血（呼吸道出血）的鉴别。

（3）上消化道出血与下消化道出血的鉴别：呕血提示上消化道出血，黑便大多来自上消化道出血，而血便大多来自下消化道出血。但是，上消化道短时间内大出血亦可表现为暗红色甚至鲜红色血便，此时如不伴呕血，常难与下消化道出血鉴别，应在病情稳定后立即做急诊胃镜检查。高位小肠乃至右半结肠出血，如血液在肠腔停留时间久，亦可表现为黑便，这种情况应先经胃镜检查排除上消化道出血后，再行下消化道出血的有关检查。

（4）进食或药物引起的大便变黑，如服用铁剂、铋剂和某些中药，或进食禽畜血液，注意询问病史可鉴别。

（5）部分患者因出血速度快，可先出现急性周围循环衰竭而未见呕血与黑便，如不能排除上消化道大出血，应做直肠指检，以及早发现尚未排出的黑便。

2. 出血严重程度的估计和周围循环状态的判断：据研究，成人每天上消化道出血＞5mL，大便隐血试验常可出现阳性；每天上消化道出血量＞50mL可出现黑便；一次上消化道出血量＞400mL，可出现全身症状，如头晕、心悸、乏力等；短时间内出血量＞1000mL，可有休克表现。

急性大出血严重程度的估计最有价值的标准是血容量减少所致周围循环衰竭的临床表现，而周围循环衰竭又是急性大出血导致死亡的直接原因。因此，对消化道急性大出血患者，应将对周围循环状态的有关检查放在首位，并据此做出相应的紧急处理。休克指数（心率/收缩压）是判断失血量的重要指标（表4-9），需进行动态观察，综合其他相关指标加以判断。出血性休克的临床表现详见前文"临床表现"部分。如果患者由平卧位改为坐位时出现血压下降（下降幅度＞15mmHg）、心率加快（上升幅度＞10次/分钟），则提示血容量已明显不足，是紧急输血的指征。

表 4−9　根据休克指数判断失血量

心率（次/分钟）	收缩压（mmHg）	休克指数	失血量
70	140	0.5	0
100	100	1.0	30％
120	80	1.5	30％～50％
140	70	2.0	50％～70％

应该指出，呕血与黑便的频率与量对出血量的估计虽有一定帮助，但由于出血大部分积存于胃肠道，且呕血与黑便分别混有胃内容物与大便，因此，不可能据此对出血量做出精确的估计。此外，患者的血常规检查包括血红蛋白浓度、红细胞计数及血细胞比容虽可估计失血的程度，但并不能在急性出血后立即反映出来，且还受到出血前有无贫血的影响，因此，也只能作为估计出血量的参考。

3. 出血是否停止的判断：上消化道大出血经过恰当治疗，可于短时间内停止出血。由于肠道内积血需经数天（一般约 3 天）才能排尽，故不能以黑便作为继续出血的指标。临床上出现下列情况应考虑继续出血或再出血。

（1）反复呕血，或黑便次数增多、粪质稀薄，伴有肠鸣音亢进。

（2）周围循环衰竭的表现经充分补液、输血而未见明显改善，或虽暂时好转又恶化。

（3）血红蛋白浓度、红细胞计数与血细胞比容继续下降，网织红细胞占比持续增高。

（4）补液和尿量足够的情况下，血尿素氮浓度持续或再次增高。

（5）胃管抽出物有较多鲜血。

4. 出血的病因诊断：既往史、症状与体征可为出血的病因提供重要线索，但确诊出血的病因与部位需靠器械检查。

1）在上消化道大出血的众多病因中，常见病因及其特点如下。

（1）消化性溃疡：多数患者有慢性、周期性、节律性上腹痛；出血以冬春季节多见；出血前可有饮食失调、劳累或精神紧张、受寒等诱因，且常有上腹痛加剧，出血后疼痛减轻或缓解。

（2）急性胃黏膜损伤：有服用阿司匹林、吲哚美辛、保泰松、糖皮质激素等损伤胃黏膜的药物史或酗酒史，有创伤、颅脑手术、休克、严重感染等应激状态。

（3）食管−胃底静脉曲张破裂出血：有病毒性肝炎、慢性酒精中毒、寄生虫感染等引起肝硬化的病因，且有肝硬化门静脉高压的临床表现；出血以突然呕出大量鲜红血液为特征，不易止血；大量出血引起失血性休克，可加重肝细胞坏死，诱发肝性脑病。

（4）胃癌：多发生在40岁以上男性，有渐进性食欲不振、腹胀、上腹持续疼痛、进行性贫血、体重减轻、上腹部肿块，出血后上腹痛无明显缓解。

（5）另外，确诊为肝硬化的患者，其上消化道出血原因不一定是食管－胃底静脉曲张破裂，约有1/3患者是因消化性溃疡、急性糜烂出血性胃炎、门静脉高压性胃病或其他病变所致出血。

2）实验室及其他检查。

（1）实验室检查：检查红细胞、白细胞和血小板计数，血红蛋白浓度、血细胞比容、肝功能、肾功能、大便隐血等，有助于估计出血量及动态观察有无活动性出血，判断治疗效果及协助病因诊断。

（2）内镜检查：是上消化道出血定位、定性诊断的首选检查方法。一般主张内镜检查在出血后12～48h内进行，也称急诊内镜检查（emergency endoscopy）。这可提高出血病因诊断的准确性。急诊内镜检查还可根据病变的特征判断是否继续出血或估计再出血的风险，并同时进行内镜下止血治疗。在急诊内镜检查前需先补充血容量、纠正休克、改善贫血，在患者生命体征平稳后进行，并尽量在出血的间歇期进行。胶囊内镜对排除小肠病变引起的出血有特殊价值。

（3）X线钡餐检查：目前已多为内镜检查所代替，故主要适用于有内镜检查禁忌证或不愿进行内镜检查者，或内镜检查未能发现出血原因，需排除十二指肠降段以下的小肠段有无出血病灶者。检查一般在出血停止数天后进行，不主张在活动性出血期间行X线钡餐检查。

（4）超声、CT及MRI检查：对了解肝、胆、胰疾病，诊断胆道出血有重要意义。

（5）选择性血管造影：内镜检查未发现病灶，怀疑消化道动脉性出血时，可使用选择性血管造影检查并同时行血管介入治疗。

（6）手术探查：各种检查不能明确出血灶、持续大出血危及患者生命时，需行手术探查。

5. 风险预测：据临床资料统计，80％～85％上消化道急性大出血患者除支持疗法外，无需止血治疗可在短时间内自然停止，仅有15％～20％患者持续出血或反复出血。如何早期识别再出血及死亡风险高的患者，成为上消化道急性大出血处理的重点。提示预后不良风险增高的主要因素：①高龄；②有严重的伴随疾病（心、肺、肝、肾功能不全，脑血管意外等）；③休克、血红蛋白浓度低、需要输血；④无肝肾疾病者的血尿素氮、肌酐或血清氨基转移酶浓度升高；⑤内镜检查见到消化性溃疡活动性出血，或近期出血征象如溃疡面上血管暴露或有血痂。

（五）治疗

上消化道大出血为临床急症，应采取积极措施进行抢救：迅速补充血容量，纠正水、电解质平衡紊乱，预防和治疗失血性休克，给予止血治疗，同时积极进行病因诊断和治疗。

1. 一般急救措施：患者应卧床休息，保持呼吸道通畅，防止误吸，避免呕血时血液吸入呼吸道引起窒息，必要时吸氧，活动性出血期间应禁食。严密监测患者生命体征，如心率、血压、呼吸、尿量及神志变化。观察患者呕血与黑便情况。定期复查血红蛋白浓度、红细胞计数、血细胞比容。必要时行中心静脉压测定。对老年患者根据情况进行心电监护。

2. 迅速补充血容量：尽快建立有效的静脉通道，补充血容量。立即查血型、配血，等待配血时先输入平衡液或葡萄糖氯化钠注射液、右旋糖酐或其他血浆代用品。尽早输入浓缩红细胞或全血，以尽快恢复和维持血容量及改善周围循环，防止微循环障碍引起脏器衰竭。改善急性失血性周围循环衰竭的关键是输血，下列情况为紧急输血指征：①收缩压<90mmHg，或较基础收缩压降低幅度>30mmHg；②血红蛋白<70g/L或血细胞比容<25%；③心率增快（>120次/分钟）。输血量以使血红蛋白达到70g/L为宜，视患者周围循环动力学及贫血改善情况而定。应注意避免因输液、输血过快、过多而引起肺水肿，原有心脏病或老年患者可根据中心静脉压调节输入量和输入速度。

3. 止血治疗。

1）非静脉曲张性上消化道大出血的止血措施：除食管－胃底静脉曲张破裂出血之外的其他病因引起的上消化道出血，习惯上又称为非静脉曲张性上消化道出血，其中以消化性溃疡所致出血最为常见。主要止血措施如下。

（1）抑酸药：血小板聚集及血浆凝血功能所诱导的止血作用需在pH值>6.0时才能有效发挥，相反，新形成的凝血块在pH值<4.0的胃液中可迅速被消化。因此，抑制胃酸分泌，提高胃内pH值具有止血作用。对消化性溃疡和急性胃黏膜损害所引起的出血，常规使用质子泵抑制剂，提高和保持胃内较高的pH值。常用药物为西咪替丁200~400mg，每6h 1次；雷尼替丁50mg，每6h 1次；法莫替丁20mg，每12h 1次。奥美拉唑40mg，每12h 1次。急性出血期均为静脉给药。

（2）内镜下止血治疗：消化性溃疡出血约 80％不经特殊处理可自行止血。内镜检查如见有活动性出血或血管暴露的溃疡，应进行内镜下止血。常用的内镜下止血方法包括药物局部注射、热凝止血（包括高频电凝、氩离子、热探头、微波等方法）和钛夹止血 3 种。热凝止血与钛夹止血可单独使用，临床应用药物局部注射较多，使用的药物有 1/10000 肾上腺素或硬化剂等，但不主张单独使用药物局部注射，可与其他方法联合使用。其他原因引起的出血，也可视情况选择上述方法进行内镜下止血。

（3）介入治疗：严重消化道大出血在少数特殊情况下，既无法进行内镜下止血或内镜下止血失败，又不能耐受手术，可考虑在选择性肠系膜动脉造影找到出血灶的同时进行血管栓塞治疗。

（4）手术治疗：内科积极治疗仍大量出血不止危及患者生命，需及时行手术治疗。不同病因所致的上消化道大出血的具体手术指征和手术方式各有不同。

2）食管－胃底静脉曲张破裂出血的止血治疗：详见本章第五节"肝硬化的护理"部分。

（六）护理

1. 常用护理诊断/问题。

（1）潜在并发症：血容量不足。

（2）活动无耐力：与失血性周围循环衰竭有关。

（3）焦虑与恐惧：与生命或健康受到威胁有关。

（4）知识缺乏：缺乏引起上消化道出血的疾病及其防治的相关知识。

2. 护理措施。

1）体位与保持呼吸道通畅：大出血时患者取平卧位并将下肢略抬高，以保证脑部血供。呕吐时患者头偏向一侧，防止窒息或误吸；必要时用负压吸引器清除呼吸道内的分泌物、血液或呕吐物，保持呼吸道通畅，给予吸氧。

2）休息与活动护理：情绪稳定和减少身体活动有利于停止出血。少量出血者应卧床，治疗和护理工作应有计划地集中进行，以保证患者的休息和睡眠。病情稳定后，患者可逐渐增加活动量。大出血者绝对卧床休息，取舒适体位并定时变换体位，注意保暖。

3）治疗护理：立即建立有效静脉通道。配合医生迅速、准确地实施输血、输液、各种止血治疗及用药等抢救措施，并观察治疗效果及不良反应。输血、输液开始宜快，必要时测定中心静脉压作为调整输血、输液量和速度的依据。避免因输液、输血过多、过快而引起急性肺水肿，对老年患者和心肺功能不全者尤其应注意。肝病患者忌用吗啡、巴比妥类药物；宜输新鲜血液，因库存血含氨量高，易诱发肝性脑病。准备好急救用品、药物。积极联系相关科室行内镜下止血。

4）饮食护理：急性大出血伴恶心与呕吐者应禁食。少量出血无呕吐者，可进食温凉、清淡流质饮食，这对消化性溃疡患者尤为重要，因进食可减少胃收缩运动并可中和胃酸，促进溃疡愈合。出血停止后改为营养丰富、易消化、无刺激性半流质饮食或软食，少量多餐，逐步过渡到正常饮食。

5）心理护理：观察患者有无紧张、恐惧或悲观、沮丧等心理反应，特别是慢性病或全身性疾病致反复出血者，观察其有无对治疗失去信心、不合作。向患者解释安静休息有利于止血，关心、安慰患者。抢救工作应迅速而不紊乱，以减轻患者的紧张情绪。经常巡视，大出血时陪伴患者，使其有安全感。患者呕血或解黑便后，护士应及时清除血迹、污物，以减少对患者的不良刺激。解释各项检查、治疗措施的目的及注意事项，听取并解答患者及家属的提问，以减轻他们的疑虑。

6）病情观察。

（1）监测指标：①生命体征，有无心率加快、心律失常、脉搏细弱、血压降低、脉压变小、呼吸困难、体温不升或发热，必要时进行心电监护。②精神和意识状况，有无精神疲倦、烦躁不安、嗜睡、表情淡漠、意识不清甚至昏迷。③观察皮肤和甲床色泽，肢体温暖或是湿冷，周围静脉特别是颈静脉充盈情况。④准确记录出入量，疑有休克时留置导尿管，测每小时尿量，应保持尿量>30mL/h。⑤观察呕吐物和大便的性质、颜色及量。⑥定期复查血红蛋白浓度、红细胞计数、血细胞比容、网织红细胞计数、血尿素氮浓度、大便隐血试验，以了解贫血程度、出血是否停止。⑦监测血清电解质和血气分析的变化，急性大出血时，因呕吐、鼻胃管抽吸和腹泻，可丢失大量水分和电解质，应注意维持水、电解质、酸碱平衡。

（2）循环状况的观察：周围循环衰竭的临床表现对估计出血量有重要价值，关键是动态观察患者的心率、血压。可采用改变体位前后测量心率、血压，以及观察症状和体征来综合估计出血量。先测量平卧位时的心率与血压，然后测量由平卧位改为半卧位时的心率与血压，如改为半卧位即出现心率增快10次/分钟以上、血压下降幅度>15mmHg、头晕、出汗甚至晕厥，则表示出血量大，血容量已明显不足。如患者烦躁不安、面色苍白、四肢湿冷，提示微循环血液灌注不足，而皮肤逐渐转暖、出汗停止则提示微循环血液灌注好转。

（3）继续或再次出血的判断：详见前文相关内容。

（4）患者原发病的病情观察：如肝硬化并发上消化道大出血的患者，应注意观察有无并发感染、黄疸加重、肝性脑病等。

7）安全的护理：轻症患者可轻度活动，可如厕。但应注意有活动性出血时，患者常因有便意而至厕所，在排便时或便后起立时发生晕厥。指导患者变换体位时动作缓慢，出现头晕、心悸、出汗时立即卧床休息并告知护士；必要时由护士陪同如厕或暂时改为在床上大小便。重症患者应多巡视，用床挡加以保护。

8）生活护理：限制活动期间，协助患者完成个人日常生活活动，如进餐、口腔清洁、皮肤清洁、大小便。卧床者特别是老年人和重症患者注意预防压疮。患者呕吐后及时协助患者漱口。排便次数多者注意肛周皮肤清洁和保护。

9）三腔二囊管的应用及护理：详见本书第九章第二节"三腔二囊管安置术"。

3. 健康指导。

1）疾病预防指导。

（1）指导患者注意饮食卫生和饮食规律；选择营养丰富、易消化的食物；避免过饥或暴饮暴食；避免粗糙、刺激性食物，或过冷、过热、产气多的食物、饮料；应戒烟、戒酒。

（2）指导患者生活起居有规律，劳逸结合，保持乐观情绪，保证身心休息；避免长期精神紧张、过度劳累。

（3）指导患者在医生指导下用药，以免用药不当。

2）疾病知识指导：引起上消化道出血的病因很多，各原发病的健康指导参见本书有关章节。应帮助患者和家属掌握自我护理的有关知识，减小再度出血的风险。

3）病情监测指导：患者及家属应学会早期识别出血征象及应急措施。患者出现头晕、心悸等不适，或呕血、黑便时，立即卧床休息，保持安静，减少身体活动；呕吐时取侧卧位以免误吸；立即送医院治疗。慢性病患者定期门诊随访。

（七）预后

多数上消化道出血的患者经治疗可止血或自然停止出血，15%～20%的患者持续出血或反复出血，出血的并发症使死亡风险增高。

（申明）

二、下消化道出血的护理

（一）概述

下消化道出血（lower gastrointestinal bleeding）指十二指肠悬韧带以下的消化道出血。其发生率比上消化道出血低，但病因相对较复杂，诊断及处理较困难，容易误诊和漏诊。近年来，随着检查手段的增多及治疗技术的提高，下消化道出血的病因诊断率也有了明显提高。下消化道急性大出血病死率约为3%。

（二）病因及发病机制

引起下消化道出血的病因很多，临床工作中以肠道恶性肿瘤、息肉及炎症性病变最为常见。

1. 肠道性因素。

（1）肠道肿瘤和息肉：肠道恶性肿瘤有直肠癌、类癌、结肠癌、肠道恶性淋巴瘤、肉瘤、小肠腺癌、肠道转移性癌等；肠道良性肿瘤有脂肪瘤、血管瘤、平滑肌瘤、神经纤维瘤、囊性淋巴管瘤等；息肉多见于大肠，主要是腺瘤性息肉，还有幼年性息肉病及 P-J 综合征。

（2）炎症性病变：引起出血的细菌感染性肠炎有肠结核、细菌性痢疾、肠伤寒及其他细菌性肠炎等，寄生虫感染性肠炎有血吸虫、阿米巴虫等所致的肠炎；非特异性肠炎有溃疡性结肠炎、克罗恩病等。此外，还有抗生素相关性肠炎、放射性肠炎、急性坏死性小肠炎、缺血性肠炎等。

（3）肠壁结构病变：如憩室病变（其中小肠 Meckel 憩室出血并不少见）、肠道血管畸形、肠系膜血管血栓形成等。

（4）肛门病变：痔疮和肛裂。

2. 全身性因素：感染性疾病、败血症、流行性出血热、伤寒、钩端螺旋体病、血液系统疾病、过敏性紫癜等。

3. 血管性因素。

（1）动静脉畸形与血管发育不良：包括海绵状血管瘤、肠黏膜下血管发育不良和血管畸形，约70%发生于结肠，又以右半结肠或盲肠多见，少数血管畸形发生在小肠。下消化道肠壁血管发育不良、畸形等血管性病变引起的出血，近10年来已引起重视，成为便血的重要病因之一。

（2）遗传性出血性毛细血管扩张症（Rendu-Osler-Weber 综合征）：此综合征可发生于全消化道，发生在小肠时易发生出血。本病罕见，属家族性遗传病。

（3）黏膜下恒径动脉破裂（Dieulafoy病）：病变发生在胃内者最多见，如发生在小肠或结肠时可引起便血。此病以中老年患者多见，出血多因黏膜下血管受到炎症、溃疡的刺激而发生破裂所致。

（4）直肠、结肠及小肠黏膜下静脉曲张。

（三）诊断要点

1. 临床表现：下消化道出血常见临床表现为血便或暗红色大便，不伴呕血。

（1）大便颜色和性状：大便颜色鲜红，便后滴血或喷血常为痔疮或肛裂；血液附于大便表面多为肛门、直肠、乙状结肠病变；右半结肠出血为暗红色或猪肝色便，停留时间长可呈柏油样便；小肠出血与右半结肠出血相似，但更易呈柏油样便；黏液脓血便多见于溃疡性结肠炎、细菌性痢疾，大肠癌特别是直肠癌、乙状结肠癌有时亦可出现黏液脓血便。

（2）伴随症状：伴有发热见于肠道炎症性病变，伴有不完全性肠梗阻常见于肠结核、克罗恩病、肠套叠、大肠癌。上述疾病往往伴有不同程度腹痛，而不伴明显腹痛者多见于息肉、无合并感染的憩室、未引起肠梗阻的肿瘤和血管病变。

（3）大出血：可有循环衰竭表现，如心悸、头晕、出汗、虚脱、休克。

（4）原发病的临床症状及体征：原发病的种类繁多，较为常见的是各种特异性肠道疾病如炎症性肠病、下消化道憩室、息肉、肿瘤、痔疮、肛裂等，出血性疾病、结核病、系统性红斑狼疮等各有特殊的临床表现和体征。

2. 辅助检查。

1）实验室检查：血、尿、大便常规及生化检查。疑似结核者做结核菌素试验，疑似伤寒者做血培养及肥达试验，疑似全身性疾病者做相应检查。

2）直肠指检。

3）影像学检查：除某些急性感染性肠炎如细菌性痢疾、坏死性肠炎等之外，大多数下消化道出血的定位及病因需靠内镜和影像学检查确诊。

（1）结肠镜检查：是诊断大肠及回肠末端病变的首选检查方法。

（2）消化道 X 线钡餐检查和 X 线钡剂灌肠：X 线钡剂灌肠用于诊断大肠、回盲部及阑尾病变，对检查阴性的下消化道出血患者仍需行结肠镜检查。小肠 X 线钡餐检查是诊断小肠病变的主要方法，但灵敏度较低。

（3）放射性核素扫描或选择性腹腔动脉造影：必须在活动性出血时进行，主要用于内镜检查（特别是急诊内镜）、消化道 X 线钡餐检查和 X 线钡剂灌肠不能确定出血来源的不明原因出血者，以及因严重畸形大量出血或其他原因不能进行内镜检查者。

4）胶囊内镜或双气囊小肠镜检查：可直接观察十二指肠及空肠和回肠的出血病变。

5）手术探查：各种检查不能明确出血灶，且持续大出血危及患者生命，必须行手术探查。但有些微小病变特别是血管病变，手术探查亦不易发现，此时可借助术中内镜帮助寻找出血灶。

（四）治疗

下消化道出血主要是病因治疗，大出血时应积极抢救。

1. 一般急救措施及迅速补充血容量：见本节"上消化道出血的护理"部分。

2. 止血治疗。

（1）凝血酶保留灌肠：有时对左半结肠出血有效。

（2）内镜下止血：急诊结肠镜检查中如能发现出血病灶，可试行内镜下止血。

（3）血管活性药：应用血管升压素、生长抑素等静脉滴注可能有一定作用。

（4）动脉栓塞治疗：对动脉造影后经动脉输注血管升压素无效者，可行选择性插管，在出血灶注入栓塞剂。本方法的主要缺点是可能引起肠梗死，仅对拟进行肠段手术切除的病例，可以作为暂时止血用。

（5）紧急手术治疗：经内科保守治疗仍出血不止危及患者生命时，无论出血病变是否确诊，均应紧急手术治疗。

3. 病因治疗：针对不同病因选择药物治疗、内镜治疗、择期外科手术治疗。

（五）护理

1. 常用护理诊断/问题。

（1）排便异常：与下消化道出血有关。

（2）活动无耐力：与下消化道出血所致贫血有关。

（3）知识缺乏：缺乏预防下消化道出血的知识。

（4）焦虑：与担心疾病本身对自身健康的威胁有关。

（5）潜在并发症：休克。

2. 护理目标。

（1）患者便血的次数减少及出血减少或停止。

（2）患者生命体征稳定。

（3）患者恢复足够的血容量，血红蛋白、血细胞比容均在正常范围。

（4）患者能复述消化道出血的有关知识。

（5）患者紧张不安情绪减轻，主动配合治疗及护理。

3. 护理措施。

1）常规护理。

（1）急性大出血患者应绝对卧床休息，对长时间卧床休息的患者，应经常变换体位，避免发生压疮。必要时吸氧。

（2）遵医嘱严格控制饮食，向患者解释控制饮食的目的及饮食对疾病的影响，获得患者的配合。出血活动期应严格禁食，少量出血时可进食易消化、少渣的半流质或流质饮食。

（3）备好急救物品及药物，如氧气、静脉穿刺包、输血器材、止血药、血管活性药、镇静剂等，及时抽血查血常规、血型鉴定、合血配血。建立静脉通道，保证能按时给予足量的液体及静脉用药的输入。

（4）病情观察：准确记录24h出入量，严密监测患者生命体征；有引流管的患者，要观察引流物的量、颜色及性质并记录；观察便血量、颜色及性质并及时通知医生；根据休克指数判断失血量（表4-9）。

（5）如患者出血量减少，便血颜色由鲜红色转为暗红色，生命体征趋于平稳，则提示病情好转。

2）皮肤护理：卧床期间注意皮肤护理，便后用温水清洁肛周，必要时使用皮肤保护膜以防止发生失禁性皮炎。

3）用药护理：遵医嘱使用止血药，并严密观察药物效果及不良反应。

4）心理护理：多数患者看到解血便会产生紧张、恐惧心理，护士要关心患者，向其宣讲疾病相关知识，帮助其树立战胜疾病的信心。进行各种操作前做好解释工作，取得患者配合，使患者保持最佳心态参与疾病的治疗与护理。

5）其他护理：做好各项检查前准备，根据患者文化水平及对疾病的了解程度，采取合适的方法向其介绍预防下消化道出血的相关知识。

4. 健康指导。

1）疾病预防指导：详见本节"上消化道出血的护理"部分。

2）疾病知识指导：引起下消化道出血的病因很多，应根据各原发病进行健康指导。帮助患者和家属掌握自我护理的有关知识，减小再度出血的风险。

3）出院指导。

（1）宣教休息的重要性，避免重体力劳动。指导患者劳逸结合，体力允许者可适量活动。

（2）强调正确饮食的重要性：近期避免进食粗糙、多膳食纤维、坚硬、油炸、过酸、过辣、过烫、过冷等刺激性食物；少量多餐，避免过饱；戒烟、戒酒。

（3）指导患者养成便后观察大便的习惯。

（4）宣教正确服用药物的目的、方法，药物的作用及不良反应；避免使用损伤胃黏膜的药物。

（5）患者及家属应学会早期识别出血征象及应急措施，如出现头晕、心悸、呕血、黑便时应立即卧床休息，保持安静，减少活动；呕吐时取侧卧位以免误吸。

（6）予心理、社会支持，定期门诊随访。

（何柳）

第五节　肝疾病的护理

一、病毒性肝炎的护理

（一）概述

病毒性肝炎（viral hepatitis）是由多种肝炎病毒引起的以肝损害为主的一组传染病。目前确定的肝炎病毒有甲型、乙型、丙型、丁型及戊型，各型病原不同，但临床表现基本相似，以疲乏、食欲不振、肝大、肝功能异常为主要表现，部分患者出现黄疸。甲型及戊型病毒性肝炎主要表现为急性肝炎，而乙型、丙型及丁型病毒性肝炎可由急性肝炎转化为慢性肝炎，并可发展为肝硬化，且与肝癌的发生有密切的关系。

（二）病原学

目前已经证实，导致病毒性肝炎的肝炎病毒有甲型、乙型、丙型、丁型、戊型5种。近年发现的庚型肝炎病毒、输血传播病毒等是否引起肝炎尚没有确切定论。

1. 甲型肝炎病毒（hepatitis A virus，HAV）：属于小RNA病毒科的嗜

肝病毒属。

2. 乙型肝炎病毒（hepatitis B virus，HBV）：属于嗜肝 DNA 病毒科。

3. 丙型肝炎病毒（hepatitis C virus，HCV）：属于黄病毒科丙型肝炎病毒属。

4. 丁型肝炎病毒（hepatitis D virus，HDV）：是一种缺损 RNA 病毒，必须有 HBV 或其他嗜肝 DNA 病毒辅助才能复制、表达。

5. 戊型肝炎病毒（hepatitis E virus，HEV）：属萼状病毒科。

（三）流行病学

1. 甲型病毒性肝炎（简称甲型肝炎）。

（1）传染源：主要是急性期患者和隐性感染者，尤其以后者多见，由于其数量多又不易识别，是最重要的传染源。甲型肝炎无病毒携带状态。患者在发病前 2 周至起病后 1 周内，从大便中排出病毒的数量最多，传染性最强。

（2）传播途径：主要经粪-口传播。病毒污染的水源、食物可导致暴发流行，通过日常生活密切接触传播大多为散发性发病，极少见通过输血传播。

（3）人群易感性：抗 HAV 抗体阴性者均易感。6 个月以下婴儿可从母体获得抗-HAV IgG 而不易感染，6 个月以后抗体逐渐消失而成为易感者。在我国，初次接触 HAV 的儿童最为易感，故以学龄前儿童发病率最高，其次为青少年。成人抗 HAV 抗体阳性率达 80%，感染后免疫力可持续终身。

2. 乙型病毒性肝炎（简称乙型肝炎）。

（1）传染源：急、慢性乙型肝炎患者和 HBV 携带者均可传播乙型肝炎，慢性乙型肝炎患者和乙型肝炎表面抗原（HBsAg）阳性者是乙型肝炎最主要的传染源，其中以乙型肝炎 e 抗原（HBeAg）、HBV DNA 阳性的患者传染性最强。

（2）传播途径：①血液传播，是主要的传播方式，包括不洁注射（如静脉药瘾者共用注射器）、针刺、输注含肝炎病毒的血液和血制品、手术、拔牙、血液透析、器官移植等。虽然目前对供血者进行严格筛查，但不能筛除 HBsAg 阴性的 HBV 携带者。②母婴传播，主要经胎盘、产道分娩、哺乳和喂养等方式传播。随着乙型肝炎疫苗联合乙型肝炎免疫球蛋白的应用，母婴传播已大为减少。③性接触传播：与 HBV 感染者发生无防护的性接触，特别是有多个性伴侣者，其感染 HBV 的风险增高。④日常生活密切接触传播：由于患者的唾液、汗液、精液或阴道分泌物中均可检出 HBsAg，故生活中的"密切接触"传播可能是由微小创伤所致的一种特殊的血液传播形式。日常学习、工作或生活接触，如同办公室工作（包括共用计算机等办公用品）、握手、拥抱、同住宿舍、同餐厅用餐和共用厕所等无血液暴露的接触，不会传染 HBV。

（3）人群易感性：HBsAg 阴性者均易感。婴幼儿期是发生 HBV 感染最危险的时期。HBsAg 阳性母亲的新生儿、同住者中有 HBsAg 阳性者、反复输血或血制品者、多个性伴侣者、血液透析患者、静脉药瘾者及接触血液的医务工作人员、职业献血员等均是感染 HBV 的高危人群。随着年龄增长，经隐性感染获得免疫力的比例增加。感染或接种疫苗后出现乙型肝炎表面抗体（HBsAb）者具有免疫力。

3. 丙型病毒性肝炎（简称丙型肝炎）。

（1）传染源：急、慢性丙型肝炎患者和 HCV 携带者，尤以 HCV 携带者有重要的意义。

（2）传播途径：与乙型肝炎相似。①血液传播，是 HCV 感染的主要方式，包括输血和血制品，静脉注射毒品，使用非一次性注射器和针头，使用未经严格消毒的医疗器械、内镜，侵袭性操作和针刺，共用剃须刀和牙刷，文身等，均可导致血液传播。②性接触传播。③母婴传播。

（3）人群易感性：各个年龄组均普遍易感。目前检测到的抗 HCV 抗体并非保护性抗体。

4. 丁型病毒性肝炎（简称丁型肝炎）：传染源和传播途径与乙型肝炎相似。

5. 戊型病毒性肝炎（简称戊型肝炎）：传染源和传播途径与甲型肝炎相似。戊型肝炎患者或隐性感染者是主要传染源，主要经粪－口传播。多为散发，暴发流行均由患者大便污染水源所致。春冬季高发。隐性感染为主，发病者主要为成人，原有慢性 HBV 感染者或妊娠晚期孕妇感染 HEV 后病死率高。抗 HEV 抗体多在感染后短期内消失。戊型肝炎主要流行于亚洲和非洲，可呈地方性流行。

（四）发病机制与病理改变

各型病毒性肝炎的发病机制目前尚未完全明了。

1. 甲型肝炎：HAV 侵入机体后引起短暂的病毒血症，继而侵入肝，在肝细胞内繁殖。HAV 由胆道进入肠腔，最后随大便排出。

2. 乙型肝炎：HBV 进入机体后，迅速通过血液到达肝和肝外组织，包括胰腺、胆管、肾小球基膜、血管等，引起肝及相应肝外组织的病理改变和免疫功能改变，多数以肝病变最为突出。

3. 丙型肝炎：HCV 引起肝细胞损伤的机制与 HCV 的直接致病作用及免疫损伤有关。

4. 丁型肝炎：发病机制类似乙型肝炎，但一般认为 HDV 对肝细胞有直接致病作用。

5. 戊型肝炎：细胞免疫是引起肝细胞损伤的主要原因，同时，HEV 进入血液也可导致病毒血症。

除甲型肝炎和戊型肝炎无慢性肝炎的病理改变外，各型病毒性肝炎的病理改变基本相同。

（五）病理生理

1. 黄疸：以肝细胞性黄疸为主。

2. 肝性脑病：多见于肝衰竭和晚期肝硬化。

3. 出血：肝功能严重受损时可引起出血。

4. 腹腔积液：主要见于肝衰竭和肝硬化失代偿期。早期主要与钠潴留有关，晚期与门静脉高压、低蛋白血症及肝淋巴液生成增多有关。

5. 肝肾综合征：主要见于肝衰竭和晚期肝硬化。

6. 肝肺综合征：主要见于肝衰竭和肝硬化，可出现肺水肿、间质性肺炎、肺不张、胸腔积液和低氧血症等改变。

（六）临床表现

潜伏期：甲型肝炎 2~6 周，平均 4 周；乙型肝炎 1~6 个月，平均 3 个月；丙型肝炎 2 周至 6 个月，平均 40 天；丁型肝炎 4~20 周，平均 12 周；戊型肝炎 2~9 周，平均 6 周。

甲型肝炎和戊型肝炎主要为急性肝炎表现。乙型肝炎、丙型肝炎、丁型肝炎除了急性肝炎表现外，慢性肝炎更常见。5 种肝炎病毒之间可出现重叠感染或混合感染，导致病情加重。

1. 急性肝炎：分为急性黄疸型肝炎和急性无黄疸型肝炎两种类型。

1）急性黄疸型肝炎：典型的临床表现有阶段性，分 3 期，病程 2~4 个月。

（1）黄疸前期：一般持续 5~7 天。

①病毒血症：畏寒、发热、疲乏及全身不适等。甲型肝炎及戊型肝炎起病较急，发热多在 38℃ 以上。乙型肝炎起病较缓慢，多无发热或发热不明显。

②消化系统症状：食欲不振、厌油、恶心与呕吐、腹胀、腹痛和腹泻等。

③其他症状：部分乙型肝炎患者可出现荨麻疹、斑丘疹、血管神经性水肿和关节痛等。本病期末出现尿黄。

（2）黄疸期：持续 2~6 周。黄疸前期的症状好转，而黄疸逐渐加深，尿色深如浓茶，巩膜、皮肤黄染，1~3周达到高峰。部分患者可有短暂大便颜色变浅、皮肤瘙痒、心动过缓等阻塞性黄疸的表现。体检常见肝大、质软，有轻压痛及叩击痛。部分患者有轻度脾大。血清胆红素和氨基转移酶升高，尿胆红素阳性。

（3）恢复期：本期平均持续4周。上述症状消失，黄疸逐渐消退，肝、脾回缩，肝功能逐渐恢复正常。

2）急性无黄疸型肝炎：较急性黄疸型肝炎多见，主要表现为消化道症状，多较急性黄疸型肝炎轻。因不易被发现，该型患者成为重要的传染源。

2. 慢性肝炎：急性肝炎病程超过半年，或原有乙型肝炎、丙型肝炎、丁型肝炎急性发作再次出现肝炎症状、体征及肝功能异常者。根据病情轻重分为轻度慢性肝炎、中度慢性肝炎和重度慢性肝炎。根据HBeAg阳性与否，慢性乙型肝炎分为HBeAg阳性慢性乙型肝炎及HBeAg阴性慢性乙型肝炎。分型有助于对预后的判断和指导抗病毒治疗。

1）轻度慢性肝炎：反复出现疲乏、食欲不振、厌油、肝区不适、肝大伴轻压痛，也可有轻度脾大。部分患者无症状、体征。

2）中度慢性肝炎：症状、体征和实验室检查介于轻度和重度之间。

3）重度慢性肝炎：有明显或持续出现的肝炎症状、体征，包括疲乏、食欲不振、厌油、腹胀、腹泻、面色灰暗、蜘蛛痣、肝掌或肝脾大。肝功能持续异常。

3. 重型肝炎：肝衰竭是一种最严重的临床类型，占全部病例的0.2%~0.5%，病死率高达50%~80%。各型病毒性肝炎均可引起肝衰竭。

1）临床表现。

（1）黄疸迅速加深，血清胆红素高于$171\mu mol/L$。

（2）肝进行性缩小，出现肝臭。

（3）出血倾向。

（4）迅速出现腹腔积液、中毒性鼓肠。

（5）精神神经系统症状（肝性脑病）：早期可出现。

（6）肝肾综合征：出现少尿甚至无尿，电解质、酸碱平衡紊乱及血尿素氮浓度升高等。

2）肝衰竭分型：可分为4种类型。

（1）急性肝衰竭。

（2）亚急性肝衰竭。

（3）慢加急性肝衰竭。

（4）慢性肝衰竭。

4. 淤胆型肝炎：以肝内胆汁淤积为主要表现的一种特殊临床类型，又称毛细胆管炎型肝炎。其病程较长，可达 2～4 个月或更长时间。临床表现类似急性黄疸型肝炎，但自觉症状较轻，黄疸较重。

5. 肝炎后肝硬化：在肝炎基础上发展为肝硬化，表现为肝功能异常及门静脉高压。

（七）实验室检查

1. 血清氨基转移酶检查：ALT 在肝功能检测中最为常用，是判断肝损害的重要指标。

2. 血白蛋白及球蛋白检查：白蛋白由肝合成，球蛋白则由浆细胞和单核吞噬细胞系统合成。

3. 血清和尿胆红素检查：急性黄疸型肝炎尿胆原和尿胆红素明显增加，淤胆型肝炎尿胆红素增加，而尿胆原减少或阴性。

4. 凝血酶原活动度（PTA）检查：PTA 与肝损害程度成反比，可用于肝衰竭临床诊断及预后判断。

5. 血氨浓度检查：若并发肝性脑病，可有血氨升高。

6. 肝炎病毒病原学（标志物）检查。

（八）诊断要点

有进食未煮熟的海产品，尤其是贝壳类，或饮用受污染的水和进食其他不洁食物史，有助于甲型肝炎、戊型肝炎的诊断。有不洁注射史、手术史及输血和血制品史、肝炎患者密切接触史等，有助于乙型肝炎、丙型肝炎、丁型肝炎的诊断。临床表现为食欲不振、恶心与呕吐等消化道症状，伴黄疸、肝脾大、肝功能异常者应考虑本病。确诊依赖于肝炎病毒病原学（标志物）检查。

（九）治疗

病毒性肝炎目前仍无特效治疗方法，多采取综合性治疗，以休息、营养为主，辅以适当药物治疗，避免使用损害肝的药物。

1. 急性肝炎。

（1）一般治疗及支持疗法。

（2）保肝药物：病情轻者口服维生素类、葡醛内酯。进食少或胃肠道症状明显者，如出现呕吐、腹泻，可静脉补充葡萄糖及维生素 C 等。

（3）抗病毒治疗：急性甲型肝炎、戊型肝炎为自限性疾病，不需要抗病毒治疗。成人急性乙型肝炎多数可以恢复，不需要抗病毒治疗。急性丙型肝炎应早期应用干扰素，近期疗效可达 70%，用法为干扰素 300 万 U 皮下注射，隔天 1 次，疗程 3~6 个月。

（4）中医药治疗：中医认为急性黄疸型肝炎由湿热引起，可用清热利湿方药辨证施治。

2. 慢性肝炎：除了适当休息和营养，还需要保肝、抗病毒和对症治疗等。根据慢性肝炎临床分度、有无黄疸、有无病毒复制，以及肝功能受损、肝纤维化程度等进行治疗。

（1）保肝药物和支持疗法：①补充维生素类，如复合维生素 B；②促进解毒功能的药物，如还原型谷胱甘肽（TAD）、葡醛内酯等；③促进能量代谢的药物，如肌苷、三磷酸腺苷（ATP）、辅酶 A 等；④退黄药物，如丹参、茵栀黄；⑤改善微循环的药物，可通过改善微循环起退黄作用，如山莨菪碱、低分子量右旋糖酐；⑥输注白蛋白或血浆。

（2）降氨基转移酶的药物：具有非特异性的降氨基转移酶作用。

（3）免疫调控药物：胸腺肽、猪苓多糖、转移因子、特异性免疫核糖核酸等。

（4）抗病毒治疗：①干扰素；②核苷（酸）类似物。

（5）中医药治疗：①活血化瘀药物，如丹参、赤芍、毛冬青等；②抗纤维化治疗，如丹参等。

3. 肝衰竭：详见本节"肝衰竭的护理"部分。

（十）护理

1. 常用护理诊断/问题。

（1）活动无耐力：与肝功能受损、能量代谢障碍有关。

（2）营养失调：低于机体需要量，与食欲不振、呕吐、腹泻、消化和吸收功能障碍有关。

（3）有皮肤完整性受损的危险：与胆盐沉着刺激皮肤神经末梢引起瘙痒、肝衰竭大量腹腔积液形成、长期卧床有关。

（4）有感染的风险：与免疫功能低下有关。

（5）潜在并发症：肝性脑病、肾衰竭。

2. 护理目标

（1）患者自理能力逐渐恢复，生活基本能自理。

（2）患者营养充足，营养状况改善。

（3）患者皮肤无破损或感染。

（4）患者掌握疾病相关知识，并发症发生风险降低。

3. 护理措施。

1）休息与活动护理：急性肝炎、慢性肝炎活动期、肝衰竭患者应卧床休息，以降低机体代谢率，增加肝的血流量，有利于肝细胞修复。待症状好转、黄疸减轻、肝功能改善后，可指导患者逐渐增加活动量，以不感疲劳为度。肝功能正常1～3个月后可恢复日常活动及工作，但仍应避免过度劳累和重体力劳动。

2）生活护理：需协助病情严重者，做好进餐、沐浴、如厕等生活护理。

3）饮食护理：介绍合理饮食的重要性，合理饮食可以改善患者的营养状况，促进肝细胞再生和修复，有利于肝功能恢复。

（1）肝炎急性期：宜进食清淡、易消化、富含维生素的流质饮食。如进食量太少，不能满足生理需要，可遵医嘱静脉补充葡萄糖、脂肪乳和维生素。

（2）恢复期：食欲好转后，可逐渐增加进食量，少量多餐，避免暴饮暴食。

（3）肝炎后肝硬化、肝衰竭：血氨偏高时的饮食要求详见本节"肝硬化的护理"部分。

（4）各型肝炎患者的饮食禁忌：不宜长期摄入高糖、高热量食物，尤其是有糖尿病倾向和肥胖者，以防诱发糖尿病和脂肪肝；腹胀者减少产气食物（牛奶、豆制品）的摄入；各型肝炎患者均应禁酒；酸菜等腌制食物中含有较多的亚硝酸盐，易引起肝功能损害。

（5）观察消化道症状：观察患者的食欲，有无恶心与呕吐、反酸等症状，观察消化道症状与饮食的关系，及时对饮食进行调整。如果患者消化道症状较重，特别是伴有中毒性肠麻痹所致的进行性腹胀，则提示病情严重。

（6）评估患者营养状况：每周测量体重，最好维持体重在病前水平或略有增加。

4）潜在并发症的护理：预防出血，做好出血的观察与护理。干扰素治疗的不良反应包括发热、骨髓抑制、精神神经症状、肝功能损害、脱发、胃肠道反应、诱发自身免疫性疾病，需要密切观察、及时处理，必要时遵医嘱停药。

4. 健康指导。

（1）疾病预防指导：甲型肝炎和戊型肝炎应预防粪－口传播，重点在于加强大便管理、保护水源、严格饮用水消毒、加强食品卫生和食具消毒。乙型肝炎、丙型肝炎、丁型肝炎的预防重点则在于防止通过血液和体液传播，对供血者进行严格筛查，做好血源监测；推广一次性注射用具，重复使用的医疗器械要严格消毒灭菌。

（2）保护易感人群：甲型肝炎流行期间，易感者可接种甲型肝炎减毒活疫苗，对密切接触者可接种人血清免疫球蛋白以防止发病。乙型肝炎疫苗全程需接种3针，按照0个月、1个月、6个月的程序，即接种第1针疫苗后，间隔1个月及6个月注射第2针及第3针。新生儿要求在出生后24h内接种乙型肝炎疫苗，越早越好。

（3）意外暴露后乙型肝炎的预防：在意外接触HBV感染者的血液或体液后，应立即检测HBV DNA、HBsAg、HBsAb、HBeAg、乙型肝炎核心抗体（HBcAb）、ALT和AST，并在3个月和6个月后复查。已接种过乙型肝炎疫苗，且HBsAb≥10mIU/mL者，可不进行特殊处理。未接种过乙型肝炎疫苗，或虽接种过乙型肝炎疫苗，但HBsAb<10mIU/mL或HBsAb水平不详，应立即注射乙型肝炎免疫球蛋白200～400IU，并同时在不同部位接种一针乙型肝炎疫苗，于1个月和6个月后分别接种第2针和第3针。

（4）疾病知识指导：慢性乙型肝炎和丙型肝炎可反复发作，诱因常为过度劳累、暴饮暴食、酗酒、不合理用药、感染、负面情绪等，应向患者及家属宣教病毒性肝炎的家庭护理和自我保健知识。

（5）用药指导与病情监测：指导患者遵医嘱抗病毒治疗，明确用药剂量、使用方法、漏服药物或自行停药可能导致的风险。

（十一）预后

甲型肝炎、戊型肝炎一般不会发展为慢性肝炎，其余各型病毒性肝炎均可出现病程迁延，发展为慢性肝炎、肝硬化，甚至肝癌。妊娠期女性或老年人感染戊型肝炎有重症的倾向。慢性淤胆型肝炎易转变为胆汁性肝硬化，预后较差。

（尹袁英）

二、非酒精性脂肪性肝病的护理

（一）概述

非酒精性脂肪性肝病（non-alcoholic fatty liver disease，NAFLD）是除外酒精和其他明确的肝损害因素所致的，以弥漫性肝细胞大泡性脂肪变为主要特征的临床病理综合征。本病在西方国家成人发病率为10%～24%，肥胖人群的发病率可高达57%～74%。我国近年发病率呈上升趋势，明显超过病毒性肝炎及酒精性肝病的发病率，成为最常见的慢性肝病之一。男女患病率基本相同，以40～50岁最多见。

（二）病因及发病机制

肥胖、2 型糖尿病及高脂血症是 NAFLD 最常见的独立或联合危险因素，也被称为原发性因素。本病的发病机制复杂，因病因不同而存在差异，目前"二次打击"或"多重打击"学说被广泛认可。

（三）病理

病理改变以肝细胞大泡性或以大泡性为主的脂肪变性为特征，可分为 3 个阶段。

1. 非酒精性单纯性脂肪肝（non-alcoholic simple fatty liver）：肝小叶内 30％以上的肝细胞脂肪变性，以大泡性脂肪变性为主。视野内 30％～50％的肝细胞脂肪变性者为轻度，50％～70％为中度，70％以上为重度。

2. 非酒精性脂肪性肝炎（non-alcoholic steatohepatitis，NASH）：在肝细胞大泡性或以大泡性为主的混合型脂肪变性的基础上，出现气球样变，甚至伴有肝细胞不同程度的坏死和肝小叶内混合型炎症细胞浸润。

3. 非酒精性脂肪性肝硬化（non-alcoholic fatty cirrhosis）：当肝硬化发生后，肝细胞脂肪变性和炎症则减轻，甚至可完全消退。

（四）诊断要点

1. 临床表现：大多数患者无任何症状，少数患者可有乏力、右上腹轻度不适、腹胀、食欲不振、恶心等症状。严重脂肪性肝炎期的患者可出现黄疸，部分患者可有肝大；进展到肝硬化可有相应临床表现，最终可发展到肝性脑病。

2. 辅助检查。

（1）实验室检查：AST 和 ALT 常有不同程度的升高，病情进一步进展时血清白蛋白水平和凝血酶原时间也可出现异常改变。

（2）影像学检查：超声检查灵敏度较高，CT 检查特异度强，MRI 检查在鉴别局灶性脂肪肝与肝内占位性病变时价值较大。

（3）病理学检查：肝穿刺活组织检查是确诊 NAFLD 的主要方法。

3. 临床诊断标准：凡具备下列第①～⑤项和第⑥或第⑦项中任何一项者即可诊断。①无饮酒史或饮酒折合酒精量男性每周＜140g，女性每周＜70g。②除外病毒性肝炎、药物性肝炎、全胃肠外营养、肝豆状核变性等可导致脂肪性肝病的特定疾病。③除原发疾病的临床表现外，可有乏力、消化不良、肝区隐痛、肝大等非特异性症状及体征。④可有体重超重和（或）内脏性肥胖、空腹血糖增高、血脂代谢紊乱、高血压等代谢综合征相关表现。⑤血清氨基转移

酶和 γ−谷氨酰转肽酶（γ−GT）水平可有轻至重度增高（<4 倍健康人群高限），通常以 ALT 增高为主。⑥肝影像学表现符合弥漫性脂肪性肝病的影像学诊断标准。⑦肝活体组织检查组织病理学改变符合脂肪性肝病的病理学诊断标准。

（五）治疗

NAFLD 的治疗主要针对不同的病因和危险因素进行，包括控制危险因素、促进 NAFLD 恢复和外科手术。

1. 控制危险因素：运动、戒脂饮食、控制体重、改善胰岛素抵抗和调整血脂紊乱是治疗的基本措施，用药期间注意监测肝功能。

2. 促进 NAFLD 恢复。

（1）NAFLD 伴肝功能异常、代谢综合征、经基础治疗 3～6 个月仍无效及肝活体组织检查证实为非酒精性脂肪性肝炎和病程呈慢性紧张性经过者，可采用保肝和抗氧化药物辅助治疗。

（2）补充微生态制剂可调节肠道的微生态平衡，对存在相关危险因素的NAFLD 患者具有一定疗效。

3. 外科手术。

（1）减肥手术可以减轻体重并改善肝组织的炎症和纤维化程度。BMI>35kg/m²、难以控制的 2 型糖尿病、非酒精性脂肪性肝炎患者，如未进展至肝硬化失代偿期可以考虑减肥手术。

（2）肝移植主要用于脂肪性肝硬化终末期。

（六）护理

1. 常用护理诊断/问题。

（1）营养失调：高于机体需要量，与饮食失当、缺乏运动有关。

（2）焦虑：与病情进展、饮食受限有关。

（3）活动无耐力：与肥胖有关。

2. 护理目标。

（1）患者体重有所下降，体质增强。

（2）患者焦虑情绪减轻，自觉精神状况良好。

（3）患者活动耐力增强。

3. 护理措施。

（1）饮食指导：指导患者调整饮食习惯，饮食原则为低糖低脂。与患者一起制定合理的能量摄入量及饮食结构，超重/肥胖者应逐渐减少每天摄入量。

（2）运动指导：适当增加运动可以有效促进脂肪消耗。采用中、低强度的有氧运动（中强度运动心率控制在 100～120 次/分钟，低强度运动心率控制在 80～100 次/分钟），每天运动 1～2h 为宜。

（3）控制体重：指导患者合理设置减肥目标，逐步接近理想体重。使用 BMI 和腹围等作为监测指标，控制在超过健康人群高限（ULN）10％以内。

（4）生活习惯指导：戒烟、戒酒，避免滥用药物和其他可能诱导肝病恶化的因素，定期复查肝功能。

4. 健康指导：让患者了解疾病知识、改变不良行为、建立合理的饮食和运动习惯，保证健康指导的连续性和完整性，从而达到治疗疾病、促进患者身心健康的目的。

（七）预后

非酒精性单纯性脂肪肝如积极治疗可完全恢复。非酒精性脂肪性肝炎如能及早发现、积极治疗，多数能逆转。部分非酒精性脂肪性肝炎可发展为肝硬化，其预后与病毒性肝炎后肝硬化、酒精性肝硬化相似。

（八）启示

随着对 NAFLD 研究的深入，无创诊断手段、治疗方案的不断更新，临床上对 NAFLD 的诊治越来越重视。近年来，重视戒烟、减轻体重，从饮食习惯、饮食结构、生活方式的改变到肠道菌群重塑、药物干预（降脂药、胰岛素增敏剂）的多维一体、多靶点的有效治疗措施取得极大进步。这提示我们需要推动学科研究，使其更精确地服务于临床。

（尹衷英）

三、酒精性肝病的护理

（一）概述

酒精性肝病（alcoholic liver disease，ALD）是由长期酗酒导致的肝损害，起初为酒精性脂肪肝，进而可发展为酒精性肝炎、酒精性肝纤维化，最终导致酒精性肝硬化。短期严重酗酒可诱发广泛肝细胞坏死甚至肝衰竭。欧美国家多见，我国成人的酒精性肝病患病率为 4％～6％。

（二）病因及发病机制

酒精性肝病的发生与饮酒量和饮酒年限有关。日平均饮酒折合酒精量男性 ≥40g，女性≥20g，连续至少 5 年；或 2 周内有日平均饮酒折合酒精量≥80g 的大量饮酒史，即可发病。饮酒后酒精主要在小肠吸收，其中 90％以上在肝内代谢，酒精在代谢过程中对肝细胞的损伤机制尚未完全阐明。目前国内外研究已经发现影响酒精性肝病进展的因素很多，主要包括饮酒量、饮酒年限、酒精饮料品种、饮酒方式、性别、遗传因素、肥胖、肝炎病毒感染、种族、营养状况等。

（三）病理

酒精性肝病的基本病理变化为大泡性或大泡性为主伴小泡性的混合型肝细胞脂肪变性。根据病变肝组织是否伴有炎症反应和纤维化，酒精性肝病可分为酒精性脂肪肝（alcoholic fatty liver）、酒精性肝炎（alcoholic hepatitis）、酒精性肝纤维化（alcoholic liver fibrosis）和酒精性肝硬化（alcoholic cirrhosis）。

（四）诊断要点

1. 临床表现。

（1）症状：早期常无症状，随病情发展可出现乏力、食欲不振、右上腹隐痛或不适、恶心与呕吐、腹泻等，可有肝性脑病、肝衰竭症状及伴有肝外表现，还可伴有其他慢性酒精中毒的表现。

（2）体征：肝有不同程度增大，酒精性肝炎可有低热、黄疸、肝触痛。

2. 辅助检查。

（1）血常规：需排除感染，10％～20％酒精性肝炎患者白细胞计数升高。

（2）肝功能：AST 和 ALT 可正常或升高，血清胆红素水平和凝血酶原时间可用于评估酒精性肝炎的严重程度。

（3）自身免疫反应。

（4）影像学检查：超声、CT 检查有助于酒精性肝病的早期诊断。超声检查可见肝实质脂肪浸润的改变，多伴有肝体积增大。CT 平扫检查可准确显示肝形态改变及密度变化。

（5）病理学检查：肝活组织病理学检查是确诊酒精性肝病及其分期、分级的可靠方法，是判断其严重程度和预后的重要依据。

3. 诊断标准。

（1）有长期饮酒史，一般＞5 年，日平均饮酒折合酒精量男性≥40g、女性≥20g，或 2 周内有大量饮酒史，日平均饮酒折合酒精量＞80g。但应注意性别、遗传易感性等因素的影响。

（2）临床症状为非特异性，可无症状，或有右上腹隐痛、食欲不振、乏力、体重减轻、黄疸等；随着病情加重，可有神经精神症状及蜘蛛痣、肝掌等。

（3）血清 AST、ALT、γ－GT、总胆红素（TBIL）、凝血酶原时间、糖缺失性转铁蛋白（CDT）和平均红细胞容积（MCV）等指标升高，禁酒后这些指标可明显下降，通常 4 周内基本恢复正常；AST/ALT>2 有助于诊断。

（4）肝超声或 CT 检查有典型表现。

（5）排除嗜肝病毒的感染，药物、中毒性肝损伤和自身免疫性肝病等。

符合以上（1）（2）（3）项和（5）项或（1）（2）（4）项和（5）项可诊断酒精性肝病；仅符合（1）（2）项和（5）项可疑诊为酒精性肝病。

（五）治疗

1. 戒酒：戒酒是治疗酒精性肝病的关键，尤其是同时伴有肥胖、高血脂、高血糖者，也是促进酒精性肝病恢复的最根本措施。

2. 营养支持：长期嗜酒者，蛋白质和维生素摄入不足引起营养不良，在戒酒的基础上应进食高热量、高蛋白质、低脂肪饮食，并补充多种维生素。如有肝性脑病表现，应限制蛋白质摄入量。

3. 药物治疗：糖皮质激素、己酮可可碱、抗氧化剂和抗 TNF－α 抗体。

4. 手术治疗：晚期酒精性肝硬化患者［Child-Pugh 肝功能分级 C 级和终末期肝病模型（MELD）评分>15］可考虑肝移植手术，术前需戒酒 3～6 个月，并且无其他脏器的严重酒精性损害。

（六）护理

1. 常用护理诊断/问题。

（1）自我健康管理无效：与长期大量饮酒有关。

（2）营养失调：低于机体需要量，与长期大量饮酒、蛋白质摄入不足有关。

（3）焦虑：与病情进展、戒酒有关。

2. 护理目标。

（1）患者自我健康管理能力提高。

（2）患者营养状况改善，满足机体需要。

（3）患者焦虑情绪减轻，自觉精神状况良好。

3. 护理措施。

（1）严格戒酒：戒酒是关键，能明显提高肝硬化患者 5 年生存率。酒精依赖者戒酒后可能会出现"戒断综合征"，可能对他人造成伤害，尽量逐日减量，若患者出现烦躁、抑郁等情绪，应加大监督力度，做好防护。重度酒精依赖者戒酒，应寻求其家属的支持和帮助。

（2）饮食护理：指导患者进食低脂肪、高蛋白、高热量、富含多种维生素（如维生素 B、维生素 C、维生素 K 及叶酸）和易于消化的食物，少量多餐，保证营养均衡。有肝性脑病先兆时，应避免摄入高蛋白质食物。早期可多进食豆制品、水果、新鲜蔬菜，适当进食糖类、鸡蛋、鱼类、瘦肉，忌辛辣刺激和坚硬、生冷食物，不宜进食过热食物以防并发出血。病情严重者应积极进行肠内营养治疗。

（3）心理护理：帮助患者调整心态，使其积极面对疾病。鼓励患者保持乐观情绪，配合各项治疗，鼓励患者家属给予患者关心和照顾。

（4）活动与休息护理：肝硬化失代偿期，并发腹腔积液或感染时应绝对卧床休息。代偿期病情稳定时可做些轻松工作或适当活动，进行有益的体育锻炼，如散步、保健操、太极拳等。活动量以不感到疲劳为宜。

（5）重视原发病防治：积极预防和治疗慢性肝炎、血吸虫病、胃肠道感染，避免接触和应用对肝有毒的物质，减少危险因素。

（七）预后

酒精性脂肪肝一般预后良好，戒酒后可部分恢复。酒精性肝炎如能及时戒酒和治疗，大多数可恢复。若不戒酒，酒精性脂肪肝可直接或经酒精性肝炎阶段发展为酒精性肝硬化。部分严重酒精性肝硬化可并发肝癌。主要死亡原因为肝衰竭。

（八）知识拓展

酒精性脂肪肝患者食谱举例见表 4-10。

表 4-10　酒精性脂肪肝患者食谱举例

餐次	食物内容
早餐	黄豆玉米楂子粥、蒸紫薯、橄榄油拌西蓝花、鲜虾仁
加餐	益生菌酸奶、杏仁
午餐	荞麦绿豆米饭、营养砂锅 1 份（羊肉、鸭血、牡蛎、大虾、冻豆腐、香菇、油麦菜、香菜、冬瓜）
加餐	梨、猕猴桃、大枣任选其一
晚餐	小米粥、包子（猪肉、白菜、香菇）、芝麻油拌木耳、洋葱花生米（煮）

（尹袁英）

四、自身免疫性肝病的护理

（一）概述

自身免疫性肝病（autoimmune liver disease，AILD）是一种特殊类型的慢性肝病，又称为自身免疫活动性慢性肝炎，是由自身免疫系统功能紊乱导致的肝胆系统炎症性损伤。女性为自身免疫性肝炎（autoimmune hepatitis，AIH）的高发人群，50～59 岁为高峰发病年龄，可跨不同地区及种族，呈全球性分布。AILD 的性别和年龄分布与红斑狼疮较为相似，常伴有肝外症状，一些患者可见"狼疮"症状，因而推测 AILD 发病与自身免疫功能相关。AILD 通常表现为慢性、隐匿性起病，但也有表现为急性发作者，若未采取及时治疗，容易进展为急性肝衰竭。

（二）病因及发病机制

1. 病因：AILD 最常见的病因是病毒，自身免疫、酗酒也容易导致AILD。

2. 发病机制：AILD 的发病机制至今尚未明确，目前已有多种发病机制学说。

1）遗传因素：AILD 是一种多基因遗传病，由于肝自身免疫并非全部遵循常染色体遗传，其中自身免疫性多发性内分泌病－念珠菌病－外胚层营养不良综合征、免疫失调－多发性内分泌病－肠病－X 连锁综合征、杂合子细胞毒性 T 淋巴细胞相关抗原 4（cytotoxic T lymphocyte associated antigen－4，CTLA4）突变、$GATA2$ 突变等为单基因遗传，这些疾病都会出现与 AILD 类似的临床症状。存在以上疾病时需做进一步遗传咨询与基因检测确定。

2）环境因素：具有遗传易感性的 AILD 患者可在不同环境因素诱导下发病。

（1）病毒感染：嗜肝病毒感染是 AILD 的潜在诱因，但自身免疫性肝炎的病毒感染病因尚不明确，常认为戊型肝炎病毒感染可能是 AILD 的诱因。

（2）细菌与寄生虫：抗可溶性肝抗原/肝－胰抗原抗体可能会驱动 CD4$^+$ T 淋巴细胞介导的自身免疫反应，因此认为细菌与寄生虫与 AILD 的发生可能存在一定的潜在联系。

（3）酒精：酒精代谢产物乙醛、丙二醛都会诱导出自身抗体，酒精暴露会对树突状细胞功能产生影响，同时也会损害抗原提呈过程，进而抑制机体的免疫系统，导致 AILD 发生。

（4）维生素 D：维生素 D 受体在免疫细胞上的表达与调控均发挥了免疫调节作用，与诱导 AILD 发生的非遗传作用和丝裂原活化蛋白激酶信号途径有关。

（5）肠道微生物：肠道菌群失调会产生内毒素、短链脂肪酸，且细菌也可以作为抗原配体，减弱肠黏膜的紧密连接，使肠道内内毒素转运到肠道外，经门静脉送至肝，诱导 AILD 发生。

3）药物因素：药物性肝损伤（drug-induced liver injury，DILI）的部分症状与 AILD 的临床表现相似，在已知的 AILD 患者中，应用部分药物后会导致 AILD 再激活，但具体机制尚不明确。

4）自身免疫调节机制异常：AILD 患者血浆中的调节性 T 细胞（regulatory T cell，Treg 细胞）减少，免疫功能异常。Treg 细胞减少和免疫功能异常均可能是 AILD 的发病机制。

（三）病理

根据病理特征，自身免疫性肝病可分为 3 个阶段。

1. 自身免疫性肝炎：临床特点为血清自身抗体阳性、高免疫球蛋白 G 血症和（或）高 γ－球蛋白血症，肝组织病理学表现为界面性肝炎。

2. 原发性胆汁性肝硬化（primary biliary cirrhosis，PBC）：组织学特点为肝内小胆管进行性损伤，最终导致肝纤维化、肝硬化。

3. 原发性硬化性胆管炎（primary sclerosing cholangitis，PSC）：是一种慢性胆汁淤积性肝病，组织学特征为肝内外胆管破坏、炎症和纤维化，大部分患者会进展为肝硬化、终末期肝病。

（四）诊断要点

1. 临床表现。

（1）症状：早期 AILD 无症状或症状不明显，仅表现为乏力、嗜睡等，若未得到及时的治疗，疾病进展，可能出现黄疸、发热、腹腔积液、右上腹疼痛等症状，并出现血中自身抗体阳性、高 γ－球蛋白血症和血沉加快。20%～25% 的 AILD 患者起病症状与急性病毒性肝炎类似，表现为黄疸、腹胀、食欲不振等。

（2）并发症：腹腔积液、食管静脉曲张、肝癌、肝衰竭、胆石症、菌血症、胆管癌、代谢性骨病等。

2. 辅助检查。

（1）血液生物化学检查：血清氨基转移酶浓度出现不同程度的升高，血清碱性磷酸酶、总胆红素浓度升高不明显。

（2）血清抗体：血清抗核抗体、抗平滑肌抗体、抗肝肾微粒体抗体－1滴度超过1∶80。

（3）血清免疫球蛋白：总血清球蛋白、γ－球蛋白或免疫球蛋白G浓度均超过1.5倍ULN。

（4）尿液检查：急性黄疸型肝炎在黄疸出现前，尿胆红素、尿胆原为阳性。

（5）影像学检查：B超、CT、MRI检查均可反映AILD不同疾病阶段的肝形态。

（6）病理学检查：是AILD诊断和鉴别诊断的可靠方法。

3. 诊断标准。

（1）血清ALT浓度≥5倍ULN。

（2）血清免疫球蛋白G浓度≥2倍ULN或血清抗平滑肌抗体阳性。

（3）肝组织学提示存在中重度界面性肝炎。

（4）AILD的影像学特点为肝外形异常或者增大、肝实质密度减小或者信号异常、肝内门静脉周围出现"晕环征"、胆囊窝水肿、脾增大、腹腔淋巴结肿大、门静脉高压、腹腔积液、胸腔积液等。

（五）治疗

AILD的治疗主要是采用免疫抑制剂抑制免疫系统对肝造成的损害，充分休息、调整饮食也有助于肝损害的治疗。当AILD进入终末期肝病阶段时，肝移植是挽救患者生命的唯一手段。

1. 药物治疗：免疫抑制剂是治疗AILD的首选药物。糖皮质激素是治疗AILD最常用的免疫抑制剂，常用的有泼尼松、泼尼松龙。糖皮质激素可以单独应用，也可以联合硫唑嘌呤应用，联合用药能够最大限度地减少糖皮质激素的不良反应，也适用于存在糖皮质激素治疗的潜在危险者，但硫唑嘌呤长期应用会增加骨髓抑制、并发肿瘤的风险。

2. 手术治疗：药物治疗无效者，可以采取肝移植治疗。适应证为终末期肝病患者经内科治疗疗效不佳、急性肝衰竭患者经糖皮质激素治疗7天后病情无改善甚至出现恶化。禁忌证为存在细菌、真菌、病毒感染者，酗酒或吸毒者，严重心、脑、肺、肾等重要脏器功能病变者，难以控制的精神病者。

3. 其他治疗：特异性免疫调控细胞可能是治疗自身免疫性肝病的手段之一，如回输Treg细胞、髓系免疫抑制细胞等。

4. 中医药治疗：针灸治疗能够对机体的免疫功能进行整体性、双向性调节。推拿按摩可能通过调节机体免疫系统功能治疗 AILD。传统养生气功可以改善 AILD 患者的情绪，对机体免疫功能进行调节，并维持机体内环境稳态。

（六）护理

1. 常用护理诊断/问题。

（1）舒适度的改变：与长期使用药物产生皮肤不良反应有关。

（2）营养失调：低于机体需要量，与食欲下降、营养摄入不足有关。

（3）用药不合理：与用药不规范、不遵医嘱用药有关。

（4）焦虑：与病情进展、久治不愈有关。

（5）潜在并发症：肝性脑病、肝肾综合征、肝衰竭。

2. 护理目标。

（1）患者舒适度提高，皮肤不良反应减少。

（2）患者营养均衡，营养状况得到改善。

（3）患者用药合理，用药不良反应减少。

（4）患者焦虑、恐惧程度减轻，积极配合治疗及护理。

（5）患者未发生潜在并发症，或发生后得到及时治疗及护理。

3. 护理措施。

1）休息及锻炼。

（1）保证充足的休息：每天保证 7～8h 睡眠，限制活动量，多卧床休息，可在床上听音乐、读书等。

（2）循序渐进地运动：进行规律、适宜的运动，不可大量、剧烈运动，存在骨质疏松者需加倍小心，避免发生骨折。

2）饮食护理。

（1）饮食原则：以清淡、新鲜、富含维生素的食物为主，碳水化合物的比例为 60%～70%。

（2）饮食指导：①适量摄入富含维生素 A 的食物，如牛奶、动物肝、韭菜、鸡蛋黄、包菜心、菠菜等；适量摄入富含维生素 C 的食物，如新鲜蔬菜、水果、豆芽等；适量摄入富含维生素 D 的食物，如奶、蛋黄、海鱼。②摄入富含矿物质、膳食纤维、微量元素的食物，如蔬菜、水果。每天至少摄入500g 蔬菜、水果，水果宜削皮后食用。③适量摄入优质蛋白质，如鱼、蛋、瘦肉、虾、奶、豆制品。④加强钙的摄入，如奶、奶制品、豆腐，每天补充800～1200mg 钙，400～600IU 维生素 D。⑤忌食食物：AILD 合并肝硬化患者忌生、冷、硬、辛辣、腌制食物。⑥AILD 患者出现水钠潴留或者高血压时，应限制钠的摄入，盐摄入量每天在 5g 以下，可使用低钠盐调味。禁食咸菜、酱类。⑦AILD合并肥胖者应选择低脂饮食。

3）心理护理：加强心理疏导，以减少患者紧张、焦虑和恐惧情绪，使其树立战胜疾病的信心。

（1）换位思考：提出"假如我们是患者""假如我们是患者家属"的设想，切身体会患者的心理感受。

（2）护士应仪表端庄、态度和蔼，与患者建立良好的护患关系，增强患者的信任感。

（3）倾听：护士对患者进行健康指导及实施护理操作时，先要作为一名倾听者，倾听与疾病无关的事宜，让患者能够进行情感发泄。

（4）沟通：护士主动向患者介绍疾病的诊断、治疗相关知识，听取患者的疑问并进行解答，让患者及家属能够理解医护人员的工作，并积极配合。

（5）鼓励患者家属、同事、朋友到院探视，使患者感受到关心和爱护，感受到生存价值，树立治疗信心，积极配合医护人员。

4）皮肤护理：糖皮质激素治疗会导致患者免疫力下降，甚至出现皮肤瘙痒等症状，因此需要勤换床单、被套、衣服，保持皮肤清洁及室内空气流通。

5）药物不良反应的护理。

（1）泼尼松治疗的潜在不良反应与处理措施：①精神症状，如情绪不稳、抑郁、人格改变、易怒等；处理措施为向专家咨询减少泼尼松给药剂量，进行精神疏导。②失眠；处理措施为减少泼尼松剂量，在睡前服用褪黑素。③液体潴留、高血压；处理措施为日常低盐饮食，在医生指导下口服控制血压药物。④骨质疏松、其他骨病；处理措施为每天补充 800～1200mg 钙、400～600IU 维生素 D。⑤食欲增加、体重上升；处理措施为低脂、低盐饮食，适当锻炼。不可服用减肥类药物，避免增加肝的负担。⑥消化性溃疡；处理措施为服用法莫替丁、H_2受体阻滞剂、质子泵抑制剂等。

（2）泼尼松与硫唑嘌呤联合治疗的潜在不良反应与处理措施：①恶心与呕吐、食欲不振；处理措施为少量多餐，餐中或者餐后立即口服硫唑嘌呤。②腹泻；处理措施为避免摄入乳制品。③皮疹、瘙痒；处理措施为避免晒太阳，出门前做好防晒。④呼吸道感染、泌尿道感染；处理措施为加强环境、个人卫生防护，保持室内良好通风，定期进行消毒，注意保暖，每天早晚刷牙，避免呼吸道感染，多洗手，多饮水，每天饮水量>2000mL，每天清洗会阴 2 次。⑤骨髓抑制；处理措施为定期血液检查，若出现骨髓抑制，需要遵医嘱减少硫唑嘌呤的剂量或者暂时停用。

6）日常生活护理：注意保暖，加强个人卫生，保持排便通畅，避免便秘。

定期检查，及时发现免疫抑制剂治疗的不良反应并处理，进展为肝硬化后需要定期筛查。保证合理作息、平衡膳食，改变不良生活习惯，提高机体抗病能力。

7）病情监测：服用硫唑嘌呤时应监测患者白细胞计数，如血白细胞计数快速下降或$<35\times10^9/L$，需停用硫唑嘌呤。合并腹腔积液患者需要观察腹腔积液消长，记录出入量，测量腹围和体重。自身免疫性肝病相关性肝硬化患者需要每 6 个月随访 1 次腹部超声和血清甲胎蛋白，以排除发生肝癌的可能。

4. 健康指导。

（1）指导患者定期监测血压、血糖、血常规。定期进行眼科检查，及时发现是否存在青光眼或白内障。

（2）指导患者观察激素治疗的不良反应，如大便颜色异常、腹泻、关节痛等。

（3）指导患者忌用对肝有损害的药物，服药前需要仔细阅读药品说明书或者咨询医生，不得擅自用药。

（4）妊娠指导：AILD 不经性传播，但可能具有一定的遗传倾向。严重的AILD 容易引起女性患者停经，导致无法妊娠。经糖皮质激素和硫唑嘌呤治疗后，月经可恢复至正常，并可以妊娠。一般 AILD 患者可以成功妊娠及分娩，但由于存在一定的风险，妊娠期间需严密监测母亲和胎儿的情况。

（5）复诊指导：指导患者按时复诊，复诊目的包括观察药物疗效、不良反应，及时调整药物剂量。

（七）预防

1. 改变生活方式，养成良好的生活习惯。

2. 接种乙型肝炎疫苗，增强机体的免疫力。

3. 戒烟限酒，注意休息，不要熬夜。

4. 积极参加户外运动，提高免疫力，预防病毒感染。

5. 积极配合治疗。

6. 切忌滥用药物，遵医嘱用药，勿自行购药服用，特别是所谓的祖传秘方和保健品等。

7. 健康饮食，保护肝。

（夏迪）

五、药物性肝损伤的护理

（一）概述

药物性肝损伤（DILI）指由各类处方或者非处方化学药物、传统中药、生物制剂、天然药、膳食补充剂、保健品等所诱发的肝损伤，通常发生在用药后的 5～90 天。DILI 是一种常见且严重的药物不良反应，临床表现为急慢性肝病，轻者停药后可自行恢复，重者易进展为急性肝衰竭甚至导致死亡。DILI 占非病毒性肝病的 20%～50%、暴发性肝衰竭的 13%～30%，可单独存在，也可合并其他肝病。目前，临床使用的药物已经超过 30000 种，可引起DILI 的药物已超过 1000 种，DILI 已成为不容忽视的公共卫生问题。

（二）病因及发病机制

1. 病因：DILI 最常见的病因是使用一种或者多种有肝损伤作用的药物。

2. 发病机制：DILI 发病机制较复杂，常由多种机制先后作用或者共同作用导致，迄今尚未充分阐明，主要有如下几方面。

1）宿主因素。

（1）遗传因素：药物代谢酶、药物转运蛋白、人类白细胞抗原系统等基因多态性与 DILI 有关。不同种族人群对 DILI 的易感性存在差异。

（2）非遗传因素：性别、年龄、妊娠等因素。女性更易出现甲基多巴、呋喃妥因引发的肝损伤，男性更易出现硫唑嘌呤引发的肝损伤；高龄可能是DILI 的危险因素；妊娠后肝代谢能力下降，易出现肝损伤。

2）药物因素：药物的剂量、疗程、化学性质及药物的相互作用常会影响DILI 的发生、发展和预后；本身存在肝损伤作用的药物，服用的时间越长、用药剂量越大，越易诱发 DILI。中药材在种植、炮制等过程中受到污染，也会增加 DILI 的发生风险。

3）环境因素：过量饮酒、吸烟等容易增加 DILI 的发生风险。过量饮酒可能会增加度洛西汀、对乙酰氨基酚、甲氨蝶呤及异烟肼等引发 DILI 的风险。吸烟对 DILI 易感性的影响尚不清楚。

4）基础疾病：存在慢性肝病患者可能更易发生 DILI，且更易出现肝衰竭甚至死亡。自身免疫性肝病也会增加 DILI 的易感性，尤其会增加慢性 DILI的发生风险。糖尿病是某些药物引发 DILI 的危险因素，糖尿病与 DILI 的严重程度相关。肿瘤、心脏病也是慢性 DILI 发生的危险因素。

（三）病理

根据肝组织病理学表现，DILI 可分为 5 型。

1. 肝细胞型：占药物性肝损伤的 90%，临床表现类似于急性病毒性肝炎，表现为炎症和（或）肝细胞坏死。根据炎症和肝细胞坏死的分布特征，肝细胞型 DILI 可分为急性肝炎型、慢性肝炎型；根据病变程度，肝细胞型 DILI 可分为轻微型、显著型，当出现大面积坏死时可引起急性肝衰竭。

2. 胆汁淤积型：肝组织胆汁淤积的病理机制包括胆汁积聚、胆汁酸积聚。DILI 通常以肝细胞、毛细胆管胆汁积聚为主，不会出现细胆管、胆管胆汁积聚。DILI 胆汁淤积型包括三种组织病理模式，分别为单纯性淤胆型肝炎、混合性淤胆型肝炎、胆管损伤。

3. 脂肪变性和脂肪性肝炎型：临床诊断为 DILI 的患者若出现大泡性脂肪变性病理改变时，需要先排除非酒精性脂肪性肝病、酒精性肝病等基础疾病。部分药物也会引发类似非酒精性脂肪性肝病的病变；疑诊为 DILI 的患者若出现大泡性脂肪变性等组织学表现，还需寻找提示 DILI 的其他证据，如胆汁淤积、血管损伤、显著炎症、大量肝细胞凋亡等。

4. 血管损伤型：药物容易引发从门静脉小分支至肝静脉大分支任何水平的肝血管损伤。口服避孕药会引发凝血功能异常，导致肝静脉血栓形成，受累肝组织会出现大范围的出血、不伴炎症的肝细胞坏死。

5. 轻微病变型：部分 DILI 组织病理学表现较轻微，易被忽略。轻微病变型的肝损伤除见于 DILI 外，也可见于各种慢性肝病的缓解期、急性肝病的恢复期、其他系统疾病及全身疾病影响等，需要结合临床资料辅助鉴别。

（四）诊断要点

1. 临床表现。

1）常见症状：多表现为肝细胞损伤、胆汁淤积引发的症状，如发热、乏力、厌食、皮肤瘙痒及黄疸等。

2）不同类型 DILI 患者症状。

（1）急性 DILI：①肝细胞型，患者表现为乏力、上腹不适、恶心与呕吐、食欲不振等症状；②胆汁淤积型，患者常伴有皮肤瘙痒、黄疸等症状；③混合型，患者表现为兼有肝细胞型、胆汁淤积型的症状。

（2）慢性 DILI：常出现腹腔积液、肝大、黄疸、门静脉高压等症状。

2. 辅助检查。

1）实验室检查：多数 DILI 患者血常规较基线无明显改变。血清 ALT、γ-GT、碱性磷酸酶、总胆红素水平等改变是判断是否存在肝损伤和诊断 DILI 的主要实验室指标。

2）影像学检查：急性 DILI 患者肝超声多无明显改变或者仅存在轻度增

大。少数慢性 DILI 患者影像学表现为肝硬化、脾大、门静脉内径增大等，肝内外胆管通常无明显扩张。超声、CT、MRI 等常规影像学检查及逆行胰胆管造影可鉴别诊断胆汁淤积型 DILI、胆道病变及胰胆管恶性肿瘤等。

3）生物标志物：吡咯－蛋白加合物是诊断菊三七引发的肝窦阻塞综合征/肝小静脉闭塞综合征的生物标志物，对乙酰氨基酚有毒代谢产物 N－乙酰对位苯醌亚胺、对乙酰氨基酚－蛋白加合物是诊断对乙酰氨基酚所致 DILI 的特异性生物标志物。

4）组织病理学检查：经临床表现、实验室检查、影像学检查仍无法确诊为 DILI 或者需要鉴别诊断时，可行肝活检组织病理学检查，以进一步明确病理学诊断，评估病损程度。

5）诊断标准。

（1）血清 ALT≥5 倍 ULN，和（或）ALT≥2 倍 ULN；急性 DILI 的血清 ALT 检测结果异常持续时间≤3 个月；慢性 DILI 的血清 ALT 检测结果异常持续时间>6 个月。

（2）Roussel Uclaf 因果关系评估量表（Roussel Uclaf causality assessment method，RUCAM）积分越高，DILI 诊断越明确。

（3）肝组织病理学检查可发现存在嗜酸性粒细胞或者肉芽肿。肝活检对于 DILI 的诊断并非必需，但在下列情况下应予以考虑。

①不能排除 AILD，或拟应用免疫抑制剂。

②氨基转移酶持续升高，或尽管已经停用可疑药物，肝功能仍持续恶化。

③停用可疑药物后，肝细胞型 DILI 于起病 30~60 天后氨基转移酶下降不足 50%；胆汁淤积型 DILI 在起病 180 天后，ALP 下降不足 50%。

④因病情需要拟继续或再次应用可疑药物。

⑤肝生化检查异常超过 180 天，需评估是否已慢性化。

（4）DILI 的影像学检查可见轻度肝损伤患者无明显改变；中度肝损伤患者肝出现器质性变化，合并胆囊壁水肿，且部分患者伴有腹腔积液；重度肝损伤患者的肝器质性变化加重，且合并腹腔积液。

（五）治疗

治疗原则为立即停用有关药物或者可疑药物，予肝保护治疗、肝衰竭治疗等。

1. 立即停药：一旦确诊或者怀疑肝损伤和药物有关时，需立即停用全部可疑药物，大部分患者的肝功能可在停药后恢复。

2. 支持治疗。

（1）注意休息，重症患者应绝对卧床休息。

（2）补充足量的热量、蛋白质及多种维生素，其中维生素 B、维生素 C、维生素 E 等有利于肝细胞的修复与再生。

3. 解毒治疗：急性 DILI 可通过洗胃、活性炭吸附、导泻等措施消除患者胃肠内残留药物；也可以通过血液透析、血液灌流、腹腔透析、血浆置换等方法快速除去患者体内残留药物；还可以应用解毒剂，如非特异性解毒剂谷胱甘肽、硫代硫酸钠、N－乙酰半胱氨酸、S－腺苷蛋氨酸、类固醇类激素、多烯磷脂酰胆碱等，特异性螯合剂青霉胺、二巯丙醇、巯乙胺、巯丁二酸、依地酸钙钠等。

4. 抗炎保肝治疗：根据患者的实际情况选择适宜的抗炎保肝药物治疗，如以抗炎保肝作用为主的甘草酸制剂，以抗自由基损伤作用为主的硫普罗宁、N－乙酰半胱氨酸和还原型谷胱甘肽，以保护肝细胞膜作用为主的多烯磷脂酰胆碱，以促进肝细胞代谢作用为主的腺苷蛋氨酸、复合辅酶、葡醛内酯、天冬氨酸钾镁，以促进肝细胞修复、再生作用为主的促肝细胞生长因子，以促进胆红素、胆汁酸代谢作用为主的腺苷蛋氨酸、熊去氧胆酸、天冬氨酸钾镁等。也可选择一些中药制剂，如护肝宁、双环醇、护肝片、五酯胶囊等。症状严重者及重度黄疸者在无禁忌证的情况下，可以短时间采用糖皮质激素进行治疗。

5. 肝移植：对合并肝性脑病、肝硬化失代偿期及肝衰竭者，可考虑采取肝移植治疗。

（六）护理

1. 常用护理诊断/问题。

（1）舒适度的改变：与疾病所致的恶心、腹胀等症状有关。

（2）营养失调：低于机体需要量，与食欲不振、胃肠道吸收功能障碍有关。

（3）自我形象紊乱：与皮肤巩膜黄染有关。

（4）用药不合理：与不遵医嘱用药、滥用药有关。

（5）焦虑：与担心疾病不能治愈有关。

（6）潜在并发症：肝性脑病、肝衰竭。

2. 护理目标。

（1）患者舒适度提高，恶心、腹胀等不适减轻。

（2）患者营养充足，营养状况改善。

（3）患者能正确认识疾病所带来的自我形象改变。

（4）患者合理用药，减少滥用药、不遵医嘱用药情况。

（5）患者不良情绪缓解，了解疾病，积极配合治疗。

（6）患者未发生潜在并发症，或发生后获得及时处理。

3．护理措施。

1）休息及运动护理。

（1）充足的休息：保证充足的卧床休息时间，夜间睡眠时间在 10h 以上，以促进肝血液循环，减轻肝代谢负担。

（2）适度的运动：培养规律作息，适当进行户外有氧运动，如散步、打太极拳、慢跑等，以提高身体素质。

2）饮食护理。

（1）饮食原则：以高膳食纤维、高热量、低脂、易消化、清淡饮食为主，早期以流质或者半流质食物为主，逐渐增加粗纤维食物。戒烟、戒酒，禁食油腻、刺激性食物。

（2）饮食指导：①DILI 合并糖尿病患者应积极控制血糖，保证低脂、低糖饮食，定时检测血糖，合理应用降糖药物，适当运动；②DILI 合并高血压、心血管疾病患者应积极控制血压，限制钠盐摄入，保证内环境稳态。

3）用药护理。

（1）给药前：明确药物的化学成分、适应证、禁忌证、使用剂量、给药时间、方法及药物不良反应等。

（2）给药时：保证患者遵医嘱服药。

（3）给药后：加强肝功能监测。

4）心理护理。

（1）向患者介绍良好心理状况对治疗疾病的重要性，让患者保持积极情绪。

（2）鼓励患者间交流心得，对于存在严重负面情绪者，指导其采取冥想放松训练，想象自己在田野间感受明媚阳光，每天练习 10min。

（3）鼓励患者参加户外活动，多与亲属、朋友交流，缓解心理压力。

5）皮肤护理：一些 DILI 患者在治疗过程中出现皮肤瘙痒、皮疹等症状，应叮嘱患者不能搔抓患处皮肤，避免皮肤破损导致皮肤感染、剥脱性皮炎等。若患者皮肤瘙痒严重，且无法忍受，可使用止痒剂进行治疗。叮嘱患者加强皮肤清洁，保证床单、衣物干净、整洁。

6）口腔护理：每天用小棉球浸润生理盐水或者用 1∶1 复方氯己定（口泰）含漱液进行口腔护理，每天 2 次，保证动作轻柔；口唇干燥者涂石蜡油、甘油或者植物油皆可。

7）症状护理。

（1）发热护理：发热时应绝对卧床休息，摄入易消化、营养丰富、富含维生素的食物，多饮温开水。温开水擦浴。体温超过 38.5℃时，遵医嘱应用降温药物。

（2）药物疹护理：皮肤瘙痒严重或者皮疹较多时，告知患者禁止抓挠，及时就医，多饮水或者通过输液加快药物的排出，禁食刺激性食物，不食用易过敏食物，如芒果、桃子、荔枝、坚果等，注意保持皮肤清洁。

（3）黄疸护理：黄疸是胆红素代谢障碍导致血清胆红素浓度升高所致，临床表现为巩膜、皮肤、黏膜及其他组织被染成黄色，其中巩膜最早出现黄染。出现黄疸应立即就医，卧床休息，进食清淡、易消化食物。发生胆汁淤积者黄疸症状消退较慢，应让患者放松心情，认识到疾病的恢复需要时间。

8）病情观察。

（1）用药期间询问、观察患者是否存在乏力、食欲不振、肝区不适等症状。

（2）观察患者皮肤、巩膜是否出现黄染。

（3）每天定时监测生命体征、尿色有无变深及是否出现黄疸等。

（4）定期复查血尿常规、肝功能等。

（5）密切观察肝功能不全患者血常规、肝功能及黄疸指标的变化，并观察精神、神志状况。

4．健康指导。

（1）告知患者药物使用原则、药物治疗可能发生的不良反应。

（2）告知患者自我疾病监测方法，若出现异常应及时就医。

（3）对于存在肥胖、饮酒、吸烟、药物过敏史、慢性病等 DILI 危险因素者，告知 DILI 相关知识，指导患者养成健康行为习惯。

（4）鼓励患者积极参加集体活动、户外活动，保持心情愉悦，积极锻炼身体。

（5）保证合理膳食。

（6）定期门诊复查。

（七）预防

1．了解 DILI 的最新信息，尽量避免应用有肝损伤作用的药物，如必须使用，应从小剂量开始，密切监测，合用保肝药。

2．避免超剂量服药、过长疗程服药，避免频繁用药或者多种药物混合应用，高度重视中草药引发的肝损伤。

3. 注意原有疾病可能诱发 DILI,肝肾功能不全者应注意减量应用。

4. 避免各种促进或者诱发 DILI 的因素,如空腹服药、长期营养不良状态下服药。

5. 嗜酒者或者饮酒后服药易发生 DILI。

（八）预后

绝大多数患者停药后损伤可恢复,根据肝损伤程度,恢复时间长短不一,短则几周,长则数年。15%～20%的急性药物性肝损伤患者的病程可超过 6 个月。少数肝损伤严重者预后不佳。

（夏迪）

六、肝硬化的护理

（一）概述

肝硬化（liver cirrhosis）是各种慢性肝病进展至以肝慢性炎症、弥漫性纤维化、假小叶、再生结节和肝内外血管增生为特征的病理阶段,代偿期无明显症状,失代偿期以门静脉高压和肝功能减退为临床特征,患者常因并发食管－胃底静脉曲张破裂出血、肝性脑病、感染、肝肾综合征、门静脉血栓等多器官衰竭而死亡。

（二）病因

导致肝硬化的病因有 10 余种,我国以 HBV 感染为主;在欧美国家,酒精及 HCV 感染为多见病因。

1. 病毒性肝炎:在我国最常见,占 60%～80%,主要为 HBV 感染,其次为 HCV 及 HDV 感染,经过慢性肝炎阶段发展为肝硬化;HAV 和 HEV 感染所致肝炎一般不发展为肝硬化。

2. 慢性酒精性肝病:长期大量饮酒可导致肝脂肪变性,进而可发展为肝炎、肝纤维化、肝硬化。

3. 胆汁淤积:任何原因引起肝内外胆管梗阻,持续胆汁淤积,均可发展为胆汁性肝硬化。根据胆汁淤积的原因,胆汁性肝硬化可分为原发性胆汁性肝硬化和继发性胆汁性肝硬化。

4. 循环障碍:肝静脉和（或）下腔静脉阻塞（Budd-Chiari syndrome）、慢性心功能不全及缩窄性心包炎（心源性）可致肝长期淤血、肝细胞变性及纤维化,最终导致肝硬化。

5. 药物或化学毒物:长期服用损伤肝的药物及接触某些化学毒物可引起

中毒性肝炎，最终演变为肝硬化。

6. 免疫疾病：自身免疫性肝炎及累及肝的多种风湿免疫性疾病可进展为肝硬化。

7. 寄生虫感染：肝内巨噬细胞吞噬血吸虫的成熟虫卵后演变成纤维细胞，形成纤维性结节。由于虫卵在肝内主要沉积在门静脉分支附近，纤维化常使门静脉灌注障碍，其所导致的肝硬化以门静脉高压为主要特征。

8. 遗传和代谢性疾病：由于遗传或先天性酶缺乏，某些代谢产物沉积于肝，引起肝细胞坏死和结缔组织增生；主要有铜代谢紊乱（也称肝豆状核变性、Wilson病）、血色病、血友病等。

9. 营养障碍：长期食物中营养不足或不均衡、多种慢性病导致消化吸收障碍、肥胖或糖尿病等均可导致肝硬化。

10. 原因不明：部分患者肝硬化的发生无法用目前已知的病因解释，也称隐源性肝硬化。

（三）发病机制及病理

在各种致病因素作用下，肝经历慢性炎症、脂肪变性、肝细胞减少、弥漫性纤维化及肝内外血管增生，逐渐发展为肝硬化。

1. 肝硬化发展的基本特征是肝细胞坏死、再生，肝纤维化和肝内血液循环紊乱。各种病因导致肝细胞变性或坏死，若病因持续存在，再生的肝细胞难以恢复正常的肝结构，形成无规则的结节状。

2. 炎症等致病因素激活肝星形细胞，使胶原合成增加、降解减少，总胶原量增加，导致间隙增宽，肝窦内皮细胞下基底膜形成，干扰肝细胞功能，进而导致肝细胞合成功能障碍。肝窦变狭窄、血流受阻、肝内阻力增加，影响门静脉血流动力学，造成肝细胞缺氧和营养供给障碍，加重肝细胞坏死。

3. 汇管区和肝包膜的纤维束向肝小叶中央静脉延伸扩展，这些纤维间隔包绕再生结节或将残留肝小叶重新分割，改建成为假小叶，形成肝硬化组织病理学形态。肝纤维化发展的同时，伴有显著的、非正常的血管增生，使肝内门静脉、肝静脉和肝动脉三个血管系统之间失去正常关系，出现交通吻合支等，这是形成门静脉高压的病理基础，而且还加重肝细胞的营养障碍，促进肝硬化病变的进一步发展。

（四）诊断要点

1. 临床表现：肝硬化通常起病隐匿，病程发展缓慢，临床上将肝硬化大致分为代偿期和失代偿期。

1）代偿期：大部分患者无症状或症状较轻，可有腹部不适、乏力、食欲不振、消化不良和腹泻等症状，多呈间歇性，常于劳累、精神紧张时或伴随其他疾病出现，休息及助消化的药物可缓解。患者营养状况尚可，肝是否增大取决于肝硬化的类型，脾因门静脉高压常有轻中度增大。实验室检查肝功能正常或轻度异常。

2）失代偿期：症状较明显，主要有肝功能减退和门静脉高压两类临床表现。

（1）肝功能减退。

①消化吸收障碍：主要表现为食欲不振、恶心、厌食、腹胀，餐后加重，进荤食后易发生腹泻，多与门静脉高压时胃肠道淤血、水肿、消化吸收障碍和肠道菌群失调等有关。

②营养不良：患者一般情况较差，消瘦、乏力，精神不振，营养不良，甚至因衰弱而卧床不起，皮肤干燥或水肿。

③黄疸：皮肤、巩膜黄染，尿色深，肝细胞进行性或广泛坏死及肝衰竭时，黄疸持续加重，多系肝细胞性黄疸。

④出血和贫血：常有鼻、牙龈出血及皮肤黏膜瘀点、瘀斑和消化道出血等，与肝合成凝血因子减少、脾功能亢进和毛细血管脆性增加有关。

⑤内分泌失调：肝是多种激素转化、降解的重要器官，但激素并不是简单、被动地在肝内被代谢降解，其本身或代谢产物均参与肝病的发生、发展过程。A. 性激素代谢：常见雌激素增多，雄激素减少。男性患者常有性欲减退、睾丸萎缩、毛发脱落及乳房发育等症状，女性患者有月经失调、闭经、不孕等症状；蜘蛛痣及肝掌的出现均与雌激素增多有关。B. 肾上腺皮质功能：肝硬化时，胆固醇酯酶合成减少，肾上腺皮质激素合成不足，促肾上腺皮质激素释放因子合成受抑制，导致肾上腺皮质功能减退，促黑素细胞激素增加，患者面部和其他暴露部位皮肤色素沉着，面色黑黄、晦暗无光，称肝病面容。C. 血管升压素：肝对血管升压素灭能作用减弱，导致血管升压素增加，促进腹腔积液形成。D. 甲状腺激素：血清 T_3、游离 T_3 降低，游离 T_4 正常或偏高，严重者 T_4 也降低，这些改变与肝病严重程度之间具有相关性。

⑥不规则低热：肝对致热性激素等的灭活作用降低，还可因继发性感染导致发热。

⑦低蛋白血症：患者常有下肢水肿及腹腔积液。

（2）门静脉高压：正常情况下，门静脉压力为 5～10mmHg，当门静脉压力持续＞10mmHg 时称为门静脉高压。肝硬化时，门静脉血流增多且门静脉

系统阻力升高，导致门静脉压力升高

①门-体侧支循环形成：持续门静脉高压，促进肝内外血管增生。肝内分流是纤维隔中的门静脉与肝静脉之间形成交通支，使门静脉血流绕过肝小叶，通过交通支进入肝静脉。肝外分流形成的常见侧支循环：A. 食管-胃底静脉曲张（EGV），门静脉系统的胃冠状静脉在食管下段和胃底处，与腔静脉系统的食管静脉、奇静脉相吻合，形成食管-胃底静脉曲张。其破裂出血是肝硬化门静脉高压最常见的并发症，因曲张静脉管壁薄弱、缺乏弹性收缩，难以止血，死亡率高。B. 腹壁静脉曲张，出生后闭合的脐静脉与脐旁静脉在门静脉高压时重新开放及增生，分别进入上腔静脉、下腔静脉；脐周腹壁浅静脉多呈放射状流向脐上及脐下。C. 痔静脉曲张，直肠上静脉经肠系膜下静脉汇入门静脉，其在直肠下段与腔静脉系统髂内静脉的直肠中静脉和直肠下静脉相吻合，形成痔静脉曲张。部分患者因痔疮出血而发现肝硬化。D. 腹膜后吻合支曲张，腹膜后门静脉与下腔静脉之间有许多细小分支，称为 Retzius 静脉。门静脉高压时，Retzius 静脉增多和曲张，以缓解门静脉高压。E. 脾-肾分流，门静脉的属支脾静脉、胃静脉等可与左肾静脉沟通，形成脾-肾分流。大量异常分流可引发一系列病理生理改变，如肝性脑病、肝肾综合征、自发性腹膜炎及药物半衰期延长等。此外，异常分流还可导致门静脉血流缓慢，使门静脉血栓形成。

②脾功能亢进及脾大：脾大是肝硬化门静脉高压较早出现的体征。脾静脉回流阻力增加及门静脉压力逆转到脾，使脾体积被动瘀血性增大，脾组织和脾内纤维组织增生。此外，肠道抗原物质经门-体侧支循环进入体循环，被脾摄取，抗原刺激脾单核-巨噬细胞增生，形成脾功能亢进、脾大。脾功能亢进时，患者外周血象见白细胞减少、增生性贫血和血小板计数降低，易并发感染及出血。血吸虫性肝硬化的脾大常较突出。

③腹腔积液：系肝功能减退和门静脉高压的共同结果，是肝硬化失代偿期最突出的临床表现。患者常诉腹胀，大量腹腔积液使腹部膨隆，状似蛙腹，甚至导致脐疝；横隔因此上移，运动受限，致呼吸困难和心悸。腹腔积液形成的机制包括门静脉高压、有效循环血量不足、低白蛋白血症、肝对醛固酮和血管升压素灭活能力减弱、肝淋巴液形成量超过了淋巴循环引流的能力等。

3）并发症。

（1）消化道出血。

①食管-胃底静脉曲张破裂出血：门静脉高压是导致食管-胃底静脉曲张破裂出血的主要原因，临床表现为突发大量呕血或柏油样便，严重者致出血性

休克。

②消化性溃疡出血：门静脉高压使胃黏膜静脉回流缓慢，屏障功能受损，易发生消化性溃疡甚至出血。

③门静脉高压性胃肠病出血：门静脉属支血管增生，毛细血管扩张，管壁缺陷，发生广泛渗血。门静脉高压性胃病出血，多为反复或持续少量呕血及黑便；门静脉高压性肠病出血，常呈反复黑便或便血。

（2）胆石症：患病率约为30％，胆囊结石及肝外胆管结石较常见。

（3）感染。

①自发性细菌性腹膜炎（spontaneous bacterial peritonitis，SBP）：指非腹内脏器感染引发的急性细菌性腹膜炎。由于腹腔积液是细菌的良好培养基，肝硬化患者出现腹腔积液后容易导致该病，致病菌多为革兰阴性杆菌。

②胆道感染：胆囊结石及肝外胆管结石所致的胆道完全梗阻或不全梗阻常伴发感染，患者常有腹痛及发热；当有胆总管梗阻时，出现梗阻性黄疸；当感染进一步损伤肝功能时，可出现肝细胞性黄疸。

③肺部、肠道及尿路感染：致病菌以革兰阴性杆菌常见，同时由于大量使用广谱抗生素及患者免疫功能减退，厌氧菌及真菌感染日益多见。

（4）肝性脑病：指在肝硬化基础上因肝功能不全和（或）门－体侧支循环形成引起的、以代谢紊乱为基础的、中枢神经系统功能失调的综合征。约50％肝硬化患者出现脑水肿，病程长者大脑皮质变薄，神经元及神经纤维减少。

肝性脑病的常见诱因有消化道出血、大量排钾利尿、放腹腔积液、高蛋白饮食、镇静药、麻醉药、便秘、尿毒症、外科手术及感染等。肝性脑病与其他代谢性脑病相比，并无特征性。临床表现为高级神经中枢功能紊乱、运动和反射异常，其临床过程可分为5期（表4－11）。

表 4－11　肝性脑病临床分期

分期	临床表现及检测
0 期 （潜伏期）	无行为、性格的异常，无神经系统病理征，脑电图正常，只在心理测试或智力测试时有轻微异常
1 期 （前驱期）	轻度性格改变和精神异常，如焦虑、欣快激动、淡漠、睡眠倒错、健忘等，可有扑翼样震颤。脑电图多数正常。此期临床表现不明显，易被忽略
2 期 （昏迷前期）	嗜睡、行为异常（如衣冠不整或随地大小便）、言语不清、书写障碍及定向力障碍。有腱反射亢进、肌张力增高、踝阵挛及 Babinski 征阳性等神经系统病理征，有扑翼样震颤。脑电图有特征性异常

分期	临床表现及检测
3期 （昏睡期）	昏睡，但可唤醒，醒时尚能应答，常有神志不清或幻觉；各种神经系统病理征持续存在或加重，有扑翼样震颤，肌张力高，腱反射亢进，锥体束征常阳性。脑电图有异常波形
4期 （昏迷期）	昏迷，不能唤醒。患者不能合作而无法引出扑翼样震颤。浅昏迷时，腱反射和肌张力仍亢进；深昏迷时，各种反射消失，肌张力降低。脑电图明显异常

（5）门静脉血栓形成或海绵样变：门静脉血栓形成因门静脉血流瘀滞，门静脉主干、肠系膜上静脉、肠系膜下静脉或脾静脉血栓形成。门静脉血栓形成较常见，尤其是在脾切除术后，门静脉、脾静脉栓塞率可高达25％。门静脉血栓形成的临床表现变化较大。若血栓缓慢形成，局限于门静脉左右支或肝外门静脉，侧支循环丰富，则多无明显症状，常被忽略，往往首先由影像学检查发现。门静脉血栓严重阻断入肝血流时，导致难治性食管－胃底静脉曲张破裂出血、中重度腹胀腹痛、顽固性腹腔积液、肠坏死及肝性脑病等，腹腔穿刺可抽出血性腹腔积液。

门静脉海绵样变（cavernous transformation of the portal vein，CTPV）指肝门部或肝内门静脉分支部分或完全慢性阻塞后，门静脉主干狭窄、萎缩甚至消失，在门静脉周围形成细小迂曲的网状血管，其形成与脾切除、内镜下食管静脉套扎术（endoscopic variceal ligation，EVL）、门静脉炎、门静脉血栓形成、红细胞增多、肿瘤侵犯等有关。

（6）电解质和酸碱平衡紊乱：长期钠摄入不足及利尿、大量放腹腔积液、腹泻和继发性醛固酮增多均是导致电解质平衡紊乱的常见原因。低钾低氯血症与代谢性碱中毒容易诱发肝性脑病。持续重度低钠血症（＜125mmol/L）易引起肝肾综合征，预后差。

（7）肝肾综合征：患者肾无实质性病变，由于严重门静脉高压，内脏高动力循环使体循环血流量明显减少；多种血管物质不能被肝灭活，引起体循环血管床扩张；大量腹腔积液引起腹压明显升高，均可减少肾血流，出现肾衰竭。临床表现为少尿、无尿及氮质血症。80％的急进型肝肾综合征患者约于2周内死亡；缓进型肝肾综合征临床较多见，常见难治性腹腔积液，肾衰竭病程缓慢，可在数月内保持稳定状态。

（8）肝肺综合征：是在肝硬化基础上，排除原发心肺疾病后，出现呼吸困难及缺氧体征，如发绀和杵状指（趾），与肺内血管扩张和动脉血氧合功能障碍有关，预后较差。

（9）原发性肝癌：详见本节"原发性肝癌的护理"部分。

4）体征：早期肝增大，表面尚平滑，质中等硬；晚期肝缩小，表面可呈结节状，质地坚硬；一般无压痛，但在肝细胞进行性坏死或并发肝炎和肝周围炎时，可有轻压痛与叩击痛。

2. 辅助检查。

1）实验室检查。

（1）血常规：代偿期大多处于正常范围，失代偿期多有程度不等的贫血。脾功能亢进时白细胞及血小板计数常降低。

（2）尿常规：一般在正常范围。

（3）大便常规：消化道出血时出现肉眼可见的黑便和血便，门静脉高压性胃病引起的慢性出血，大便隐血试验阳性。

（4）肝功能：代偿期正常或轻度异常，失代偿期多有异常。重症患者血清结合胆红素、总胆红素增高，胆固醇酯酶低于正常。

（5）甲胎蛋白（AFP）：肝硬化活动期，AFP 可升高。

（6）血清免疫学检查：血清抗线粒体抗体、抗平滑肌抗体、抗核抗体阳性提示自身免疫性肝病。

（7）腹腔积液检查：一般为漏出液。

2）影像学检查。

（1）上消化道 X 线钡餐检查：可发现食管－胃底静脉曲张征象，但诊断的灵敏度不如胃镜检查。

（2）超声检查：肝硬化的声像图根据病因、病变阶段和病情轻重不同而有差异。

（3）CT 检查：对于肝硬化和原发性肝癌的鉴别十分有用。

（4）MRI 检查：鉴别肝硬化结节、肝癌结节优于 CT 检查，还可用于门静脉高压病因的鉴定及肝移植前对门脉血管的评估。

（5）放射性核素显像。

3. 特殊检查。

（1）胃镜：可直接观察并确定有无食管－胃底静脉曲张，了解其曲张程度和范围，并可确定有无门静脉高压性胃病。

（2）肝穿刺：取肝组织做病理学检查，对早期肝硬化确定诊断和明确病因有重要价值。

（3）腹腔镜：可直接观察肝脾情况，对腹腔积液原因诊断不明时，腹腔镜检查有重要价值。

4. 诊断：肝硬化的诊断依据主要包括病史、症状与体征、肝功能及影像学检查。

（五）治疗

对于肝硬化代偿期患者，治疗旨在延缓肝功能失代偿、预防肝癌；对于肝硬化失代偿期患者，则以改善肝功能、治疗并发症、延缓或减少对肝移植的需求为目的。

1. 保护或改善肝功能。

（1）去除或减轻病因：抗肝炎病毒治疗及针对其他病因治疗。

（2）慎用损伤肝的药物：避免使用不必要、疗效不明确的药物及保健品，减轻肝代谢负担。

（3）维护肠内营养：肝硬化时若碳水化合物供给不足，机体将消耗蛋白质供能，加重肝代谢负担。肠内营养是机体获得能量的最好方式，对于维护肝功能、防止肠源性感染十分重要。只要肠道尚可用，应鼓励肠内营养。肝硬化患者常有消化不良，应进食易消化的食物，以碳水化合物为主，蛋白质摄入量以患者可耐受为宜，辅以多种维生素。对食欲不振、食物不耐受者，可予预消化的、蛋白质已水解为小肽段的肠内营养剂。肝衰竭或肝性脑病先兆时，应减少蛋白质的摄入。

（4）保护肝细胞：胆汁淤积时，使用微创方式解除胆道梗阻，可避免对肝功能的进一步损伤。常用保肝药有熊去氧胆酸、腺苷蛋氨酸、多烯磷脂酰胆碱、还原型谷胱甘肽及甘草酸二铵等。保肝药虽有一定的药理学基础，但普遍缺乏循证医学证据，一般联用不超过 2 种。

2. 门静脉高压症状及其并发症的治疗。

1）腹腔积液。

（1）限制钠、水的摄入：钠摄入量限制在 60~90mmol/d（相当于食盐 1.5~2.0g/d），入液量 <1000mL/d，如有低钠血症，则入液量应限制在 500mL/d 以内。

（2）利尿：常联合使用保钾及排钾利尿药，即螺内酯联合呋塞米，剂量比例约为 100mg：40mg。利尿速度不宜过快，以免诱发肝性脑病、肝肾综合征等。当使用大剂量利尿药（螺内酯 400mg/d 和呋塞米 160mg/d）时，腹腔积液仍不能缓解，即为顽固性腹腔积液。

（3）经颈静脉肝内门—体分流术（transjugular intrahepatic portosystemic shunt，TIPS）：详见本书第六章第十一节"经颈静脉肝内门—体分流术及护理配合"。

（4）腹腔穿刺放腹腔积液加输注白蛋白：通常用于不具备 TIPS 技术、对 TIPS 禁忌及失去 TIPS 机会时顽固性腹腔积液的姑息治疗，一般每次放腹腔积液 1000mL，输注白蛋白 8g。该方法缓解症状时间短，易诱发肝肾综合征、肝性脑病等并发症。

（5）自发性细菌性腹膜炎：选用肝毒性小、主要针对革兰阴性杆菌并兼顾革兰阳性球菌的抗生素。由于自发性细菌性腹膜炎多系肠源性感染，除抗生素治疗外，应注意保持大便通畅、维护肠道菌群。腹腔积液是细菌繁殖的良好培养基，控制腹腔积液也是治疗该并发症的一个重要环节。

2）食管－胃底静脉曲张破裂出血的预防及治疗。

（1）一般急救措施和积极补充血容量：详见本章第四节"消化道出血的护理"。

（2）止血措施。

①药物止血：尽早给予收缩内脏血管药物，如生长抑素、奥曲肽、特利加压素等，减少门静脉血流量，降低门静脉压，从而止血。

②内镜治疗：当出血量为中等及以下时，应紧急采用内镜下食管静脉套扎术治疗，此治疗不能降低门静脉高压，适用于单纯食管静脉曲张不伴胃底静脉曲张者，详见本书第六章第八节"食管－胃底静脉曲张内镜下止血术及护理配合"。

③TIPS：对急性大出血的止血率达到 95%，对于大出血和估计内镜治疗成功率低的患者应在 72h 内行 TIPS，详见本书第六章第十一节"经颈静脉肝内门－体分流术及护理配合"。

④三腔二囊管压迫止血：详见本书第九章第二节"三腔二囊管安置术"。

⑤一级预防：主要针对已有食管－胃底静脉曲张，但尚未出血者，包括对因治疗，非选择性 β 受体阻滞剂收缩内脏血管以减少内脏高动力循环（常用普萘洛尔），内镜下食管静脉套扎术可用于中度食管静脉曲张。

⑥二级预防：对已发生过食管－胃底静脉曲张破裂出血的患者，预防其再出血，包括以 TIPS 为代表的部分门－体分流术、内镜下食管静脉套扎术、经内镜或血管介入途径向食管－胃底静脉注射液态栓塞胶或其他栓塞材料的断流术、以部分脾动脉栓塞为代表的限流术、使用一级预防相同的药物。

3. 预防和治疗肝性脑病：主要措施包括去除引发肝性脑病的诱因、营养支持、促进氨代谢及调节神经递质等。

1）及早识别及去除引发肝性脑病的诱因。

（1）纠正电解质和酸碱平衡紊乱：低钾性碱中毒是肝硬化患者在进食量减少、利尿过度及大量放腹腔积液后，常出现的内环境紊乱。应重视营养支持，利尿药剂量不宜过大。

（2）预防和控制感染。

（3）改善肠内微生态，减少肠内氮源性毒物的生成与吸收。

①止血和清除肠道积血：口服乳果糖导泻、生理盐水或弱酸性液清洁灌肠可清除肠道积血。

②防治便秘：可给予乳果糖口服，保证每天排软便 1～2 次。乳果糖可用于各期肝性脑病的治疗。也可将乳果糖稀释至 33.3％保留灌肠。

③口服抗生素：可抑制肠道产尿素酶的细菌，减少氨的生成，常用的有利福昔明、甲硝唑、新霉素等。

④慎用镇静药及肝损伤药物：镇静药、催眠药、镇痛药及麻醉药可诱发肝性脑病，在肝硬化特别是有严重肝功能减退时应尽量避免使用。

2）营养支持治疗：尽可能保证能量供应，避免低血糖；补充维生素；酌情输注血浆或白蛋白。急性起病数天内禁食蛋白质（1～2 期肝性脑病可限制在 20g/d 以内）；神志清楚后，蛋白质从 20g/d 开始逐渐增加至 1g/（kg·d）；门－体分流对蛋白质不能耐受者应避免大量蛋白质饮食，但仍应保持小量蛋白质的持续补充。

3）促进体内氨的代谢：常用的是 L－鸟氨酸－L－天冬氨酸。鸟氨酸能增加氨基甲酰磷酸合成酶和鸟氨酸氨基甲酰转移酶的活性，其本身也可通过鸟氨酸循环合成尿素而降低血氨；天冬氨酸可增加谷氨酰胺合成酶活性，降低血氨，减轻脑水肿。谷氨酸钠或钾、精氨酸等药物理论上有降血氨的作用，临床广泛使用，但尚无证据肯定其疗效。

4）调节神经递质。

5）阻断门－体分流：TIPS 术后引起的肝性脑病多是暂时的，随着术后肝功能改善、尿量增加及肠道淤血减轻，肝性脑病多呈自限性。对于肝硬化门静脉高压所致严重的侧支循环形成，可通过 TIPS 联合曲张静脉的介入断流术，阻断异常的门－体分流。

4. 其他并发症的治疗。

（1）胆石症：应以内科保守治疗为主，肝硬化并发胆石症的手术死亡率约10％，尤其是 Child-Pugh 肝功能 C 级者，应尽量避免手术。

（2）感染：一旦疑诊，应立即经验性抗感染治疗。

（3）门静脉血栓形成：对新近发生的血栓形成应行早期静脉肝素抗凝治

疗，可使80％以上患者出现完全或广泛性再通，口服抗凝血药治疗应至少半年。

（4）肝硬化低钠血症：轻度者，通过限水可改善；中至重度者，可选用血管升压素V_2受体阻滞剂（托伐普坦），增强肾处理水的能力，使水重吸收减少，提高血钠浓度。

（5）肝肾综合征：TIPS有助于减少缓进型肝肾综合征转为急进型肝肾综合征，肝移植可同时缓解这两型肝肾综合征，是该并发症有效的治疗方法。在等待移植的过程中，可采取静脉补充白蛋白、使用血管升压素、TIPS、血液透析及人工肝支持等。

人工肝指借助体外的机械、理化或生物反应装置，清除患者血中的毒性物质及补充生物活性物质，暂时辅助或替代已丧失的肝功能，直至自体肝细胞再生、肝功能得以恢复，从而提高患者的生存率或为肝移植赢得时机。人工肝有三大类，即非生物型人工肝、生物型人工肝和混合型人工肝。目前临床上应用较为成熟的是非生物型人工肝（图4-4），生物型人工肝和混合型人工肝尚处在研究阶段。

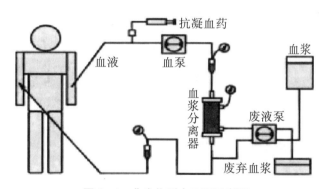

图4-4　非生物型人工肝示意图

（6）肝肺综合征：吸氧机、高压氧舱适用于轻型及早期患者，可以增加肺泡内氧浓度和氧分压，有助于氧弥散。肝移植可逆转肺血管扩张，使动脉氧分压、动脉血氧饱和度及肺血管阻力均明显改善。

（7）脾功能亢进：以部分脾动脉栓塞和TIPS治疗为主，传统的全脾切除术因术后发生门静脉血栓形成、严重感染的风险较高，已不提倡。

5. 手术：肝移植是终末期肝硬化患者的最佳选择，掌握手术时机、尽可能充分做好术前准备，可提高手术存活率。

（六）护理

1. 常用护理诊断/问题。

（1）营养失调：低于机体需要量，与肝功能减退、门静脉高压引起食欲不振、消化吸收障碍有关。

（2）体液过多：与肝功能减退、门静脉高压引起水钠潴留有关。

（3）潜在并发症：上消化道出血、肝性脑病、自发性细菌性腹膜炎。

（4）有效循环血容量不足：与曲张静脉破裂出血、术后出血有关。

（5）思维过程改变：与血氨增高、代谢产物引起中枢神经系统功能紊乱有关。

（6）自理能力缺陷：与意识障碍有关。

（7）有皮肤完整性受损的风险：与营养不良、水肿、皮肤干燥、瘙痒、长期卧床有关。

（8）有感染的风险：与机体抵抗力低下、门-体侧支循环形成等因素有关。

（9）恐惧：与突然大量出血、担心预后、惧怕死亡、担忧体力下降影响工作和生活、容貌改变及需长期照顾有关。

（10）知识缺乏：缺乏肝硬化疾病、饮食要求、预防出血等相关知识。

2. 护理目标。

（1）患者遵循饮食计划，保证各种营养物质的摄入，营养状况得到改善。

（2）患者腹腔积液和水肿有所减轻，身体舒适感增加。

（3）患者掌握疾病相关预防知识，并发症发生风险降低。

（4）患者未再发生出血，有效循环血量得到补充。

（5）患者神志、思维恢复，定向力及计算能力正常。

（6）患者自理能力提高。

（7）患者皮肤完整，未发生破损、感染。

（8）患者未发生感染，一般情况较好。

（9）患者对疾病及治疗过程了解，恐惧程度下降。

（10）患者基本掌握肝硬化相关知识。

3. 护理措施。

1）饮食护理。

（1）肝功能损害较轻者，进食高蛋白、高热量、高维生素、低脂饮食，维持每天摄入 2000～3000kcal 热量；肝功能严重受损及分流术后患者，限制蛋白质及含氨食物的摄入；腹腔积液患者限制水和钠的摄入。

（2）指导患者养成规律进食的习惯，少量多餐，食物以碳水化合物为主。

（3）指导患者家属按饮食要求为患者准备喜好、可口的食物，鼓励进食，增加摄入量。

（4）指导患者进食无渣饮食，避免粗糙、干硬、带骨渣或鱼刺、过烫、油炸及辛辣食物，防止食管黏膜损伤诱发大出血。

（5）必要时予全肠外营养支持。

2）病情观察：观察患者神志、生命体征、腹腔积液及水肿的情况，准确记录出入量，测量腹围、体重等变化。注意有无并发症发生，出现异常情况及时通知医生，以便紧急处理。积极评估患者饮食、营养状况。

3）保肝护理：遵医嘱予以保肝药物，避免使用红霉素、巴比妥类、盐酸氯丙嗪等肝损害药物。肝功能严重受损者，补充支链氨基酸，限制芳香族氨基酸的摄入。

4）心理护理：肝硬化为慢性过程，症状很难控制，预后不良，患者和家属容易产生悲观情绪。应该同情和关心患者，及时解答患者疑问，安慰、理解、开导患者，帮助患者及家属树立战胜疾病的信心；使患者保持愉快的心情、规律的生活，不断改善生活质量，保持良好的心态积极配合治疗。

5）腹腔积液的护理。

（1）体位：应多卧床休息；可抬高下肢，以减轻水肿；大量腹腔积液者卧床时可取半卧位，有利于呼吸运动，减轻呼吸困难和心悸；阴囊水肿者可用托带托起阴囊，缓解水肿。

（2）避免腹压骤增：避免剧烈咳嗽、打喷嚏、用力排便等增加腹压的动作。

（3）限制水钠摄入：钠摄入量限制在 60～90mmol/d（相当于食盐 1.5～2.0g/d）。限钠饮食和卧床休息是腹腔积液的基础治疗措施。有稀释性低钠血症者，应同时限制水的摄入，控制在 500～1000mL/d。

（4）腹腔穿刺放腹腔积液的护理：记录抽出腹腔积液的量、性质、颜色并及时送检。术后认真听取患者主诉，严密观察生命体征及穿刺部位情况。

（5）遵医嘱测量腹围、监测体重。

6）上消化道出血的护理：详见本章第四节"消化道出血的护理"。

7）肝性脑病的护理。

（1）避免诱因。

（2）减少肠内氮源性毒物的生成与吸收：灌肠或导泻、抑制肠道细菌生长、指导口服乳果糖。

（3）促进体内氨的代谢。

（4）密切观察患者意识及行为改变，发现嗜睡、精神欣快、行为反常及血氨增高等异常征象，应及时报告医生处置。

8）肝癌的护理：详见本节"原发性肝癌的护理"部分。

9）肝肾综合征的护理：密切观察患者尿量变化，定期检测血钠。

10）皮肤护理：每天可用温开水擦浴，避免用力搓拭、使用刺激性的药皂或沐浴液、水温过高等；衣服宜柔软、宽松；床铺要平整、洁净；定时更换体位，以防局部组织长期受压、皮肤损伤，发生压疮或感染；皮肤瘙痒时勿搔抓，可涂抹止痒剂，以免皮肤破损和继发感染。

4. 健康指导。

（1）疾病知识指导：向患者及家属宣教本病的有关知识和自我护理方法，并发症的预防方法及如何早发现和消除危险因素。

（2）休息与活动指导：不宜进行重体力活动及高强度体育锻炼，代偿期患者可从事轻体力劳动，失代偿期患者应多卧床休息；保持情绪稳定，减轻心理压力。

（3）用药与饮酒指导：肝硬化患者均应严格禁酒；避免使用不必要且疗效不明确的药物、各种解热镇痛的复方感冒药、不正规的中药偏方及保健品，以减轻肝代谢负担，避免肝毒性损伤；失眠者应在医生指导下慎重使用镇静药、催眠药；遵医嘱用药，勿擅自加减药物；观察药物疗效和不良反应，及时识别病情变化及并发症的发生，及时就医、定期随访。

（4）照顾者指导：指导患者家属理解、关心患者，给予患者精神支持和生活照顾；细心观察、及早识别病情变化，及时就医。

（七）预后

肝功能 Child-Pugh 评分与预后密切相关（表4-12、表4-13）。呕血、黄疸、腹腔积液是预后不利因素。肝移植的开展已明显地改变了肝硬化患者的预后，移植后患者1年存活率为90%、5年存活率为80%，生活质量大大提高。

表4-12 肝功能 Child-Pugh 评分

指标	分数		
	1	2	3
肝性脑病	无或0期	1~2期	3~4期
腹腔积液	无	轻度	中重度

指标	分数		
	1	2	3
总胆红素（μmol/L）	<34	34~51	>51
白蛋白（g/L）	>35	28~35	<28
PT［比对照延长（s）］	<4	4~6	>6

表 4－13　肝功能 Child-Pugh 评分与 1 年存活率、2 年存活率的关系

分级	评分	1 年存活率（%）	2 年存活率（%）
A	5~6	100	85
B	7~9	80	60
C	10~15	45	35

（八）知识拓展

临床常用肝功能 Child-Pugh 评分将肝功能分为 A~C 三级，为患者选择治疗方案、估计预后提供证据。Child-Pugh 评分总分越高，提示存活率越低。

（李佳昕）

七、原发性肝癌的护理

（一）概述

原发性肝癌（primary carcinoma of the liver）指起源于肝细胞或肝内胆管上皮细胞的恶性肿瘤，包括肝细胞癌（hepatocellular carcinoma，HCC）、肝内胆管癌（intrahepatic cholangiocarcinoma，ICC）和 HCC－ICC 混合型三种病理类型，其中 HCC 占 85% 以上，日常所称的"肝癌"多指 HCC。原发性肝癌是我国常见恶性肿瘤之一，每年新发病例占全球的 42%~50%，发病率高居恶性肿瘤的第四位，死亡率位居第二位。

（二）病因及发病机制

1. 病毒性肝炎：HBV 感染是我国肝癌患者的主要病因，西方国家以 HCV 感染常见。HBV 的 DNA 序列和宿主细胞的基因序列同时遭到破坏或发生重新整合，使宿主细胞癌基因激活和抑癌基因失活，从而发生细胞癌变。丙型肝炎致癌机制与 HCV DNA 序列变异相关，HCV 通过 DNA 序列变异逃避免疫识别而持续感染肝细胞，引起肝长期炎症，肝细胞坏死和再生反复发生，

从而积累基因突变，破坏细胞增生的动态平衡，导致细胞癌变。

2. 肝纤维化：病毒性肝炎、酒精性肝病及非酒精性脂肪肝后肝纤维化、肝硬化是肝癌发生的重要危险因素。

3. 黄曲霉毒素：流行病学研究发现，粮食受到黄曲霉毒素污染严重的地区，人群肝癌发病率高。黄曲霉毒素的代谢产物之一黄曲霉毒素 B_1 能通过影响 RAS、$P53$ 等基因的表达而引起肝癌的发生。

4. 其他因素：长期接触氯乙烯、亚硝胺类、苯酚、有机氯农药等化学物质，血吸虫及华支睾吸虫感染，长期饮用污染水、藻类异常繁殖的河沟水，长期接触香烟中多环芳烃、亚硝胺和尼古丁。

（三）病理

1. 大体病理学分型。

（1）块状型：占原发性肝癌的 70% 以上，单个、多个或融合成巨块，直径 5～10cm，>10cm 者称为巨块型。

（2）结节型：呈大小和数目不等的癌结节，直径<5cm，与周围肝组织的分界不如块状型清楚，常伴有肝硬化。单个癌结节直径<3cm 或相邻两个癌结节直径之和<3cm 者称为小肝癌。

（3）弥漫型：少见，米粒至黄豆大的癌结节弥漫地分布于整个肝，不易与肝硬化区分，患者常因肝衰竭死亡。

2. 组织病理学分型。

（1）HCC：最为多见，癌细胞来自肝细胞，异型性明显，胞质丰富，呈多边形，排列成巢状或索状，血窦丰富。肝有双重血供，正常人的肝由肝动脉供血 30%、门静脉供血 70%；HCC 患者的肝由肝动脉供血超过 90%，而门静脉供血不到 10%。这是目前肝癌影像学诊断及介入诊疗的重要循环特征。

（2）ICC：较少见，癌细胞来自胆管上皮细胞，呈立方状或柱状，排列成腺样，纤维组织较多、血窦较少。

（3）HCC-ICC 混合型：最少见。

（四）转移途径

1. 肝内转移：病灶易侵犯门静脉及其分支并形成癌栓，癌栓脱落后在肝内引起多发性转移灶。

2. 肝外转移。

（1）血行转移：常转移至肺，其他转移部位包括脑、肾上腺、肾及骨骼等。

（2）淋巴结转移：常见肝门淋巴结转移，也可转移至胰、脾、主动脉旁及锁骨下淋巴结。

（3）种植转移：少见，从肝表面脱落的癌细胞可种植在腹膜、横隔、盆腔等处，引起血性腹腔积液、胸腔积液。

（五）分期和预后

原发性肝癌的临床分期方法繁多，一般分为基于外科手术的分期和基于非外科手术的分期。

因 CLIP 评分系统操作简单，可满足手术或非手术患者的评估需要，应用较广，有助于评估治疗效果和预后。CLIP 评分系统见表 4-14。

表 4-14　CLIP 评分系统

评价项		分数
肝功能 Child-Pugh 分级	A 级	0
	B 级	1
	C 级	2
肿瘤形态	单结节型且病变体积≤50%肝体积	0
	多结节型且病变体积≤50%肝体积	1
	块状型或病变体积>50%肝体积	2
甲胎蛋白（ng/mL）	<400	0
	≥400	1
门静脉栓塞	无	0
	有	1

CLIP 评分 0~1 分，大致相当于肝癌早期，中位生存期为 22.1~35.7 个月；CLIP 评分 2~3 分，大致相当于肝癌中期，中位生存期为 6.9~8.5 个月；CLIP 评分 4~6 分，大致相当于肝癌晚期，中位生存期为 3.2 个月。

（六）诊断要点

1. 临床表现：原发性肝癌起病隐匿，早期缺乏典型症状。临床表现明显者，大多已进入中晚期。本病常在肝硬化基础上发生，或者以转移灶症状为首发表现。中晚期临床表现如下。

1）症状。

（1）肝区疼痛：最常见，多呈右上腹持续性胀痛或钝痛，与癌肿生长、肝包膜受牵拉有关。当癌结节破裂时，可突然引起剧烈腹痛，从肝区开始迅速蔓延至全腹，产生急腹症的表现，严重时可出现休克。

（2）全身性表现：有腹胀、食欲不振、恶心与呕吐、进行性消瘦、发热、营养不良，晚期患者可呈恶病质等。

（3）转移灶症状。

（4）伴癌综合征：癌肿本身代谢异常或肝癌患者内分泌/代谢异常而出现的一组综合征，常见表现为自发性低血糖症、红细胞增多症，其他罕见的有高钙血症、高脂血症、类癌综合征等。

2）体征。

（1）肝大：肝进行性增大，质地坚硬，表面凹凸不平，常有大小不等的结节，边缘钝而不齐，常有不同程度的压痛。

（2）黄疸：一般在晚期出现，多数为阻塞性黄疸，少数为肝细胞性黄疸。

（3）肝硬化征象：在肝硬化失代偿期基础上发病者，可表现为腹腔积液迅速增加且难治，腹腔积液多为漏出液；血性腹腔积液系肝癌侵犯肝包膜或向腹腔内破溃引起。门静脉高压导致食管－胃底静脉曲张破裂出血。

（4）并发症。

①肝性脑病：原发性肝癌终末期的最严重并发症，死亡率高。

②上消化道出血：约占原发性肝癌死亡原因的 15%，出血原因包括食管－胃底静脉曲张破裂出血，门静脉高压性胃病合并凝血功能障碍而有广泛出血。大量出血常诱发肝性脑病。

③癌结节破裂出血：表现为急腹症症状，有 10% 原发性肝癌患者发生癌结节破裂出血。癌组织坏死、液化可致自发破裂或因外力而破裂。大量出血可致休克、死亡。

④继发感染：由于患者长期处于消耗状态，放疗、化疗引起的不良反应等导致机体抵抗力低下，易继发肺炎、败血症、肠道感染等。

2. 辅助检查。

（1）AFP：已广泛应用于肝癌的普查、诊断、治效评估和复发预测。AFP异质体的监测有助于提高肝癌的诊断率，且不受 AFP 浓度、肿瘤大小和病期早晚的影响。

（2）γ－GT 同工酶Ⅱ：在原发性肝癌及转移性肝癌中均可升高，阳性率达 90%。

（3）超声检查：是临床上应用最广泛、最经济的 HCC 筛查方法。优质超声仪可检出直径<2cm 的微小病灶。AFP 结合超声检查是诊断早期肝癌的主要方法。

（4）CT 检查：是目前检出肝癌最灵敏的方法之一，易于发现直径为 1～2cm 的肿瘤。如静脉注射造影剂使造影增强后，CT 对 1cm 以下的肿瘤检出率可达 80％以上。

（5）MRI 检查：应用于临床怀疑肝癌而 CT 未能发现病灶者，或病灶性质不能确定时。

（6）数字减影血管造影（digital subtraction angiography，DSA）：当增强 CT/MRI 检查对疑为肝癌的小病灶难以确诊时，经选择性肝动脉行 DSA 检查是重要补充手段。对直径为 1～2cm 的小肝癌，DSA 有利于更准确地做出判断，正确率>90％。

（7）肝活检：超声或 CT 引导下穿刺癌结节，吸取癌组织，病理学检查检出癌细胞即可确诊。但肝活检属于有创性检查，且偶有出血或针道转移的风险。

3．诊断标准：满足下列三项中的任一项，可诊断肝癌。

（1）具有两种典型的肝癌影像学表现，病灶>2cm。

（2）具有一项典型的肝癌影像学表现，病灶>2cm，AFP>400ng/mL。

（3）肝活检阳性。

（七）治疗

早期发现和早期治疗是改善肝癌预后的最主要措施，早期肝癌应尽早采取手术切除，对不能切除者应采取多种综合治疗措施。

1．手术治疗：手术治疗为首选，包括肝癌切除术和肝移植术，但手术治疗后仍有较高的复发率，术后宜加强综合治疗和随访。

2．局部治疗。

1）射频消融术（radiofrequency ablation，RFA）：在超声引导或开腹条件下，将电极插入肝癌组织内，应用电流热效应等多种物理方法毁损病变组织，是肝癌微创治疗最具代表性的消融方式，适用于直径≤3cm 的肝癌。

2）经皮穿刺瘤内注射无水酒精（percutaneous ethanol injection，PEI）：在超声或 CT 引导下，将无水酒精直接注入肝癌组织内，使癌细胞脱水、变性、凝固性坏死。PEI 也适用于直径≤3cm 的肝癌，但对直径≤2cm 者效果更确切。

3）经导管动脉化疗栓塞术（transcatheter arterial chemoembolization，TACE）：非手术治疗中晚期肝癌的常用方法，可提高患者的生存率。TACE 是经皮穿刺股动脉，在 X 线透视下将导管插至肝固有动脉或其分支注射抗肿瘤药物和栓塞剂。现临床多采用抗肿瘤药物和碘化油混合后注入肝动脉，以发挥持久的抗肿瘤作用。TACE适应证如下。

（1）一期不能切除者可行TACE，以获得二期切除的可能。

（2）具有高复发倾向的肝癌建议术后行TACE，姑息性切除的肝癌建议术后行TACE治疗。

（3）弥漫性肝癌无法手术者，TACE治疗有助于延长生存期。

3. 肝移植：对于肝癌合并肝硬化患者，肝移植可将整个病肝切除，是治疗肝癌和肝硬化的有效手段。但若肝癌已有血管侵犯及远处转移（常见肺、骨转移），则不宜行肝移植。

4. 药物治疗：多激酶抑制剂索拉非尼是国内目前唯一获得批准用于治疗晚期肝癌的分子靶向药物。

5. 其他治疗：放疗、免疫治疗、中医药治疗等。

6. 并发症治疗：肝癌结节破裂时，因患者凝血功能障碍，非手术治疗难以止血，在可耐受手术的情况下，应积极采取手术探查止血。并发肝性脑病、上消化道出血时，治疗详见本节"肝硬化的护理"部分及本章第四节"消化道出血的护理"。

巴塞罗那临床肝癌（Barcelona Clinic Liver Cancer，BCLC）分期系统与临床治疗策略见图4-5。

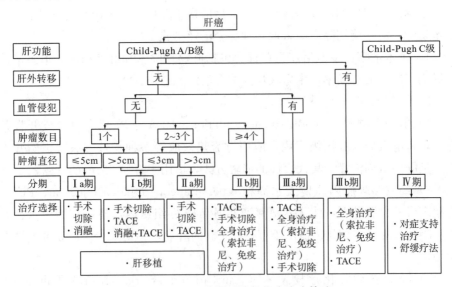

图4-5　BCLC分期系统与临床治疗策略

（八）护理

1. 常用护理诊断/问题。

（1）疼痛：与肝癌病灶增大致肝包膜张力增大、肿瘤转移到其他组织有关。

（2）体液过多：腹腔积液，与肝癌、肝硬化致门静脉高压、低蛋白血症、水钠潴留有关。

（3）营养失调：低于机体需要量，与肝癌所致的进行性消耗、食欲不振、恶心及腹胀有关。

（4）潜在并发症：肝性脑病、上消化道出血、感染。

（5）恐惧：与得知癌症诊断、担心手术效果和疾病预后、害怕死亡有关。

（6）知识缺乏：缺乏放疗、化疗所致不良反应的相关知识。

2．护理措施。

（1）疼痛护理：晚期肝癌患者往往疼痛剧烈，且较为持续，难以忍受。除了给予患者关心、疏导外，还要提供一个舒适、安静、利于休息的环境。评估疼痛的性质、强度、部位，遵医嘱给予镇痛药，并观察疗效。同时，可鼓励患者采用转移注意力、放松疗法等非药物方法镇痛。

（2）TACE患者的护理：详见本书第六章第十二节"原发性肝癌经导管动脉化疗栓塞术及护理配合"。

（3）饮食护理：提供高蛋白、适当热量、高维生素的食物。有食欲不振、恶心与呕吐的患者，可通过在进食前做口腔护理、少量多餐等方法促进食欲，增加进食量。对于进食少的患者，应给予营养支持疗法，包括肠内营养、肠外营养，必要时还可静脉给予白蛋白。腹腔积液严重的患者应限制每天水、钠的摄入，准确记录尿量。有肝性脑病倾向的患者，应减少蛋白质摄入，甚至禁食。

（4）心理护理：本病起病隐匿，一旦发现多已是晚期，面对突如其来的沉重打击，患者极易产生悲观、绝望的情绪。应加强同患者的沟通交流，了解患者在不同阶段的情绪变化，给予相应的护理，使其接受患病事实，积极对待疾病。做好疾病相关的健康指导，鼓励患者参与治疗和护理，增加其与疾病斗争的信心。对患者出现的不适症状如疼痛、恶心、食欲不振等，应积极协助处理，避免对患者情绪带来负面影响。对那些对疾病极度恐惧、易做出危险行为的患者，应加强监控，以免发生意外。

（5）病情观察：观察患者抗肿瘤治疗的疗效及各种症状、体征的变化，如肝区疼痛、肝大小的变化，是否存在黄疸、发热、腹腔积液、恶心等症状，有无转移灶的表现，有无上消化道出血、肝性脑病、肝癌结节破裂引起的急腹症等表现。发现异常应及时通知医生，采取相应的措施。

（6）并发症的护理：鼓励患者排痰，预防肺部感染，对出现感染的患者，遵医嘱应用抗生素治疗，并观察疗效。严密观察患者的生命体征、腹部症状，出现肝癌结节破裂时及早发现、及早处理。上消化道出血、肝性脑病的护理可参考相关章节。

3. 健康指导。

（1）确诊肝癌并进行治疗后出院的患者，护士应对其及家属进行有关肝癌自我护理方法及并发症预防的知识教育，教会患者自我监测病情，出现异常情况及时就医。

（2）对部分需分阶段治疗的患者，应向患者确定下次进行治疗的时间。

（3）积极宣传与普及肝癌预防知识：积极预防与治疗病毒性肝炎；做好粮食保管，防霉去毒，注意饮食卫生；防止饮用污染的水源；对肝癌高发人群、高发地区定期普查等。

（九）预后

下述情况预后较好：肝癌直径<5cm，能早期手术；癌肿包膜完整，尚无癌栓形成；机体免疫状态良好。合并肝硬化或有肝外转移、肝癌结节破裂、上消化道出血、ALT 显著升高的患者预后差。

（李佳昕）

八、肝衰竭的护理

（一）概述

肝衰竭是多种因素引起的严重肝损害，导致肝合成、解毒、代谢和生物转化功能严重障碍或失代偿，出现以黄疸、凝血功能障碍、肝肾综合征、肝性脑病、腹腔积液等为主要表现的一组临床综合征。

（二）病因及分类

1. 病因：在我国，肝衰竭的主要病因是肝炎病毒（尤其是 HBV），其次是药物及肝毒性物质（如酒精、化学制剂等）。儿童肝衰竭还可见于遗传代谢性疾病。肝衰竭具体的病因分类见表 4-15。

表 4-15　肝衰竭的病因分类

病因	常见分类
肝炎病毒	HAV、HBV、HCV、HDV、HEV

病因	常见分类
其他病毒	巨细胞病毒（CMV）、EB病毒（EBV）、肠道病毒、单纯疱疹病毒、黄热病毒等
药物	对乙酰氨基酚、抗结核药物、抗肿瘤药物
肝毒性物质	酒精、化学制剂等
细菌及寄生虫	严重或持续感染（如脓毒症、血吸虫病等）
肝其他疾病	肝肿瘤、急性妊娠期脂肪肝、自身免疫性肝病等
胆道疾病	先天性胆道闭锁、胆汁淤积性肝病等
代谢异常	肝豆状核变性、遗传性糖代谢障碍等
循环衰竭	缺血缺氧、休克、充血性心力衰竭等
其他	创伤、热射病、肝移植术后等

2. 分类：基于病史、起病特点及病情进展速度，肝衰竭可分为四类，即急性肝衰竭、亚急性肝衰竭、慢加急性（亚急性）肝衰竭和慢性肝衰竭，详见表4—16。

表4—16　肝衰竭的分类

分类	定义
急性肝衰竭	急性起病，无基础肝病史，2周内出现以2期及以上肝性脑病为特征的肝衰竭
亚急性肝衰竭	起病较急，无基础肝病史，2~26周出现肝衰竭的临床表现
慢加急性（亚急性）肝衰竭	在慢性肝病的基础上，短期内出现急性肝功能失代偿和肝衰竭的临床表现
慢性肝衰竭	在肝硬化的基础上，缓慢出现肝功能进行性减退导致的以反复腹腔积液和（或）肝性脑病等为主要表现的慢性肝功能失代偿

（三）诊断要点

1. 辅助检查：包括血常规检查、尿常规检查、肝功能检查、超声检查、肝穿刺活组织检查、CT/MRI检查等。

2. 临床诊断：肝衰竭的临床诊断需要依据病史、临床表现和辅助检查等综合分析来确定。

（1）急性肝衰竭：急性起病，2周内出现2期及以上肝性脑病并有以下表现者：①极度乏力，并伴有明显食欲不振、腹胀、恶心与呕吐等严重消化道症状；②短期内黄疸进行性加深，血清总胆红素≥10 倍 ULN 或每天上升≥17.1μmol/L；③有出血倾向，凝血酶原活动度（PTA）≤40%，或国际标准化比值（INR）≥1.5，且排除其他原因；④肝进行性缩小。

（2）亚急性肝衰竭：起病较急，2~26 周出现以下表现者：①极度乏力，有明显的消化道症状；②黄疸迅速加深，血清总胆红素≥10 倍 ULN 或每天上升≥17.1μmol/L；③伴或不伴肝性脑病；④有出血表现，PTA≤40%（或 INR≥1.5），且排除其他原因者。

（3）慢加急性（亚急性）肝衰竭：在慢性肝病基础上，由各种诱因引起以急性黄疸加深、凝血功能障碍为主要表现的综合征，可合并肝性脑病、腹腔积液、电解质平衡紊乱、感染、肝肾综合征、肝肺综合征等并发症，以及肝外器官功能障碍。患者黄疸迅速加深，血清总胆红素≥10 倍 ULN 或每天上升≥17.1μmol/L，有出血表现，PTA≤40%（或 INR≥1.5）。

（4）慢性肝衰竭：在肝硬化的基础上，缓慢出现肝功能进行性减退和失代偿：①血清总胆红素升高，常低于 10 倍 ULN；②白蛋白计数明显降低；③血小板明显下降，PTA≤40%（或 INR≥1.5），且排除其他原因者；④有顽固性腹腔积液或门静脉高压等表现；⑤肝性脑病。

（四）治疗

目前肝衰竭的内科治疗尚缺乏特效药物和手段。肝衰竭的治疗原则是强调早期诊断、早期治疗，采取相应的病因治疗和综合治疗措施，并积极防治并发症。肝衰竭诊断明确后，应动态评估病情、加强监护和治疗。

1. 内科综合治疗。

1）一般支持治疗：卧床休息，减少体力消耗，减轻肝负担，病情稳定后适当运动。加强病情监护，完善病因及病情评估相关实验室检查；推荐肠内营养，包括高碳水化合物、低脂、适量蛋白饮食，积极纠正低蛋白血症，补充白蛋白或新鲜血浆，并酌情补充凝血因子；注意消毒隔离，加强口腔护理、肺部及肠道管理，预防院内感染发生。

2）对症治疗。

（1）保肝药：推荐应用抗炎保肝药物、肝细胞膜保护剂、解毒保肝药物及利胆药物。

（2）微生态调节：肝衰竭患者存在肠道微生态失衡，益生菌减少，肠道有害菌增加，而应用肠道微生态制剂可改善肝衰竭患者预后。建议应用肠道微生态调节剂、乳果糖或拉克替醇，以减少肠道细菌易位或内毒素血症的发生。

（3）免疫调节：非病毒感染性肝衰竭，可考虑肾上腺皮质激素治疗，治疗中需密切监测，及时评估疗效与不良反应。

3）病因治疗：肝衰竭病因对指导治疗及判断预后具有重要价值，包括发病原因及诱因两类。对病因尚不明确者应积极寻找病因以期达到正确处理的目的。

（1）去除诱因：感染、各种应激状态、饮酒、劳累、药物影响、出血等。

（2）针对不同病因治疗。

①肝炎病毒感染：优先使用核苷类似物，如恩替卡韦、替诺福韦酯。抗HCV治疗首选无干扰素的直接抗病毒药物，并根据HCV基因型、患者耐受情况等进行个体化治疗。

②药物性肝损伤：应停用所有可疑的药物。

③急性妊娠期脂肪肝导致的肝衰竭：建议立即终止妊娠，如果终止妊娠后病情仍继续进展，需考虑人工肝和肝移植治疗。

④肝豆状核变性：采用血浆置换、白蛋白透析、血液滤过，以及各种血液净化方法组合的人工肝支持治疗，可以在较短时间内改善病情。

4）并发症的治疗。

（1）脑水肿。

①有颅压增高者，给予甘露醇或者高渗盐水治疗。

②与渗透性脱水剂交替使用利尿药。

③应用人血白蛋白，特别是对于肝硬化白蛋白偏低的患者，可提高胶体渗透压，可能有助于降低颅压，减轻脑水肿症状。

④人工肝支持治疗。

⑤对于存在难以控制的颅高压的急性肝衰竭患者，可考虑应用轻度低温疗法。

（2）肝性脑病。

①去除诱因，如严重感染、出血及电解质平衡紊乱等。

②调整蛋白质摄入量及营养支持，严重蛋白质不耐受患者需要补充支链氨基酸。

③乳果糖或拉克替醇口服或高位灌肠，可酸化肠道，促进氨的排出，调节肠道微生态，减少肠源性毒素吸收。

④视患者电解质和酸碱平衡情况酌情选择精氨酸、天冬氨酸鸟氨酸等降血氨的药物。

⑤人工肝支持治疗。

（3）感染。

①常规进行血液和体液的病原学检测。

②除肝移植前围术期患者外，不推荐常规预防性使用抗感染药物。

③一旦出现感染征象，应首先根据经验选择抗感染药物，并及时根据病原学检测及药敏试验结果调整用药。

（4）低钠血症及顽固性腹腔积液：低钠血症是常见并发症，水钠潴留所致稀释性低钠血症是其常见原因。托伐普坦作为精氨酸加压素 V2 受体阻滞剂，可通过选择性阻断集合管主细胞 V2 受体，促进自由水的排泄，已成为治疗低钠血症和顽固性腹腔积液的新措施。对顽固性腹腔积液患者推荐螺内酯联合呋塞米起始联用，应答差者，可应用托伐普坦、腹腔穿刺放腹腔积液、输注白蛋白。

（5）急性肾损伤（AKI）及肝肾综合征：纠正低血容量，积极控制感染，避免肾毒性药物等。

（6）出血：常规推荐预防性使用 H_2 受体阻滞剂或质子泵抑制剂、生长抑素类似物或特利加压素；食管－胃底静脉曲张破裂出血者可用三腔二囊管压迫止血，或行内镜下治疗止血；对弥漫性血管内凝血患者，可给予新鲜血浆、凝血酶原复合物和纤维蛋白原等补充凝血因子。

2. 人工肝支持治疗：人工肝是治疗肝衰竭的有效方法之一，其治疗机制是基于肝细胞的强大再生能力，通过一个体外的机械、理化和生物装置，清除体内各种有害物质、补充必需物质，改善内环境，暂时替代衰竭肝的部分功能，为肝细胞再生及肝功能恢复创造条件，或等待机会进行肝移植。

3. 肝移植：肝移植是治疗各种原因所致的中晚期肝衰竭的最有效方法之一，适用于经积极内科综合治疗和或人工肝支持治疗疗效欠佳，不能通过上述方法好转或恢复者。

（五）护理

1. 常用护理诊断/问题。

（1）活动无耐力：与肝功能受损、代谢障碍有关

（2）舒适度的改变：与疾病所致的恶心、腹胀等不适有关。

（3）自我形象紊乱：与皮肤巩膜黄染有关。

（4）营养失调：低于机体需要量，与食欲不振、胃肠道吸收功能障碍有关。

（5）体液过多：与肝功能减退、门静脉高压引起水钠潴留有关。

（6）潜在并发症：上消化道出血、肝性脑病、自发性腹膜炎。

（7）有皮肤完整性受损的风险：与营养不良、水肿、皮肤干燥、瘙痒、长

期卧床有关。

（8）有感染的风险：与机体抵抗力低下等因素有关。

2. 护理目标。

（1）患者自理能力逐渐恢复，能基本生活自理。

（2）患者自觉舒适度增强，恶心、腹胀等不适减轻。

（3）患者能正确认识疾病所带来的自我形象改变。

（4）患者营养状况恢复，满足机体需要。

（5）患者能叙述腹腔积液和水肿的主要原因，腹腔积液和水肿有所减轻，舒适度增加。

（6）患者掌握疾病相关预防知识，降低并发症的发生风险。

（7）患者皮肤无破损或感染。

（8）患者未发生感染，一般状况较好。

3. 护理措施。

1）休息与活动护理：肝衰竭患者应绝对卧床休息，减少体力消耗，增加肝的血流量，有利于肝细胞修复。待症状好转、肝功能改善后，患者可逐渐增加活动量，以不感疲劳为度，但仍应避免过度劳累和重体力劳动。

2）病情观察：严密观察患者实验室检查结果、神志、生命体征、腹腔积液及水肿的情况，准确记录出入量，测量腹围、体重等变化。注意有无并发症发生，出现异常情况及时通知医生，以便紧急处理。

3）饮食护理。

（1）介绍合理饮食的重要性：向患者及家属解释肝是营养代谢的重要器官，肝功能减退时，糖原合成减少，蛋白质、脂肪代谢障碍，而合理的饮食有利于肝恢复。

（2）饮食原则：肝衰竭患者应戒烟、戒酒，保持健康的生活习惯及饮食方式。以清淡、易消化、适量蛋白、富含维生素饮食为主，建议进食方式更改为少量多餐；保持大便通畅；伴有肝性脑病者不能配合进食，可给予鼻饲；伴有腹腔积液的患者应限制钠盐的摄入。详见本节"病毒性肝炎的护理"部分。

4）腹腔积液的护理：补充白蛋白，纠正低蛋白血症，以减少腹腔积液；联合醛固酮受体阻滞剂和袢利尿药，从小剂量开始，必要时每隔3~5天同步增加剂量，直到最大剂量，以达到最佳利尿效果和体重减少的预期目标，并注意维持水、电解质及酸碱平衡。

5）心理护理：评估患者的心理状况，进行针对性的护理。加强与患者沟通交流，使其积极配合治疗和护理。帮助患者获得较多的社会支持，使其树立信心，摆脱紧张、低落、悲观、失望的情绪，正确认识疾病。

    6）皮肤护理：详见本节"肝硬化的护理"部分。

    7）潜在并发症的护理：详见消化道出血、肝性脑病的相关内容。

    4. 健康指导：详见本节"病毒性肝炎的护理"部分。

（陈霞）

九、巴德－基亚里综合征的护理

（一）概述

巴德－基亚里综合征（Budd-Chiari sydrome，BCS）指各种原因导致的肝静脉或其开口以上的下腔静脉阻塞性病变。肝静脉流出道阻塞导致肝窦压力升高，肝细胞进行性缺氧坏死、肝小叶纤维化，最终造成肝硬化。在西方国家，肝静脉血栓形成是 BCS 最常见的梗阻类型，骨髓增生性疾病是 BCS 最常见的病因。然而，亚太地区报道的 BCS 梗阻类型多以下腔静脉膜性病变和肝静脉短节段性病变为主。

（二）病因

本病西方国家较少见，多由血液高凝状态引起肝静脉血栓形成居多，而东方国家约有 1/3 病例是由肝段下腔静脉隔膜畸形引起肝静脉阻塞或下腔静脉阻塞。BCS 的常见病因包括以下几方面。

    1. 血液高凝状态：口服避孕药、红细胞增多症等引起的肝静脉血栓形成。

    2. 肝静脉受肿瘤压迫。

    3. 癌肿侵犯肝静脉（如肝癌）或下腔静脉（如肾癌、肾上腺癌）。

    4. 下腔静脉先天性发育异常（隔膜形成、狭窄、闭锁）。

（三）诊断要点

    1. 临床表现：临床主要表现为腹胀、右上腹疼痛、肝脾大、黄疸、消化道出血、顽固性腹腔积液等，还可同时伴发双下肢肿胀、浅表静脉曲张、足靴区色素沉着，甚至出现皮肤溃疡、腰背部和胸腹壁静脉曲张且血流向上等症状。

    2. 辅助检查：BCS 通常采用肝静脉造影或肝活检进行诊断，但由于存在创伤和技术水平要求较高等缺点而不易被广泛推广，更无法应用于早期筛查和检测。

    1）实验室检查：血常规、尿常规、大便常规、血型、凝血功能、血液生化、腹腔积液检查等。

2）影像学检查。

（1）超声检查：B超或多普勒超声作为简单、迅速、可靠的无创性筛选方式，准确度高达90%，可作为初筛BCS的首选工具

（2）CT检查：BCS的CT血管成像（computed tomographic angiography，CTA）表现为下腔静脉被代偿性增大的肝尾状叶压迫，冠状面/矢状面重建可见下腔静脉膜状、短段狭窄或闭塞，腹腔积液、肝脾大及侧支循环开放。18%～53% BCS患者下腔静脉或肝静脉内可见血栓形成。

（3）MRI检查：磁共振血管成像（magnetic resonance angiography，MRA）是对血管和血流信号进行特征显示的一种检查方式，具有无创性的优点。

（4）DSA检查：DSA是BCS诊断的"金标准"，通过颈静脉或股静脉入路造影可清楚地观察下腔静脉病变的位置、范围、程度或有无侧支循环，并可准确测量病变上下两端下腔静脉压力，对诊断或治疗具有指导意义。

（四）治疗

对于所有诊断为BCS的患者首先开始内科保守治疗，包括抗凝（如果没有抗凝禁忌证），病因及症状性门静脉高压的治疗，改善营养状况及肝功能，控制腹腔积液，积极纠正电解质平衡紊乱。

1. 积极寻找适合开通的肝静脉流出道（肝静脉或下腔静脉）的短段狭窄或闭塞性病变，根据患者病情选择球囊扩张术、血管成形术、支架置入术等。

2. 门静脉高压症状及其并发症治疗。

1）腹腔积液。

（1）限制钠、水的摄入：详见本节"肝硬化的护理"部分。

（2）利尿：详见本节"肝硬化的护理"部分。

（3）经颈静脉肝内门－体分流术（TIPS）：对于不适合开通治疗或开通治疗反应不佳的患者，应考虑行TIPS治疗，缓解门静脉高压。治疗后腹腔积液可有效减少，并可较长期维持疗效，多数患者可不需长期使用利尿药。对顽固性腹腔积液的疗效也可达70%。

（4）放腹腔积液加输白蛋白：通常用于不具备TIPS技术时，顽固性腹腔积液的姑息治疗。

2）自发性细菌性腹膜炎：选用主要针对革兰阴性杆菌并兼顾革兰阳性球菌的抗生素。腹腔积液是细菌繁殖的良好培养基，控制腹腔积液是治疗的一个重要环节。

3）食管－胃底静脉曲张破裂出血的预防及治疗：详见本章第四节"消化

道出血的护理"。

4）肝性脑病：详见本节"肝硬化的护理"部分。

5）肝肾综合征：治疗原则是增加肾动脉有效血容量和降低门静脉压力，积极改善肝功能。

6）肝肺综合征：内科治疗无效，TIPS 可改善患者症状，为肝移植创造条件。

3. 肝移植：对于 TIPS 治疗失败的患者，最终应考虑肝移植治疗。

（五）护理

1. 常用护理诊断/问题。

（1）舒适度的改变：与腹胀、右上腹疼痛、肝脾大有关。

（2）营养失调：低于机体需要量，与肝功能减退、门静脉高压引起食欲不振、消化和吸收功能障碍有关。

（3）体液过多：与肝功能减退、门静脉高压引起水钠潴留有关。

（4）潜在并发症：上消化道出血、肝性脑病、自发性细菌性腹膜炎。

（5）有皮肤完整性受损的风险：与营养不良、水肿、皮肤干燥、瘙痒、长期卧床有关。

（6）有感染的风险：与机体抵抗力低下、门－体静脉侧支循环形成等因素有关。

2. 护理目标。

（1）患者舒适度有所提升，疼痛得到缓解

（2）患者能描述营养不良的病因，遵循饮食计划，保证各种营养物质的摄入。

（3）患者能叙述腹腔积液和水肿的主要原因，腹腔积液和水肿有所减轻，舒适度增加。

（4）患者掌握疾病相关预防知识，降低并发症的发生风险。

（5）皮肤无破损或感染。

（6）患者未发生感染，一般状况较好。

3. 护理措施。

1）病情观察：观察神志、生命体征、腹腔积液及水肿的情况，准确记录出入量，测量腹围、体重等变化。注意有无并发症发生，发现异常情况及时通知医生，以便紧急处理。

2）改善肝功能：BCS 患者多有肝功能损害，需进行肝功能评价，注意肝功能变化情况。

　　3）饮食护理：给予高糖、高维生素、低盐和低脂肪饮食。低蛋白血症者可静脉补充白蛋白；存在大量腹腔积液者可做自身腹腔积液回输，以纠正低蛋白血症并减轻腹腔积液；必要时给予肠外营养，静脉补充支链氨基酸或以支链氨基酸为主的复方氨基酸注射液，有利于促进体内蛋白质合成，纠正全身状况。患者避免进食粗糙、坚硬或辛辣的刺激食物，以防食管－胃底静脉曲张破裂出血。有腹腔积液者应选择低盐或无盐饮食，限制钠的摄入，饮水量应控制在每天 1000mL 左右。

　　4）腹腔积液的护理。

　　（1）体位：应多卧床休息，可抬高下肢以减轻水肿；大量腹腔积液者卧床时可取半卧位，有利于呼吸运动，减轻呼吸困难和心悸；阴囊水肿患可用托带托起阴囊，缓解水肿。

　　（2）避免腹压骤增：避免剧烈咳嗽、打喷嚏、用力排便等增加腹压的动作。

　　（3）限制水钠摄入：补充白蛋白，纠正低蛋白血症，以减少腹腔积液渗出；正确使用利尿药，从小剂量开始，逐渐增加剂量，并注意维持水、电解质及酸碱平衡。

　　（4）腹腔穿刺放腹腔积液的护理：记录抽出腹腔积液的量、性质、颜色并及时送检。术后认真听取患者主诉，严密观察患者生命体征及穿刺部位情况。

　　5）皮肤护理：详见本节"肝硬化的护理"部分。

　　6）球囊扩张术、支架置入术的术后护理。

　　（1）出血的观察与护理：术后一般需要进行系统的抗凝治疗，常规用药为低分子量肝素钠，持续 1 周。抗凝治疗期间密切观察皮肤黏膜有无出血点、大小便颜色；肌内注射及静脉穿刺等操作，拔针时按压时间稍长些，避免皮下出血形成血肿；定期检测凝血功能，如发现异常及时通知医生，调整低分子量肝素钠用量。需注意有无鼻、口腔出血，是否戴有动脉压迫器，穿刺部位有无皮下出血，穿刺的肢体末梢循环情况等。

　　（2）急性心包压塞的观察与护理：下腔静脉穿刺扩张有发生静脉破裂和急性心包压塞的危险，可出现全身冷汗、面色苍白、口唇发绀、气促、浅静脉怒张、脉搏细弱、血压下降等表现，需严密观察患者生命体征的变化。

　　（3）肺栓塞的观察与护理：球囊扩张时，狭窄处的小血栓容易脱落，发生肺小动脉栓塞，出现咳嗽、胸闷、憋喘、呼吸困难等症状。需严密观察患者呼吸系统症状，发现异常及时通知医生。

　　（4）急性心力衰竭的观察与护理：当下腔静脉开通时，大量血液流入心脏，使心脏负担突然加重，易导致急性心力衰竭。需严密观察患者生命体征的变化，必要时利尿以减轻心脏负担。

（5）观察支架是否移位：支架置入术中，运用支架的直径应比扩张后狭窄部位口径大 25%～30%，以保持足够的支撑力，心脏搏动和膈肌的规律性收缩也可导致支架移位。为防止支架移位，术后嘱患者绝对卧床 24h，近期不做重体力劳动，以防支架受挤压或移位。

（6）观察术后是否出现再狭窄：再狭窄是介入治疗的常见并发症，目前普遍认为再狭窄的发生是血管壁对损伤的反应，术后正规的抗凝治疗可能减少其发生。复发时应行超声检查，明确诊断后，再次行球囊扩张可取得满意效果。

（7）生活习惯指导：BCS 患者术后需建立良好的生活习惯，饮食宜清淡，多摄入低脂、富含优质蛋白、膳食纤维和维生素食物；保持大便通畅，减少用力排便，防止腹腔内出血；戒烟、戒酒。

7）TIPS 术后护理。

（1）穿刺点按压指导：颈静脉穿刺部位应用示指及中指指腹压迫 0.5～1.0h；股动脉穿刺部位可应用动脉压迫器压迫 6～8h，穿刺侧肢体制动 24h。

（2）观察病情变化：观察消化道出血情况、穿刺点出血情况、患者神志及腹腔积液情况，准确记录出入量。

（3）预防感染：密切观察患者有无腹痛、腹胀、发热等感染征象，如有不适，及时通知医生处理。

（4）饮食护理：术后前 3 天进食易消化的流质饮食，严格限制蛋白质的摄入量，控制在 20g/d 以内；术后 3～5 天逐渐过渡到半流质饮食，1 周后进食软食；鼓励患者进食高糖、富含多种维生素的食物，每 3～5 天每天增加 10g 蛋白质摄入量，逐渐增加患者对蛋白质的耐受性，最后增加到 0.8～1.0g/(kg·d)，以维持基本的氮平衡。

（5）防止便秘：合理饮食，保持大便通畅。便秘时可遵医嘱适当使用促进排便的药物。

8）心理护理：应该同情和关心患者，及时解答患者疑问，安慰、理解、开导患者，帮助患者及家属树立战胜疾病的信心。鼓励患者保持愉快的心情、规律的生活，不断提高生活质量，使其保持良好的心态积极配合治疗。

4. 健康指导。

（1）疾病知识指导：向患者宣教本病的有关知识和自我护理方法，并发症的预防方法。指导患者及早发现、分析和消除不利因素，注意保暖和个人卫生。

（2）休息与活动指导：指导患者睡眠充足，生活起居有规律，避免过度疲劳，视情况适当增加活动量。

（3）皮肤护理指导：BCS患者常出现皮肤干燥、水肿、瘙痒，易发生皮肤破损和继发感染。指导患者勿使用具有刺激性的皂液和沐浴液；皮肤瘙痒者给予止痒处理，嘱其勿用手抓搔，以免皮肤破损。

（4）用药指导：指导患者遵医嘱用药，勿擅自加减药物。教会患者观察药物疗效和不良反应，及时识别病情变化及并发症的发生，及时就医、定期随访。

（六）知识拓展

2021年亚太肝病学会BCS共识指南对介入治疗的推荐意见如下。

1. 当BCS患者伴有门静脉高压但内科治疗无效、肝静脉流出道再通失败或不适合再通，或发生急性肝衰竭（ALF）时，可选择TIPS治疗。

2. TIPS术前，应评估肝肾功能，并行肝水平面影像学检查，术前需停止抗凝治疗。

3. 若TIPS有损害呼吸系统的可能，需行腹腔穿刺术或胸腔穿刺术大量抽放腹腔积液或胸腔积液。

4. 血管成形术是BCS患者的一线介入治疗方法，对于存在残余狭窄或跨狭窄处有明显压力梯度的病例，应采用分步治疗，首先行球囊扩张术，再行支架置入术。

5. 对于膜性梗阻型BCS，单纯球囊扩张术的再通成功率高。对于长节段下腔静脉或肝静脉狭窄或闭塞型BCS，优选球囊扩张术联合一期支架置入术。若尝试疏通血管内闭塞节段失败，可行TIPS。介入治疗后应立即使用低分子量肝素和华法林桥接治疗。

6. BCS患者长期口服抗凝药物（华法林）应调整剂量，以维持 INR 在2～3。

7. 建议所有患者在介入治疗后的1个月、3个月、6个月定期复查多普勒超声，此后每6个月随访1次。

（陈霞）

第六节　胆道疾病的护理

一、胆管结石的护理

（一）概述

胆管结石为发生在肝内、肝外胆管的结石，左右肝管汇合部以下的肝总管和胆总管结石为肝外胆管结石，左右肝管汇合部以上的结石为肝内胆管结石。

（二）病因及发病机制

1. 肝外胆管结石：多为胆固醇类结石或黑色素结石，按照病因分为原发性结石和继发性结石。原发性结石的形成与胆汁淤积、胆道感染、胆道异物（包括蛔虫残体、虫卵、华支睾吸虫、缝线线结等）、胆管解剖变异等因素有关。继发性结石主要由胆囊结石排入胆总管内引起，也可因胆管结石排入胆总管引起。

2. 肝内胆管结石：绝大多数为胆色素钙结石，病因复杂，主要与胆道感染、胆道寄生虫（蛔虫、华支睾吸虫）、胆汁瘀积、胆道解剖变异、营养不良等有关。肝内胆管结石常呈肝段、肝叶分布，由于胆管解剖位置的原因，左侧肝内胆管结石比右侧多见，左侧肝内胆管最常见的部位为肝左外叶胆管，右侧肝内胆管则为肝右后叶胆管。肝内胆管结石可双侧同时存在，也可多肝段、肝叶分布。

（三）病理生理

胆管结石所致的病理生理改变与结石的部位、大小及病史长短有关。

1. 胆管梗阻：结石可引起胆管不同程度的梗阻，阻塞近端的胆管扩张、胆汁瘀积、结石聚集。长时间的梗阻导致梗阻以上的肝段或肝叶纤维化和萎缩，最终引起胆汁性肝硬化及门静脉高压症。

2. 胆管炎：结石导致胆汁引流不畅，容易引起胆管内感染，反复感染加重胆管的炎性狭窄。急性感染可引起化脓性胆管炎、肝脓肿、胆道出血及全身脓毒症。

3. 胆源性胰腺炎：结石通过胆总管下端时可损伤 Oddi 括约肌或嵌顿于肝胰壶腹，可引起胰腺的急性和（或）慢性炎症。

4. 胆管癌：胆管长期受结石、炎症及胆汁中致癌物质的刺激，可发生癌变。

（四）诊断要点

1. 临床表现。

1）肝外胆管结石：平时无症状或仅有上腹部不适，当结石造成胆管梗阻时可出现腹痛或黄疸；如继发感染，可表现为典型的 Charcot 三联征，即腹痛、寒战高热及黄疸。

（1）腹痛：发生在剑突下或右上腹，呈阵发性绞痛或持续性疼痛阵发性加剧，疼痛可向右肩背部放射，常伴恶心与呕吐。腹痛多因结石嵌顿于胆总管下端或肝胰壶腹，引起胆总管平滑肌或 Oddi 括约肌痉挛所致。

（2）寒战高热：胆管梗阻继发感染后导致胆管炎，细菌和毒素可逆行经毛细胆管入肝窦至肝静脉，再进入体循环引起全身中毒症状；多发生于剧烈腹痛后，体温可高达 39～40℃，呈弛张热。

（3）黄疸：胆管梗阻后胆红素反流入血所致。黄疸的程度取决于梗阻的程度、部位和是否继发感染。部分梗阻时黄疸较轻，完全性梗阻时黄疸较重；合并胆管炎时，胆管黏膜与结石的间隙随炎症的发作及控制发生变化，因而黄疸呈间歇性和波动性。出现黄疸时，可有尿色变黄、大便颜色变浅和皮肤瘙痒等症状，胆管完全梗阻时大便呈陶土样。

2）肝内胆管结石：可多年无症状或仅有上腹部和胸背部胀痛不适；常见的临床表现为伴发急性胆管炎时引起的寒战高热和腹痛。梗阻和感染仅发生在某肝段、肝叶胆管时，患者可无黄疸；双侧肝内胆管结石或合并肝外胆管结石时可出现黄疸。体格检查可有肝大、肝区压痛和叩击痛等体征，并发胆管炎、肝脓肿、肝硬化、肝胆管瘤时则出现相应的症状和体征。

2. 辅助检查。

（1）实验室检查：合并胆管炎时，白细胞计数及中性粒细胞占比明显升高；血清总胆红素及结合胆红素升高；血清氨基转移酶、碱性磷酸酶升高；尿胆红素升高，尿胆原降低或消失。糖类抗原（CA19－9）明显升高时需进一步检查排除胆管癌的可能。

（2）影像学检查：腹部超声检查可发现结石并明确其大小和部位，是首选检查方法。CT 检查、MRI 检查或 MRCP 检查等可显示梗阻部位、程度及结石大小、数量等，并能发现胆管癌。ERCP、PTC 为有创性检查，能清楚显示结石及其部位，但有可能诱发胆管炎及急性胰腺炎，并导致出血、胆汁渗漏等并发症。

（五）治疗

胆管结石以手术治疗为主。治疗原则为尽可能取净结石，解除胆道狭窄及梗阻，去除感染病灶，恢复和建立通畅的胆汁引流，防止胆管结石的复发。

1. 肝外胆管结石：以手术治疗为主，对单发或少发（2～3 枚）且直径＜20mm 的肝外胆管结石，可采用经十二指肠内镜取石，但需要严格掌握适应证。合并胆管炎者，可应用抗生素、解痉、利胆、纠正电解质平衡紊乱、营养支持、保肝及纠正凝血功能障碍等治疗措施，争取在胆道感染控制后再行择期手术治疗。

（1）胆总管切开取石＋T 管引流术：该术式可保留正常的 Oddi 括约肌功能，为首选方法；适用于单纯胆总管结石，胆管上、下端通畅，无狭窄或其他病变者。若伴有胆囊结石和胆囊炎，可同时行胆囊切除术。术中应尽量取尽结石，如条件不允许，可在胆总管内留置 T 管，术后行造影或胆道镜检查、取石。安置 T 管的目的：引流胆汁和减压，防止因胆汁排出受阻导致的胆总管内压力增高、胆汁渗漏引起腹膜炎；引流残余结石，使胆道内残余结石，尤其是泥沙样结石通过 T 管排出体外；亦可经 T 管行造影或胆道镜检查、取石；支撑胆道，以防止胆总管切开处粘连、瘢痕狭窄等导致管腔变小。

（2）胆肠吻合术：该术式从根本上改变了胆汁排泄的生理结构，废弃了 Oddi 括约肌对胆道系统的控制功能，一旦肠道压力增加，术后极易发生反流性胆管炎，因此使用逐渐减少。

（3）经皮肝穿刺胆道镜（PTCS）取石术和内镜逆行胰胆管镜（ERCP）取石术：PTCS 取石术是在胆道引流的基础上对引流窦道进行扩张，在超声或 X 线下引导下穿刺肝内胆管，并多次扩张置入鞘管支撑，可使用胆道镜向下通过肝门部胆管进入肝外胆管，从而处理肝外胆管结石。ERCP 常用于胆总管及胰管结石的碎石、取石治疗；各种原因的胆管、胰管和乳头狭窄的扩张和支架置入治疗；各种原因的胆管梗阻和炎症的引流，特别是化脓性胆管炎急诊引流有立竿见影的效果。

2. 肝内胆管结石：无症状的肝内胆管结石可不治疗，定期观察、随访即可；临床症状反复发作者应手术治疗。

（1）胆管切开取石术：是最基本的方法，应争取切开狭窄部位，直视下或通过术中胆道镜取结石，直至取尽。难以取尽的局限性结石需行肝切除。高位胆管切开后，常需同时行胆肠吻合术

（2）胆肠吻合术：多采用肝管－空肠 Roux-en-Y 吻合。Oddi 括约肌有功能时，尽量避免行胆肠吻合术。

（3）肝切除术：是治疗肝内胆管结石积极的方法，切除病变部分的肝，包括结石和感染病灶、不能切开的狭窄胆管。肝切除去除了结石的再发源地，且可防止病变肝段、肝叶的癌变。

（4）肝移植：对于结石已布满全肝内胆管且取净困难、已发生不可逆的弥漫性胆道系统损伤、胆汁性肝硬化并发门静脉高压等已发生肝功能严重损害的患者，肝移植是目前唯一有效的治疗手段。

（六）护理

1. 常用护理诊断/问题。

（1）疼痛：与结石嵌顿致胆管梗阻、感染及 Oddi 括约肌痉挛有关。

（2）体温过高：与胆管结石梗阻导致急性胆管炎有关。

（3）营养失调：低于机体需要量，与长时间发热及摄入不足有关。

（4）皮肤完整性受损的风险：与胆管梗阻、胆盐沉积致皮肤黄疸、瘙痒及术后胆汁渗漏有关。

（5）自我形象紊乱：与皮肤巩膜黄染有关。

（6）舒适度的改变：与疾病所致的发热、疼痛等不适有关。

（7）焦虑：与病情进展，担心疾病预后有关。

（8）潜在并发症：出血、胆瘘及感染等。

2. 护理目标。

（1）患者舒适度有所提升，疼痛减轻或得到控制。

（2）患者营养状况得到改善，能满足机体需要。

（3）患者体温降至正常水平。

（4）患者未发生并发症，或发生后得到及时有效的处理。

（5）患者焦虑、恐惧缓解，了解疾病相关知识，积极配合治疗和护理。

3. 护理措施。

1）术前护理。

（1）病情观察：术前患者出现寒战高热、腹痛、黄疸等情况，应考虑发生急性胆管炎，及时报告医生，积极处理。有黄疸者，观察和记录大便颜色并监测血清胆红素变化。

（2）疼痛护理：对诊断明确且疼痛剧烈者，给予消炎利胆、解痉镇痛药物；禁用吗啡，以免引起 Oddi 括约肌痉挛。

（3）发热的护理：根据患者的体温情况，采取物理降温和（或）药物降温；遵医嘱应用抗生素控制感染。

（4）营养支持：给予低脂、高蛋白质、高碳水化合物、高维生素的普通饮食或半流质饮食。禁食、不能经口进食或进食不足者，给予肠外营养支持，以维持良好的营养状态。

（5）纠正凝血功能障碍：肝功能受损者肌内注射维生素 K_1，纠正凝血功能，预防术后出血。

（6）皮肤护理：指导患者修剪指甲，勿搔抓皮肤，防止皮肤破损；穿宽松纯棉衣裤，去除有金属的或者其他影响造影的物品，取下义齿；保持皮肤清洁，用温开水擦浴，勿使用碱性清洁剂，以免加重皮肤瘙痒。瘙痒剧烈者，遵医嘱使用炉甘石洗剂、抗组胺药或镇静药等。

2）术后护理。

（1）病情观察：观察生命体征、体温、腹部体征及引流情况，评估有无出血及胆汁渗漏。术前有黄疸者，观察和记录大便颜色并监测血清胆红素变化，准确记录 24h 出入量。

（2）营养支持：禁食期间通过肠外营养支持补充足够的热量、氨基酸、维生素、水、电解质等，维持患者良好的营养状态。当患者恢复进食后，根据患者胃肠功能恢复情况，应鼓励患者从清流质饮食逐步转为高蛋白质、高碳水化合物、高维生素和低脂饮食。

（3）T 管引流的护理。

①妥善固定：将 T 管妥善固定于腹壁，防止翻身、活动时牵拉造成管道脱出。

②加强观察：观察并记录 T 管引流出胆汁的量、颜色和性质。正常成人每天分泌胆汁 800～1200mL，呈黄绿色、清亮、无沉渣，且有一定黏性。术后 24h 内一般引流量 300～500mL，恢复饮食后可增至每天 600～700mL，以后逐渐减少至每天 200mL 左右。如引流胆汁过多，提示胆总管下端有梗阻的可能；如引流胆汁混浊，应考虑结石残留或胆管炎症未完全控制。

③保持通畅：防止 T 管扭曲、折叠、受压。引流液中有血凝块、絮状物、泥沙样结石时要定时挤捏，防止管道阻塞，必要时用生理盐水低压冲洗或用 50mL 注射器负压抽吸，操作时需注意避免诱发胆管出血。

④预防感染：长期带管者，定期更换引流袋，更换时严格执行无菌操作。患者平卧时引流管的远端不可高于腋中线，坐位、站立或行走时引流管远端不可高于引流管口平面，以防胆汁反流引起感染。引流管口周围皮肤覆盖无菌纱布，保持局部干燥，防止胆汁浸润皮肤引起炎症反应。

⑤拔管护理：若 T 管引流出的胆汁色泽正常，且引流量逐渐减少，可在术后 10～14 天试行夹管 1～2 天；夹管期间注意观察病情，若无发热、腹痛、

黄疸等症状，可经 T 管做胆道造影，造影后持续引流 24h 以上；如造影见胆道通畅，无结石或其他病变，再次夹闭 T 管 24～48h，患者无不适可予拔管。年老体弱、低蛋白血症、长期使用激素者可适当延长 T 管留置时间，待窦道成熟后再拔除，避免胆汁渗漏至腹腔引起胆汁性腹膜炎。拔管后，残留窦道用凡士林纱布填塞，1～2 天内可自行闭合。若胆道造影发现有结石残留，则需保留 T 管 6 周以上，再做取石或其他处理。

　　3）并发症的护理。

　　（1）出血：可能发生在腹腔、胆管内或胆肠吻合口。

　　①原因：腹腔内出血可能与术中血管结扎线脱落、肝断面渗血及凝血功能障碍有关，胆管内或胆肠吻合口出血多因结石、炎症引起血管壁糜烂、溃疡或术中操作不慎引起的。

　　②表现：腹腔内出血多发生于术后 48h 内，可见腹腔引流管引流出的血性液体超过 100mL/h、持续 3h 以上，伴有心率增快、血压波动；胆管内或胆肠吻合口出血在术后早期或后期均可发生，表现为 T 管引流出血性胆汁或鲜血，大便呈柏油样，可伴有心率增快、血压下降等。

　　③护理措施：严密观察患者生命体征及腹部体征。一旦发现出血征兆，及时报告医生并采取相应措施，防止发生低血容量性休克。

　　（2）胆瘘。

　　①原因：术中胆管损伤、胆总管下端梗阻、T 管脱出所致。

　　②表现：术后患者若出现发热、腹胀和腹痛等腹膜炎的表现，或患者腹腔引流液呈黄绿色胆汁样，常提示患者发生胆瘘。

　　③护理措施。

　　A. 严密观察患者生命体征及腹部体征：患者若出现发热、腹胀和腹痛等腹膜炎的表现，或患者腹腔引流液呈黄绿色胆汁样，应及时与医生联系，并配合进行相应的处理。

　　B. 妥善固定引流管：无论是腹腔引流管还是 T 管均应用缝线或者胶布固定于腹壁，避免将管道固定在床上，以防患者翻身或活动时牵拉管道导致其脱出。对躁动及不合作的患者，应采取相应的防护措施，防止管道脱出。

　　C. 保持引流通畅：避免腹腔引流管或 T 管扭曲、折叠及受压；定期从引流管的近端向远端挤捏，以保持引流通畅。

　　D. 观察引流情况：定期观察并记录引流管引出胆汁的量、颜色及性质。术后 1～2 天引出胆汁的颜色可呈淡黄色混浊状，以后逐渐加深、清亮。若胆汁突然减少甚至无胆汁引出，提示引流管阻塞、受压、扭曲、折叠或脱出，应及时查找原因和处理；若引出胆汁量过多，常提示胆管下端梗阻，应做进一步检查，并采取相应的处理措施。

（3）感染。

①采取合适体位：病情允许时应采取半坐或斜坡卧位，以利于引流和防止腹腔积液积聚于膈下而发生感染。

②加强皮肤护理：每天清洁、消毒腹壁引流管口周围皮肤，并覆盖无菌纱布，保持局部干燥，防止胆汁浸润皮肤而引起炎症反应。

③加强引流管的护理：定期更换引流袋，并严格执行无菌操作。

④保持引流通畅：避免 T 管扭曲、受压和滑脱，以免胆汁引流不畅、胆管内压力升高而致胆汁渗漏和腹腔内感染。

4. 健康指导。

（1）休息与活动指导：合理安排休息时间，劳逸结合，避免过度劳累及精神高度紧张。

（2）饮食指导：进食低脂饮食，忌油腻食物；注意饮食卫生；定期驱除肠道蛔虫。

（3）用药指导：指导患者遵医嘱用药，勿擅自加减药物。教会患者观察药物疗效和不良反应，及时识别病情变化及并发症的发生，及时就医、定期随访。

（严娅）

二、急性梗阻性化脓性胆管炎的护理

（一）概述

急性梗阻性化脓性胆管炎（acute obstructive suppurative cholangitis, AOSC）是急性胆管炎的严重阶段，又称急性重症胆管炎。本病的发病基础是胆管梗阻及细菌感染。

（二）病因

1. 胆管梗阻：在我国，最常见的原因为肝内外胆管结石。此外，胆道蛔虫、胆管狭窄、胆管及肝胰壶腹肿瘤等亦可引起胆管梗阻而导致急性化脓性炎症。在国外，恶性肿瘤、胆道良性病变引起狭窄、先天性胆道解剖异常等较常见。近年来，因手术及介入治疗后胆肠吻合口狭窄，PTC、ERCP、安置内支架等引起的胆管梗阻逐渐增多。

2. 细菌感染：胆道内细菌大多来自胃肠道，可经十二指肠逆行进入胆道；

或小肠炎症时，细菌经门静脉系统入肝到达胆道引起感染。可以是单一菌种感染，也可是多种菌种感染，以大肠埃希菌、变形杆菌、克雷伯菌、铜绿假单胞菌等革兰阴性杆菌多见。

（三）病理生理

基本病理变化为胆管梗阻和胆管内化脓性感染。胆管梗阻及随之而来的胆管感染造成梗阻以上胆管扩张、胆管壁黏膜肿胀，梗阻进一步加重并趋向完全性梗阻；胆管内压力升高，胆管壁出血、水肿、炎症细胞浸润及溃疡形成，管腔内逐渐充满脓性胆汁或脓液，使胆管内压力继续升高。当胆管内压力超过 30cmH_2O 时，肝细胞停止分泌胆汁，胆管内细菌和毒素逆行进入肝窦，产生严重的脓毒血症，大量的细菌毒素可引起全身炎症反应、血流动力学改变和多器官衰竭。

（四）诊断要点

1. 临床表现：本病发病急，病情进展迅速，除了具有急性胆管炎的 Charcot 三联征（腹痛、寒战高热、黄疸）外，还有休克及中枢神经系统受抑制的表现，称为 Reynolds 五联征。

2. 症状。

（1）腹痛：表现为突发剑突下或右上腹持续性疼痛，阵发性加重，并向右肩胛下及腰背部放射。肝外胆管梗阻者腹痛较重，肝内胆管梗阻者腹痛较轻。

（2）寒战高热：体温持续升高，达 39～40℃或更高，呈弛张热。

（3）黄疸：多数患者可出现不同程度的黄疸，肝外胆管梗阻者黄疸较肝内胆管梗阻者明显。

（4）休克：口唇发绀，呼吸浅快，脉搏细速，达 120～140 次/分钟，血压在短时间内迅速下降，可出现全身出血点或皮下淤血。

（5）中枢神经系统症状：神志淡漠、嗜睡、神志不清，甚至昏迷；合并休克者可表现为烦躁。

（6）消化道症状：多数患者伴恶心与呕吐等消化道症状。

3. 体征：剑突下或右上腹不同程度压痛，可出现腹膜刺激征；肝增大并有压痛和叩击痛，肝外胆管梗阻者胆囊增大。

4. 辅助检查。

（1）实验室检查：白细胞计数升高，可超过 $20×10^9$/L，中性粒细胞占比明显升高；肝功能出现不同程度异常；凝血酶原时间延长；动脉血气分析示动脉氧分压（PaO_2）下降、血氧饱和度降低。常伴有代谢性酸中毒、低钠血症。

（2）影像学检查：腹部超声检查可了解胆管梗阻部位、肝内外胆管扩张情况及病变性质，可在床旁进行。如病情稳定，可行 CT 检查或 MRCP 检查。

（五）治疗

立即解除胆管梗阻并引流，当胆管内压力降低后，患者情况能暂时改善，有利于争取时间进一步治疗。

1. 非手术治疗：既是治疗手段，又是术前准备，在严密观察下进行，主要治疗措施如下。

（1）抗休克治疗：补液扩容，恢复有效循环血量；休克者可使用多巴胺维持血压。

（2）纠正水、电解质、酸碱平衡紊乱：常发生等渗或低渗性脱水、代谢性酸中毒，应及时纠正。

（3）抗感染治疗：选用针对革兰阴性杆菌及厌氧菌的抗生素，联合、足量用药。

（4）其他治疗：包括吸氧、禁食和胃肠减压、降温、解痉镇痛、营养支持等；短时间治疗后病情无好转者，应考虑使用肾上腺皮质激素保护细胞膜和对抗细菌毒素。经以上治疗病情仍未改善，应在抗休克的同时紧急行胆道减压引流手术。

2. 手术治疗：主要目的是解除胆管梗阻、降低胆管内压力，挽救患者生命。手术力求简单、有效，多采用胆总管切开减压、T 管引流术。胆道减压的时机取决于胆管炎的严重程度和抗生素的疗效，一般在发病 24h 内进行，液体复苏和静脉应用抗生素无应答的严重胆管炎患者应考虑紧急胆道减压引流。

（1）内镜手术治疗：ERCP 仍然是胆道引流的首选方式，通过胆道括约肌切开术、胆道支架置入术或鼻胆管置入术治疗梗阻，可成功治疗 90% 以上的梗阻性化脓性胆管炎患者。ERCP 的唯一绝对禁忌证是已知或疑似内脏穿孔；相对禁忌证包括心肺不稳定、凝血功能障碍、妊娠和严重造影剂过敏。如果术前凝血功能障碍无法纠正，不建议患者进行胆道括约肌切开术。

（2）PTC：PTC 通常被认为是 ERCP 失败或不适合内镜治疗患者的二线治疗选择。由于 PTC 不需要静脉镇静或麻醉，因此对于临床不稳定患者可能更安全。PTC 的缺点包括住院时间延长、患者不适度增加、并发症风险增加（如腹膜内出血、胆汁性腹膜炎和败血症），禁忌证包括凝血功能障碍、腹腔积液和肝内胆管梗阻。

（3）急诊手术常不能完全去除病因，待患者一般情况恢复，1~3 个月后根据病因选择彻底的手术治疗。

（六）护理

1．常用护理诊断/问题。

（1）体液不足：与呕吐、禁食、胃肠减压和脓毒症休克等有关。

（2）体温过高：与胆管梗阻并继发感染有关。

（3）低效性呼吸形态：与感染中毒有关。

（4）营养失调：低于机体需要量，与胆道疾病致长时间发热、肝功能损害及禁食有关。

（5）潜在并发症：胆道出血、胆瘘、多器官功能障碍或衰竭。

2．护理目标。

（1）患者体液得到及时补充，血容量得到恢复，未发生体液平衡紊乱。

（2）患者感染得到有效控制，体温恢复正常。

（3）患者能够维持有效呼吸，未发生低氧血症或发生后能及时发现和纠正。

（4）患者营养失调得到改善和纠正。

（5）患者未发生胆道出血、胆瘘、多器官功能障碍或衰竭等并发症，或发生后能及时发现和处理。

3．护理措施。

1）术前护理。

（1）病情观察：观察患者神志、生命体征、腹部体征及皮肤黏膜情况，监测血常规、电解质、血气分析等结果的变化。若患者出现神志淡漠、黄疸加深、少尿或无尿、肝功能异常、PaO_2 降低、代谢性酸中毒及凝血酶原时间延长等，提示患者发生多器官功能障碍综合征（MODS），及时报告医生并做相应的处理。

（2）维持体液平衡。

①观察指标：严密监测患者生命体征，特别是体温和血压的变化；准确记录 24h 出入量，必要时监测中心静脉压及每小时尿量，为补液提供可靠依据。

②补液扩容：迅速建立静脉通道，使用晶体液和胶体液扩容，尽快恢复有效循环血量；必要时使用肾上腺皮质激素和血管活性药物，改善组织器官的血流灌注及氧供。

③纠正水、电解质、酸碱平衡紊乱：监测电解质、酸碱平衡情况，确定补液的种类和量，合理安排补液的顺序和速度。

（3）维持有效气体交换。

①呼吸功能监测：密切观察患者呼吸频率、节律和胸廓运动幅度；动态监

测 PaO_2 和血氧饱和度，了解患者的呼吸功能状况；若患者出现气促、PaO_2 下降、血氧饱和度降低，提示呼吸功能受损。

②改善缺氧状况：非休克患者采取半卧位，使腹肌放松、膈肌下降，有利于改善呼吸状况；休克患者取仰卧中凹位。根据患者呼吸形态及血气分析结果选择给氧方式和确定氧气流量或浓度，可采取经鼻导管、面罩、呼吸机辅助等方法给氧，改善缺氧症状。

（4）维持正常体温。

①降温：根据体温升高的程度，采用温开水擦浴、冰袋冷疗等物理降温方法；必要时遵医嘱使用药物降温。

②控制感染：联合应用足量、有效的抗生素，控制感染，使体温恢复正常。

（5）营养支持：禁食和胃肠减压期间，通过肠外营养途径补充能量、氨基酸、维生素、水及电解质，维持和改善患者营养状况。

（6）解痉镇痛：对诊断明确的剧烈疼痛患者，可通过口服、注射等方式给予消炎利胆、解痉镇痛药物，减轻腹痛，有利于患者维持平稳呼吸，尤其是腹式呼吸。

（7）完善术前检查及准备：积极完善术前相关检查，如心电图、腹部超声、血常规、凝血功能、肝肾功能等。凝血功能障碍者，补充维生素 K_1。准备术中用药，更换清洁病员服。

2）术后常规护理。

（1）活动与休息：术后 24h 卧床休息，1 周内避免频繁剧烈活动。注意患者保暖，避免受凉感冒和呼吸道感染。

（2）饮食护理：术后禁食、禁饮 24h，禁食期间做好口腔护理。术后复查血、尿淀粉酶，淀粉酶正常，无腹痛、发热、黄疸等情况方可进食；由清流质饮食过渡到低脂流质饮食，再到低脂半流质饮食；避免摄入粗纤维食物，防止术后十二指肠乳头受摩擦导致渗血；1 周后可进普食。重症者可适当延长禁食和卧床时间。

（3）病情观察：术后常规安置心电监护，监测患者生命体征变化。观察患者面色、体温、脉搏、呼吸、血压的变化，有无恶心与呕吐、腹痛、腹胀、呕血、黑便等症状；观察患者小便情况，密切关注大便的颜色、量、性质及是否有结石排出。腹痛明显者应查血淀粉酶及血常规，观察有无胰腺炎发作。

（4）用药护理：建立静脉通道输入抗炎、护胃、止血、镇痛的药物，及时补充电解质及肠外营养，予生长抑素抑制胰酶分泌，预防胰腺炎。

（5）引流管的护理。

①固定鼻胆引流管，防止患者故意拔除。多数患者能耐受鼻胆引流管，进食如常；个别患者置管后出现上腹疼痛不适、咽部疼痛、恶心等不适，应向患者及家属解释引流的重要性与必要性，妥善固定引流管，保持引流管通畅，引流袋/瓶置于较低位置便于引流；对拔管高危患者，应做好患者及家属沟通解释工作，取得其配合；对于依从性差或者神志不清的患者，予以保护性约束，避免拔管。

②观察胆汁引流量、颜色和性状，判断是否需冲洗引流管，必要时取胆汁行细菌培养。

③血清胆红素≥3.0mg/dL时，合并急性胆管炎的发生率达82.1%，此时加压冲洗胆道会增加胆总管内压力，使细菌再次进入胆管静脉和肝血窦内，引起继发感染。低压冲洗胆道，可有效地防止引流管反弹性滑脱或引起患者不适感。

④出现血性胆汁，可能是置管时直接损伤胆管壁或肝实质所致；用少量肾上腺素＋冰生理盐水冲洗胆道。

3）术后并发症的护理。

（1）急性胰腺炎：术后急性胰腺炎的发生与胰腺实质受损有关，多数为轻症急性胰腺炎，其常见原因包括插管损伤Oddi括约肌，造影剂注入过快、过量，Oddi括约肌功能紊乱，胆胰原有疾病致胰胆管高压等。护理措施如下。

①术后应仔细评估急性胰腺炎的严重程度，配合医生做好各项辅助检查。

②做好围术期心理护理，耐心向患者和家属介绍有关操作步骤及需配合的注意事项，使患者了解及配合。

③术后监测淀粉酶变化。

④熟练掌握急性胰腺炎的常见原因、症状体征，严密观察患者生命体征及腹部体征，鼻胆引流管引流液的性质、量等。

⑤置管后短期内因引流管压迫胰管开口，或者插管时胰管内注入造影剂时压力过高而引起胰腺炎。淀粉酶恢复正常后，拔管前先让患者摄入少量水分，如未发生急性胰腺炎，考虑拔除引流管。

（2）胆道出血。

①护理措施。

A. ERCP术后常规放置鼻胆引流管引流，既可对胆道疾病行辅助治疗，又可有效观察术后出血情况。

B. 严密观察患者生命体征（如血压和脉搏）变化，观察患者面色、有无口渴和心悸等不适。

C. 观察患者呕吐物及大便的颜色、性状及量，防止术后迟发性出血的发生。

②预防措施。

A. 术前做好心理护理，使患者了解手术目的、方法、优点、可能产生的不适、如何配合等，减轻患者的紧张、恐惧心理。

B. 术前做好评估准备，了解患者凝血功能，以及病史、心肺功能、有无造影剂过敏史和禁忌证等。

C. 术前建立静脉通道便于随时给药。

（3）急性胆道感染：多在术后 2～3 天出现，发生的主要原因是管道梗阻或引流不畅，护理措施如下。

①手术器械应严格消毒灭菌，尽可能将结石取尽。如结石难以一次取尽，应先置鼻胆引流管或支架引流。

②术后密切观察患者有无腹痛、寒战高热及黄疸，检查血白细胞、中性粒细胞计数。如术后发生胆管炎应积极抗感染治疗，吸氧；高热者物理降温或药物降温；注意患者神志、体温的变化，抽血做血培养及药敏试验；做好基础护理，保持口腔、皮肤清洁。

③必要时，在积极抗感染的同时采取有效的引流或手术治疗。

（4）肠穿孔：发生率低，与乳头狭窄、切口过大、解剖异常（毕Ⅱ式胃切除术后）等相关，护理措施如下。

①临床表现为早期出现上腹痛，持续性加重，X 线检查有膈下游离气体表现。术后密切观察患者的腹部症状、体征，对怀疑有穿孔者应行 X 线检查或 CT 检查明确有无腹腔积气。

②穿孔是 ERCP 术后较严重的并发症，处理关键在于早发现、早诊断、早治疗，多数患者在给予禁食、禁饮、胃肠减压、静脉补液、抑制胰液分泌、鼻胆引流管引流、广谱抗生素等非手术方式治疗后可逐渐愈合。若患者症状加重，应及时行手术治疗。

（5）低血糖：ERCP 术后易出现低血糖，发生时间为术后 10～20h。护理措施如下。

①应加强巡视，密切观察患者病情变化，及早发现低血糖早期症状，如饥饿感、心悸、头晕、出冷汗等。

②定期监测血糖，术后患者床旁备含糖溶液或糖果，若出现低血糖反应，可立即口服含糖溶液或糖果或遵医嘱静脉推注 50％葡萄糖注射液。

4. 健康指导。

（1）合理饮食：指导患者选择低脂肪、高蛋白质、高维生素、易消化的食物，避免肥胖；定时进餐可减少胆汁在胆囊中储存的时间并促进胆汁酸循环，预防结石的形成。

（2）自我监测：指导患者出现腹痛、发热、黄疸时及时到医院诊治。

（3）引流管护理：患者带管出院时，应告知患者留置引流管的目的，指导其进行自我护理。告知患者若引流管脱出、引流液异常或身体不适应及时就诊。

（严娅）

第七节 胰腺疾病的护理

一、胰腺炎的护理

（一）急性胰腺炎的护理

1. 概述：急性胰腺炎（acute pancreatitis，AP）是一种常见的急腹症，是多种病因致胰管内高压，腺泡细胞内酶原被提前激活而引起胰腺组织自身消化、水肿、出血甚至坏死等炎性损伤。多数患者病程呈自限性，预后良好；少数患者病情严重，伴发多器官衰竭、局部和（或）全身并发症、严重感染，死亡率高。

2. 病因及发病机制：确切病因尚不明确，目前认为主要与以下因素有关。

1）胆道疾病：胆管结石、胆管炎和胆道蛔虫病等胆道疾病是我国急性胰腺炎的主要促发因素，以胆管结石最为常见，又称胆源性胰腺炎。

（1）结石、胆道分泌物、蛔虫堵塞引起 Oddi 括约肌水肿、痉挛，肝胰壶腹出口梗阻，胆道内压力高于胰管内压力，胆汁反流入胰管引起急性胰腺炎。

（2）结石在移行过程中损伤胆总管、肝胰壶腹部或胆道感染引起 Oddi 括约肌松弛，使十二指肠液反流入胰管，引起急性胰腺炎。

（3）当胆道有感染性炎症时，细菌及其毒素通过胆道与胰腺共同淋巴管累及胰腺引起急性胰腺炎。

2）酒精及过度饮食：酗酒和暴饮暴食使胰液分泌旺盛，可以引起十二指肠乳头水肿、Oddi 括约肌痉挛；酗酒还可以引起剧烈呕吐，十二指肠内压力骤增，十二指肠液反流入胰管引起急性胰腺炎。此外，酒精在胰腺内氧化代谢时产生大量活性氧，也有助于激活炎症介质。

3）高三酰甘油血症性急性胰腺炎（hypertriglyceridemic pancreatitis，HTGP）：日渐增多，且呈年轻化、重症化趋势。其机制可能与三酰甘油分解产物游离脂肪酸对胰腺本身的毒性作用，以及其引起的胰腺微循环障碍有关。当血清三酰甘油≥11.3mmol/L 时，极易发生急性胰腺炎，当血清三酰甘油<5.65mmol/L 时，发生急性胰腺炎的风险减少。

4）胰管梗阻：胰管结石、肿瘤、狭窄等使胰液排泄障碍，当胰液分泌旺盛时胰管内压力增高，导致胰管及腺泡破裂，胰液流入胰腺间质引起急性胰腺炎。

5）手术及创伤：腹部创伤或胰胆、胃肠手术等可直接或间接损伤胰腺组织本身及胰腺供血动脉，引发胰腺炎。ERCP 可导致十二指肠乳头水肿，注射造影剂压力过高也可引发急性胰腺炎。

6）药物：某些药物如红霉素、糖皮质激素、免疫抑制剂、磺胺等，可引起机体超敏反应造成胰腺损伤，导致胰液分泌过多或黏稠度增加，从而发生急性胰腺炎。

7）代谢障碍：如甲状旁腺功能亢进、高钙血症、维生素 D 过多等所致的高钙血症可致胰管钙化，使酶原提前激活而引起急性胰腺炎。

8）其他：如感染、胰腺结构异常、全身炎症、各种自身免疫性血管炎等都可诱发急性胰腺炎。另外，有 5%～25% 的急性胰腺炎病因不明，临床上称为特发性急性胰腺炎。

3. 病理：正常胰腺能分泌多种酶，如胰淀粉酶、胰脂肪酶和胰蛋白酶等，这些酶通常以不活跃的酶原形式存在。在各种病因作用下，一方面胰腺避免自身消化的防御屏障作用被削弱，另一方面酶原被提前激活，活性胰酶渗入胰腺组织，使胰腺发生自身消化的连锁反应。

急性胰腺炎按病理分为急性水肿型胰腺炎和急性出血坏死型胰腺炎两类，见表4－17。

表 4－17　急性胰腺炎病理分型

	急性水肿型胰腺炎	急性出血坏死型胰腺炎
胰腺改变	增大变硬、水肿、分叶模糊	肉眼可见胰腺内有黑白色或黄色斑块的脂肪组织坏死病变，胰腺呈棕褐色并伴有新鲜出血，分叶消失

	急性水肿型胰腺炎	急性出血坏死型胰腺炎
病变范围	部分或整个胰腺，以胰尾多见，周围无坏死或少量脂肪坏死	胰腺及其周围组织，脂肪坏死可累及肠系膜、大网膜后组织等
局部并发症	无	脓肿、假性囊肿或瘘管形成

4. 诊断要点。

1）临床表现：临床上以急性水肿型胰腺炎多见，症状相对较轻，腹部体征较轻，也称为轻症急性胰腺炎（mild acute pancreatitis，MAP）；急性出血坏死型胰腺炎较少见，但病情严重，进展迅速，多伴有全身多器官衰竭及各种并发症，根据其伴有的器官衰竭能否在 48h 内自行恢复，又可分为中度重症急性胰腺炎（moderately severe acute pancreatitis，MSAP）和重症急性胰腺炎（severe acute pancreatitis，SAP）。

（1）症状。

①腹痛：为本病的主要表现和首发症状，常在胆石症发作后不久，或暴饮暴食、高脂餐及饮酒后突然发生。疼痛剧烈而持久，呈胀痛、钻痛、绞痛或刀割样痛，有时阵发性加剧；位于中上腹，向腰背部呈带状放射；弯腰抱膝位疼痛可减轻，一般胃肠解痉药无效。急性水肿型胰腺炎患者腹痛 3~5 天可缓解。急性出血坏死型胰腺炎患者腹痛持续时间较长，当有腹膜炎时疼痛弥漫全腹。少数年老体弱患者有时疼痛轻微或无腹痛。

②恶心与呕吐、腹胀：常于腹痛后不久发生，多为反射性，呕吐剧烈者可呕出胆汁或咖啡渣样液，呕吐后无舒适感。同时可伴有腹胀，急性出血坏死型胰腺炎常伴有明显腹胀或麻痹性肠梗阻。

③发热：急性水肿型胰腺炎可有中度发热，一般持续 3~5 天；急性出血坏死型胰腺炎发热时体温较高，且持续不退，特别是在胰腺或腹腔内有继发感染时，呈弛张高热。

④水、电解质、酸碱平衡紊乱：患者可出现轻重不等的脱水，常伴有低钾、低镁血症，呕吐频繁者可出现代谢性碱中毒，病情严重者可伴有代谢性酸中毒，低钙血症引起手足抽搐为重症及预后不良的标志。部分患者有血糖升高，偶可发生糖尿病酮症酸中毒或高渗性昏迷。

⑤低血压及休克：常见于急性出血坏死型胰腺炎，可发生在病程的各个时期，主要机制为各种原因引起的有效循环血量不足。

（2）体征：急性胰腺炎的体征见表 4-18。

表 4—18　急性胰腺炎的体征

分型	体征
轻症急性胰腺炎（MAP）	上腹压痛，无反跳痛和肌紧张；可有腹胀和肠鸣音减弱。病情严重程度与主诉腹痛程度不一定相符
重症急性胰腺炎（SAP）	心率快、气促、血压下降、全腹压痛、腹肌紧张，明显腹胀，肠鸣音减弱或消失，腹腔可出现移动性浊音，可出现 Cullen 征或 Grey-Turner 征

（3）并发症。

①局部并发症：主要为胰腺脓肿或胰腺假性囊肿。

②全身并发症：SAP 病情进展迅速，常并发不同程度的多器官功能衰竭，如脓毒症、急性呼吸窘迫综合征（ARDS）、胰性脑病、腹腔间室综合征（abdominal compartment syndrome，ACS）。

高腹压（intra-abdominal hypertension，IAH）：通常采用膀胱压间接测定腹压（intra-abdominal pressure，IAP），IAP 持续或反复＞12mmHg 定义为 IAH。IAH 分为 4 级：Ⅰ级，IAP 12～15mmHg；Ⅱ级，IAP 16～20mmHg；Ⅲ级，IAP 21～25mmHg；Ⅳ级，IAP＞25mmHg。当 IAP＞20mmHg 并伴有新发器官功能障碍或衰竭时，可诊断 ACS。

2）辅助检查。

（1）淀粉酶：血清淀粉酶一般于起病后 2～12h 开始升高，48h 后达到高峰后开始下降，持续 3～5 天。血清淀粉酶超过 3 倍 ULN 即可诊断本病。尿淀粉酶常于发病后 12～14h 开始升高，持续 1～2 周后逐渐恢复正常。

（2）血清脂肪酶：血清脂肪酶常于发病后 24～72h 升高，持续 7～10 天，其灵敏度、特异度均略优于淀粉酶。

（3）其他标志物：血清胰腺非酶分泌物可以在急性胰腺炎时增高，如胰腺相关蛋白（PAP）、胰腺特异蛋白（PSP）；有些血清非特异性标志物对胰腺炎的诊断也有帮助，如 C 反应蛋白。

（4）血生化检查：血糖及三酰甘油增高等。血清钙下降，其下降程度与临床严重程度平行。

（5）影像学检查：腹部 X 线检查可发现肠麻痹；B 超及 CT 检查可见胰腺增大、光点增多、轮廓与边界不清等，目前 CT 是急性胰腺炎诊断和病情严重程度评估最重要的检查手段。此外，还可以通过 MRCP 判断有无胆管与胰管梗阻。

3）诊断标准：急性胰腺炎应尽可能在患者入院后 48h 内明确诊断。

（1）确定急性胰腺炎诊断。

一般应具备：①急性、持续性中上腹痛。②血淀粉酶高于 3 倍 ULN 或脂肪酶升高。③胰腺炎症的影像学改变。④排除其他急腹症。

部分患者可不具备第②条。

（2）确定急性胰腺炎的分级诊断（表 4-19）。

表 4-19　急性胰腺炎的分级诊断

	MAP	MSAP	SAP
器官衰竭	无	持续时间<48h	持续时间>48h
APACHE II 评分	<8	可>8	>8
CT 检查评分	<4	可>4	>4
局部并发症	无	可有	有

5. 治疗：治疗原则为减少及抑制胰腺分泌、控制炎症、维持水电解质平衡及有效循环血量、防止和治疗并发症。以内科治疗及内镜治疗为主。MAP 经积极治疗 3～5 天多可治愈，而 SAP 病死率高、预后差，须早期联合多种措施进行抢救。

1）病情监护：急性胰腺炎病情变化快、进展迅速，发展为 SAP 后易致多器官衰竭，因此发病初期即予密切的病情监护。观察患者的症状、体征，追踪影像学及实验室指标变化（如血钙、血糖、血清白蛋白、C 反应蛋白、动脉血气分析等），以了解病情进展程度。

2）器官支持治疗。

（1）液体复苏：在心功能允许的情况下积极迅速进行补液，维持有效循环血量，使尿量维持在>0.5mL/（kg·h）；同时注意补充白蛋白、血浆或血浆代制品，晶胶比例达到 2∶1；适时补充碳酸氢钠，纠正酸中毒；给予必要的营养支持。

（2）呼吸功能支持：吸氧可提高机体氧含量，纠正缺氧；ARDS 早期给予正压机械通气。

（3）镇痛：剧烈疼痛可导致患者出现心搏加快、血压升高等生理反应，可给予哌替啶 50～100mg 肌内注射镇痛。不宜使用吗啡及阿托品。

3）减少或抑制胰液分泌：禁食可降低胰液分泌，减轻胰腺自身消化，有明显腹胀者可给予胃肠减压，但症状减轻后应尽早开始肠内营养。应用 H_2 受体阻滞剂或质子泵抑制剂抑制胃酸分泌，降低胃液对胰酶分泌的释放作用。胰酶活性抑制剂如加贝酯、乌司他丁等也可减轻胰酶消化作用。生长抑素及其类似物具有抑制胰液分泌的作用，可在发病早期使用。

4）抗炎及抗感染。

（1）防治胰腺感染：促进肠道蠕动，口服抗生素帮助清除肠道致病菌；尽早恢复肠内营养，利于肠壁细胞修复，减少细菌移位生长；预防性使用全身抗生素，首选亚胺培南或美罗培南。合并真菌感染时应用抗真菌药。

（2）减轻炎症反应：充分静脉补液维持血流灌注可减少细胞炎性损伤；生长抑素及其类似物具有非特异性抗炎作用，可减轻炎症反应；当全身出现严重炎症反应，尤其是合并急性肾衰竭时，应予血液净化治疗。

5）内镜治疗：治疗性 ERCP（内镜下乳头肌切开、取石、鼻胆引流管引流）因其微创性，可迅速缓解症状、缩短病程，改善预后。胆源性急性胰腺炎发病后应尽早进行 Oddi 括约肌切开、取石、胰/胆管引流的减压治疗。

6）局部并发症的治疗：对于胰周坏死组织继发感染和脓肿者应积极抗感染，脓液较多者可行腹腔引流或灌洗，无效者待感染局限后行手术清除。已经形成胰腺假性囊肿时应密切观察，<4cm 的囊肿多可自行吸收；囊肿较大或多发囊肿有压迫症状和临床表现者，可进行引流。

7）其他治疗。

（1）中医药治疗：伴有肠麻痹时可用大黄、芒硝促进肠道蠕动，减轻肠壁水肿；六合丹外敷腹部可加速腹腔积液吸收，有消肿镇痛效果。

（2）手术治疗：腹腔大量渗液时可进行腹腔灌洗，清除渗出液、细菌、活性物质，减少毒素吸收；并发胰腺假性囊肿、胰腺脓肿、肠穿孔、肠麻痹坏死、肠梗阻等，内科治疗无效时需手术治疗。

（3）HTGP 治疗：发病 72h 内禁止输入任何脂肪乳剂。需短时间内降低血清三酰甘油水平，尽量降至 5.65mmol/L 以下。当患者症状减轻，血清三酰甘油≤5.65mmol/L 而单纯静脉滴注高糖溶液补充能量难以控制血糖时，可考虑输入直接经门静脉代谢的短、中链脂肪乳。

①常规降脂药物：应在患者耐受的情况下尽早实施规范化降脂药物方案，贝特类药物能显著降低三酰甘油并提高高密度脂蛋白水平，可作为 HTGP 治疗首选。

②肝素和胰岛素：低分子量肝素出血风险远低于普通肝素，且可显著降低胰性脑病的发生率，提高 SAP 生存率。低分子量肝素与胰岛素联合治疗 HTGP 已被临床认可，在降低三酰甘油浓度、缓解症状、降低复发率及病死率等方面有积极作用，可用作重症 HTGP 的一线治疗。

6. 护理。

1）常用护理诊断/问题。

（1）疼痛：与胰腺及周围组织炎症有关。

（2）营养失调：低于机体需要量，与呕吐、禁食及胃肠减压有关。

（3）体温过高：与胰腺炎症、坏死、继发感染有关。

（4）自理能力下降：与剧烈腹痛有关。

（5）潜在并发症：低血容量性休克、ARDS、急性肾衰竭、心力衰竭、败血症。

（6）知识缺乏：缺乏本病的病因和预防相关知识。

2）护理目标。

（1）患者主诉疼痛减轻或消失。

（2）患者营养状况得到改善，满足机体需要。

（3）患者体温降至正常水平。

（4）患者恢复自理能力。

（5）患者未发生并发症，或发生后得到及时、有效的处理。

（6）患者掌握疾病相关知识。

3）护理措施。

（1）一般护理。

①休息和体位护理：胰腺炎患者应卧床休息，保证环境安静，以降低代谢及胰液分泌，增加脏器的血流量，促进组织修复和体力恢复，改善病情。协助患者选择舒适的卧位，鼓励其多翻身；腹痛时可取屈膝侧卧位缓解疼痛，注意防止患者因剧痛在床上辗转不宁而坠床，必要时加床挡保证安全。

②饮食护理：急性期应禁食，防止食物及酸性胃液进入十二指肠，刺激胰腺分泌消化酶，加重胰腺炎；腹痛和呕吐症状控制后（淀粉酶正常）可逐步开始进食，饮食要循序渐进，开始时给予饮水，或对胰腺刺激较小的碳水化合物类流质饮食，无不适后可逐渐由流质饮食过渡到软食，少量多餐，在此过程中患者出现腹痛或症状加重应暂缓饮食过度或再次禁食。加强营养支持，禁食期间需静脉补液，同时注意补充白蛋白、电解质、维生素等。在病情允许的情况下应尽早进行肠内营养，摄入优质蛋白质，早期肠内营养可以促进胃肠蠕动、增加内脏血流量，并且可降低肠内细菌移位引发感染的可能，有利于胰腺的恢复。

③用药护理：遵医嘱给予镇痛药。注意观察用药前后疼痛有无减轻，使用阿托品或山莨菪碱效果不佳时，可加用哌替啶（杜冷丁），必要时可重复给予

解痉镇痛药。禁用吗啡，以免诱导 Oddi 括约肌痉挛，加重病情。若疼痛持续存在并伴有发热，应考虑是否并发胰腺脓肿和假性囊肿的形成；如疼痛剧烈，腹肌紧张、压痛、反跳痛明显，提示并发腹膜炎，应报告医生及时处理，遵医嘱及时准确输入抗生素。奥曲肽及生长抑素因其半衰期很短，静脉滴注时应使用注射泵或输液泵精确控制速度，以保障治疗的连续性。安置胃管或肠营养管的患者，管喂药物后应行温开水冲管；胃肠减压者喂药后需夹闭胃管 1～2h，避免药物被负压吸出。腹部外敷六合丹应注意避开肚脐及皮肤破溃处，连续敷药时间不宜超过 8h，敷药后如皮肤出现红疹、瘙痒，应暂停用药并将局部清洗干净，必要时遵医嘱使用抗过敏药物。

④生活护理：病房内定期空气消毒，减少探视人数及次数，协助患者做好个人卫生。发热时观察患者体温的变化，可采取冰袋、温开水擦浴等物理降温方法，对于出汗较多的患者及时更换被服。在禁食、禁饮期间，口渴者可含漱温开水或湿润口唇。为了减轻因胃肠减压、安置鼻胆引流管引起的鼻腔、咽喉不适及口腔干燥，可用无菌石蜡油少量滴鼻，定时清洗口腔。口唇干燥者用无菌石蜡油润唇。

（2）并发症的护理。

①低血容量性休克：严密监测患者病情变化，观察皮肤黏膜的弹性及色泽有无变化，注意有无脉搏细速、血压下降、尿量减少等低血容量表现；观察呕吐物的性质及量，胃肠减压者需观察引流物的量及性质，准确记录出入量；根据病情监测血生化指标。

建立静脉通道补液，维持有效循环血量：在心肺功能允许的情况下，在最初的 48h 静脉补液 200～250mL/h，使患者尿量＞0.5mL/(kg·h)。待病情改善后，补液速度可调整为 1.5mL/(kg·h)。补充白蛋白、血浆等提高胶体渗透压，补充碳酸氢钠、电解质以纠正酸碱平衡紊乱。

如患者出现神情淡漠、面色苍白、血压下降、四肢湿冷等休克表现，应立即配合医生积极抢救：备好抢救物品，如简易呼吸器、气管切开包、静脉切开包等；建立静脉通道及时补充液体、全血、血浆或血浆代制品扩容，必要时可行深静脉置管，监测中心静脉压以指导补液量及补液速度；遵医嘱使用升压、强心药物，注意观察患者血压、神志、肢端循环及尿量变化。

②ARDS：保持呼吸道通畅。饮水/进食后不宜平卧，避免食物反流导致误吸；有咳嗽、咳痰的患者应协助翻身拍背，帮助清除呼吸道分泌物，不能自行咳痰者可行负压吸痰；舌根肥大、后坠的患者，可安置口/鼻咽通气管。用以上方法仍不能保持呼吸道通畅的，可行气管插管。

监测呼吸频率：观察患者有无烦躁、胸闷、气促等呼吸困难表现；给予经鼻/面罩吸氧改善缺氧症状，监测动脉血气分析指标。

如患者呼吸困难不能缓解，出现躁动、发绀、大汗等情况，或动脉血气分析提示 $PaO_2<60mmHg$、动脉二氧化碳分压（$PaCO_2$）$>50mmHg$，应给予正压机械通气，帮助患者恢复有效通气，改善缺氧状况。

（3）内镜检查、治疗的护理：详见本书第六章第十五节"经内镜逆行胰胆管造影术及护理配合"。

4）健康指导。

（1）疾病相关知识指导：帮助患者及家属了解本病的主要诱因及疾病过程，使其积极配合治疗，避免病情反复；MAP 预后良好，SAP 病情进展迅速、病死率高，因此预防病因尤其重要，有胆道疾病、十二指肠疾病者宜积极治疗，如出现腹痛、恶心等症状应及时就诊，避免后期病情发展出现严重并发症。

（2）饮食指导：指导患者养成良好饮食习惯，戒酒、戒烟，规律进食；注意饮食卫生，选择低脂、无刺激性食物，防止复发。

7. 知识拓展。

1）急性胰腺炎早期肠内营养：营养支持现今不仅是急性胰腺炎患者补充能量的方式，也被认为是一种治疗方式，通过改善胃肠道动力和肠黏膜屏障功能，降低肠道炎症、细菌移位等的发生率，预防疾病进展和改善预后。2012年一篇 Meta 分析评价了 8 项随机对照研究结果，在 SAP 和重度急性胰腺炎患者中，全肠内营养在降低死亡率、感染并发症发生率、器官衰竭发生率和外科干预率方面显著优于全静脉营养。目前相关研究主要集中于以下几方面。

（1）胃管和空肠营养管的比较：两种肠内营养方式在急性胰腺炎患者的死亡率、气管吸痰术操作、腹泻、加剧疼痛和满足能量需求等方面并无差别，表明经胃管肠内营养是有效、安全及耐受性高的方式。

（2）开始肠内营养的时间：急性胰腺炎患者入院后早期（<48h）给予肠内营养能显著降低死亡率，总体感染发生率，导管相关的败血症、胰腺感染、高血糖症发生率，使住院时间缩短 2 天。近期的一项 Meta 分析也印证了入院<24h 内予肠内营养相较于入院>24h 再给予肠内营养，可进一步降低器官衰竭（16％ vs 42％）等并发症发生率。然而，实际临床工作中，MSAP 及 SAP 患者因症状明显，在 24h 内进食可能性不大，因此建议入院 24~48h 即开始肠内营养。

（3）早期肠内营养成分：患者对半要素饮食（semi-elemental）、聚合物配方（polymeric formulation）、肠内补充益生菌或免疫营养耐受性相当，以上配方对降低急性胰腺炎患者感染发生率和死亡率的差异无统计学意义。进一步对免疫营养分析显示，静脉给予谷氨酰胺，并同时给予其他免疫营养制剂可明显降低急性胰腺炎患者的死亡率和感染发生率。

2）急性胰腺炎 CT 检查评分：见表 4-20。

表 4-20　急性胰腺炎 CT 检查评分

积分	普通 CT 检查	增强 CT 检查
0 分	胰腺形态正常	无坏死
1 分	胰腺局部或弥漫性增大，形态异常	
2 分	上述改变＋胰周炎症	坏死面积＜33％
3 分	胰腺内及胰周积液	
4 分	胰腺内及腹膜后积气	坏死面积 33％～50％
6 分		坏死面积≥50％

增强 CT 检查一般应在起病 3 天后进行，CT 检查评分＝普通 CT 检查评分＋增强 CT 检查评分，最高 10 分。

（兰华）

（二）慢性胰腺炎的护理

1. 概述：慢性胰腺炎（chronic pancreatitis，CP）是一种由遗传、环境等因素引起的胰腺组织进行性慢性炎症性疾病，其病理特征为胰腺腺泡萎缩、破坏和间质纤维化。临床以反复发作的上腹部疼痛，胰腺内、外分泌功能不全为主要表现，可伴有胰管结石、胰腺实质钙化、胰管狭窄、胰管不规则扩张、胰腺假性囊肿等。

2. 病因：慢性胰腺炎病因多样，由遗传、环境和（或）其他病因共同引起。酗酒是慢性胰腺炎主要的病因之一。目前认为遗传因素在慢性胰腺炎发病中起重要作用。慢性胰腺炎病因还包括高脂血症、高钙血症、胰腺先天性解剖异常、胰腺外伤或手术、自身免疫性疾病等，吸烟是慢性胰腺炎独立的危险因素。复发性急性胰腺炎是形成慢性胰腺炎的高危因素，约 1/3 的复发性急性胰腺炎最终演变为慢性胰腺炎。

3. 诊断要点。

1）症状。

（1）腹痛：是慢性胰腺炎最常见的临床症状，常为上腹部疼痛，可向腰背部放射。慢性胰腺炎的腹痛可分为两型：A型为间歇性腹痛，包括胰腺炎急性发作及间断发作的疼痛，疼痛发作间歇期无不适症状，可持续数月至数年；B型为持续性腹痛，表现为长期连续的疼痛和（或）频繁的疼痛加重。

（2）胰腺外分泌功能不全：早期可无任何临床症状，晚期可出现体重减轻、营养不良、脂肪泻等。胰腺内分泌功能不全可表现为糖耐量异常或者糖尿病。

（3）并发症：慢性胰腺炎可出现假性囊肿、胆总管狭窄、十二指肠梗阻、胰瘘、胰源性门静脉高压、胰源性胸腔积液与腹腔积液、假性动脉瘤等并发症。诊断慢性胰腺炎后，随访8年有1.3%的患者可进展为胰腺癌。

2）体征：上腹部压痛，急性发作时可有腹膜刺激征。由于消化吸收功能障碍可导致消瘦、营养不良，青少年患者可影响发育。当并发巨大胰腺假性囊肿时，腹部可扪及包块。当胰头显著纤维化或假性囊肿压迫胆总管下段时，可出现黄疸。

3）辅助检查。

（1）X线：部分患者可见胰腺区域的钙化灶、阳性结石影。

（2）腹部超声：可见胰腺区的高回声病灶、胰管形态的改变，超声对于假性囊肿等慢性胰腺炎并发症具有一定的诊断意义。

（3）CT/MRI/MRCP：CT检查的典型表现为胰腺钙化、胰管扩张、胰腺萎缩，是显示胰腺钙化的最优方法，平扫CT检查可显示胰腺微小钙化灶。常规MRI对胰腺实质改变检测灵敏，但对钙化和结石的显示不如CT检查。MRCP主要用于检查胆管、胰管的病变，如主胰管扩张、胰腺先天变异、胆管扩张或狭窄等。

（4）超声内镜：对早期慢性胰腺炎的诊断具有优势。超声内镜引导下的活组织检查主要用于肿块型慢性胰腺炎与胰腺癌的鉴别。

（5）ERCP：是诊断慢性胰腺炎的重要依据，但因其为有创性检查，目前仅在诊断困难或需要治疗操作时选用。ERCP术中组织及细胞学检查有助于鉴别胆管狭窄的良恶性。

（6）胰腺外分泌功能检测：包括直接试验和间接试验。直接试验是评估胰腺外分泌功能最灵敏、最特异的方法，但因成本高、属有创性检查，临床应用受限。间接试验包括粪便检测、呼气试验、尿液试验和血液检测，其灵敏度和特异度相对不足，常用的检测方法有粪便弹性蛋白酶－1检测、[13]C混合三酰甘油呼气试验（[13]C－MTG－BT），胰泌素刺激磁共振胆胰管成像（s－MRCP）可通过十二指肠充盈程度对胰腺外分泌功能进行半定量分级评估。

（7）胰腺内分泌功能检测：糖尿病的诊断标准为空腹血糖（FPG）≥7.0mmol/L 或随机血糖≥11.1mmol/L 或口服葡萄糖耐量试验（OGTT）2h 血糖≥11.1mmol/L。尚未诊断糖尿病的慢性胰腺炎患者建议每年进行一次血糖检测。

（8）基因检测：特发性、青少年（起病年龄低于 20 岁）及有胰腺疾病家族史的慢性胰腺炎患者，可行基因检测。以慢性胰腺炎患者外周静脉血 DNA 为样本，针对我国慢性胰腺炎相关基因，如 *PRSS*1、*SPINK*1、*CTRC*、*CFTR* 等进行基因测序分析。

（9）其他实验室检查：急性发作期可见血清淀粉酶升高，如合并胸、腹腔积液，胸、腹腔积液中的淀粉酶含量往往明显升高。血钙、血脂、甲状旁腺激素、病毒、IgG4 等检查有利于明确病因。慢性胰腺炎也可出现血清 CA19－9 增高，如明显升高，应警惕合并胰腺癌的可能。脂溶性维生素、血清白蛋白、前白蛋白、镁、视黄醇结合蛋白等指标有助于判断机体营养状况。

（10）胰腺活组织检查：胰腺活组织检查方法主要包括 CT 或腹部超声引导下经皮胰腺穿刺活组织检查，目前不常规应用活组织检查，主要用于慢性胰腺炎与胰腺癌的鉴别诊断。

4）诊断标准。

（1）主要诊断依据。

①影像学典型表现。

②病理学典型改变。

（2）次要诊断依据。

①反复发作上腹痛。

②血淀粉酶异常。

③胰腺外分泌功能不全表现。

④胰腺内分泌功能不全表现。

⑤基因检测发现明确致病突变。

⑥大量饮酒史（日平均饮酒折合酒精量男性超过 80g、女性超过 60g，持续 2 年或以上，且排除其他病因）。

主要诊断依据满足一项即可确诊；影像学或者组织学呈现不典型表现，同时次要诊断依据至少满足 2 项亦可确诊。

（3）影像学特征性表现。

①典型表现（下列任何一项）：A. 胰管结石；B. 分布于整个胰腺的多发钙化；C. ERCP 显示主胰管不规则扩张和全胰腺散在不同程度的分支胰管不

规则扩张；D. ERCP 显示主胰管完全或部分梗阻（胰管结石或蛋白栓），伴上游主胰管和分支胰管不规则扩张。

②不典型表现（下列任何一项）：A. MRCP 显示主胰管不规则扩张和全胰腺散在不同程度的分支胰管不规则扩张；B. ERCP 显示全胰腺散在不同程度分支胰管扩张，或单纯主胰管不规则扩张，或存在蛋白栓；C. CT 显示主胰管全程不规则扩张伴胰腺形态不规则改变；D. 超声或 EUS 显示胰腺内高回声病变（考虑结石或蛋白栓），或胰管不规则扩张伴胰腺形态不规则改变。

（4）病理学特征性表现。

①典型表现：胰腺外分泌实质减少伴不规则纤维化；纤维化主要分布于小叶间隙，形成"硬化"样小结节改变。

②不典型表现：胰腺外分泌实质减少伴小叶间纤维化，或小叶内和小叶间纤维化。

4. 治疗：慢性胰腺炎的治疗原则为祛除病因、控制症状、改善胰腺功能、治疗并发症和提高生活质量等。

1）一般治疗：慢性胰腺炎患者需戒酒、戒烟，避免过量高脂肪、高蛋白质食物，适当运动。

2）内科治疗。

（1）急性发作期治疗：治疗原则同急性胰腺炎。胰腺外分泌功能不全主要应用外源性胰酶替代治疗。首选含高活性脂肪酶的肠溶包衣胰酶制剂，于餐中服用。疗效不佳时可加服质子泵抑制剂、H_2 受体阻滞剂等抑酸药。营养不良的治疗以合理膳食＋外源性胰酶替代治疗为主，症状不缓解时可考虑补充中链三酰甘油。脂溶性维生素缺乏时可适当补充维生素 D。

（2）糖尿病：改善生活方式，合理饮食。怀疑存在胰岛素抵抗的患者，排除禁忌后可选用二甲双胍治疗，其他口服降糖药物不良反应显著，不做首选；口服药物效果不佳时改为胰岛素治疗。对于合并严重营养不良的患者，首选胰岛素治疗。由于慢性胰腺炎合并糖尿病患者对胰岛素较敏感，应注意预防低血糖的发生。

（3）疼痛治疗。

①一般治疗：戒酒、戒烟、控制饮食。

②药物治疗：A. 胰酶制剂、抗氧化剂及生长抑素对疼痛缓解可能有效。B. 镇痛药治疗遵循 WHO 提出的疼痛三阶梯治疗原则，镇痛药物选择由弱到强，尽量口服给药。第一阶梯治疗首选对乙酰氨基酚，其消化道不良反应的发生率较 NSAIDs 低；第二阶梯治疗可选用弱阿片类镇痛药如曲马多；第三阶

梯治疗选用阿片类镇痛药，但应注意麻醉性肠综合征的发生，随着药物剂量增加，约6％的患者发展为痛觉过敏、腹痛程度加重。C. 因胰管狭窄、胰管结石等引起的梗阻性疼痛，可行体外震波碎石、ERCP取石、胰管支架置入治疗。还可采用其他介入镇痛方法，如 CT、EUS 引导下的腹腔神经阻滞术等。D. 内科治疗及介入治疗无效时可考虑手术治疗。

（4）胰腺假性囊肿治疗：当胰腺假性囊肿引起不适症状、出现并发症（感染、出血、破裂）或持续增大时，应予以治疗。我国慢性胰腺炎假性囊肿的发生率约为18％，男性高于女性。对于无并发症的胰腺假性囊肿，内镜治疗成功率达70％～90％，效果与手术相当，是首选的治疗方法。对于与主胰管相通的、位于胰头或胰体部的小体积（＜6cm）胰腺假性囊肿，首选内镜下经十二指肠乳头引流；对于非交通性胰腺假性囊肿，可选 EUS 引导下经胃、十二指肠壁引流。

3）外科治疗。

（1）外科治疗指征。

①内科治疗或者介入治疗不能缓解的顽固性疼痛。

②并发胆管梗阻、十二指肠梗阻、胰腺假性囊肿、胰源性门静脉高压伴出血、胰瘘、胰源性腹腔积液、假性动脉瘤等，不适于内科治疗及介入治疗或治疗无效者。

③怀疑恶变者。

④多次介入治疗失败者。

（2）外科治疗方式：遵循个体化治疗原则，根据病因，胰管、胰腺及胰周脏器病变特点，手术者经验，并发症等因素进行术式选择。主要术式包括胰腺切除术、胰管引流术及联合术式3类。

5. 护理：详见本节"急性胰腺炎的护理"部分及本书第六章第十五节"经内镜逆行胰胆管造影术及护理配合"。

6. 预后：主要取决于病因是否根除，发病时胰腺受损程度。

（兰华）

二、胰腺癌的护理

（一）概述

胰腺癌（carcinoma of pancreas）是发生于胰腺外分泌腺的恶性肿瘤，是一种最常见的胰腺肿瘤，约占消化道肿瘤的10％。胰腺癌可来自胰腺外分泌腺、内分泌腺或非上皮组织。胰腺癌发病年龄以40～70岁居多，男性多于女性。近几年来胰腺癌发病率呈增加趋势，其恶性程度高，发现时多为中晚期，预后极差。

（二）病因和发病机制

胰腺癌的病因和发病机制不明。流行病学调查资料显示，发病危险因素有吸烟、高脂和高蛋白质饮食、遗传、糖尿病、慢性胰腺炎、胆石症、嗜酒、饮咖啡、某些化学致癌物、内分泌改变等。

（三）病理

胰腺癌可发生于胰腺的任何部位，以胰头最多见，占60%~70%，胰体占5%~10%，胰尾占10%~15%，弥漫性病变占10%。其中85%~90%起源于胰导管上皮细胞。

胰腺癌确诊时，仅有10%的癌灶局限于胰腺，90%已发生转移，转移以胰周和腹腔脏器为多见，其中50%为肝转移，25%为肠系膜转移，20%侵犯十二指肠。早期发生转移的因素：①胰腺无真正意义上的包膜；②胰腺血管、淋巴管丰富，肿瘤生长快；③胰腺区域腹膜较薄，癌细胞易于突破。

转移方式：①直接蔓延，胰头癌在早期就压迫并浸润邻近的脏器（胆总管、十二指肠、门静脉、腹膜后组织、结肠），胰尾癌多见腹膜转移，癌细胞可直接种植于腹膜后神经组织；②淋巴转移，胰头癌常经淋巴转移至幽门下淋巴结，也可累及胃、肝、腹膜、肠系膜、主动脉周围淋巴结，甚至纵隔、支气管周围、锁骨上淋巴结；③血液转移，胰体尾癌易早期发生血液转移，转移至肝最为常见，并可经肝静脉侵入肺部，再经体循环广泛转移至其他脏器。

（四）临床表现

胰腺癌起病隐匿，常无症状，相对来说胰头癌比胰体尾癌出现症状早，晚期胰腺癌出现的症状也常为非特异性的，需与胃肠、肝胆疾病鉴别。临床表现主要与肿瘤侵犯或压迫毗邻器官有关。

1. 症状。

（1）腹痛：60%患者以腹痛为首发症状，病程中有90%患者出现腹痛。早期腹痛常位于中上腹，其次为左侧季肋部，晚期常伴有腰背部放射性疼痛，胰头癌的腹痛常向右侧腰背部放射，胰体尾癌的腹痛则多向左侧腰背部放射。仰卧与脊柱伸展时疼痛加剧，弯腰前倾坐位或屈膝侧卧时可稍缓解。当癌肿压迫或浸润腹膜后神经丛，可引起严重的持续性腰背痛。

（2）黄疸：是胰头癌的突出症状，可伴有腹痛，也可表现为无痛性黄疸；多由胰头癌压迫或浸润胆总管引起，也可是肝内淋巴结、肝门淋巴结、胆总管淋巴结肿大所致。

(3) 体重减轻：在黄疸之前常有短期内显著的体重减轻，晚期呈恶病质。

(4) 其他：患者可有不同程度消化道症状，如食欲不振、消化不良、脂肪泻。少数患者发生胰源性糖尿病，甚至可为首发症状。部分患者发生下肢深静脉血栓形成、游走性血栓性静脉炎、动脉血栓形成、脾静脉和门静脉血栓形成，脾静脉和门静脉血栓形成可致脾大、腹腔积液和食管-胃底静脉曲张。部分患者出现焦虑、抑郁、个性改变等精神症状。

2. 体征：早期无明显体征，部分患者可有消瘦、黄疸和上腹压痛。扪及无压痛的增大胆囊为 Courvoisier 征阳性，是诊断胰腺癌的重要体征。胆汁淤积、肝转移可致肝大，胰腺癌压迫脾静脉可致脾大。晚期有腹部包块、腹腔积液和远处转移征象等。

（五）辅助检查

1. 影像学检查。

(1) X 线检查：X 线低张十二指肠造影可显示肿瘤压迫的间接征象，十二指肠曲增宽、降部内侧呈"反 3"征。

(2) 腹部超声：作为初筛检查，可显示直径>2cm 的肿瘤病灶，胰管扩张、狭窄或中断。

(3) CT：是诊断胰腺癌的首选方法，可发现直径>1cm 的病灶，特别是高分辨率薄层螺旋 CT 能获得不同时相的影像，从而明确胰腺癌的部位，判断胰腺癌是否侵袭周围组织及血管受累情况，进行较精确的 TNM 分期。

(4) MRI：对胰腺癌的诊断作用与 CT 相当，而 MRCP 是了解胆管和胰管情况的无创方法。

(5) PET：可以发现胰腺病灶，对发现腹腔和远处转移有明显的优势。

(6) CT 血管重建：替代选择性腹腔血管造影，显示胰内及胰周血管的状况，判断有无肿瘤侵犯。

2. 内镜检查。

(1) ERCP：造影可显示胰管梗阻、狭窄、扩张和中断。早期胰腺癌首先破坏胰管分支，因此在 ERCP 时仔细辨别胰管分支的残缺或局限性扩张，是诊断早期胰腺癌的关键。

(2) EUS：EUS 诊断的灵敏度和特异度均优于 CT，可发现直径<2cm 的肿瘤。目前认为 CT 发现可能切除的病灶后应再行 EUS，因为后者对有无淋巴结转移和有无门脉血管浸润的灵敏度和特异度均较高，TNM 分期的准确性明显高于 CT；EUS 与 ERCP 配合能够显示直径<1cm 的肿瘤。

（3）腹腔镜：直视下可发现癌肿病灶、腹膜和腹腔脏器转移灶。

3. 肿瘤标志物检测：迄今仍无一种血清标志物能早期诊断胰腺癌，多种标志物的组合可能提高诊断率。

（1）CA19－9：是目前用来诊断胰腺癌的各项肿瘤标志物中灵敏度（86％）和特异度（87％）最高的一项指标。

（2）癌胚抗原（CEA）：胰腺癌时可能阳性。

（3）CA50：诊断胰腺癌的特异度与灵敏度与 CA19－9 类似，阳性还可见于胆囊癌、肝癌、卵巢癌、乳腺癌等。

（4）CA242：唾液酸化的鞘糖脂抗原，是胰腺癌和结肠癌的标志物。

（5）胰液、大便中 $K-RAS$ 基因突变检查：为胰腺癌的诊断提供了新的可能性，但仍需大量研究工作。

4. 血、尿、大便检查：早期无异常发现。发生黄疸时血清结合胆红素可明显高于良性梗阻，血清碱性磷酸酶、$\gamma-GT$ 增高。约 40％患者有血糖升高或糖耐量试验异常；约 80％患者可有胰腺外分泌功能减退；约 5％患者早期可有淀粉酶和脂肪酶升高，晚期因胰腺萎缩淀粉酶和脂肪酶降至正常。

5. 组织病理学检查：十二指肠镜下可直接观察肿瘤在十二指肠壶腹部有无浸润，还可通过活检取得病理组织、通过细胞刷得到脱落细胞。腹腔镜直视下可进行活检并收集脱落细胞。CT、EUS 定位和引导下行细针穿刺可得到胰腺组织。

（六）治疗

1. 外科治疗：早期手术切除是治疗胰腺癌最有效的措施，但出现症状后手术切除率在 5％～22％。手术禁忌证包括肝、腹膜、网膜、腹腔外转移等肿瘤侵犯或包绕腹腔主要血管。术前肿瘤分期对于预测手术切除的可能性有意义。根治性手术目前主要为 Whipple 术、扩大根治术。在术中发现无根治性手术条件的患者，应做相应的姑息性治疗以解除症状。近年来有研究认为，术前放疗、化疗可以提高手术切除率。

2. 放疗和化疗：随着放疗技术不断改进，胰腺癌放疗的疗效有明显提高，能改善症状、延长生存期；放疗主要包括外照射和术中放疗两种方式，后者的 1 年生存率较前者高。放疗和化疗联合治疗胰腺癌受到关注，术前联合治疗可以为不能手术者争取手术机会，术后联合治疗可以提高患者的生存率，已有不少医院将术前、术后联合治疗作为常规。

3. 内镜治疗：ERCP 下行支架置入减黄术、EUS 引导下引流术、放射性粒子置入等辅助治疗。

4. 对症治疗：支持治疗对晚期及术后患者均十分重要。有顽固性腹痛和腰背痛者按 WHO 阶梯镇痛治疗，必要时可行腹腔神经丛阻滞，或硬膜外应用麻醉药镇痛；对梗阻性黄疸者可行金属支架置入术。

（七）护理

1. 常用护理诊断/问题。

（1）疼痛：与疾病过程及手术切口有关。

（2）营养失调：低于机体需要量，与饮食减少或禁食、恶心与呕吐、吸收不良及肿瘤消耗有关。

（3）恐惧：与得知诊断及身体完整性受到威胁有关。

（4）知识缺乏：缺乏疾病相关知识。

（5）潜在并发症：感染、出血、胆瘘、胰瘘、胃排空延迟等。

2. 护理目标

（1）患者自诉疼痛程度降低。

（2）患者饮食合理。

（3）患者紧张、恐惧情绪减轻，树立战胜疾病的信心。

（4）患者了解疾病的相关知识。

3. 护理措施。

1）营养支持。

（1）了解患者的饮食偏好和饮食习惯，制订合理的食谱。注意脂肪和蛋白质的比例，要以碳水化合物为主，脂肪和蛋白质的量要适宜；进食易消化的蛋白质，如瘦肉、鸡蛋和鱼；采用合理的烹调方法，如煮、炖、熬、蒸等，不用油煎、炸等，防止胰腺过度分泌胰液。必要时给予肠外营养，黄疸时静脉补充维生素 K。

（2）遵医嘱输注人血白蛋白、氨基酸、新鲜红细胞、血小板等，纠正患者的低蛋白血症、贫血、凝血功能障碍等。

（3）观察患者进食后消化情况，根据医嘱给予助消化药物；记录出入量，观察腹腔积液变化。

2）功能监测：监测肝功能、电解质、凝血功能四项等。

3）腹痛护理：尊重并接受患者对疼痛的反应，建立良好的护患关系，不能以自己的体验评判患者的感受。向患者介绍减轻疼痛的措施，有助于减轻患者的焦虑、恐惧等负面情绪。通过看报、听音乐、与家人交谈、深呼吸、放松等方法分散患者对疼痛的注意力，以减轻患者疼痛。尽可能地满足患者对舒适的需要，如帮助变换体位、减少压迫；做好各项清洁卫生护理；保持室内环境舒适等。剧烈疼痛时遵医嘱给予有效的镇静、镇痛药物，注意观察药物的不良反应。

4）心理护理：要理解患者否认、悲哀、畏惧、愤怒等负面情绪，多与其沟通，满足其精神需要；针对性地讲解与疾病和手术相关的知识，帮助患者和家属进行心理调节，使之树立战胜疾病的信心。

5）皮肤护理：黄疸时患者皮肤易瘙痒，应告知其避免抓搔，指甲不要过长，以免皮肤破损，造成感染；瘙痒部位尽量不用肥皂等清洁剂清洁。应注意患者体位的调整，预防压疮的发生，每天用温开水擦浴 1～2 次，擦浴后涂止痒药。

6）血糖监测：定期监测血糖，如有高血糖，及时调节胰岛素的用量，使血糖维持在稳定的水平。使用胰岛素的过程中应严密监测血糖变化，防止低血糖。

7）放化疗的护理：部分化疗药物外漏可致局部组织坏死或静脉炎，输注时要注意观察输液部位，出现肿胀或疼痛应立即停止化疗，局部使用如意金黄散外敷或理疗，必要时行中心静脉置管以保护外周血管。化疗后患者可出现食欲不振、恶心与呕吐等消化道症状，可适当使用镇吐药及帮助消化的药物。密切观察患者血常规，如果出现骨髓抑制，应及时使用升白细胞药物。注意有无皮肤瘀斑、牙龈出血、血尿、血便等全身出血倾向。预防感染，除做好病房、被褥消毒外，还要做好患者口腔黏膜、皮肤、会阴部的清洁、消毒。指导患者注意休息，减少探访，避免交叉感染。嘱患者不抠鼻，防止鼻腔出血，用软毛牙刷刷牙，防止牙龈出血。鼓励患者进食高蛋白质、低脂肪、易消化的清淡饮食，多饮水，多食水果，少量多餐。监测患者体温，预防和控制感染，严格执行无菌操作，注意保暖，做好保护性隔离，预防交叉感染。

4．健康指导。

（1）指导患者尽可能保持日常生活的规律性，定时起床、进食及活动，避免消极悲观，适当增加户外活动。

（2）指导患者安定情绪，遇事应冷静思考，切忌急躁或暴怒。

（3）指导患者选择易消化、富营养、少刺激性、低脂肪的食物，多食新鲜水果和蔬菜。避免暴饮暴食、饮酒和高脂肪、辛辣刺激的食物。

（4）康复期可采用中医药治疗，将消瘤与补气养血相结合，以起到标本兼治之功；并与其他疗法配合应用，增加疗效。

（5）指导患者定期复查 B 超或 CT，了解局部有无复发和转移病灶。同时定期检查血常规、生化和大便隐血试验。

（6）放疗患者注意避免强紫外线照射，注意放疗部位皮肤的清洁护理。

（何柳）

第八节　其他消化系统疾病的护理

一、过敏性紫癜的护理

（一）概述

过敏性紫癜（Henoch-Schönlein purpura，HSP）亦称免疫球蛋白 A（IgA）血管炎，是主要由 IgA 沉积于血管壁引起的血管炎，主要累及皮肤、器官的毛细血管和微小血管，典型临床表现为四肢远端的可触及性紫癜、瘀点、瘀斑，可伴有腹痛、关节肿痛及不同程度的肾受累症状（如血尿、蛋白尿、水肿等）。

本病好发于 4~7 岁的学龄前儿童，秋冬季相对高发，男性多于女性，年发病率为 0.003%~0.026%。儿童患者病程常为自限性，但易复发，累及多系统，部分患者出现严重的肾功能不全，甚至终末期肾病。成人发病率低于儿童，为 0.0001%~0.0018%，但肾损害等并发症较儿童更为严重。

（二）病因及发病机制

HSP 是内因与外因共同作用的结果。内因指遗传、免疫、精神、情绪等患者本身因素，外因则是环境、感染、饮食、药物，甚至饥饿、劳累或某些应激因素等。但 HSP 的具体病因与发病机制尚未完全阐明，可能的过程：感染或其他因素作用于易感人群，使机体免疫功能紊乱（主要为辅助性 T 细胞功能失调，调节性 B 细胞功能异常，内皮细胞损伤），从而产生大量的促炎细胞因子（IL−6、IL−8、TNF−α 等），介导 B 淋巴细胞过度分化为浆细胞，产生大量 IgA 抗体及 IgA 免疫复合物沉积于血管壁，引起全身微小血管炎症反应，最终表现为 HSP。

（三）病理

HSP 的病理学表现为以 IgA 免疫复合物沉积、补体因子和中性粒细胞浸润为特征的血管炎症，可累及皮肤、胃肠道、关节和肾。

（四）诊断要点

1. 临床表现：多为急性起病，各种症状出现的先后不一。首发症状以皮肤紫癜为主，少数病例以腹痛、关节炎或肾症状首先出现。起病前 1~3 周常有上呼吸道感染史，可伴有低热、食欲不振、乏力等全身症状。

1）症状。

（1）皮肤表现：皮肤紫癜是 HSP 最常见的症状（3/4 以上患者的首发症状），多为对称分布于重力或压力依赖区的紫癜（瘀点、瘀斑），成人及青少年患者多发生于下肢，也可泛发于全身，严重者可出现水疱、糜烂、溃疡；幼儿患者常见臀部受累；因其他原因不能行走的患者则常见于面部、躯干和上肢。

（2）胃肠道症状：轻者有恶心与呕吐、腹胀、腹痛等表现，重者可发生肠缺血坏死、肠套叠、肠梗阻、肠穿孔、消化道大出血等。

（3）关节痛或关节炎：大部分 HSP 患者出现关节痛或关节炎，关节受累发生率约为 80%。关节痛、关节周围肿胀以单个关节为主，主要累及下肢的踝关节、膝关节。关节炎常为一过性或游走性，通常累及下肢大关节，较少累及上肢，且关节炎不会造成慢性损伤或后遗症。

2）并发症。

（1）肾损害：过敏性紫癜性肾病（Henoch-Schönlein purpura nephritis, HSPN）是 HSP 最严重的并发症之一，临床表现为血尿，伴或不伴红细胞管型及轻度蛋白尿或无蛋白尿，少数严重者可进展为肾功能不全，甚至终末期肾病等。HSPN 是 HSP 发生、发展过程中不可避免和逆转的，HSP 患者的预后与肾损害的严重程度密切相关，早发现、早诊断、早治疗对 HSPN 患者的预后有重要影响。

（2）其他并发症：男性患儿可出现阴囊受累，包括睾丸或阴囊疼痛、压痛、肿胀；中枢和周围神经系统受累可出现头晕、头痛、癫痫、颅内出血、中枢神经系统功能障碍、高血压脑病；其他损害还包括肺出血、肺泡出血及间质性肺炎、肌肉内出血、结膜下出血、心肌炎等。

3）临床分型：临床上将 HSP 分为单纯型、关节型、腹型、肾型等。仅累积皮肤者称为单纯型；如并发关节酸痛、肿胀、活动受限，称为关节型；如并发腹部症状，称为腹型，多表现为弥漫性腹痛，主要位于脐周和下腹部，可伴有恶心与呕吐、腹泻、便血等症状，是最为常见的一种类型，占 50%～75%；如并发肾损害则称为肾型，即 HSPN，可细分为孤立性血尿型、孤立性蛋白尿型、血尿和蛋白尿型、急性肾炎型、肾病综合征型、急进性肾炎和慢性肾炎型 7 种。

2. 辅助检查。

（1）上消化道内镜检查：对腹痛为首发症状的 HSP 患者有较高的诊断价值，HSP 累及胃肠道时，胃肠镜下可观察到胃肠道黏膜弥漫性充血、水肿，以及多发或散在的红斑、糜烂、出血、溃疡等。

（2）血常规检查：出现轻度和重度白细胞增多，但是血小板计数普遍正常甚至升高，出血和凝血时间正常，偶见嗜酸性粒细胞计数升高；部分患儿毛细血管脆性试验阳性。

（3）尿常规：尿中可见红细胞、蛋白质、管型，重症患者可有肉眼血尿。镜下血尿和蛋白尿是肾损害最常见的表现，尿微量蛋白升高也是预测 HSP 患儿肾受累的重要指标。

（4）大便隐血试验：阳性。

（5）血沉轻度增快：血清 IgA 升高，IgG 和 IgM 正常，亦可轻度升高；C3、C4 正常或升高；抗核抗体及类风湿因子阴性；重症患者血浆黏度增高。

（6）腹部超声检查：有利于早期诊断肠套叠，典型的腹部超声表现为弥漫性的肠壁增厚、肠壁充血、肠腔内积液、肠蠕动减弱或消失及肠周积液，若彩色多普勒提示血流信号缺失，则存在肠缺血和肠穿孔的风险。

（7）CT 检查：腹型 HSP 常表现为胃肠道多发节段性管壁损伤，以空回肠、十二指肠多见，受累管壁呈均匀环形增厚、管腔变窄，管壁密度减低，浆膜面模糊不清，呈"双环状"表现，管腔内可见积液，当积液密度增高时，常提示合并肠道出血，肠周可见渗出、腹盆腔积液及淋巴结增大；增强 CT 检查，黏膜及浆膜面呈明显强化，水肿的黏膜下层常表现为典型的水靶征或"甜甜圈"征。

（8）其他检查：头颅 MRI 对有中枢神经系统症状的患儿可有提示，肾症状较重或迁延者可行肾穿刺以了解病情，给予相应治疗。

3. 诊断标准。

1）皮肤紫癜：分批出现的可接触性紫癜，或下肢明显的瘀点，无血小板减少。

2）腹痛：急性弥漫性腹痛，可出现肠套叠或胃肠道出血。

3）组织学检查：以 IgA 免疫复合物沉积为主的白细胞碎裂性血管炎，或以 IgA 沉积为主的增殖性肾小球肾炎。

4）关节炎或关节痛：急性关节肿胀或疼痛伴有活动受限，急性关节疼痛不伴有关节肿胀或活动受限。

5）肾受累。

（1）蛋白尿：>0.3g/24h，或晨尿样本白蛋白/肌酐比>30mmol/mg。

（2）血尿：每高倍视野红细胞>5 个，或尿隐血≥2+，或尿沉渣见红细胞管型。

其中第 1）条为必要条件，加上第 2）~5）条中的至少一条即可诊断为 HSP；非典型病例，尤其在皮疹出现之前已出现其他系统症状时易误诊，须注意鉴别诊断。

（五）治疗

1. 糖皮质激素：糖皮质激素可缓解急性期腹痛和关节痛，但不能预防肾损害的发生，亦不能影响预后，因此不建议使用糖皮质激素预防紫癜发生。如出现消化道出血、血管性水肿、严重关节炎等，建议用泼尼松，每天 1~2mg/kg，分次口服，或用地塞米松/甲泼尼龙，每天 5~10mg/kg，静脉滴注。

2. 免疫抑制剂：是治疗 HSP 的重要药物之一，其中环磷酰胺、硫唑嘌呤和环孢素及静脉注射免疫球蛋白已经成功用于治疗 HSPN。吗替麦考酚酯也可治疗 HSP，是一种较新的免疫抑制剂，在体内水解为麦考酚酸，能选择性阻断 T 细胞和 B 细胞的增生，可以快速抑制戶噬细胞增生和抗体形成，发挥免疫抑制作用。

3. 抗凝治疗：阿司匹林可阻止血小板聚集和血栓形成，用量为每天 3~5mg/kg；或双嘧达莫，用量为每天 3~5mg/kg。如伴有明显高凝状态，可用低分子量肝素钠，用量为每天 0.5~1.0mg/kg，持续 7 天，同时监测凝血功能。

4. 中西医结合治疗：也是治疗 HSP 的方案之一，如血浆置换术联合中药治疗、西医治疗基础上给予黄芪注射液联合丹参注射液静脉滴注、吗替麦考酚酯/低分子量肝素联合中药治疗等临床较常用。扁桃体切除术和血浆置换术能减少 HSP 的复发，缓解临床症状，延缓 HSPN 的进展，成为治疗重症 HSP 的有效方法。

（六）护理

1. 常用护理诊断/问题。

（1）皮肤完整性受损：与血管炎累及皮肤有关。

（2）疼痛：与关节肿痛、肠道炎症有关。

（3）潜在并发症：消化道出血、HSPN。

2. 护理目标。

（1）患者皮肤完整性受损减轻或消失。

（2）患者疼痛减轻或消失。

（3）患者未发生并发症，或发生后能够得到及时的治疗及护理。

3. 护理措施。

1）休息与活动护理。

（1）急性期或者病情严重时患者均需卧床休息，尽可能找出可疑的变应原并脱离接触。

（2）保持皮肤清洁，防擦伤和抓伤，如有破溃及时处理。

（3）衣着应宽松、柔软，保持清洁、干燥。

2）饮食护理：胃肠道症状较轻时，应调控饮食，进食流质少渣饮食；如出现剧烈呕吐或腹痛、消化道出血等严重消化道症状，应禁食，予以肠外营养支持。注意电解质平衡及维生素的补充。

3）用药护理。

（1）告知患者及家属坚持用药的重要性，说明药物的具体服用方法及有关不良反应。

（2）嘱患者坚持治疗，勿随意更换药物、减量或停药。

（3）服用糖皮质激素者，要注意激素不良反应，不可随意减量、停药，让患者有充分的心理准备，主动配合治疗。若患者出现头痛、头晕、恶心与呕吐等症状，并伴有食欲不振、精神萎靡，应及时告知医护人员。

（4）应用硫唑嘌呤或巯嘌呤可出现骨髓抑制的表现，需注意监测白细胞计数。

4）心理护理。

（1）了解患者的情绪、性格特点和对疾病的认知，是建立良好医患关系的基础。

（2）鼓励患者对疾病治疗树立信心，做好自我保健，缓解焦虑，稳定情绪。帮助患者正确认识此病，树立信心。

（3）帮助患者保持心情平和、舒畅，使其自觉地配合治疗。

（4）良好的社会支持，尤其是家庭支持，能缓解患者心理压力，有助于疾病的治疗和康复。

5）病情观察。

（1）观察患者有无腹痛、便血等情况，同时注意腹部体征并及时报告和处理。

（2）观察患者尿色、尿量，定时做尿常规检查，若有血尿和蛋白尿，提示发生 HSPN，按肾炎护理。

4. 健康指导。

（1）帮助患者及家属正确认识 HSP 易反复发作或并发肾损害的特点，帮助其树立战胜疾病的信心。

（2）告知患者及家属秋冬季是 HSP 的好发季节，应避免去人群密集的公共场所，防止受凉。

（3）指导患者及家属学会观察病情，合理选择饮食，同时避免接触各种可能的变应原。

（4）指导患者建立积极的应对方式，以获得较好的家庭及社会支持。

（5）指导患者遵医嘱规范服药；定期复诊，定期检查；疾病恢复期要预防感染；如出现皮肤紫癜、恶心与呕吐、大便带血、关节肿胀、疼痛等症状，应立即就诊。

（何虹燕）

二、功能性消化不良的护理

（一）概述

消化不良是一种常见症状，其鉴别诊断范围广泛，病理生理机制多种多样。大多数（75%～80%）有消化不良症状的患者最终被归类为功能性消化不良（functional dyspepsia，FD）。功能性消化不良是一种以慢性消化不良为表现的疾病，不仅非常常见，而且严重影响患者的生活质量。功能性消化不良被定义为在没有任何可能解释这些症状的器质性、全身性或代谢性疾病的情况下，长期出现以上腹部为中心的一个或一组症状，主要包括上腹部疼痛、上腹部烧灼感、餐后饱胀感及早饱，也包括上腹部胀气、嗳气、恶心和呕吐等慢性消化不良症状。全球功能性消化不良的患病率在 5%～11%。流行病学调查显示，女性患病率高于男性，患病率随年龄增长而升高。

（二）分类

在过去 10 年中，用于描述功能性消化不良的术语发生了变化，不再根据报告的主要症状将患者分组为溃疡样、反流样或运动障碍样功能性消化不良。根据罗马 IV 标准，功能性消化不良分为两类，即餐后不适综合征（postprandial distress syndrome，PDS）和上腹痛综合征（epigastric pain syndrome，EPS）。餐后不适综合征的主要症状：餐后饱胀不适（影响日常活动）、早饱不适感（不能完成平时进食量）。上腹痛综合征的主要症状：中上腹痛（影响日常活动）、中上腹烧灼感（影响日常活动），两者可同时存在。上腹痛综合征包括间歇性疼痛或上腹部烧灼感，每周至少发生 1 次，餐后不适综合征的特点是每周至少发生几次令人烦恼的餐后饱胀，发生在正常进食量的餐后，或使人无法完成正常进食量的饱腹感。

（三）病因及发病机制

功能性消化不良的发病机制尚未完全清楚，但已提出几种可能的机制，包括胃调节受损、胃排空延迟、内脏超敏反应、胃酸、遗传（许多研究报告了功能性消化不良风险与遗传多态性之间的关联）、早期生活事件（儿童时期的虐待史与功能性消化不良的发生及症状的严重程度有关）、不良生活方式（运动不足、睡眠障碍、高脂肪摄入和不规律的饮食模式等）、胃与十二指肠黏膜微炎症和感染史、心理－社会因素等。有少量功能性消化不良患者存在胰酶异常或胰腺外分泌功能障碍，目前尚不清楚胰酶异常和胰腺外分泌功能障碍是否可直接解释功能性消化不良症状。功能性消化不良的确切发病机制有待进一步研究。

（四）诊断要点

1. 临床表现。

（1）上腹痛或不适：可呈持续性或阵发性，与进食无确切关系。

（2）其他消化不良表现：早饱、腹胀、嗳气最为常见，亦可有反酸、厌食、恶心与呕吐等。

（3）体征：上腹部振水声阳性，可伴有轻压痛，余无异常。

2. 辅助检查。

（1）血、尿、大便常规和肝肾功能均正常，血糖及甲状腺功能正常。

（2）胃镜检查、超声检查、X线钡餐检查。

（3）胃排空试验，近50％的患者出现胃排空延迟。

3. 诊断思路：若患者有餐后饱胀、早饱或上腹疼痛/烧灼感的临床病史，则怀疑为功能性消化不良。临床诊断功能性消化不良，需要满足基于症状的诊断标准，并且排除导致消化不良的其他疾病。评估内容包括病史（如饮食、内科病史、外科病史、家族史和药物/补充剂使用史）、体格检查、实验室检查及内镜评估，以排除可导致这些症状的器质性/结构性疾病。

4. 诊断标准：现已提出基于症状的诊断标准，以保证功能性消化不良的诊断标准化。

根据罗马Ⅳ标准，功能性消化不良定义为存在下列1种或1种以上症状：餐后饱胀、早饱、上腹疼痛或上腹烧灼感，并且没有可解释这些症状的结构性病变证据（包括上消化道内镜检查）。虽然存在上述症状且诊断性评估结果为阴性的患者可能存在功能性消化不良，但根据罗马Ⅳ标准，最近3个月需满足上述标准且从症状出现至诊断至少应有6个月。症状发作频率和持续时间的标准在确定患者参与研究的资格时特别有用，但在实践中临床医生可根据自身判断做出诊断，并未严格遵循这些标准。

5. 鉴别诊断：功能性消化不良的鉴别诊断包括消化不良的其他器质性病因，主要包括消化性溃疡、胃炎、胃食管反流和药物（如 NSAIDs）。在北美，胃恶性肿瘤是消化不良的罕见病因。通过临床评估、实验室检查和上消化道内镜检查，可将功能性消化不良与这些疾病区别开。

（五）治疗

功能性消化不良虽为良性疾病，但往往严重影响患者生活质量，一旦确诊应及早干预。诊断依据充分且分型较明确，对功能性消化不良的治疗很有帮助，餐后不适综合征和上腹痛综合征两种亚型的治疗策略各有偏重。症状的满意缓解是功能性消化不良的一个重要治疗目标。安慰剂可能对功能性消化不良症状产生深远影响。症状缓解后，应最大限度地减少该病症的潜在不利社会因素和经济影响。

1. 初始治疗：功能性消化不良患者应检测幽门螺杆菌，并予以相应的治疗。功能性消化不良患者若幽门螺杆菌监测呈阴性或根除幽门螺杆菌后 4 周仍有症状，则给予质子泵抑制剂治疗。但是，约 90% 的患者经质子泵抑制剂治疗仍有症状，需要再使用其他治疗。

2. 质子泵抑制剂：质子泵抑制剂治疗某些功能性消化不良可能具有中等疗效。小剂量与标准剂量质子泵抑制剂效果相近。在质子泵抑制剂治疗有效的功能性消化不良患者中，应每 6~12 个月尝试停用质子泵抑制剂，以尽量降低长期治疗风险。

3. 抗抑郁药：中枢神经系统机制可能通过增加上消化道敏感性或其他机制促发功能性消化不良。若功能性消化不良患者经质子泵抑制剂治疗 8 周后症状仍无改善，可开始尝试三环类抗抑郁药（tricyclic anti-depressant，TCA）治疗。对于质子泵抑制剂治疗有部分临床缓解的患者，可开始加用 TCA 进行联合治疗。对于质子泵抑制剂治疗无效的患者，应停用质子泵抑制剂并开始使用 TCA。

4. 促胃动力药：仅将促胃动力药用于其他治疗失败的患者，且疗程不超过 4 周，如甲氧氯普胺 5~10mg，每天 3 次，餐前 0.5h 或睡前给药，持续 4 周。如果症状复发，可再给予 1 个疗程的治疗，且要认识到多达 30% 的患者可能发生不良反应，其中大多数是轻微且停药后可缓解的。

5. 心理治疗：仅对下列患者进行心理治疗，认为症状与应激源相关的有意愿治疗的患者，以及初始经验性药物治疗失败的有意愿治疗的患者。功能性消化不良与心理因素相关，表明心理治疗可能对某些患者有用。

6. 消化酶：可作为功能性消化不良的辅助治疗，对改善与进食有关的腹胀、食欲不振等症状有效。

7. 穴位刺激治疗：对功能性消化不良症状有一定疗效，常用针刺治疗，利用中医情志相胜疗法使五志调和，避免因西药治疗的不良反应而停药影响疗效。

（六）护理

1. 常用护理诊断/问题。

（1）舒适的改变：与腹痛、腹胀、反酸有关。

（2）营养失调：低于机体需要量，与消化不良、营养吸收障碍有关。

（3）焦虑：与病情反复、迁延不愈有关。

2. 护理目标。

（1）患者主诉不适感减轻或消失。

（2）患者能描述营养不良的病因，能遵循饮食计划，保证营养物质的摄入。

（3）患者焦虑程度减轻，自觉精神状况良好。

3. 护理措施。

（1）心理护理：建立良好的医患关系有助于功能性消化不良的治疗。功能性消化不良是一种身心疾病，呈慢性反复发作过程，多以精神因素为起因。应做好患者的心理疏导工作，尽量避免各种刺激及负面情绪对患者的影响。向患者详细讲解疾病的性质，鼓励患者，提高患者的认知水平，帮助患者树立战胜疾病的信心。

（2）饮食护理：进行个性化饮食指导，使患者养成良好的生活习惯。避免高脂肪食物（会减缓胃的排空）；少量多餐，不要一天吃三顿大餐，而是吃五六顿小餐，避免进食让人感觉糟糕的食物。避免烟、酒及服用 NSAIDs。强调饮食规律性，进食时勿做其他事情，睡前不要进食，利于胃肠道的吸收及排空。避免高脂肪、油炸食物，忌坚硬食物及刺激性食物，注意饮食卫生。饮食适量，不宜到非常渴时才饮水，每次饮水量不宜过多。不能因畏凉食而进食热烫食物。进食适量新鲜蔬菜、水果，保持低盐饮食。少食易产气的食物及寒性、酸性食物。

（3）生活护理：适当运动，避免劳累，指导患者通过体育锻炼寻找乐趣、忘却症状，如散步、打太极拳等，以促进胃肠蠕动及消化腺的分泌。鼓励患者参加文娱活动，保持乐观态度、愉快的心情，遇事多和家人朋友商量，有烦恼时积极寻求社会支持。

（4）用药护理：增强黏膜防御力的药物、促胃动力药宜餐前及睡前服用。抑酸药应在餐后 0.5h 后服用。指导患者尽量不服用可引发消化不良的药物。对于焦虑、失眠的患者可适当给予镇静剂，从小剂量开始使用，严密观察使用后的不良反应。

4. 健康指导。

（1）向患者介绍功能性病变的病因，介绍胃镜检查是排除器质性病变的有效方法，以消除患者的顾虑；对抑郁患者采用抗焦虑、抗抑郁治疗，可使功能性消化不良症状缓解或痊愈；针对患者不同境况下的心理状况，帮助其摆脱疾病的困扰；引导患者听音乐、观看令人愉快的电视节目等以调动其积极情绪，解除心理负担，缓解焦虑，使良好的心理状况与治疗协同作用，促进康复。

（2）进餐时应保持轻松的心情，不要匆忙进食，也不要囫囵吞食，更不要站着吃或边走边吃。

（3）不要吃汤泡饭或边进食边喝水，餐前或餐后不要立即大量饮用液体。

（4）进餐时不要讨论问题或争吵。

（5）不要在进餐时饮酒，进餐后不要立即吸烟。

（6）不要穿着束紧腰部的衣裤进餐。

（7）进餐应定时。

（8）避免暴饮暴食，尤其少吃或不吃辛辣和富含脂肪的食物。

（9）有条件者可在两餐之间喝 1 杯牛奶，避免胃酸过多。

（10）少食过甜或过咸食品，摄入过多糖果会刺激胃酸分泌。

（11）不要进食过冷或过烫食物。

（12）定期复查，不适随诊。

（陈芳）

第五章　消化系统常见检查及护理配合

第一节　胃酸分泌功能检查及护理配合

一、概述

胃酸分泌功能检查是收集患者空腹及使用刺激剂后的胃液标本，测定胃液量、胃液 pH 值，以评价胃黏膜的分泌功能。胃酸分泌功能检查项目包括基础胃酸排泌量（basic acid output，BAO）、最大胃酸排泌量（maximal acid output，MAO）和高峰胃酸排泌量（peak acid output，PAO）。

二、适应证

胃酸分泌功能检查用于辅助诊断胃泌素瘤、消化性溃疡、慢性萎缩性胃炎及胃癌；在胃大部切除术和迷走神经切除术术前，评估手术预期效果，或术后评估迷走神经切除是否完全；抑酸药、抗酸药等药物的疗效评价；判断有无真性胃酸缺乏症。

三、禁忌证

食管肿瘤、食管狭窄或重度静脉曲张；急性上消化道出血或止血后不足 2 周；心肺功能不全、支气管哮喘发作，或鼻咽部有急性感染。

四、护理配合

（一）检查前护理

1. 向患者说明检查方法、意义，减少其顾虑和不安，取得患者的配合。

2. 抽胃液前 24~48h 停用一切影响胃液分泌的药物，如 H_2 受体阻滞剂、质子泵抑制剂等。

3. 嘱患者检查前一天晚餐后禁食，检查当天早晨空腹（禁食、禁饮至少 12h）。

4. 准备好胃管包、试管等检查所需物品。

（二）检查过程及配合

1. 胃管插入。

（1）患者取坐位或者半卧位（有义齿者应取下义齿），胸前铺橡胶单、治疗巾。嘱患者放松。

（2）操作者戴无菌手套，检查胃管是否通畅，测量插入长度并做好标记。将胃管涂上石蜡油，操作者左手垫无菌纱布持胃管，右手（可用镊子）持胃管前端送入患者口腔（或一侧鼻腔）内，当插至约 15cm 处时，嘱患者做吞咽动作（此时嘱患者勿说话，如不适可抬手示意，如感恶心可通过深呼吸缓解），随即将胃管插入患者食管。

（3）当胃管插至 50cm（经口腔插入）或 55cm（经鼻腔插入）标记处时，胃管末端接注射器进行抽吸，以证明胃管是否在胃腔内。若未能抽出胃液，可通过改变胃管插入深度、改变患者体位后再予抽吸；如抽出胃液，将胃管用胶布固定于患者面部。

2. 胃液留取。

（1）将空腹胃液全部抽出，标记为"0"，记录总量，取 10mL 胃液送检，以测定胃液总酸度。

（2）继续抽吸 1h 胃液量，测定 BAO。

（3）给予五肽胃泌素 $6\mu g/kg$ 肌内注射，然后每隔 15min 抽尽胃液 1 次，每次各留 10mL 送检，标记标本号数及次数。如此抽吸胃液标本 4 次，以测定刺激后的 MAO 和 PAO。注射五肽胃泌素后，1h 内 4 次收集胃酸分泌的总量为 MAO；4 次标本中连续两次 15min 最高的胃酸排泌量相加再乘以 2，即为 PAO。

（三）检查后护理

1. 抽胃液完毕后协助患者漱口、洗脸，并嘱患者卧床休息，不适缓解后方可进食。

2. 观察患者有无恶心与呕吐、呕血、黑便等表现，如发现异常及时通知医生并协助进行处理。

五、结果分析

1. 以 30~50mmHg 负压持续抽吸 1h 所得的胃液总量即 BAO，正常值为 10~100mL。总酸度为 10~15U，游离酸度为 0~30U。

2. 注射五肽胃泌素后 1h 的胃液总量为 50~100mL，总酸度为 40~60U，游离酸度为 20~40U。

3. 正常胃液 pH 值在 1.3~1.8 之间；BAO 为 3.9mmol/h±1.98mmol/h（一般不超过 5mmol/h）；MAO 为 3~23mmol/h，女性稍低；PAO 为 20.60mmol/h±8.37mmol/h。

六、知识拓展

内镜胃泌素试验（EGT）是继胃管采集法后发展起来的一种检测胃酸分泌功能的新方法，该方法操作简便快捷，可检测胃泌素刺激的 MAO，其结果与传统胃酸分泌功能检查方法（胃管采集法）测定的 MAO 十分接近。EGT 在直视下抽吸胃液，误差小、可重复性好，注气后抽吸胃液的损失量几乎为零。

1. 适应证、禁忌证、检查前护理、检查后护理及结果分析：均同胃管采集法。

2. 检查过程及配合：禁食一夜后，肌内注射四肽胃泌素 $4\mu g/kg$ 15min 后做内镜检查，在检查胃及十二指肠球部时抽吸胃液并丢弃，收集注射后 20~30min 分泌的胃液，记录收集的胃液量，并通过滴定法计算 H^+ 浓度。10min 内胃酸分泌量为容积与 H^+ 浓度的乘积，EGT 值用 $[H^+]$ mEq/10min 表示。

（李杨玲）

第二节　幽门螺杆菌检查及护理配合

一、概述

幽门螺杆菌是一种螺旋形的革兰阴性微需氧杆菌，主要定植于胃窦部胃上皮与胃黏液层之间，一般不侵入细胞内。全球自然人群幽门螺杆菌感染率已超过 50%，并且难以自发清除。2021 年 12 月，美国卫生及公共服务部（HHS）发布了第 15 版致癌物报告，新增 8 种致癌物质，幽门螺杆菌位居其中。幽门螺杆菌感染在胃黏膜相关淋巴组织淋巴瘤、消化性溃疡、胃癌等疾病的发生、发展中均具有重要影响，因此根除幽门螺杆菌在预防和治疗消化系统相关疾病中存在明显的获益。

二、适应证

需要根除幽门螺杆菌者（表5－1），幽门螺杆菌根除治疗后的随访者，体检人群。

表5－1　推荐的幽门螺杆菌根除治疗适应证和推荐强度

幽门螺杆菌根除治疗适应证	强烈推荐	推荐
消化性溃疡（不论是否活动和有无并发症史）	√	
胃黏膜相关淋巴组织淋巴瘤	√	
慢性胃炎伴消化不良症状		√
慢性胃炎伴胃黏膜萎缩、糜烂		√
早期胃肿瘤已行内镜下切除或胃次全切除手术		√
长期服用质子泵抑制剂		√
胃癌家族史		√
计划长期服用 NSAIDs（包括低剂量阿司匹林）		√
不明原因的缺铁性贫血		√
特发性血小板减少性紫癜		√
其他幽门螺杆菌相关疾病（如淋巴细胞性胃炎、增生性胃息肉）		√
证实有幽门螺杆菌感染		√

三、相对禁忌证

应用抗菌药物、铋剂和某些有抗菌作用的中药的患者，应在至少停药4周后进行检测；应用抑酸药者在至少停药2周后进行检测；有胃镜检查禁忌者不宜行侵入性幽门螺杆菌检查。

四、护理配合

（一）检查前护理

1. 向患者详细讲解检查目的及必要性、配合方法、注意事项，并做好心理护理，使其能积极配合检查。

2. 侵入性幽门螺杆菌检查前护理。

（1）详细询问病史及进行体格检查，以排除相关检查禁忌证。对于 HBV、HCV 标志物阳性者，用专门胃镜进行检查。

（2）检查前需禁食 6~8h，若患者为胃排空延迟者，需延长禁食时间。有幽门梗阻者，应先洗胃后再进行检查。

（3）对于过度紧张的患者，可遵医嘱静脉注射或肌内注射地西泮 5~10mg；为减少胃蠕动和胃液分泌，术前 30min 可遵医嘱静脉注射阿托品 0.5mg 或山莨菪碱 10mg。

3. ^{13}C 或 ^{14}C 尿素呼气试验（urea breath test，UBT）检查前需禁食、禁饮 6h，检查前需漱口。

（二）检查过程及配合

1. 侵入性方法：该检查方法依赖胃镜活检，包括快速尿素酶试验、胃黏膜组织切片染色（如 HE、吖啶橙染色、改良 Giemsa 染色、Warthin-Starry 银染、免疫组化染色、甲苯胺蓝染色等）镜检、胃黏膜直接涂片染色镜检、基因检测（如基因芯片检测、聚合酶链式反应寡核苷酸探针杂交等）、细菌培养等。

（1）快速尿素酶试验：在行胃镜检查时，同时取 2 块胃黏膜组织进行检测（胃体和胃窦各一块），将黏膜小组织块放入尿素培养基中观察其颜色变化。若活检组织中存在幽门螺杆菌，溶液将由橘黄色变为红色，此为阳性反应；无颜色改变则为阴性。

（2）组织学检测：在行胃镜检测幽门螺杆菌的同时，取胃黏膜病变组织进行组织学诊断。不同的染色方法检测结果存在一定差异。免疫组化染色特异度高，但费用也相对较高；HE 染色可同时进行病理学诊断；荧光原位杂交检测幽门螺杆菌感染具有相对较高的灵敏度，也可用作幽门螺杆菌对克拉霉素耐药的检测方法。

（3）细菌培养：该方法复杂、耗时，需具备一定实验条件，有专门的转送液进行标本转送培养并保持低温。细菌培养特异度高，可用于药敏试验和细菌学研究。

2. 非侵入性方法：不依赖胃镜检查，包括大便抗原检查、^{13}C 或 ^{14}C 尿素呼气试验和血清抗体检查。

（1）大便抗原检查：经过检验的单抗法具有较好的特异度和灵敏度；可用作幽门螺杆菌治疗前诊断和治疗后复查；无需口服任何试剂，适用于所有类型和年龄的患者。

(2)^{13}C 或 ^{14}C 尿素呼气试验：检测时患者口服含有放射性核素 ^{13}C 或 ^{14}C 标记尿素的溶液，幽门螺杆菌产生的尿素酶将胃内的尿素分解，产生 CO_2，含有放射性核素标记的 CO_2 被吸收入血，到达肺时被呼出体外。对呼出的气体中放射性核素标记的 CO_2 含量进行检测，可反映胃内有无幽门螺杆菌感染。

（3）血清抗体检查：检测的是 IgG 抗体，反映一段时间内幽门螺杆菌感染情况。幽门螺杆菌根除后血清抗体，特别是细胞毒素相关基因 A（CagA）抗体可以维持存在很久（数月甚至数年），所以不能用于治疗后复查。该方法适用于流行病学调查，在胃黏膜相关淋巴组织淋巴瘤或消化性溃疡出血等疾病中可作为现症感染的诊断手段。

（三）检查后护理

患者行侵入性方法检查后，待麻醉作用消失后方可进食，宜先饮少量水观察有无不适，行活检的患者当天以温凉饮食为主；检查后勿用力咳嗽以免损伤咽喉部黏膜。若患者出现腹胀、腹痛，可以按摩以促进排气。密切观察患者有无发热、血压降低、腹肌紧张等感染、消化道出血、穿孔等并发症征象，一旦发生应及时联系医生并进行相应处理。

（李杨玲）

第三节　胃肠镜检查及护理配合

一、胃镜检查及护理配合

（一）概述

胃镜检查包括食管、胃、十二指肠的检查，是应用最早、进展最快的内镜检查方法。胃镜是将胃镜插入患者食管、胃、十二指肠内，以明确诊断或治疗疾病的一项操作技术，亦称上消化道内镜。胃镜检查可提高早期胃癌的检出率。胃镜检查不仅能直视病变，还能取活检，准确诊断疾病。

（二）目的

1. 明确诊断：胃镜直视下可以确定病变的部位、性质、程度，以明确诊断。

2. 治疗疾病：如上消化道息肉摘除、取出胃内异物、胃内出血镜下止血、食管静脉曲张注射硬化剂与结扎、食管狭窄扩张术等。

（三）适应证

1. 有上消化道症状，经各项检查未能确诊者。

2. 上消化道造影检查不能确定病变或症状与 X 线钡餐检查结果不符者。

3. 原因不明的急（慢）性上消化道出血者，可行胃镜检查，以确定病因并进行止血治疗。

4. 须随访的患者，如消化性溃疡病、萎缩性胃炎、癌前病变、术后胃出现症状等患者。

5. 高危人群（食管癌、胃癌高发区）的普查。

6. 适于胃镜下治疗者，如食管和胃内异物、胃息肉、上消化道出血等，胃、食管黏膜剥离术等。

7. 常规体检。

（四）禁忌证

1. 绝对禁忌证：各种原因所致休克。

（1）严重的心肺疾病、昏迷、癫痫发作、主动脉瘤、脑出血。

（2）怀疑食管、胃、十二指肠急性穿孔。

（3）急性重症咽喉部疾病。

（4）严重脊柱畸形或纵隔疾病。

2. 相对禁忌证：精神病患者或严重智力障碍不能合作者，但由麻醉医生评估后可行无痛胃镜检查。

（五）护理配合

1. 检查前护理。

1）物品准备。

（1）内镜主机、胃镜：检查内镜主机是否工作正常，镜面是否清晰，注水/注气是否通畅，调节好白平衡。及时发现并排除故障。

（2）负压吸引设施、氧气供应系统、活检钳、镊子、利多卡因胶浆、止血药、无菌水若干，50mL 空针、纱布、治疗巾、卷纸、牙垫、装有甲醛溶液的标本瓶、病理学检查申请单、笔、酶洗液等。

（3）必要时备监护仪、抢救药物及抢救设备等。

2）患者准备。

（1）详细询问患者病史，讲解胃镜检查的目的、方法、风险，指导患者签署知情同意书。给予患者心理安慰，消除其紧张情绪，以取得其检查中的良好配合，尽量减轻患者不适。

（2）检查前一天应进食易消化饮食，检查前禁食、禁饮 6h 以上。X 线钡餐检查后应至少间隔 3 天再行胃镜检查，以免影响视野。

（3）不全幽门梗阻的患者应延长禁食时间，必要时行胃肠减压术或洗胃术。

（4）高血压患者在检查前 3h 用少量温开水送服降压药。

（5）有心脏病史者检查时携带近期心电图报告。

（6）患者应带上病历及以前的各种检查结果，以便操作者能更准确地了解病情。

（7）如同一天要行腹部超声检查，应先行超声检查，再行胃镜检查。

（8）行无痛胃镜检查者需有家属陪同，贵重物品和义齿交于家属保管，患者着宽松衣裤和平底鞋。

（9）术前 15min 指导患者口服利多卡因胶浆，起咽部黏稠表面麻醉及润滑作用，同时祛除胃肠道内泡沫及黏液，以保持视野清晰。无痛胃镜检查前需建立好静脉通道，以便术中输液及给药。

2. 检查过程及配合。

1）查对患者信息资料、检查知情同意书签署情况，询问消化道准备情况。

2）协助患者取屈膝左侧卧位，嘱患者松解衣领扣和裤带，取下义齿及眼镜，头部略向后仰，使咽喉部与食管成一直线。

3）垫治疗巾于患者颌下，患者含牙垫。

4）一般情况差的患者须监测生命体征及吸氧。

5）操作者操作胃镜时，护士站立于操作者同侧（必要时移至对侧），整个过程须观察患者一般情况，嘱患者让唾液自然外流。恶心与呕吐剧烈的患者，给予必要的安慰，指导患者鼻吸气、口呼气，全身放松。

6）协助操作者进行活体标本采集：术前须检查活检钳的开闭情况，闭合后递给操作者，经活检钳孔插入，当活检钳出现于视野下立即打开，待活检钳紧贴组织后立即关闭。抽出活检钳，妥善放置所取组织于装有甲醛溶液的标本瓶内，并标识清楚，确定无误后及时送检。

（1）钳取组织时，医护需要默契配合。

（2）钳取较硬的肿瘤组织时，操作者需将活检钳前端紧贴组织，在护士开始缓慢闭合活检钳的同时将活检钳向组织下压。

（3）钳取溃疡性病变组织时，应取溃疡周围组织，避免刺激溃疡区域导致大量出血和穿孔。

（4）钳取贲门口下方组织时，需要护士在活检钳开口压住病变组织时及时夹闭甚至"盲夹",避免因角度改变丢失取材机会。

（5）抽出活检钳时须用吸水纸或纱布包裹，以防黏液或血液飞溅。

（6）用后的一次性活检钳毁型后按医疗垃圾处理，可重复使用的活检钳随内镜一并送消毒间进行清洗消毒，经过灭菌处理后方可用于下一位患者。

（7）进行食管刷片，即从内镜活检钳孔送入细胞刷，将刷子头部插到可疑病灶部位，在病灶及其周围进行擦拭。擦拭时护士应随着操作者前后擦拭的动作旋转细胞刷手柄，使刷头做360°旋转，然后将细胞刷轻轻收回至外套管内取出，将取得的脱落细胞涂在装有生理盐水的载玻片上，及时送检。

（8）密切观察患者反应，早期发现异常，如出现明显的心搏、呼吸、血氧饱和度异常及抽搐等，应及时终止检查，进行抢救。

（9）检查结束后，取出牙垫弃于医疗垃圾桶内。清洁患者颜面部，协助患者取舒适卧位。

（10）使用后的胃镜进行床旁预处理，置于内镜转运车污染盆内。

（11）观察患者有无特殊不适，行术后健康指导。协助患者下床，离开检查室。

（12）整理环境和物品。

3. 检查后护理。

（1）一般胃镜检查后约30min即可进食温凉流质饮食。取活检者，2h后先进食温凉流质饮食（如冷牛奶），4h后进食半流质饮食。

（2）取活检者1天内避免进行剧烈活动。

（3）检查后如患者出现咽部不适和疼痛，或声音嘶哑，可含漱淡盐水或含服喉片，一般能缓解。不能缓解者可就诊，咨询医生做进一步处理。绝大多数患者在检查过程中口角会流出较多唾液和黏液，部分患者感到自我形象受损和尴尬，护士要及时帮助患者清理口面部污物，使其尽快恢复良好的自我形象，给予心理安慰，消除负面情绪。

（4）注意观察患者有无呕血、便血、腹痛、腹胀等。

（5）无痛胃镜检查后当天不得驾驶机动车辆和从事高空、精细作业，且不宜做过重的体力劳动和重大事项的决策。

4. 并发症及护理。

1）一般并发症。

（1）利多卡因过敏：有过敏史的患者检查前应主动向医生说明，可不做咽部的局部麻醉。

（2）咽部疼痛或不适感：常由胃镜导致咽部轻微擦伤引起，一般休息或口服适量的喉片或抗生素，避免饮食刺激，数天后可完全恢复正常。

（3）下颌关节脱臼：患者用力咬住牙垫、张口过大、呕吐时，下颌关节易因发生异常运动而脱臼。用手法复位即可。

（4）腮腺、颌下腺肿胀：不需特殊处理，一般可自己恢复。

（5）咽部血肿：多由患者剧烈呕吐、胃镜与咽部摩擦引起。不需特殊处理，一般可自愈。

（6）腹痛：因注气过多过快，胃肠急剧胀气引起腹痛。X线检查可排除穿孔，排气后症状可消失。

（7）胃镜嵌顿：因局部肌肉痉挛或胃镜打卷引起。

2）严重并发症。

（1）吸入性肺炎：取左侧卧位时，尽量使患者左侧口角放低，以利于唾液流出；检查过程中指导患者勿吞咽唾液；退镜至咽部时保持吸引状态，防止液体流入气道。

（2）出血：导致胃镜检查相关出血的因素主要有内镜刺激反复剧烈呕吐可致黏稠撕裂，操作过程中动作粗暴或盲目进镜，内镜下活检术和其他微创治疗，患者凝血功能异常等。因此，操作时应做到轻、稳、准，避免粗暴、盲目进镜刺激患者，特别是反转镜身观察胃底和复位时；进行活检术和微创治疗时应考虑患者的凝血功能，避免伤及血管。

（3）穿孔：是最严重的并发症，但很少见，多为进镜时用力过猛或盲目进镜或深凹病变的活检及深、大病变的胃镜治疗所致。穿孔一经确诊，应做内镜下治疗或考虑外科手术治疗。

（4）心血管意外：对有心血管疾病的患者，术前应完成心电图检查，检测血压，详细了解病情，排除绝对禁忌证。术中密切观察患者心率、心律、血压变化。

（赵薇）

二、结肠镜检查及护理配合

（一）概述

结肠镜检查始于 20 世纪 60 年代初期，在 20 世纪 70 年代得到了广泛应用，是诊断结肠疾病和治疗结肠息肉的新技术。结肠镜检查通过内镜的操作和肠腔的气体调节，使结肠缩短变直，结肠镜便可顺利地通过直肠、乙状结肠、降结肠移行部、脾曲、肝曲到达盲肠及回肠末端，并可全面地观察肠壁及皱褶情况。随着内镜技术的发展，结肠镜不仅能对各种结肠疾病做出正确的诊断，在治疗方面也体现出重要的作用，目前结肠镜已成为结肠疾病诊断和治疗中最常用的有效且可靠的方法。

（二）适应证及禁忌证

1. 适应证：怀疑有结直肠病变且没有结肠镜检查禁忌证。

2. 禁忌证：严重心肺功能不全，近期发生心肌梗死（3周内），休克，有大的主动脉瘤，暴发性结肠炎，中毒性巨结肠，以及妊娠晚期。

（三）护理配合

1. 检查前护理。

1）患者准备。

（1）患者的评估：评估患者有无结肠镜检查的禁忌证；患者对结肠镜检查相关知识的了解程度；患者的心理状况；行无痛结肠镜检查的患者除需进行静脉麻醉相关的评估，还需对患者的家庭支持系统做评估。检查当天须有家属陪同，家属须在患者诊疗期间作为委托人参与患者的各项诊疗决策。术中患者将个人物品（钱包、现金、首饰、义齿、眼镜等）交予家属妥善保管。术后患者必须有家属陪同离院。

（2）行结肠镜检查相关知识的指导和心理护理：让患者及家属对此充分知情，并能积极配合。签署结肠镜检查知情同意书和无痛结肠镜检查的麻醉知情同意书。

（3）肠道准备。

①嘱患者检查前2~3天开始进食少渣饮食，检查前一天晚进食无渣饮食。如进行无痛结肠镜检查，检查当天应禁食6h、禁饮3h以上。

②指导患者进行肠道准备：一般于术前5~6h开始。主要的方法如下。

A. 可采用磷酸盐口服液240mL加温开水1500mL，于术前6h开始分次口服。

B. 复方聚乙二醇电解质散（和爽）：上午检查者，凌晨4时复方聚乙二醇电解质散1袋+温开水2000~3000mL，2h内喝完，约250mL/15min，凌晨6时后不再服用；下午检查者，上午8时复方聚乙二醇电解质散1袋+温开水2000~3000mL，2h内喝完，约250mL/15min，上午10时后不再服用。

C. 20%甘露醇250mL加5%葡萄糖注射液500mL口服，0.5h后重复1次。

D. 33%硫酸镁口服液、番泻叶、蓖麻油等均可作为结肠镜检查前的肠道清洁剂，用于肠道准备。

E. 目前上市的磷酸钠盐口服溶液（辉灵）是较好的口服肠道清洁剂，为磷酸盐与二甲硅油的混合剂，在口感上做了工艺处理，提高了患者肠道准备的清洁度和依从性。

F. 对习惯性便秘的患者，需在检查前1~2天行口服缓泻剂或用开塞露塞肛或肥皂液灌肠等处理，排除干结的宿便，以提高次日肠道准备的效果。

G. 指导患者以适当的速度口服肠道清洁剂，避免过急导致呕吐，并认真观察大便直至排出物为清水样。

H. 特殊患者的指导：对于慢性心肺疾病、糖尿病、不完全肠梗阻的患者，应指导患者及家属严密观察原发疾病的症状。必要时停止肠道准备，及时就诊。

③观察肠道准备后的排便情况。

A. 若患者口服肠道清洁剂后未解便，排除肠梗阻后，可鼓励患者下床多活动，以促进肠蠕动加快排便，若患者无恶心与呕吐不适，可鼓励患者多喝温开水。

B. 若患者口服肠道清洁剂后排出大便仍含粪渣，可追加肠道清洁剂1次，同时多饮水，必要时行清洁灌肠，直到患者最后解出淡黄色透明水样便为止。

C. 若患者口服肠道清洁剂后发生恶心与呕吐、腹痛不适，及时通知医生处理。

（4）建立静脉通道：应根据内镜诊疗项目建立相适宜的静脉通道。一般情况下，进行无痛结肠镜检查的患者应采用24G留置针于右前臂建立静脉通道；进行较大的内镜下微创治疗的患者，术中存在消化道大出血的风险，一般建议成年患者留置针管径不应<18G。

2）物品准备。

（1）内镜主机、结肠镜、硅油、结肠镜检查裤、大型号的治疗巾等。其余用物同胃镜检查。

（2）所有麻醉及抢救用物品、药物由专人管理。定基数，每班清点、补充，定点放置，拿取方便。毒麻药品采取双人双锁、专用保险柜存放。

①麻醉用物品：氧气吸入装置、负压吸引装置、心电监护仪、氧气面罩、合适的鼻咽通气管等。

②麻醉药物：由麻醉医生进行稀释配制，标识清楚。

3）环境准备。

（1）检查床：两侧必须有床挡保护，且配备保护锁确保挡板直立、牢固，以防坠床事故发生，应有安全有效的约束带。

（2）患者转运通道：从无痛胃肠镜准备间到检查室再到术后复苏室，所有通道应畅通、距离最短，以防范患者在转运过程发生意外。患者转运应由麻醉医生护送。

4）检查当天术前护理评估。

（1）核对患者姓名、性别、年龄、诊断、检查项目、禁饮禁食时间、肠道准备等基本情况，住院患者需仔细查对患者腕带信息。

（2）同时应检查患者相关医学知情同意书（内镜检查知情同意书、内镜下治疗知情同意书、麻醉知情同意书、特殊耗材使用知情同意书等）签署情况。

（3）询问患者有无严重的心肺疾病、高血压、糖尿病、哮喘、呕吐、特殊用药、跌倒史等。对存在以上情况的患者，告知当天麻醉医生，进行及时评估。如评估患者不适宜接受无痛胃肠镜诊疗，应由麻醉医生与患者和家属沟通，延迟检查或取消无痛技术。

2. 检查过程及配合。

（1）连接肠镜与内镜主机系统，检查其功能状态。

（2）查对患者信息、检查知情同意书签署情况，询问肠道准备情况及有无特殊不适。

（3）协助患者取左侧卧位，双腿屈向腹部，垫治疗巾于患者臀部，准备好润滑剂。

（4）向患者做必要的解释工作，告知患者操作中的不适感及缓解的方法。提醒患者保持安静卧床，避免躁动导致并发症。

（5）必要时监测患者生命体征、给予吸氧。

（6）行无痛结肠镜检查者需协助麻醉医生进行静脉麻醉。

（7）绝大多数医院结肠镜检查由医生单人操作。医生操作肠镜时，护士应主动关心患者反应，指导患者练习深呼吸减轻不适。观察患者腹痛的程度，有无心悸、冷汗、气促、恶心与呕吐等不适。必要时提醒医生停止进镜，退镜至肠镜袢曲解除，护士协助按压腹部，辅助进镜。

（8）双人肠镜操作时，护士在插镜时需指导患者保持肛门放松，然后用拇指轻轻将肠镜先端顶入患者肛门，保持循腔进镜，与医生配合默契。当进镜感到明显阻力和不能明确走向时，切不可暴力进镜，必须退镜至无阻力（袢曲解除）或适当的结肠袋，调整内镜方向或由第三位合作者按压患者腹部适当部位，再开始循腔进镜，直至进镜至回盲部甚至末端回肠。

（9）协助医生行活检标本留取等。

（10）检查结束后对肠镜进行床旁预清洗，取下放于内镜转运车污染盆内。

（11）告知患者检查后的注意事项，协助患者穿着好衣裤、下床，安全离开检查室。

（12）整理环境和物品。

3. 检查中的特殊配合——按压腹部。

1）原因。

（1）结肠镜进入深部结肠后形成袢曲，出现推镜时内镜反而后退的矛盾运动或对局部肠壁形成强力的扩张，导致患者剧烈腹痛，甚至发生肠穿孔。

（2）肠管过度弯曲，形成锐角，导致很难通过调整肠镜旋钮来寻找肠腔方向。

常见形成袢曲的部位有乙状结肠、横结肠，常见形成锐角弯曲的部位有降-乙交界处、结肠脾曲、结肠肝曲。

2）按压目的：消除结肠急峻的弯曲，辅助消除肠镜袢曲，使其变短、变直，顺利进镜至回盲部。

3）方法：用手按压腹部时可以阻拦肠管的弯曲，将肠管弯曲由锐角变为钝角，内镜就可顺利地向深部插入。可采用的按压手法如下。

（1）过降-乙交界处时患者将左下腹向上向脊柱方向抬举（图5-1）。

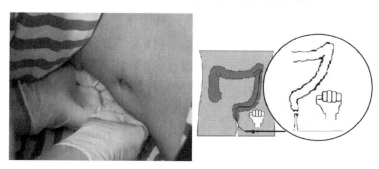

图5-1　内镜过降-乙交界处时的腹部按压手法

（2）从降结肠进入横结肠和从横结肠进入升结肠时由患者脐下推向剑突（图5-2）。

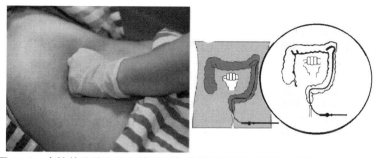

图5-2　内镜从降结肠进入横结肠和从横结肠进入升结肠时的腹部按压手法

4）注意事项。

（1）按压者需要熟知结肠解剖结构、各部位名称，对结肠的走形要有立体概念。

（2）按压者要熟悉结肠的标志性结构，判断内镜前端所处的位置，可以依据内镜插入深度和镜下观察肠管形态进行综合判断。

（3）辅助按压腹部的主导思想是设法让内镜只有前端一个弯曲，其他镜身都处于直的状态，此为最理想的进镜状态。

4. 检查后护理。

（1）告知患者检查后可能会出现轻微腹胀、腹痛等不适，与术中注气有关，一般可自行缓解；腹痛、腹胀未缓解时，可指导患者适当走动，帮助排气，或者采用热敷、频繁改变体位及垫高臀部等方法。退镜时应尽量吸净肠腔内气体。如上述症状明显，可通过再次内镜吸引排除残余气体。检查后应按医生的建议进行饮食，一般患者在结肠镜检查后即可进普通饮食，因病情需禁食者应严格禁食。

（2）指导患者合理安排休息，术后无腹痛、腹胀即可进食，注意观察大便的颜色、性质和量，如有异常及时就医。

（3）行无痛结肠镜检查的患者由家属陪同方能离院，术后当天不能骑自行车或驾驶车辆，不能从事高空作业、精细作业，以防意外。

（4）行结肠镜下活检术的患者 3 天内勿剧烈活动。

5. 并发症的护理。

（1）肠穿孔：发生率为 0.17%～0.90%。若患者出现持续加重的腹痛，腹部查体出现肌紧张甚至板状腹等，应安置胃肠减压管，安排患者行 X 线检查。现在大部分肠穿孔可在内镜下通过金属夹夹闭，必要时行外科手术治疗。

（2）肠道出血：发生率为 0.55%～2.00%。低位肠段的黏膜活检后短时间内可有少量出血，可自行停止。若患者出现持续加重的黑便或血便、心悸、血压下降、头晕、乏力等，应及时就诊。进行内镜下观察、止血，或其他止血治疗。

（3）肠系膜、浆膜撕裂：较罕见。

（4）感染：可发生于极少数抵抗力低下的患者。术后出现腹痛、腹泻、发热者，应进行大便常规检查或细菌培养，监测生命体征。对发生感染者进行抗感染治疗。

（赵薇）

三、电子乙状结肠镜检查及护理配合

（一）概述

电子乙状结肠镜长约 140cm，可弯曲，末端装有一个光源带微型摄影机的纤维软管，可由肛门慢慢进入结肠，观察包括直肠、乙状结肠、降结肠、横结肠、升结肠、盲肠至回肠末端的肠道黏膜，主要用于诊断结直肠炎症、良恶性肿瘤、息肉、憩室等疾病。电子乙状结肠镜在结直肠疾病的诊断和治疗中发挥了重要作用。其优点是不仅能直视病变，而且能在直视下取活检进行病理学诊断，其诊断的灵敏度和特异度均较高。随着内镜设备的不断改进及内镜技术水平的提高，尤其是色素内镜结合放大内镜的应用，现在对结肠早期癌和癌前病变的诊断达到了新的水平。

（二）适应证

1. 不明原因的慢性腹泻及下消化道出血。
2. 结肠息肉和结肠早期癌的治疗。
3. 钡剂灌肠有可疑病变者进一步明确诊断。
4. 不能排除结肠和回肠末端疾病的腹部肿块。
5. 不明原因的低位肠梗阻。
6. 内镜随访。
7. 结肠肿瘤普查。
8. 其他内镜下治疗（出血、狭窄扩张、结肠支架置入等）。

（三）禁忌证

1. 先天性或后天性的肛门、直肠、乙状结肠狭窄。
2. 腹腔或肠道急性炎症性病变。
3. 缺血性肠病。
4. 肠闭塞、重度肠粘连。
5. 腹盆腔手术后早期，有腹膜炎，并怀疑有肠穿孔、肠瘘。
6. 大量腹腔积液。
7. 腹部大动脉瘤。
8. 肛门手术恢复期、肛裂、肛周脓肿等。
9. 极度衰弱、全身状况不良。
10. 极为严重的心、肺、肾功能障碍且不能耐受检查者，精神病患者或拒绝配合者，妊娠期女性。

（四）护理配合

1．检查前护理。

（1）护患沟通：向患者详细讲解检查目的及必要性、方法、注意事项，取得患者合作，同时做好心理护理，缓解患者紧张情绪。

（2）详细了解患者病史、用药史及过敏史。

（3）若需进行无痛乙状结肠镜检查，应完成麻醉访视，做好术前评估。

（4）嘱患者检查前 3 天进食少渣饮食，检查前一天进食无渣流质饮食。上午行电子乙状结肠镜检查者，检查当天禁食早餐；下午行电子乙状结肠镜检查者，检查当天早餐进食半流质饮食。

（5）肠道准备：行乙状结肠镜检查的患者需在检查前 0.5～1.0h，使用 1～2 支开塞露塞肛保留 15～30min 后排便，也可使用 0.2％肥皂水或温水清洁灌肠。

（6）遵医嘱给药：检查前 0.5h 遵医嘱给予患者阿托品 0.5mg 肌内注射或山莨菪碱 10mg 肌内注射，由于药物可使患者对疼痛的反应性降低，导致如发生肠穿孔时腹部症状不明显，应特别注意。

2．检查过程及配合。

（1）协助患者穿上检查裤、取左侧卧位、双腿屈曲，嘱患者尽量在检查中保持体位勿随意移动。

（2）将肠镜前端涂上润滑剂（一般用硅油，不可用石蜡油）后，嘱患者深呼吸、放松肛门括约肌，以右手示指按住镜头，使镜头滑入肛门，遵照循腔进镜配合滑进、少量注气、适当钩拉、去弯取直、防袢、解袢等插镜原则逐渐缓慢插入肠镜。

（3）检查过程中，若患者出现腹胀不适，可嘱其做缓慢深呼吸；如出现面色改变、呼吸及脉搏异常应停止进镜，积极配合术者采取相应救治措施。

（4）根据患者具体情况摄像及取活组织行细胞学检查等，行相应治疗。

（5）检查结束退镜时，应尽量抽气以减轻患者术后腹胀。

3．检查后护理。

（1）休息与活动：检查结束后患者适当休息，观察 15～30min 后再离开。无痛电子乙状结肠镜检查后，要观察患者至清醒，并注意在复苏期间防窒息、防跌倒。

（2）饮食护理：检查后若无不适，未取活检者 30min 后可进普食；若术中取了多块活检，宜在 2h 后进食温凉流质饮食，避免辛辣刺激食物；术中腹痛明显或术后腹胀明显者，应少活动、进食半流质或流质少渣不产气的食物

1~2 天。腹痛、腹胀等症状消失后即可进食、饮水，尽量进食软食，如稀饭、鱼类等，避免高膳食纤维及辛辣食物。

（3）病情观察及护理：观察患者腹胀、腹痛及排便情况。腹胀明显者可行内镜下排气，注意观察大便颜色，腹痛明显或解血便者应留院继续观察。如发现患者出现剧烈腹痛、腹胀、面色苍白、心率增快、血压下降、大便次数增多且呈黑色，提示并发肠出血、肠穿孔，应及时处理。若确定为肠穿孔，应予禁食、禁饮，安置胃肠减压管，补液，若无效，行外科手术治疗。

（4）取活检时渗血较多者，为预防出血应服用止血药（如云南白药）1~2 天。

（5）告知患者术后常见并发症，如肠壁穿孔、肠道出血等。若出现异常，应立即就诊。

（孟沙　王瑞）

四、小肠镜检查及护理配合

（一）概述

小肠镜（enteroscope）通过口腔或肛门插入，在 X 线监视下进行操作，循腔进镜，进行全小肠的直视检查，同时可进行取活组织标本、黏膜染色、标记病变部位、黏膜下注射、息肉切除等处理。小肠镜包括单气囊小肠镜和双气囊小肠镜，下面主要介绍临床应用较多的双气囊小肠镜。

（二）适应证

1. 潜在小肠出血（及不明原因缺铁性贫血）。

2. 疑似克罗恩病。

3. 不明原因腹泻或蛋白丢失。

4. 疑似吸收不良综合征（如乳糜泻等）。

5. 疑似小肠肿瘤或增生性病变。

6. 不明原因小肠梗阻。

7. 外科肠道手术后异常情况（如出血、梗阻等）。

8. 临床相关检查提示小肠存在器质性病变可能。

9. 已确诊的小肠病变（如克罗恩病、息肉、血管畸形等）治疗后复查。

10. 小肠疾病的治疗：小肠息肉切除术、小肠异物（如胶囊内镜等）取出术、小肠血管病变治疗术、小肠狭窄扩张术等。

11. 结肠镜无法完成的全结肠检查。

12. 手术后消化道解剖结构改变导致常规十二指肠镜无法完成的 ERCP。

（三）禁忌证

1. 绝对禁忌证。

（1）严重心肺等器官功能障碍者。

（2）无法耐受或配合内镜检查者。

2. 相对禁忌证。

（1）小肠梗阻无法完成肠道准备者。

（2）有多次腹部手术史者。

（3）妊娠期女性。

（4）低龄儿童（<12 岁）。

（5）其他高风险状态或病变者，如中度以上食管－胃底静脉曲张、大量腹腔积液等。

（四）护理配合

1. 检查前护理。

（1）详细向患者介绍检查的方法、注意事项及肠道准备的重要性。

（2）肠道准备：检查前一天开始低膳食纤维饮食，并于晚餐后禁食。经口腔进镜者禁食 8~12h，同时禁饮 4~6h 即可；经肛门进镜者肠道准备方案同结肠镜检查，即在检查前 4~6h 开始服用肠道清洁剂，2h 内服用完毕。对于无法耐受一次性服用大剂量肠道清洁剂的患者，可考虑分次服用法，即一半剂量在检查前一天晚上服用，另一半剂量在检查当天提前 4~6h 服用。肠道清洁剂可选用复方聚乙二醇电解质散等。对于不完全性肠梗阻者，应尽可能在肠道梗阻解除并完成相应肠道准备后再行小肠镜检查。

（3）患者在术前需禁食 12h，并做碘过敏试验，以便需要时做造影检查；术前肌内注射山莨菪碱 10mg、地西泮（安定）5mg，口服祛泡剂。

2. 检查过程及配合。

小肠镜检查可经口腔进镜，也可经肛门进镜，主要取决于病灶位置。如怀疑病灶位于空肠段，可经口腔进镜；如病灶位于回肠段，可经肛门进镜。

1）经口腔进镜法：患者经麻醉后取左侧卧位，固定好外套管，操作者左手操镜，右手持镜插入，当内镜镜身全部插进外套管时，内镜气囊充气，外套管气囊放气，固定内镜，将外套管沿镜身滑进 155~160cm 刻度处，到位后外套管气囊充气，内镜气囊放气，固定外套管后，继续插入镜身。如此借助外套管和双气囊的固定作用反复进镜直至到达检查部位。

2）经肛门进镜法。

（1）患者取左侧卧位，操作者左手操镜，右手持镜插入肛门，当进镜至乙状结肠交界时内镜气囊充气并固定，外套管滑进镜身 155～160cm 刻度处，外套管气囊充气、固定，操作者旋拉镜身和外套管，将乙状结肠拉直，将患者改为仰卧位。

（2）固定外套管及镜身，内镜气囊放气，进镜于结肠脾曲，内镜气囊充气并固定。外套管气囊放气后，将其滑进脾曲处，外套管气囊充气并固定，将内镜气囊放气，进镜至结肠肝曲，内镜气囊充气后固定，再将外套管气囊放气、滑至肝曲，充气后固定。

（3）外套管气囊充气并固定的状态下，将内镜气囊放气并进镜至回肠末端，内镜气囊充气并固定，外套管气囊放气并滑进至回肠末端，充气、固定。进入回肠后，内镜气囊放气、进镜。重复以上操作直至到达检查部位。

3. 检查后护理。

（1）观察患者生命体征是否平稳；患者清醒后，详细询问患者有无不适，住院患者由专人护送至病房。

（2）注意观察患者意识状况和胸腹部体征，腹胀明显者，可行内镜下排气，腹痛明显或排血便者应留院继续观察。如发现剧烈腹痛、腹胀，面色苍白、心率增快、血压下降、大便次数增多，呈暗红色或黑色，提示并发肠出血、肠穿孔，应及时告知医生，并协助处理。密切观察患者有无腹泻、腹部症状及体征，必要时给予补液及其他治疗。

（3）检查结束后，嘱咐患者注意卧床休息，做好肛门清洁。术后 3 天内进食少渣饮食。对于行息肉摘除、止血治疗者，应给予抗生素治疗，嘱患者半流质饮食和适当休息 3～4 天，避免剧烈运动。

（4）做好内镜的清洗消毒工作，妥善保管，避免交叉感染。

（孟沙　王瑞）

五、超声内镜检查及护理配合

（一）概述

超声内镜（EUS）是将内镜和超声相结合的消化道检查技术，是将微型高频超声探头安置在内镜顶端，当内镜插入体腔后，在内镜直接观察消化道黏膜病变的同时，利用内镜下的超声行实时扫描，同时获得胃肠道的层次结构的组织学特征及周围邻近脏器的超声图像，从而进一步提高诊断水平。EUS 可紧贴胃壁或十二指肠壁进行扫描，与胰腺、胆道仅一壁之隔，可清晰地显示全部胰腺组织、胆管全长及胆囊。EUS 对于发现胰腺小的肿瘤、胆管末端肿瘤或十二指肠乳头部肿瘤有不可替代的作用，为消化道疾病的诊治开辟了新的途径。

（二）适应证

1. 消化道周围脏器病变。

2. 恶性肿瘤（胰腺、食管、胃、直肠）的分期。

3. 评估胰腺肿块的囊实性。

4. 胃肠道黏膜下肿块诊断。

5. 腹腔内和纵隔内淋巴结检查，以及 EUS 引导下腹腔神经丛阻滞、胰液引流，EUS 引导下进入胰胆管等。

（三）禁忌证

1. 绝对禁忌证。

（1）严重心肺疾病，如重度心肺功能不全、重度高血压、严重肺功能不全、急性肺炎。

（2）有出血倾向者。

（3）严重的精神疾病患者，往往不能很好地合作。

（4）食管化学性、腐蚀性损伤的急性期，极易造成穿孔。

2. 相对禁忌证。

（1）一般心肺疾病。

（2）急性上呼吸道感染。

（3）严重的食管静脉曲张。

（4）透壁性溃疡。

（5）食管畸形、脊柱及胸廓畸形。

（四）护理配合

1. 检查前护理。

（1）患者检查前禁食 8h、禁饮 2h，使胃排空，检查前禁烟酒。

（2）询问患者有无义齿，检查前取下以免误吸、误咽。

（3）协助医生评估患者的生理情况，详细询问病史、药物过敏史、吸烟史、近期内有无严重的咳嗽等，了解患者有无检查禁忌证如急性上呼吸道感染、哮喘、严重心肺疾病、严重贫血、休克等。指导患者及家属签署内镜检查和麻醉知情同意书。

（4）术前用药：选择较粗静脉建立静脉通道，1%丙泊酚注射液 1 支加入利多卡因 2mL 稀释以减轻药物对血管的刺激性，确定穿刺成功后开始缓慢推药，注药速度为 4mg/s，至患者进入 4 级镇静状态，并维持用药直至退镜。用药期间，护士应固定好口垫，防止患者在即将进入睡眠状态和检查中打哈欠，张口时将口垫吐出，造成口垫不易重新放入或咬损内镜。

（5）心理护理：EUS 是近年刚开展的新的检查技术，患者对此缺乏了解，易产生紧张、恐惧、不安心理，担心不能耐受检查。护士要做好解释说明工作，介绍配合要点，交代检查后注意事项，以消除患者及家属的顾虑，使其积极配合检查。

2. 检查过程及配合。

（1）EUS 检查时需要两名以上护士配合。一人位于患者头侧，负责扶住患者头部、吸引分泌物及观察患者反应。另一人位于操作者旁侧，负责注水、活检、键盘操作等。润滑 EUS 前端时应避开超声探头，以防润滑油引起视野模糊不清，影响观察。由于 EUS 较普通电子胃镜管径粗，前端为硬性的超声探头，弯曲度小，因此插镜时将患者的头部放低（但下颌不要太靠近胸前）稍后仰，以增大咽部的间隙，利于插镜及分泌物的流出。发生恶心与呕吐时防止窒息，保持呼吸道通畅，嘱患者放松；插镜时不能用力过猛、盲目插入，应在感觉咽部有松弛感时轻轻送入。

（2）水囊法检查：发现病灶后应高度集中注意力，配合操作者使探头靠近病灶，保持最佳位置，并迅速向水囊内注无气水 3~5mL，在胃镜屏幕下即可见囊状隆起，超声屏幕上为一囊状液性暗区，隆起程度随注水量而异。水囊内注水后，气体反射即全部消失，仅见消化道管壁与周围临近脏器及血管的图像。若无气水中混有水泡，在超声图像上可见囊状液性暗区中有众多强光点，此时应抽吸囊内水，再注入无气水，强光点消失。

（3）浸泡法检查：向腔内注入无气水，将超声探头置于无气水中靠近病变进行检查，此法常用于胃底、胃体、胃窦及邻近脏器的检查。浸泡法检查时，为使病变完全浸泡于水中获得满意图像，可帮助患者变换体位。根据不同部位可采用头低位、头高位、仰卧位或俯卧位，改变体位时应停止注水。向胃腔内注水每次不超过 500mL，以免注水过多引起患者恶心与呕吐，将水误吸入肺内，引起肺部感染；注水过程中密切注意患者有无呛咳不适，用另一吸引器吸尽患者分泌物及呕吐物。检查完毕提醒操作者尽量将水吸尽，以防检查后因注水过多引起患者腹痛、腹胀。

3. 检查后护理。

（1）由于 EUS 前端较粗硬，检查后患者可出现咽喉部不适感或异物感，应嘱患者在检查后 2h 方可饮水，进流食；对严重者可遵医嘱予咽喉含片，或用盐水漱口。

（2）行无痛 EUS 者由于进行全身麻醉，患者可出现头晕、嗜睡症状，检查完毕休息 30~40min 后可自行恢复。

（3）检查后患者当天不宜驾车或高空作业，不宜决定重大事宜，必须有家属陪同方可离开。

（4）嘱患者定期复查，如有出血、腹痛、呕吐等不适应随时门诊就诊。

4. 并发症的护理。

（1）密切观察患者的心率、心律、呼吸、血氧饱和度和血压的变化，同时保持呼吸道通畅，必要时可提高氧流量至 5L/min，使血氧饱和度保持在 95% 以上。持续心电监护，注意用药前和用药后 5min、10min、15min 血压、心率、呼吸、面色等的变化。

（2）检查中出现血氧一过性降低概率较大，如出现呼吸抑制、血氧降低至 40%，应立即拔镜停止检查，行面罩吸氧、抬下颌插管等处理。

（3）对检查中出现心动过缓、心动过速、室性早搏、低血压者给予对症用药。

（4）上消化道梗阻、胃潴留及胃内大量注水检查者，在检查中、退镜后容易发生反流和误吸，退镜后应尽量吸除胃内液体并让患者保持左侧卧位。

（王芸　张铭光）

第四节　胶囊内镜检查及护理配合

一、普通胶囊内镜检查及护理配合

（一）概述

胶囊内镜全称为"智能胶囊消化道内镜系统"，又称为"医用无线内镜"，由智能胶囊、图像记录仪和影像工作站三部分组成。胶囊内镜可以对胃肠道进行简便快捷、无创、连续的可视性检查，目前已成为小肠疾病的重要诊断方法。胶囊内镜具有操作简单、无创伤、无痛苦等优点；胶囊为一次性使用，可避免交叉感染；患者几乎无痛苦，检查中患者可日常活动；检查范围广，一般可观察空肠、回肠黏膜的病变，通常作为怀疑小肠疾病时的首选检查方法。但胶囊内镜在体内的运行完全是被动性的，无法进行主动观察，在进行病变活检和镜下治疗时存在局限性；同时也存在部分拍摄盲区，可能会出现图像不清晰、假阴性或假阳性的结果。因此，临床上胶囊内镜不作为胃肠道检查的首选方法。

（二）适应证

1. 不明原因的消化道隐性出血及缺铁性贫血。

2. 其他检查提示的小肠影像学异常。

3. 疑似克罗恩病、小肠肿瘤。

4. 监测小肠息肉病综合征的发展。

5. 小肠吸收不良综合征。

6. 检测 NSAIDs 相关性小肠黏膜损伤。

7. 原因不明的腹痛、腹泻，怀疑有小肠疾病。

（三）禁忌证

胶囊内镜检查最大的并发症就是胶囊不能排出，胶囊在胃肠道内停留超过 2 周以上定义为胶囊滞留，滞留的胶囊一般不引起症状，但部分仍需通过外科手术或相关内镜取出。因此，胶囊内镜检查的禁忌证主要围绕胶囊滞留而确定。国内相关共识意见如下。

1. 绝对禁忌证：无手术条件或拒绝接受任何腹部手术者（一旦胶囊滞留无法通过手术取出）。

2. 相对禁忌证。

（1）已知或怀疑有胃肠道梗阻、穿孔、狭窄、畸形及瘘管者。

（2）体内心脏起搏器或其他电子仪器置入者。

（3）严重胃肠功能障碍及吞咽困难者。

（4）妊娠期女性。

（四）护理配合

1. 检查前护理。

（1）加强沟通解释：向患者解释胶囊内镜检查的目的、过程和可能存在的风险。特别说明一旦发生胶囊滞留、梗阻等风险时将要采取的医疗解决措施。详细介绍检查的配合要点，取得患者及家属的同意，并签署知情同意书。

（2）了解病史：了解患者既往病史、用药史，并向患者确认在检查前 2 天勿做消化道 X 线钡餐检查。提醒患者在检查当天最好穿着宽松衣物，以利于穿戴图像记录仪。

（3）饮食准备：一般检查前一天的晚餐进食半流质饮食，检查当天禁食、禁饮。对于便秘者建议在胶囊内镜检查前2天起即开始进食少渣饮食，检查前一天的晚餐进食流质饮食。体质较差者可静脉补充营养。

（4）肠道准备：详见本书第九章第五节"肠道准备"，同时可适当使用祛泡剂，以便更好地观察小肠黏膜。

（5）心理护理：做好患者心理疏导，消除患者紧张、焦虑、恐惧的心理。

（6）物品准备：检查前准备好物品，如电池充电、图像记录仪初始化，检查腰带、胶囊内镜及电池质量，详细做好设备的运行及使用记录。

2. 检查过程及配合。

（1）穿戴及准备：患者站立位穿戴图像记录仪背心，可根据患者的身高、体型调整腰带的位置，检查和调整天线单元位置。穿戴完毕后，打开影像工作站和图像记录仪电源，建立患者的信息档案。

（2）检查过程中的监测：输入胶囊编号，核对无误，取出胶囊，确定胶囊工作正常。用50～100mL水送服胶囊。在胶囊通过幽门之前，应该保持对胶囊运行的实时监测；患者可采取右侧卧位，有利于胶囊尽快通过幽门。

（3）饮食指导：在吞服胶囊2h内不能饮水，4h内不能进食，4h后可在医生的指导下进食少量半流质饮食。

（4）检查中的活动：检查期间可进行日常活动，但避免剧烈、屈体、弯腰及可造成图像记录仪天线移动的活动（如骑电动车、摩托车等），避免受外力的干扰，勿撞击图像记录仪；不能接近任何强电磁区域，如MRI或业余电台，以免影响检查效果。检查过程中患者如出现腹痛或低血糖等情况，应及时通知医生予以处理。

3. 检查后护理。

（1）胶囊内镜工作8h后可由医生拆除设备，如患者是自行解下设备归还，还应详细地指导其先将阵列传感器和图像记录仪的连接分开，再取下图像记录仪腰带，注意取下阵列传感器时不可拉扯其头部，而是分别从阵列传感器黏性垫片的无黏性小耳开始剥离，取下后和其他设备放在一起。

（2）在持放、运送、自行拆除所有设备时要避免冲击震动和阳光照射，否则会造成数据信息的丢失。

（3）嘱患者观察胶囊排出情况，强调排出前切勿接近强电磁区域。如果胶囊内镜检查未完成（胶囊未到达结肠），且吞服2周后未见排出，推荐行腹部X线检查以确认胶囊是否仍在体内。检查完成后，一般胶囊在10～72h后随大便排出体外，若患者出现难以解释的腹痛、呕吐等肠道梗阻症状或检查后72h以上胶囊仍未排出，应及时联系医生，必要时行腹部X线检查。胶囊尚未排出体外时，不能接受磁共振检查。

4．并发症的护理。

（1）胶囊滞留：发生率为 $1\%\sim2\%$，主要发生在长期应用 NSAIDs、腹部放射性损伤及严重克罗恩病的患者。一旦发生胶囊滞留，可以通过服用促胃肠动力药、泻剂或内镜下取出等方法解决，并寻找导致胶囊滞留的原因。当临床有手术指征或内镜未成功取出胶囊时，可通过手术取出胶囊和（或）治疗潜在疾病。

（2）胶囊内镜检查失败：胶囊内镜顺利进入消化道，在工作时间内完成对整个小肠的完整拍摄，并成功存储可用于诊断的图像，称为胶囊内镜检查成功，反之为失败。导致胶囊内镜检查失败的原因很多，常见于患者有糖尿病、腹部手术史或肠道准备不理想造成粪水过多等，由于排空缓慢，胶囊内镜在肠道某一部位滞留，或视野不清，造成摄像图片不清晰而失败。

（3）其他并发症：胶囊内镜掉入呼吸道、滞留于 Zenker 憩室及胶囊破裂等均十分罕见，对于可疑或明确有非阻塞性吞咽障碍的患者，推荐使用传统胃镜将胶囊置入十二指肠，防止胶囊误吸入气管。

二、磁控胶囊内镜检查及护理配合

（一）概述

磁控胶囊内镜利用外部控制设备，控制人体内胶囊按照要求进行检查，克服了传统胶囊内镜胃部无法控制的缺陷，可以实现胃肠检查。磁控胶囊内镜具有操作过程无需插管，以及无痛、无创、无麻醉、无感染等优点。磁控胶囊内镜检查尚不能有效观察食管和十二指肠，而胶囊进入肠道后的运行依赖于肠道的蠕动，不能人为控制，加上不具备 $360°$ 视野，有时存在拍摄盲区，可能出现假阴性或假阳性的情况，胃肠检查也没有活检和治疗功能。

（二）适应证

1．需行胃镜检查，但不愿接受或不能耐受胃镜（包括无痛胃镜）检查。

2．健康管理（体检）人群的胃部检查。

3．胃癌初筛。

4．检测药物（如抗血小板药物、NSAIDs 等）相关性胃肠道黏膜损伤。

5．部分胃部病变的复查或监测随访，如胃底静脉曲张、萎缩性胃炎、胃溃疡规范治疗后、胃息肉等。

6．胃部分切除及内镜下微创治疗术后的复查随访。

7. 完成胃部检查后，尚可继续检查小肠，适应证参考普通胶囊内镜检查。

（三）禁忌证

1. 绝对禁忌证。

（1）无手术条件或拒绝接受任何腹部手术者（一旦发生胶囊滞留将无法通过手术取出）。

（2）体内装有心脏起搏器的患者，但起搏器为新型 MRI 兼容性产品的情况除外。

（3）体内置入电子耳蜗、磁性金属药物灌注泵、神经刺激器等电子装置及磁性金属异物者。

（4）妊娠期女性，严重心肺、肝肾疾病患者。

（5）有改变消化道结构的手术史者，如胃大部切除、小肠切除吻合术等。

2. 相对禁忌证：已知或怀疑胃肠道梗阻、狭窄及瘘管，吞咽困难者。

（四）护理配合

1. 检查前护理。

（1）加强沟通解释：同普通胶囊内镜检查。

（2）了解病史：同普通胶囊内镜检查。

（3）饮食准备：检查前一天忌烟酒、辛辣刺激食物，进食少渣饮食（如粥、面包、软面条，豆腐脑、蛋类，菜汁，去皮制软的瓜类、豆类）。检查前禁食12h以上，禁食期间可饮水，但仅可饮用无色透明水，不能饮用有色或浑浊的液体（橙汁、可乐、牛奶、酸奶、咖啡等），如有低血糖症状，可饮适量糖水（无色）。

（4）口服药物：禁食期间服用常规药物（如降压药、降糖药）可能影响检查准确性，注意权衡服药与否的利弊。

（5）胃腔冲洗：检查当天晨起饮无色透明清水约 500mL，进行初步胃腔冲洗，胃部检查于检查前 40min 服用祛泡剂（5～10mL 西甲硅油兑入 200mL 温开水混匀服用）进行胃腔准备。

（6）检查顺序：如检查当天同时有其他空腹检查（腹部 B 超、空腹抽血等）或磁共振检查，可在磁控胶囊内镜检查前进行。

（7）肠道准备：胃肠检查于前一天晚上 6 点将 1 袋复方聚乙二醇电解质散（和爽）（137.15g）全部加入 2000mL 温开水中混匀口服，2h 内服用完毕。检查当天同样将 1 袋复方聚乙二醇电解质散（137.15g）按上述方法口服，上午检查的患者于检查当天凌晨 4 点服用，禁早餐；下午检查的患者于检查当天早上 8 点服用，禁早餐及午餐。

2．检查过程及配合：同普通胶囊内镜检查。

3．检查后护理。

（1）吞服胶囊后，若出现腹痛、恶心与呕吐等不适，请立即就诊。

（2）胃部检查者在胶囊内镜检查结束后，与其他检查不冲突且无不适的情况下，可正常饮食。

（3）胃肠检查者需注意在检查过程中，只能饮用无色透明的水；低血糖患者可适量饮用无色糖水；胃部检查结束 6h 后首次进食（固体类食物）；检查后禁止久坐、久躺，适当活动，有助于胃肠蠕动。

（4）胃肠检查者在胃部检查结束后，需穿戴检查服离开检查室继续进行小肠检查，不影响正常工作及生活，检查服内记录盒上指示灯全部熄灭后，即提示小肠检查完成。

（5）小肠检查结束后，脱检查服时需注意从检查服右侧解开卡扣并脱下，保持检查服的清洁卫生，勿暴力折叠、冲击、碰撞检查服，并在规定时间内归还检查服。

（6）检查完成后，注意大便情况并确认胶囊是否排出体外。

（7）在确认胶囊排出前禁止做磁共振检查，远离强电磁场区域，如高压变电站及高压网线、磁共振检查室，各种强磁场磁疗仪、磁疗床等。

（8）如检查结束 14 天后仍不能确认胶囊是否排出体外，主动联系医生进一步处理，可使用胶囊定位器或 X 线腹部平片确认胶囊是否排出。

（王薇）

第五节　CT/MR 小肠造影检查及护理配合

一、CT 小肠造影检查及护理配合

（一）概述

CT 小肠造影（CTE）是将多层螺旋 CT 和小肠造影相结合的一种检查技术，能够在 1 次屏气期间完成全腹范围的扫描，避免肠蠕动造成的图像伪影，所获图像信息具有良好的各向同性，能够进行任意平面的图像重建，可清楚地显示多种小肠疾病的肠内、肠壁、肠系膜及腹内其他脏器情况。CTE 属于无创性检查，易于操作，是鉴别小肠和腹腔内其他脏器疾病的重要手段之一。

（二）适应证

克罗恩病、肠道肿瘤、不明原因消化道出血、小肠梗阻、肠系膜缺血性病变、其他炎症性病变及肠瘘等。

（三）禁忌证

1. 使用碘造影剂有禁忌的患者：有明确严重甲状腺功能亢进表现的患者、甲状腺功能亢进正在治疗康复的患者、2个月内计划行甲状腺核素碘造影检查的患者等。

2. 妊娠期女性：由于CTE存在X线辐射，因此不适用于妊娠期女性。

（四）护理配合

1. 检查前护理。

（1）询问患者有无药物过敏史，做好碘过敏试验及留置静脉通道。

（2）详细向患者讲解检查的方法、注意事项及肠道准备的重要性。

（3）嘱患者检查前禁食8~12h，检查前6h进行肠道准备（方法与结肠镜检查相同），必要时清洁灌肠。对于便秘或肠蠕动缓慢者可在检查前48h给予缓泻剂（如酚酞片等）稀释大便。

（4）检查前45min口服甘露醇混合溶液2000mL（20％甘露醇500mL＋温开水500mL＋5％葡萄糖注射液1000mL），每次口服450~500mL、每15min 1次，共服用3次，总量为1350~1500mL；在扫描前口服剩余混合溶液。年老及体弱患者可适当减少溶液量，以不引起呕吐为准，儿童患者取半量，分3~4次口服。口服甘露醇混合溶液时密切观察患者有无头晕、心悸、腹痛等不适，必要时经静脉补液支持。

（5）指导患者进行踱步、顺时针按揉腹部等促进肠蠕动，减轻腹胀不适感，加快肠道充盈。

（6）检查前10~20min予肌内注射山莨菪碱10mg（前列腺增生、青光眼、颅压增高、肠梗阻及心动过速等患者禁用）以抑制肠道痉挛，降低管壁张力，减少肠蠕动造成的伪影。

（7）对疑似有小肠梗阻性疾病的患者不宜口服大量聚乙二醇电解质散，为避免加重患者的梗阻症状，可直接行CTE。

（8）指导患者进行屏气训练，平静呼吸下屏气，然后小幅度缓慢呼气；指导患者按语音提示进行呼吸，扫描时需屏气、腹部静止，避免呼吸运动影响CT扫描和图像质量。

2. 检查过程及配合。

1）检查过程。

（1）采用 64 排多层螺旋 CT 扫描机，扫描条件：120kV，250mA，层厚 1.0mm，重建层厚 1.0mm，间隔 0.75mm 或 1.0mm。

（2）扫描范围均从膈顶到耻骨联合下缘，患者取仰卧位，先进行平扫，再进行动脉期及静脉期的两期扫描，必要时做延迟期扫描。

（3）增强扫描：以 3~4mL/s 的流率经肘静脉注射 1.5mL/kg 的非离子型造影剂，可根据患者的耐受性及血管的粗细适当调整流率。

（4）扫描数据上传至工作站后，由放射科医技人员将采集到的数据图像进行多平面重组，多选择冠状面重组，但对于某些部位可能存有疑惑，如可能有瘘管、肠道狭窄或梗阻，则应进行矢状面或斜位重组。在后处理工作站中也可利用相应后处理软件进行其他图像分析和数据处理，如最大密度投影（MIP）、曲面重组（CPR）等。

2）护理配合。

（1）仔细核对患者信息、检查申请单及扫描部位，协助其摆好体位，并保护患者隐私。

（2）指导患者按语音提示进行呼吸，按要求屏气、呼气，避免影响扫描质量。

（3）操作过程中严密观察患者的生命体征及面色变化，经常询问患者有无腹部胀气、腹痛等情况。

3. 检查后护理。

（1）嘱患者多饮水，至少 2000mL，以利于造影剂排出。

（2）嘱患者进食清淡饮食，避免低血糖发生。

（3）密切观察患者有无腹泻、其他腹部症状及体征，必要时给予补液及其他治疗。

（4）观察患者有无过敏反应。

（5）观察造影穿刺部位有无肿胀、渗液等。

（6）因 CT 增强检查的药物推注必须采用高压注射器，压力极高，可能出现造影剂外漏，造成皮下组织肿胀、疼痛、麻木感，甚至溃疡、坏死等。

二、MR 小肠造影检查及护理配合

（一）概述

MR 小肠造影（MRE）利用原子核自旋运动特点，在外加磁场内、经射频脉冲激发后产生信号，再由数模转换输入计算机并进行图像处理，最后得以在屏幕上显示图像。MRE 可直接进行水平面、矢状面、冠状面和各种斜面体层摄像，同时可避免产生 CT 检查中出现的伪影，从而提供更大量、准确的信息。MRE 能直观显示小肠肠壁、肠内肿块、肠腔外结构及其他腹腔内脏器与小肠的关系等，具有较高的软组织对比度，且可多平面成像，对造影剂增强的灵敏度高，能为病变类型、浸润范围及活动度提供准确的影像学判断依据；无电离辐射，尤其适用于儿童、青少年及妊娠期女性的检查。

（二）护理配合

1. 检查前护理：MRE 检查前护理同 CTE，分段口服 2.5% 等渗甘露醇混合溶液 1750~2000mL，充分充盈小肠，肌内注射山莨菪碱（654-2）10mg。

2. 检查过程及配合。

1）检查过程：MRE 常规平扫及增强扫描采用多平面成像，部分序列需使用脂肪抑制序列。

（1）单次激发快速自旋回波（SSFSE）冠状面 T_2 加权成像（T_2WI）[重复时间（TR）1839.3ms，回波时间（TE）68ms]：同时扫描脂肪抑制序列，患者分次屏气，共 50s 左右完成扫描。

（2）水平面 T_2WI 脂肪抑制序列（TR 6667ms，TE 67ms）：分上下腹 2 次扫描，共需 12min 左右。

（3）水平面弥散加权成像（DWI）：扫描时间约 1min，可用于判断疾病活动度及提供定性和定量指标（表观弥散系数）以供进一步分析。

（4）静脉注射二乙烯五胺乙酸钆（Gd-DTPA）：剂量 0.1mmol/kg，注射流率为 2mL/s，行冠状面三维容积超快速多期动态增强（LAVA）三维序列多期扫描，采集 9 次，扫描时间约 2.5min，扫描范围同 CTE，从膈顶至耻骨联合。

2）护理配合：同 CTE，患者常采用仰卧位，训练患者呼吸。

3. 检查后护理：同 CTE。

（王芸　张铭光）

第六节　食管测压及护理配合

一、概述

食管测压（esophageal manometry）指测定食管在静息时和吞咽后各部分的压力变化的方法，可以测定食管体部、食管上括约肌和食管下括约肌在静息和吞咽时的运动功能变化，了解食管的运动情况。具体操作方法是将电极经鼻插入食管，远端进入胃内，范围涵盖胃腔至咽部。食管测压可以评估静息状态，也可以通过饮水试验评估吞咽功能，是目前诊断食管动力障碍性疾病及研究食管生理的重要方法。

二、适应证

1. 吞咽困难与非心源性胸痛评估、食管动力障碍性疾病（贲门失弛缓症、弥漫性食管痉挛、胡桃夹食管、过渡段压力失效、环咽肌失弛缓症等）。

2. 胃食管反流病的评估：贲门压力过弱、食管裂孔疝、食管体部蠕动失效等。

3. 术前/术后评估：抗反流手术术前/术后评估、贲门扩张手术术后评估。

三、禁忌证

1. 严重鼻中隔偏曲。

2. 食管有器质性梗阻，腐蚀性食管炎的急性期，急性食管、胃、十二指肠穿孔等。

3. 有严重心脏病史、高血压病史。

4. 各种原因引起的危急状态。

5. 严重咽喉部疾病、严重出血、主动脉瘤及严重的颈胸段脊柱畸形等。

6. 不能配合检查为相对禁忌证，如智力障碍、精神失常等。

四、检查过程

由于使用的设备、导管不同，检查的方式方法也不同，因而检查过程存在一定的差异。现以毛细管液流灌注测压系统进行床边食管测压为例，陈述食管测压的检查过程。由于使用固态测压导管进行床边食管测压时无需液流灌注，检查过程更简单，检查时可参照以下方法进行。

1. 仪器准备：起动测压系统和压力源，排空传感器及导管内的气泡，把液流灌注速度调至约 0.5mL/min。进行水平及高位压力（0.50mmHg）校准。

2. 插管：患者一般先取坐位，导管自鼻腔插入，经鼻咽部进入食管直达胃中，务必使导管的各导联侧孔开口均进入患者胃内，以四通道（各通道侧孔开口相距 5cm）导管为例，此时进管约 60cm（距鼻翼）。然后让患者平卧，把传感器水平位调整至患者腋中线高度。观察压力曲线，当吸气时各导联压力均上升，证实各导联侧孔开口均进入胃内，可开始测压。

3. 检测程序：先记录胃内压力，然后逐步牵拉拔管，结合饮水试验，顺序测量食管下括约肌、食管体部及食管上括约肌运动功能。

4. 牵拉拔管：有两种方法，一是快速牵拉法（rapid pull through，RPT），主要用于测定食管下括约肌功能，患者于呼气末屏气，用自动牵拉设备按 0.5~1.0cm/s 的速度向外牵拉导管，并反复进行 3 次，取平均值；二是定点牵拉法（stationary pull through，SPT），每次拉出 0.5~1.0cm，停留 15s，当注水出口（或传感器）每到达一个目的测量部位时，记录 1min 的压力曲线，并做饮水试验，方法是吞 37℃温开水 5mL，间隔 30s 后干吞 1 次，如此反复进行 3 次，取平均值。注意每次拉管或吞咽，都应做出标记，以便术后计算。

5. 结果计算：由于食管腔内各方位压力不同，因而对于不是使用环行袖套式固态测压导管或微囊测压导管者，均应取前、后、左、右四个方位的平均值。

五、护理配合

（一）检查前护理

1. 向患者及家属说明食管测压的目的和意义、可能出现的并发症和处理方法，消除其顾虑和紧张情绪，指导其签署知情同意书。

2. 检查前停用影响食管运动功能的药物，如抑酸药、硝酸酯类、钙通道阻滞剂、促胃肠动力药、β 受体阻滞剂、抗胆碱能药、抗抑郁药、镇静剂、镇痛药等停用 48h 以上，质子泵抑制剂应停用 72h 以上。

3. 术前禁食 6h 以上。

4. 向患者说明检查过程，以及操作中需要患者如何配合，如做吞咽动作、放松，恶心时做深呼吸、哈气等；告知患者良好的配合可以减少插管的不适、保证检查的质量、减少检查的时间，从而提高患者的依从性。

5. 备齐所需器械及药物。

（二）检查中护理

1. 插入测压导管时，动作轻柔，防止损伤患者食管及导管而影响测压的效果和缩短导管的使用寿命。

2. 少数患者由于鼻腔黏膜毛细血管丰富，食管测压导管较硬易引起鼻腔出血。除保持鼻腔湿润，导管用温开水浸泡变软外，可给患者滴1、2滴呋麻滴鼻液。

3. 测压中的配合：患者取坐位，面向护士。经鼻腔插管至胃内，固定稳妥，严密配合医生进行导管的定点牵拉。适时嘱患者做吞咽动作，密切观察患者的反应、面色、主诉、病情变化，导管位置有无移动；向外牵拉导管时动作应轻柔，注意患者有无不适、体位有无改变，教会患者配合做好静息压采集、液体吞咽。拔管时指导患者自然放松，不必憋气。

4. 测压过程中密切观察患者的病情、生命体征等，若有异常立即停止测压，积极配合医生进行处置。

（三）检查后护理

1. 告知患者完成检查后，如感鼻咽部不适，主要是由插管时电极刺激所致，无需特殊处理，不用紧张。

2. 嘱患者回病房充分休息0.5h后，可根据病情及吞咽功能进食温热、无刺激的半流质或流质饮食；咽喉部疼痛不适者，可给予地塞米松雾化吸入。

3. 测压结束后进行测压导管清洗消毒，必须遵循清洗—酶洗—再清洗—再消毒—再清洗—晾干后干燥保存的步骤。测压导管每周要进行1次温度补偿，以保证测压数据的有效性和准确性。

（尹星　张铭光）

第七节　肝静脉压力梯度测定及护理配合

一、概述

肝静脉压力梯度（hepatic venous pressure gradient，HVPG）是诊断门静脉高压的"金标准"。HVPG可量化肝静脉阻力增加所致的门静脉压力升高的程度，协助门静脉高压症的诊断和分类，评估肝硬化门静脉高压病情严重程度及进展，评估肝硬化纤维化分期，预测失代偿事件的发生，指导个体化治疗及监测降低门静脉压力药物（如非选择性 β 受体阻滞剂）的效果，评估新药疗效，进行术前评估，临床应用广泛。

二、适应证

1. 评估食管－胃底静脉曲张破裂出血一级预防和二级预防的药物疗效。
2. 预测食管－胃底静脉曲张的出血风险及指导治疗方案选择。
3. 预测肝硬化失代偿事件的发生风险、进展程度及临床预后。
4. 评估相关新药的疗效。
5. 评估相关新型无创检查技术的准确性。
6. 门静脉高压类型的诊断及鉴别诊断。

三、禁忌证

1. 绝对禁忌证：无法平卧、不能耐受手术者，肝性脑病及造影剂过敏者。
2. 相对禁忌证：严重凝血功能障碍者（$INR>5$），严重心、肺、肾功能障碍者。

四、操作过程

1. 测压前的准备：将压力传感器与监护仪连接，用生理盐水充分排净连接管中的空气，将换能器及其连接的三通固定于患者右心房水平（腋中线水平），旋转三通接通大气进行校零。对于换能器旁无三通者，可同时将导管末端固定于右心房水平进行校零，注意在整个测压过程中换能器保持该位置勿移动，如有移动，需重新校零。检查测压使用的顺应性球囊导管（如双腔 Fogarty 球囊导管，以下简称球囊导管）的完整性。

2. 穿刺过程：可选择经颈内静脉、锁骨下静脉、肘静脉或股静脉穿刺，一般选取右侧颈内静脉。常规消毒、铺无菌洞巾，局部麻醉，穿刺成功后置入导管鞘，利用导丝将导管经右心房引入下腔静脉。将造影导管（如多功能导管、单弯导管或 Cobra 导管）引入肝静脉，先进行肝静脉造影检查，确认静脉通畅、无狭窄，周边未见明显的静脉－静脉侧支分流，则可选择该肝静脉为测压血管（否则必须更换为其他肝静脉）。再引入导丝，退出导管并经导丝引入球囊导管至肝静脉入口处。退出导丝，回抽见血后注入生理盐水排净球囊导管内血液及造影剂，连接球囊导管和压力转换器连接管，注意避免产生气泡。

3. 测量游离肝静脉压（free hepatic vein pressure，FHVP）：透视下将球

囊导管置入肝静脉，在距离下腔静脉 2～4cm 处，等待至少 20s（部分患者达到读数稳定的时间会更长），待读数稳定后，读取 FHVP。

4. 测量肝静脉楔压（wedged hepatic vein pressure，WHVP）：注入造影剂或空气使球囊扩张以充分阻断肝静脉血流，等待至少 40s，待读数稳定后，读取 WHVP。保持球囊扩张状态，嘱患者屏住呼吸，经球囊导管缓慢注入 5mL 造影剂行肝静脉造影检查，确认无造影剂反流或静脉－静脉侧支分流。

5. 重复测量 FHVP：将球囊中的造影剂或空气抽出，重复步骤 3 测量 FHVP，测量第 2 次 FHVP。2 次 FHVP 测量结果间的差值不应超过 1mmHg，否则须进行第 3 次测定，并取 3 次结果中差值在 1mmHg 内的 2 次测量结果。

6. 重复测量 WHVP：重复步骤 4 测量 WHVP，2 次 WHVP 测量结果间的差值不应超过 2mmHg，否则须进行第 3 次测定，并取 3 次结果中差值在 2mmHg 内的 2 次测量结果。

7. 计算 HVPG：根据公式 $HVPG = WHVP - FHVP$ 计算，HVPG 应取 2 次测量数值计算出的平均值。

8. 测量下腔静脉压及右心房压：完成上述步骤后，将球囊中的造影剂或空气抽出，退出球囊导管至下腔静脉及右心房，分别测量肝后段下腔静脉压及右心房压。

五、护理配合

（一）检查前护理

1. 向患者和家属进行肝静脉压力梯度测定相关健康指导，消除患者紧张情绪，使患者以最佳的身心状态接受并配合此项检查。

2. 完善胸部 X 线、心电图、腹部 B 超及血常规、人类免疫缺陷病毒（HIV）、HBV、HCV、梅毒相关指标检查，重点是肝肾功能和凝血功能等术前常规辅助检查。

3. 询问患者麻醉药物和碘剂过敏史，做碘过敏试验并记录。

4. 评估患者穿刺局部皮肤及血管情况，做好皮肤准备。

5. 检查前测量患者生命体征，如有异常应立即通知医生对症处理。

6. 患者术前禁食、禁饮 2h，静息 10～20min。

7. 送患者去导管室前在其左侧上肢置入留置针。

8. 指导患者更换洁净病员服，去除带有金属物品的衣服和饰品，进导管室前排空膀胱。

9. 告知患者，检查当天必须有家属陪同。

（二）检查中护理

1. 协助患者戴隔离帽、穿铅裙，安静平卧于介入手术台上，头偏向左侧（适用于经右侧颈内静脉操作），双手自然放置于床边。保持患者呼吸道通畅，避免因憋气影响检查结果。

2. 配合医生做好测压前准备。

3. 测压记录纸要标注测量时间和测压静脉，按顺序放于病历内。

4. 测压过程中严密观察患者意识和生命体征。

5. 监测患者心率、心律、心电图波形，观察有无心律失常的情况发生。

6. 造影剂过敏反应的观察与处理：发现患者面色潮红、皮疹、恶心与呕吐、血压下降、呼吸困难甚至休克时应考虑过敏反应，护士应高度重视，遵医嘱及时处理和抢救。

7. 测压过程中从屏蔽、距离、时间三方面做好医、护、患防护工作。

（三）检查后护理

1. 测压结束，按压穿刺点至少 10min，指导患者颈部不要过度活动，避免穿刺点出血或血肿，无菌纱布包扎，观察穿刺点局部情况。如患者凝血功能差或穿刺误入动脉应适当延长按压时间。清点所有物品，与医生进行核对。

2. 护送患者至病房，与责任护士进行交接，填写介入护理交接单。

3. 继续观察患者意识、生命体征、血氧饱和度等变化。

4. 继续观察穿刺点情况，注意有无渗血渗液和皮下血肿，并注意保持局部干燥。

5. 嘱患者当天流质饮食，后逐步过渡到高能量、适量蛋白质、丰富维生素的术前正常饮食，避免粗糙、干硬和刺激性食物。

6. 根据患者自理能力指导其活动，一般术后 2h 即可下床活动。

7. 根据患者肝静脉压力梯度测定过程和术后情况，及时准确地记录护理病历。

（尹星　张铭光）

第八节　腹腔穿刺及护理配合

一、腹腔穿刺术及护理配合

（一）概述

腹腔穿刺术（abdominocentesis）是为了诊断和治疗疾病，用穿刺技术抽取腹腔积液以明确腹腔积液的性质、降低腹压，或向腹腔内注射药物进行局部治疗的方法。

（二）适应证

1. 抽取腹腔积液进行各种实验室检查，以寻找病因。

2. 对大量腹腔积液患者，可适当抽放腹腔积液，以缓解胸闷、气促等症状。

3. 腹腔内注射药物，协助治疗疾病。

（三）禁忌证

1. 有肝性脑病先兆者，禁忌腹腔穿刺放腹腔积液。

2. 确诊粘连性结核性腹膜炎、棘球蚴病、卵巢肿瘤者。

（四）护理配合

1. 术前护理。

（1）向患者解释穿刺的目的、方法及操作中可能会产生的不适，一旦出现不良反应立即告知医护人员。

（2）检查前嘱患者排尿，以免穿刺时损伤膀胱。

（3）放液前测量腹围、脉搏、血压，注意腹部体征，以观察病情变化。

2. 术中过程及配合。

（1）协助患者坐在靠椅上，或平卧、半卧、稍左侧卧，屏风遮挡。

（2）选择适宜穿刺点。一般选择左下腹部与髂前上棘连线中外 1/3 交点处，也有取脐与耻骨联合中点上 1cm、偏左或右 1.5cm 处，或侧卧位脐水平线与腋前线或腋中线的交点。对少量或包裹性腹腔积液者，需在 B 超定位下穿刺。

（3）穿刺部位常规消毒，戴无菌手套，铺无菌洞巾，自皮肤至腹膜壁层用 2% 利多卡因逐层做局部浸润麻醉。

（4）操作者左手固定患者穿刺部位皮肤，右手持针经麻醉处逐步刺入腹壁，待感到针尖抵抗突然消失时，表示针尖已穿过腹膜壁层，即可抽取和引流腹腔积液，并置腹腔积液于消毒试管中以备检验。诊断性穿刺可选用 7 号针头进行穿刺，直接用无菌的 20mL 或 50mL 注射器抽取腹腔积液。大量放液时可用针尾连接橡皮管的 8 号或 9 号针头，在放液过程中，用血管钳固定针头并夹持橡皮管。

（5）放液结束后拔出穿刺针，穿刺部位盖上无菌纱布，并用多头绷带包扎腹部。如遇穿刺处持续有腹腔积液渗漏，可用蝶形胶布或涂火棉胶封闭。

（6）术中应密切观察患者有无头晕、恶心、心悸、气促、面色苍白等，一旦出现应立即停止操作，并对症处理。注意腹腔积液放液速度不宜过快，以防腹压骤然降低，内脏血管扩张而发生血压下降甚至休克。肝硬化患者每次放腹腔积液一般不超过 3000mL，过多放液可诱发肝性脑病和电解质平衡紊乱，但在补充输注大量白蛋白的基础上，也可以大量放液。

3. 术后护理。

（1）术后卧床休息 8~12h。

（2）测量腹围，观察腹腔积液消长情况。

（3）观察患者面色、血压、脉搏等变化，如有异常及时处理。

（4）密切观察穿刺部位有无渗液、渗血，有无腹部压痛、反跳痛和腹肌紧张等腹膜炎征象。

二、腹腔持续引流术及护理配合

（一）概述

腹腔持续引流术是在腹腔内置入一引流管，将腹腔积液持续引流到体外的一种外引流术。一般使用中心静脉导管作为引流管。

（二）适应证

难治性腹腔积液。

（三）禁忌证

1. 有肝性脑病先兆者，禁忌腹腔穿刺放腹腔积液。

2. 确诊粘连性结核性腹膜炎、棘球蚴病、卵巢肿瘤者。

（四）护理配合

1. 术前护理。

（1）向患者解释腹腔持续引流术的目的、方法及操作中可能产生的不适，一旦出现不良反应，立即告知医护人员。

（2）穿刺术前嘱患者排尿，以免穿刺时损伤膀胱。

2. 术中过程及配合。

（1）患者体位、穿刺点选择和穿刺部位消毒麻醉同腹腔穿刺术。

（2）操作者左手固定穿刺部位皮肤，右手持穿刺针经麻醉处逐步刺入腹腔，见液体回流时放入导丝，拔出穿刺针后扩皮，置入导管15～20cm，见液体流出后拔出导丝，将导管外端连接输液接头，再用2mL注射器针筒连接一次性引流袋，使之形成一封闭的引流装置。用无菌敷贴固定导管。

（3）调节引流袋调节器，控制引流速度为60～100滴/分钟，使腹腔积液缓慢流出，每天引流1次，引流量≤2000mL。

（4）引流结束后，分离引流袋，生理盐水正压封管，无菌纱布包裹导管出口处，固定于腹壁。

（5）腹腔内无液体引出即可拔除导管，局部穿刺处皮肤以无菌纱布覆盖。

3. 术后护理。

1）导管护理。

（1）置管成功后，将导管上标有刻度的一面朝外并在导管末端贴上标识，注明置管的时间和置入的深度。

（2）严格交接班制度，每班评估导管情况，观察导管有无脱出、折叠，穿刺处有无感染等。

（3）指导患者在起床、翻身、穿脱衣服时注意保护导管，以免因牵拉导管导致其滑脱。

2）放腹腔积液的护理。

（1）严格执行无菌操作。

（2）严密观察患者生命体征的变化，避免引流过多、过快使腹压骤降而导致休克。

（3）观察腹腔积液的颜色、性状和量，准确记录。

（4）引流不畅时，检查导管是否扭曲，可帮助患者改变体位以改善引流不畅。

（5）引流结束后进行腹带加压包扎。

3）腹部皮肤护理。

（1）无菌敷贴每周更换2次，若出现伤口渗液或敷贴被污染，需随时消毒更换；更换时注意动作轻柔，切勿用力撕扯，以免损伤皮肤。

（2）指导患者穿宽松全棉衣物，减少摩擦。

（3）加强营养，给予高热量、优质蛋白质、高维生素、易消化的饮食；遵医嘱静脉滴注白蛋白、血浆等。

（尹星 张铭光）

第六章 消化系统疾病常见治疗及护理配合

第一节 内镜下食管、贲门狭窄扩张术及护理配合

一、概述

各种原因引起食管和贲门狭窄可导致食物通过障碍，患者常出现不同程度的吞咽困难，进食时间延长，伴有反食、呛咳甚至不能饮水，引起严重营养不良、脱水等。而内镜下食管、贲门狭窄扩张术的目的就是解除狭窄部位的食物通过障碍，缓解吞咽困难症状。

内镜下食管、贲门狭窄扩张术的原理是通过对狭窄处的食管壁的纤维组织进行强力的伸张作用，或通过对狭窄处的 1 处或多处撕裂来达到扩张作用。由于扩张本身也是一次创伤，创伤的修复是通过纤维组织的增生来完成的，术后有可能再狭窄，需要通过多次扩张才能完成治疗。

二、适应证

1. 食管的炎性狭窄。
2. 食管手术后吻合口狭窄。
3. 内镜治疗后食管狭窄，如食管大面积 ESD 术后。
4. 贲门失弛缓症。
5. 弥漫性食管痉挛。
6. 食管癌或贲门癌。
7. 食管化学性烧伤后狭窄。
8. 先天性食管狭窄如食管蹼。

三、禁忌证

1. 同胃镜检查的禁忌证。
2. 无法忍受治疗。
3. 化学性烧伤后 2 周内。
4. 活动性上消化道出血。
5. 能行手术治疗的食管癌和贲门癌。
6. 病变狭窄范围广、位置过高、治疗非常困难视为相对禁忌证。

四、操作过程

（一）探条扩张术

探条扩张术适用于非动力性狭窄。常规胃镜，确定及观察食管狭窄位置，估量狭窄部直径及所需扩张探条型号，测量狭窄部至门齿距离。经胃镜活检管道送入导丝，使导丝穿过狭窄部位进入胃腔，缓慢拔出胃镜，保证导丝在胃内位置相对固定。选择比狭窄部直径略大的扩张条，将导丝穿入扩张条中心管道内，沿导丝送入扩张条，待有阻力感后，慢慢将扩张条的扩张部通过狭窄口送到狭窄部远端。依次增加扩张条的直径，使狭窄食管逐渐被扩开。扩张完毕，扩张条连同导丝一起退出，再次进胃镜，进入已扩开的狭窄部远端，观察扩张效果及有无并发症的发生。

（二）气囊扩张术

气囊扩张术适合于动力性狭窄。常规胃镜，观察食管狭窄部位及程度，将气囊导管从胃镜活检管道插入。在胃镜直视下将气囊导管通过狭窄部位，当狭窄环位于气囊正中位置后缓慢向气囊内注气，通过外接压力泵控制气囊压力，气囊大小及扩张程度应根据食管狭窄的程度及患者耐受能力而定。根据患者耐受能力持续扩张 1～3min，然后放气，间隔 3～5min 再重复扩张 1 次，共 2～4次，扩张结束后退出气囊。再插入胃镜可见原狭窄处有少许出血，胃镜能顺利通过即扩张成功。

（三）水囊扩张术

水囊扩张术适合于动力性和非动力性狭窄。常规胃镜，观察食管狭窄部位及程度，将水囊导管从胃镜活检管道插入，导管头端通过狭窄处继续插入至黑色标志刚好显露，胃镜头端退至狭窄处，此时扩张器有效直径恰在狭窄处，注水的同时操作者固定好扩张器外露部，以免水囊上滑或下滑。扩张时需要一定

307

的压力，维持 3~5min 后抽尽囊内水，休息 2~3min，重复上述过程。扩张完毕胃镜连同扩张器一并拔出。再插入胃镜可见原狭窄处有少许出血，胃镜能顺利通过即扩张成功。

（四）自我扩张术

患者可自行实施扩张治疗，对于不能耐受手术的食管狭窄患者需进行多次扩张术，自我扩张治疗是一种较好的选择。患者可自行先经内镜下探条扩张或气囊扩张治疗，选择合适的扩张器实施自我扩张。但要预先进行培训，并告知其注意事项等。

五、护理配合

（一）术前护理

1. 心理护理：食管、贲门狭窄患者长期进食困难，营养不良、体质虚弱、焦虑，术前应多与患者交流，充分了解患者的心理。向患者及家属介绍手术步骤、方法、术前准备、术后注意事项等，向患者介绍手术的必要性及可行性，介绍成功经验，解除其恐惧、焦虑的心理，使其主动配合手术，指导签署知情同意书，获得患者的主动配合。

2. 术前准备。

（1）全面了解病史：术前行消化道 X 线钡餐检查，了解病变的长度、位置、狭窄程度和与周围组织的关系；查血常规、出凝血时间等；对心肺功能不全的患者及时调整，评估患者对手术的耐受性。

（2）术前禁食、禁饮 6~8h；食物潴留者，延长术前禁食的时间或术前安置胃管，持续胃肠减压，必要时行食管冲洗，同时给予完全肠外营养支持治疗。若存在食管炎症，应在扩张前治疗。

（3）协助患者更换病员服，有义齿的患者事先取出义齿。

（二）术中护理

1. 与操作者密切配合、手法轻柔，选择恰当的器材，既要扩张力度够，达到疗效；又不要扩张过度，避免并发症的发生。

2. 扩张时，严禁越级扩张。

3. 严密观察患者的反应及病情的变化，并注意患者面部表情及生命体征的变化。及时清除患者口腔分泌物，保持其呼吸道通畅，预防窒息的发生。

4. 密切观察患者有无胸痛、出血、皮下气肿等症状。

（三）术后护理

1. 饮食护理：手术当天禁食、禁饮，予静脉补液治疗，以免食管、贲门黏膜撕裂渗血；禁食24h后无不适者，先饮少量温开水，若患者无呛咳，方可进食少量流质饮食，之后逐渐过渡为正常饮食，术后禁暴饮暴食。餐前可应用黏膜保护剂，餐后以温开水清洗食管，避免食物直接接触食管与贲门。扩张每周1～2次为宜，若患者能进食半流质饮食，扩张的间隔时间可延长至每月1次。

2. 遵医嘱用药：如抑酸药、黏膜保护剂等，行相关药物知识指导。

3. 病情观察：观察患者术后脉搏、血压、意识、呼吸、尿量等情况，准确记录出入量，观察大便、呕吐物的颜色、性状及量，警惕有无消化道出血；观察有无咳嗽、咳痰、胸痛、呼吸困难、皮下气肿等症状，若有异常及时通知医生处理。

4. 生活护理：术后1～2天患者应卧床休息，避免提重物、用力咳嗽等，以免造成出血。指导患者术后不宜泡澡、热水烫脚。详细向患者说明术后2天内可能存在咽后壁异物感、咽痛等不良情况，可选用温开水漱口或含服草珊瑚含片缓解不适。叮嘱患者保持口腔卫生、清洁，使用含漱液预防感染，每天3～4次。对于肝功能不全、体质虚弱的患者，要预防牙龈出血、口腔感染等。

5. 并发症及护理。

（1）胸骨后疼痛：是最常见的并发症，主要由手术创伤引起，观察疼痛的性质、部位、持续时间，观察有无食管穿孔、破裂等严重并发症发生。一般不需处理，若患者无法忍受，排除穿孔后可遵医嘱给予镇痛药。同时向患者和家属解释，给予精神上的安慰和鼓励，并指导缓解方法，如取坐位、头向后靠；进食后先保持站立或坐位一定时间后再平卧休息。

（2）出血：术后有少数患者痰中带血，早期主要由扩张所致。应注意观察血痰量及性质、有无呕血及黑便。发现异常及时报告医生，遵医嘱静脉用止血药。

（3）反流性食管炎：进食时要求患者取坐位或半卧位。严重者可给抑酸药、黏膜保护剂、促胃肠动力药予以治疗，2～3天后症状均会有不同程度改善。

（4）穿孔或食管瘘：最严重的并发症。术后应密切观察患者有无难以忍受的疼痛、胸闷、气促、发绀、脉快、皮下气肿等，考虑穿孔的可能应及时处理。发生较小穿孔时及时使用抗生素，并行禁食和留置鼻胃管等保守治疗，也可内镜下放置可去除带膜支架进行治疗。

（5）呼吸系统感染：主要由反流、误吸引起。观察患者咳嗽、咳痰情况，遵医嘱使用抗生素。

（6）再狭窄：主要是由手术创伤后瘢痕形成所致，可再次进行扩张手术治疗。

六、健康指导

1. 指导患者保持情绪稳定，积极面对病情。

2. 指导患者遵医嘱用药，如口服质子泵抑制剂等。

3. 指导患者若出现吞咽困难，可餐前 15min 舌下含服硝酸盐类药物如硝酸异山梨酯（消心痛）、硝酸甘油等。此类药物可作用于食管下括约肌细胞，使其松弛，降低食管下括约肌压力，减少食物通过的阻力，缓解症状。若吞咽困难仍未缓解，及时就诊，必要时再次行扩张术治疗。

4. 定期门诊随访。

（曹凤）

第二节　内镜下食管支架置入术及护理配合

一、概述

内镜下食管支架置入术是治疗食管狭窄的有效方法之一，其创伤小、痛苦少，可再通食管狭窄，缓解梗阻引起的吞咽困难，阻断食管－气管瘘，改善患者营养状况，提高生活质量。支架有带膜支架和不带膜支架两种。带膜支架对食管瘘有压迫治疗作用，适用于合并食管－气管瘘者，但易移位；不带膜支架附着性强，不易移位，但易阻塞和引起食管炎症。根据是否可回收，支架可分为可回收支架和不可回收支架。可回收支架适用于术后良性吻合口狭窄、扩张术后狭窄复发率高需反复扩张者，一般放置 7~14 天，治疗效果明显。

二、适应证

1. 恶性食管狭窄，如无法手术切除的食管癌或贲门癌、食管切除术后吻合口局部复发和食管癌放疗后狭窄。

2. 各种原因引起的食管－气管瘘、食管－纵隔瘘、食管破裂。

3. 贲门失弛缓症。

4. 高龄伴有其他疾病，一般情况差，难以承受开胸手术。

5. 部分良性食管病变，如化学性烧伤后瘢痕性狭窄、经反复扩张术后仍复发、大面积 ESD 术后狭窄等，经扩张效果不佳。

三、禁忌证

1. 高位食管癌引起的梗阻。

2. 手术或放疗后 2 周内。

3. 严重脏器衰竭。

4. 不可控制的出血性疾病。

5. 严重瘢痕体质的良性食管狭窄。

6. 管腔梗阻无法通过引导钢丝。

7. 支架固定困难。

四、操作过程

胃镜和（或）X 线透视引导下，放置扩张导丝，使之通过食管狭窄段，达到胃窦部，先把狭窄段扩张至 12mm 左右完成胃镜检查，确定病变范围。选择适当长度和类型的支架，保证置入后支架上、下端超过狭窄段 2cm 左右。将支架放入放送器，在导丝引导下，将放送器放入食管，通过狭窄段，当放送器内的支架头部超过狭窄段 2cm 左右时，释放支架，待支架恢复原状后，退出放送器和导丝。如果支架位置不合适，稍做调整，支架到位后，退出内镜。

五、护理配合

（一）术前护理

1. 心理护理：术前应多与患者交流，充分了解患者的心理。向患者及家属介绍手术步骤、方法、术前准备、术后注意事项等，指导签署知情同意书，取得患者的主动配合。

2. 术前准备：详见本章第一节"内镜下食管、贲门狭窄扩张术及护理配合"。

（二）术中护理

详见本章第一节"内镜下食管、贲门狭窄扩张术及护理配合"。

（三）术后护理

1. 心理护理：鼓励患者树立战胜疾病的信心，保持其情绪稳定。

2. 休息与活动护理：进食时要求取坐位或半卧位，进食后忌平卧，睡眠时床头抬高 15°~30°，或枕高枕取侧卧位。如患者身体状况允许，进食后应直立 1h，睡前站立或活动 0.5h，尽量使胃排空以防反流。指导患者避免剧烈咳嗽及大幅度体位改变等，避免支架移位或脱落。

3. 饮食护理：术后禁食 24h，24h 后鼓励患者多饮温开水，使支架扩张到最佳状态。进食的原则是少量多餐、由稀到干，食量逐渐增加，忌暴饮暴食，避免刺激性食物与碳酸饮料；避免进食过快、过量，避免硬质食物及冰冷食物。嘱患者 1 周内以流质饮食为主，以后可酌情过渡至半流质饮食或软食，并将食物仔细咀嚼、少量缓慢咽下，同时忌干、粗糙、硬性食物，防止食物卡在支架上；禁食 4℃ 以下的冰冷食物，以防支架变形脱落，适宜温度为 40~50℃；可选用粥汤、米汤，不宜选用牛奶、豆浆和甜食，防止引起胃肠胀气、腹胀等不适。每次进食前后饮温开水 100~200mL，保持食管腔及支架清洁。

4. 用药护理：为了预防胃酸反流及出血，术后可给予 H_2 受体阻滞剂、质子泵抑制剂、胃黏膜保护剂等。进行大便隐血试验，阳性者应立即遵医嘱予止血药物治疗。

5. 病情观察。

(1) 心电监护 24h，术后密切观察患者的面色及生命体征变化，观察有无胸骨后剧烈疼痛、气胸、皮下气肿、呕血、黑便，如有异常及时通知医生，并做好记录。

(2) 观察患者有无咳嗽、咳痰、发热等症状，必要时使用抗生素治疗。

(3) 观察患者有无胸痛，如有，观察胸痛部位、性质、持续时间及与饮食的关系，如有病情变化及时汇报医生处理。

6. 并发症及护理。

(1) 胸骨后疼痛和异物感：最常见的并发症，主要是由手术创伤和支架膨胀支撑引起，可持续 3~5 天，一般不需处理。观察患者疼痛的性质、部位、持续时间，通知医生查看有无食管穿孔、破裂等严重并发症发生。排除穿孔后，可遵医嘱给予镇痛药，同时向患者和家属解释，给予精神上的安慰和鼓励，并指导缓解方法，如取坐位、头向后靠，减轻支架对食管的压迫；进食后先保持站立或坐位一定时间后再平卧休息。

(2) 出血：内镜下食管支架置入术术后出血的发生率约为 15%。术后有少数患者痰中带血，早期主要由扩张和支架损伤所致。注意观察患者痰量及性质，有无呕血及黑便；遵医嘱用止血药，并予积极补液处理；做好抢救准备，配合内镜下或介入止血。

（3）反流性食管炎：主要是由于置入段部分食管丧失蠕动功能，且支架支撑部分无"活瓣"作用，易使胃内容物发生反流。指导患者睡眠时床头抬高15°~30°，或枕高枕取侧卧位。如患者身体状况允许，应进食后直立 1h，睡前站立或活动 0.5h，尽量使胃排空以防反流。严重者可给抑酸药、黏膜保护剂、促胃肠动力药予以治疗，2~3 天后症状均会有不同程度改善。

（4）穿孔或食管瘘：最严重的并发症。术后应密切观察患者有无难以忍受的疼痛、气促、发绀、脉快等，发生穿孔或食管瘘时应及时处理。

（5）呼吸系统感染：主要是反流、误吸引起。

（6）恶心与呕吐、胃部不适：这些症状可能与支架刺激食管有关。少量多餐、进食后取半卧位或进食后适当活动可使症状减轻，如呕吐频繁应观察呕吐物的颜色、性质及量，同时观察腹部体征、呕吐后有无梗阻现象，观察是否有支架随呕吐物脱出。

（7）再狭窄：放置支架后应注意观察患者进食情况。如果发生进食困难，首先要考虑食物嵌塞，或者因两端癌组织再生长而狭窄。癌组织生长者，可针对癌组织进行治疗，如化疗、放疗等。

（8）支架移位：支架移位是带膜支架放置后常见并发症，主要与支架类型、释放技术、剧烈呕吐及过早进食固体食物有关。术后应给予科学的饮食指导，禁忌冰冷、高热及强酸性食物；注意体位，避免做大幅度后仰拉伸及低头弯腰动作。如有恶心，可给予甲氧氯普胺（胃复安）20mg 肌内注射，防止剧烈呕吐。

（9）支架堵塞：多因患者进食不当引起，指导患者正确饮食，避免黏糯、粗纤维、大团块食物，嵌塞的食物可用内镜取出或推入胃内。指导患者尽量进食少渣或无渣饮食，餐间、餐后及时饮汤或饮水冲洗。

六、健康指导

1. 指导患者保持心情舒畅，情绪稳定，要学习自我调节；同时保持有规律的生活，按时休息、劳逸结合，增强体质，提高自身抵抗力，但应避免剧烈活动。

2. 指导患者学会正确的进食方法，同时观察进食后的反应，出现咳嗽、呛咳，应立即停止进食，可能是支架移位、脱落，应及时就诊。

3. 安置金属支架者禁止行 MRI，以防支架移位或脱落；安置可回收支架者应随时观察支架外固定绳是否固定妥当，若有松脱应立即到医院就诊。

4. 指导患者出院 1 周内、3 个月内、半年至 1 年内定期复查，进行 X 线钡餐造影或内镜检查，了解支架的位置、膨胀情况，以防食管再次阻塞或病情复发，便于尽早采取措施。

七、知识拓展

（一）食管狭窄的分类及原因

食管狭窄的分类及原因见表6-1。

表6-1 食管狭窄的分类及原因

食管狭窄的分类	食管狭窄的原因
炎症性狭窄	反流性食管炎、食管感染
动力性狭窄	贲门失弛缓症、弥漫性食管痉挛
肿瘤性狭窄	食管癌、贲门癌、食管间质瘤、纵隔肿瘤或纵隔转移肿瘤
手术后吻合口狭窄	食管－胃吻合术后、食管－空肠吻合术后
瘢痕狭窄	食管烧伤、食管静脉曲张硬化治疗后、食管放射性损伤、食管大面积 ESD 术后
食管发育异常	食管环、食管蹼

（二）吞咽困难分级方法

吞咽困难 Stooler 分级方法见表6-2。

表6-2 吞咽困难 Stooler 分级方法

吞咽困难级别	临床表现
0级	吞咽正常
Ⅰ级	能吞咽半干食物
Ⅱ级	能吞咽软食
Ⅲ级	能吞咽流食
Ⅳ级	完全不能进食

（曹凤）

第三节　经口内镜下肌切开术治疗贲门失弛缓症及护理配合

一、概述

贲门失弛缓症又称贲门痉挛、巨食管，是由食管－胃交界部的神经肌肉功能障碍所致的食管功能性疾病。

经口内镜下肌切开术（POEM）指通过经口的内镜，在食管黏膜层与固有肌层之间建立 1 条隧道，通过该隧道切开食管下括约肌以治疗贲门失弛缓症的内镜手术，又称"隧道术"。POEM 包括内镜下黏膜剥离术（ESD）和经自然腔道内镜下手术（NOTES）。

二、适应证

1. 有不同程度吞咽困难，经食管 X 线钡餐造影及胃镜检查明确诊断为贲门失弛缓症。

2. 既往治疗失败的贲门失弛缓症，如内镜下肉毒素注射或气囊扩张不完全或外科手术失败。

三、禁忌证

良恶性肿瘤、炎症、硬皮病等引起的继发性贲门失弛缓症。

四、操作过程

1. 内镜下冲洗、清洁食管，吸尽食管内液体，行气管插管全身麻醉，患者取左侧卧位。

2. 食管黏膜层切开，隧道入口的建立：胃镜前端附加透明帽，吸净食管内潴留液体和食物残渣。距离食管－胃交界部上方 8～10cm 处，在食管右后壁行黏膜下注射，注射液为靛胭脂、肾上腺素和生理盐水的混合液。根据情况选用 Hook 刀、IT 刀或 Hybrid 刀等纵行切开食管黏膜约 2cm，显露食管黏膜下层。

3. 分离食管黏膜下层，建立黏膜下隧道：根据情况选用 Hook 刀、IT 刀或 Hybrid 刀等沿食管黏膜下层自上而下进行分离，边黏膜下注射边分离，建立黏膜下隧道直至食管－胃交界部下方胃底约 3cm。在食管黏膜下层分离过程中需避免黏膜层，特别是胃底部的破损和穿孔。

4. 在胃镜直视下从食管-胃交界部上方7~8cm处应用IT刀或Hybrid刀从上而下纵行切开环形肌至食管-胃交界部下方约2cm。肌层切开过程中需由浅而深切断所有环形肌，尽可能保留纵行肌，且避免透明帽顶裂纵行肌。若出现创面出血点，需随时电凝止血。

5. 金属夹关闭黏膜层切口，隧道入口的闭合：当完整切开食管环形肌后，吸尽黏膜下隧道内和食管内液体，冲洗创面并电凝创面出血点和小血管。退镜至黏膜层切口，用多枚金属夹从口侧到肛侧夹闭黏膜层切口。

POEM手术示意图见图6-1。

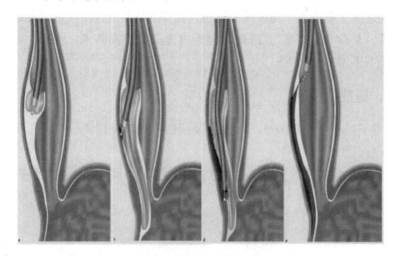

图6-1　POEM手术示意图

五、护理配合

(一) 术前护理

1. 术前评估。

(1) 对患者的病情、文化程度及心理状态进行认真评估，尤其注意了解患者有无使用抗凝血药病史、是否有重度贫血或凝血功能障碍。

(2) 在患者签署知情同意书后，完善术前各项检查（三大常规、肝肾功能、凝血功能等，以及麻醉评估），并做好检查指导及健康指导。

(3) 心理护理：详细向患者及家属讲解此项治疗的优点、手术过程，耐心回答患者提出的问题，以取得其信任。向患者介绍治疗成功的病例，帮助其消除紧张、恐惧、焦虑的心理和不适感，增强患者安全感和对治疗的信心。

2. 术前准备。

1）患者准备。

（1）术前一天更换病员服并保证充分睡眠以保持良好的精神状态，并做好胃肠道准备，完善术前食管 X 线钡餐造影及食管测压，以便于评估手术效果。

（2）禁食、禁饮 48h 以上，必要时术前用生理盐水冲洗食管或内镜下清洗食管内残留内容物，避免影响手术视野及降低麻醉后发生误吸及感染的可能性。安置胃管于食管腔内，长度为距门齿 35cm，给予生理盐水冲洗食管，每次 50~100mL，反复冲洗，直至抽出的液体澄清、无食物残渣。食管黏膜水肿严重的患者可更改生理盐水为高渗溶液，可吸收黏膜内多余水分，减轻水肿，降低术中出血风险。

（3）认真观察和评估患者术前生命体征的变化。

2）物品及药物准备。

（1）仪器准备：胃镜、注水泵（瓶内盛无菌注射用水）、CO_2 注气泵、高频工作站（或含 Hybrid 刀系统，图 6-2）。

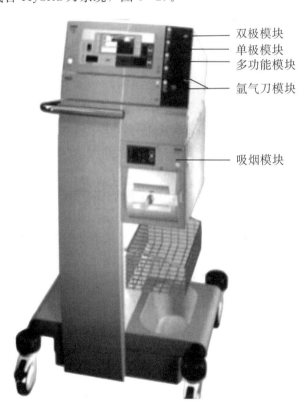

双极模块
单极模块
多功能模块
氩气刀模块

吸烟模块

图 6-2　高频工作站

（2）附件：内镜注射针（使用含 Hybrid 刀系统则可代替内镜注射针）、根据术者习惯准备 IT 刀或 Hook 刀或 Dual 刀或 Triangle 刀或 Hybrid 刀、止血钳、透明帽、金属夹及推送器、酒精纱布、20mL 空针。

（3）黏膜下注射液：同 ESD。

（4）急救设备及药物。

（二）术中护理

1. 操作前向患者解释操作目的、意义，取得患者的理解和配合。

2. 操作时动作轻柔、娴熟，保持室内适宜温湿度、环境安静。患者取左侧卧位，解开衣领、松解腰带。指导患者深呼吸、咬住牙垫，下颌部放置弯盘，口中有分泌物时随时流出。

3. 安置心电监护，配合麻醉医生行全身静脉麻醉。

4. 1 名护士负责协助进镜、扶镜和配合操作，另 1 名护士负责术中模式切换与调节，准确而熟练地传递各种器械。在内镜治疗过程中，严密观察患者的神志、面色、生命体征、心电图、血氧饱和度的变化，保持呼吸道通畅，并做好记录。

5. 观察有无并发症的发生，如有异常立即报告术者，及时处理。

（1）颈部皮下气肿：立即配合术者予金属夹夹闭穿孔处，并在内镜直视下置入胃肠减压管持续胃肠减压。

（2）出血：POEM 术中易并发出血，主要是由于食管－胃交界部小血管较丰富，在食管－胃交界部剥离时操作不宜过快，遇到小血管出血时及时电凝止血，较大血管出血时用止血钳止血，避免出血导致视野不清，影响手术顺利进行。

（3）黏膜层损伤：对于手术过程中出现的黏膜层损伤甚至穿孔，特别是贲门部位，黏膜层穿孔破坏了隧道的密闭性，可导致食管内容物反流入隧道，进而引起纵隔感染，因此及时封闭隧道黏膜层穿孔更符合隧道技术的初衷，即保持黏膜层的完整性。可在肌切开完成后，于食管腔内用金属夹夹闭；必要时可在胃镜监视下放置胃肠减压管。

（4）胸腔积液：POEM 术后胸腔积液发生率约为 40%，严重时应尽快安置胸腔闭式引流。

（5）消化道瘘：包括食管－纵隔瘘和食管－胸腔瘘等。保持食管黏膜完整性是预防消化道瘘的关键。

（三）术后护理

1. 术后监护与观察：了解患者的麻醉方式、术中情况等，及时安置心电监护，严密观察患者神志、生命体征，有无呕血、黑便等，每小时测量 1 次血压、心率、呼吸、血氧饱和度，平稳后每 2h 测量 1 次并记录。严密观察患者颈部、胸部、腹部的症状和体征，若有皮下气肿、胸痛、腹痛、腹胀、压痛、反跳痛及消化道出血等，及时报告医生。

2. 体位与休息护理：术后去枕平卧位 6～8h，待全身麻醉清醒及生命体征平稳后改为半卧位休息，有利于呼吸，减轻疼痛，防止胃食管反流。术后严格卧床休息，24h 后方可下床活动。

3. 饮食护理：术后常规禁食、禁饮 24h。若无胸痛等特殊不适，24h 后即可进食温凉流质饮食，然后过渡到半流质饮食持续 1 周，逐渐过渡到软食、普食。宜选择清淡、易消化的碱性食物，如面条、软饭、香蕉等；避免刺激性食物及油腻、煎炸和粗纤维食物。进食时注意观察有无吞咽困难。

4. 用药护理：建立静脉通道，遵医嘱输入质子泵抑制剂、止血药、抗生素、电解质溶液及营养液等，根据患者进食情况逐渐减少输液量，同时观察用药效果。

5. 疼痛护理。

（1）患者可能会出现不同程度的胸痛。当出现胸痛时，详细向患者及家属讲解引起胸痛的原因，并告知胸痛会随着时间的推移逐渐减轻，从而减轻患者及家属的焦虑。

（2）遵医嘱正确使用质子泵抑制剂，减少胃液反流；认真倾听患者主诉，严密观察胸部、腹部的症状及体征。如患者疼痛难忍，在排除穿孔后，遵医嘱使用镇痛药，安慰患者，观察镇痛效果。

6. 并发症的护理。

（1）皮下气肿：可发生于术中或术后，提示食管穿孔，主要是因为术中切断环形肌时容易出现纵行肌裂开穿孔。患者常有剧烈胸痛、胸闷、气促、呼吸困难等，在颈部或胸前区可见皮下气肿，一旦发现皮下气肿，应及时报告医生处理。在胃镜下逐层切开环形肌时，需避免切开纵行肌和透明帽顶住创面，以保持肌层外膜完整，减少穿孔的发生。

（2）感染：感染可能与术中发生小血管出血及液体进入纵行肌裂隙有关；或者在闭合隧道时金属夹缝合不够严密，同时在进食时液体渗透至隧道也可能继发感染。因此应充分做好术前准备，术中注意严格执行无菌操作、创面严密止血、夹闭食管黏膜切口前需反复用无菌生理盐水冲洗并吸净隧道内的液体等，这样可有效预防感染的发生。术后常规静脉使用质子泵抑制剂和头孢类抗生素，避免感染发生。

（3）出血：电凝止血后的血管仍有可能术后出血，需严密观察患者有无呕血、便血及生命体征的变化，如出现呕血、便血，立即报告医生，同时注意心理护理，稳定患者及家属的情绪，减轻他们的焦虑、恐惧心理。出现呕血时协助患者头偏向一侧，用负压吸引器及时吸出口腔、鼻腔的血液，防止发生窒息；建立静脉通道及时补充血容量、输血，给予止血药物等，并严密观察患者生命体征，必要时行内镜下止血。

六、健康指导

贲门失弛缓症是一种影响生活质量、易复发的疾病，因此做好健康指导非常重要。告知患者平时应保持心情愉悦，戒烟、戒酒，生活规律，避免进食刺激性食物，进食时细嚼慢咽，进食后不宜立即平卧，避免穿着紧身高领衣服；注意观察有无迟发性出血及吞咽梗阻的发生，1个月内避免剧烈活动，保持大便通畅，若出现胸痛、腹痛、吞咽梗阻、呕血、黑便等情况应及时就诊；术后遵医嘱按时规律服药，如质子泵抑制剂等；术后1个月、2个月、3个月定期复查胃镜以了解食管创面和贲门愈合情况；食管X线钡餐造影了解食管腔扩张和贲门通畅度。

（刘姣）

第四节　内镜下消化道息肉切除术及护理配合

一、概述

内镜下消化道息肉切除术是开展较早，经验也较成熟的内镜治疗技术，随着内镜操作技术的不断改进和新技术的不断开发，其适用范围也不断扩大。与外科手术相比，内镜下治疗痛苦小、损伤小、费用低、术后恢复快、并发症及死亡率低，目前已被广泛应用，替代外科手术成为治疗消化道息肉的首选方法。

二、适应证

1. 腺瘤性息肉：包括散发家族性腺瘤性息肉病，因有发展成为腺癌的可能性，因此主张直径＞1cm的该类息肉应及时行内镜下切除。也可根据患者的意愿，对直径＞0.5cm的腺瘤性息肉进行内镜下切除。

2. 增生性息肉（炎性息肉）：内镜下表现通常直径＜1.5cm、单个或多个，可以是无蒂或有蒂。息肉表面的小凹通常是扩大的，表面充血。息肉较大时，覆盖的黏膜常呈红色、易碎，息肉顶端可能有小的糜烂或溃疡。增生性息肉占胃息肉的75%～90%，常见于慢性幽门螺杆菌相关胃炎、恶性贫血、溃疡和糜烂周围或胃肠造口部位，通常不会恶变。

3. 无严重慢性病、能耐受内镜治疗。

4. 息肉数目在30个以内的多发息肉。

三、禁忌证

（一）绝对禁忌证

有内镜检查禁忌者，如高龄、凝血功能障碍、多脏器疾病等。

（二）相对禁忌证

1. 直径＞2cm的无蒂腺瘤和息肉。

2. 多发性息肉和腺瘤，局限于某部位，分布密集，数目较多。

3. 内镜下形态已有明显恶变的腺瘤和息肉。

四、操作过程

1. 查对患者一般资料，核实病情和术前检查资料及治疗同意书的签署情况。

2. 询问患者消化道准备情况，上消化道息肉切除的患者口服局部麻醉药和祛泡剂。

3. 连接内镜和主机，检查设备功能状态，调节好各种参数。

4. 协助患者取治疗体位（同胃肠镜检查体位）。

5. 将电极片贴于患者大腿内侧或小腿内侧。

6. 打开高频工作站，仔细检查工作站与患者及电源等连接情况，调试适当的功率。确保连接无误，功能正常。

7. 先行内镜检查，了解息肉的位置、大小、分型、多少。必要时进行染色内镜下观察。

8. 切除息肉。

1）直径≤0.5cm的半球形、扁状息肉可采用热活检钳钳取法。热活检钳经钳道到达息肉部位，调整方向，钳夹住息肉顶端，向上轻轻提起息肉，使息肉基底形成天幕状假蒂。保持热活检钳前端金属部分全部伸出，防止通电损伤内镜前端。电凝，待息肉基底发白即可钳除，取出送病理活检。

2）直径>0.5cm、<2cm 的无蒂息肉，可直接使用圈套器电切。经钳道插入圈套器至息肉处，松开圈套钢丝，使圈套器的套取方向与息肉垂直，套入息肉后使圈套器外套管抵达息肉基底，轻轻收紧圈套钢丝至息肉基底能移动时，轻轻向上抬起圈套器使息肉基底呈天幕状。先电凝再电切或采用混电流，逐渐切下，在此过程中圈套器的收紧力度应根据息肉基底的粗细，以及电凝和电切的时间及功率调整，避免用力过猛导致机械切割出血或电凝时间过长导致穿孔的发生。

3）直径>2cm 的无蒂息肉可行 EMR 切除。

4）有蒂息肉切除方法。

（1）对于细长蒂的小息肉可使用圈套器直接圈套蒂的中央，尽可能保留残蒂 5mm。一般选用电凝切除。

（2）对于有蒂的大息肉尽可能使圈套器放置在蒂与息肉交界处再收紧圈套钢丝，使息肉悬空于肠腔内再电切。

（3）对于蒂较粗且长的息肉，可采用尼龙结扎环结扎再圈套电切。根据息肉大小选择大小不同的尼龙结扎环。取出尼龙结扎环置入器，先使塑料外套管退至前端漏出金属螺纹套管，然后推动手柄，使置入器挂钩与尼龙结扎环连接，收回手柄至挂钩全部回到金属螺纹套管内，再推出塑料外套管，使尼龙结扎环全部回到塑料外套管内。准备好后经内镜钳道插入置入器送至息肉前端，后退塑料外套管使尼龙结扎环充分松开，同圈套器法套住息肉，然后将塑料外套管推出至息肉基底处，使结扎环固定。必要时塑料外套管可以再退出少许，以调整结扎部位至满意状态。然后双手同步收紧尼龙结扎环并后退塑料外套管，直至息肉颜色变为乌紫色，向前推动手柄使挂钩与尼龙结扎环分离。再行圈套器法切除息肉，切除部位距离尼龙结扎环和息肉之间的套取 5mm 为宜。采用电凝与电切交替进行或混合电切模式进行切除。

5）巨大的息肉不能一次性圈套切除，可采用内镜下黏膜分片切除术（endoscopic piecemeal resection，EPMR）分块切除。每次圈套后电切前均应确认圈套器收紧且与周围肠壁无接触，避免周围肠壁受累。

6）更大的息肉可采取分期切除，每次切除面积宁少勿多，做斜形切除。间隔 3~4 周后，待溃疡面愈合后方可进行第二次切除。

9. 所有切除的息肉均应回收做活体组织病理学检查。

10. 将一次性附件行毁型处理，其他附件随内镜一同运回清洗消毒处理。

11. 协助患者取舒适卧位，观察有无腹胀、腹痛等不适。

12. 整理环境及用物，做好治疗记录。

13. 告知患者及家属术后注意事项，送患者回病房继续治疗观察。

14. 注意事项。

（1）长期服用抗凝血药的患者需停药 3～5 天后方能进行治疗。

（2）操作前充分评估病情，了解息肉的部位、大小，据此准备适当的附件。

（3）根据息肉的特征调节内镜高频工作站的工作模式和功率，附件的操作需医护配合默契。

（4）切除后的标本要及时回收、送检。

五、护理配合

（一）术前护理

1. 患者准备。

（1）心理护理：患者对内镜下息肉切除术不甚了解，容易产生紧张和恐惧心理，应根据患者心理需要、认知水平和承受能力，对患者进行病情、手术及相关内容的心理咨询，鼓励安慰患者，消除患者紧张、恐惧心理。

（2）了解病情：包括既往史、近期治疗及检查情况。近期口服阿司匹林等抗凝血药者，需停药 1 周后才能行息肉治疗；有凝血功能障碍和重度贫血者，应矫正后才能进行治疗；年长者应查心电图；女性月经期不能做此手术。

（3）签署知情同意书：向患者及家属解释息肉的电切除目的、可能发生的并发症、禁忌证，强调电切除需要重复进行或电切除术后部分患者还需手术的可能性，使患者及家属了解治疗的必要性。这样有利于患者及家属的配合。

（4）术前检查：血常规、凝血功能、心电图、肝功能、肾功能、大便常规、感染指标筛查（HBV、HCV、梅毒、HIV）等。

（5）肠道准备：嘱患者手术前一天清淡饮食，不摄入粗纤维食物。手术前一天晚上 8 时后不进食，晚 0 时后禁饮。手术当天早 8 时将聚乙二醇电解质散 2 袋兑入 2000mL 温开水搅拌均匀口服。若患者有便秘，则在手术前 2 天给予泻剂，如乳果糖。同时严禁患者服用甘露醇，甘露醇服用后会在大肠内被分解，进而产生易燃气体，如氢气、甲烷，手术时很容易发生爆炸。为保证手术顺利进行，一定要保证肠道准备认真完成。

（6）其他准备：①取下患者的金属饰品和义齿交家属保管。②协助患者更换病号服。

2. 物品准备。

（1）设备：内镜主机、内镜、高频工作站、气刀工作站、内镜注水装置；息肉较多，估计操作时间较长时准备 CO_2 气体等。

（2）根据术前胃肠镜报告显示的息肉形态分类做准备：内镜注射针、圈套器、热活检钳、氩气电极、一次性高频止血钳、金属夹数枚、金属夹置入装置、爪钳、标本瓶、尼龙结扎环置入器、尼龙结扎环、负极片等。

（3）染色剂、1：10000 肾上腺素稀释液或甘油果糖用于黏膜下注射等。

（二）术中护理

在息肉切除过程中，医护的默契配合是手术成功的保证。护士要明确操作目的，熟悉操作步骤，动作轻巧准确。术中的护理配合主要包括以下内容。

1. 协助医生插镜时，注意进镜速度及遵从医生的指示；动作轻柔，循腔进镜，以免损伤肠壁。

2. 术中边检查边观察患者面色、神志、有无腹痛及生命体征变化。对于情绪紧张的患者，要适当给予安慰、鼓励，以稳定其情绪，减少肠蠕动。

3. 在息肉切除时，应掌握好圈套器的收紧力度。力量过小则息肉的切断主要靠高能切割电流，而粗大蒂部中心的血管并未被凝固，极易造成出血；反之，如果力量过大，则在电凝作用之前发生机械切割勒断，同样会导致出血。

4. 根据息肉基底大小选择适宜的电凝功率，一般为 15～35W。由于电凝对组织损伤大，故电凝时间不宜过长，一般不超过 5s，否则易引起穿孔。

5. 息肉摘除后，应配合医生抽尽肠内气体，以免患者腹胀不适或诱发肠穿孔。

（三）术后护理

1. 饮食及休息护理：消化道息肉切除术后一般先禁食、禁饮 24h，息肉切除多、创面较大者，根据情况延长禁食时间。开始进食时，先饮温开水后如无腹痛、腹胀，再给予温凉流质饮食，以米汤、面汤、鸡蛋汤为宜，逐渐过渡到半流质饮食。少量多餐，待病情完全稳定后，嘱患者进食质软、易消化、无刺激饮食，以后逐步过渡到普食。患者术后 24h 应卧床休息，年老体弱及创伤较大者，卧床休息时间应延长至 2～3 天。下消化道息肉切除术后限制豆制品及乳制品的摄入 2～4 天，以减少肠道内气体。

2. 用药护理：术后常规给予静脉补液、止血治疗。息肉切除多、创面较大者根据情况使用抗炎药物。上消化道息肉切除术后还会使用抑酸药和胃黏膜保护剂。密切观察用药效果及不良反应。

3. 密切观察病情，注意有无并发症的发生，并积极给予相应处理。

（1）出血：导致出血的原因主要有粗蒂息肉凝固不足、机械切割、患者凝血功能不良、创面过大过深及术后活动过度等。密切观察血压、脉搏、神志等变化。少量渗血可不处理，如多量渗血或活动性出血，特别是有心悸、血压下降、脉搏加快、呕血、腹痛、血便等周围循环衰竭的表现，需立即内镜下止血。经内镜下处理后效果不佳者，则需行外科手术治疗。

（2）穿孔：穿孔发生率低于出血，一旦发生，后果严重；多因操作不当或高龄患者营养状况差致肠壁过薄而引起。各部位穿孔可表现不同的临床症状。食管穿孔可表现吞咽困难、胸痛、颈及上胸部皮下气肿，吞服水溶性造影剂行食管 X 线检查可明确穿孔部位。十二指肠及胃穿孔出现瞬间剧烈腹痛，数小时后呈弥漫性腹膜炎的症状和体征，腹部平片可见膈下游离气体。大肠穿孔如为腹腔外穿孔，可无临床表现，腹腔内穿孔可有腹痛、腹胀、下腹部皮下气肿等表现。腹腔内穿孔或食管穿孔均应尽早手术治疗，否则易发生败血症、感染、休克甚至死亡。腹腔外穿孔一般保守治疗即可。

（3）其他并发症：灼伤、浆膜炎等。肠壁灼伤过深可导致浆膜炎，严重时表现类似穿孔，腹部平片无膈下游离气体可与穿孔进行鉴别。无需手术治疗，予对症处理，数天后可自愈。

六、健康指导

1. 指导患者养成良好的生活习惯。少量多餐，定时定量，选择清淡、少刺激性、易消化食物，避免生冷、辛辣及粗纤维等刺激性食物。1 周内禁饮浓茶、咖啡，禁酒。

2. 指导患者保持乐观的心理状态，保证规律的生活和充足的睡眠。

3. 指导患者息肉切除术后 2 周内避免重体力劳动，1 个月内避免做屏气动作或长时间下蹲。保持大便通畅，必要时遵医嘱服用缓泻剂，避免大便干结摩擦使焦痂过早脱落而引起出血。

4. 指导患者根据情况定期门诊随访，复查胃肠镜。若出现腹痛、便血等症状，及时就诊。

（刘姣）

第五节 内镜下黏膜切除术及护理配合

一、概述

内镜下黏膜切除术（EMR）指在病灶的黏膜下层注射药物形成液体垫，使病变与固有肌层分离，造成一假蒂，然后圈套电切的技术。EMR 是目前癌前病变及早期癌首选的治疗方法，也是在息肉电切术和黏膜注射术的基础上发展起来的一种新的治疗方法。对于病变面积较大者，可行内镜下黏膜分片切除术（EPMR）。EPMR 的优点是能增加切除的面积和深度，达到根治的目的，主要适用于部分无蒂息肉、平坦或凹陷型息肉、平滑肌瘤、早期癌（包括食管、胃、结肠早期癌）的切除，利用该治疗方法可完整切除病变组织，还可有效降低出血和穿孔等并发症的发生率，使早期胃肠癌患者非手术治愈成为可能。目前已在国际上作为常规方法广泛应用。

二、适应证

1. 消化道广基型良性息肉。
2. 直径<2cm 的黏膜下肿瘤。
3. 无淋巴结转移、无静脉浸润的早期食管癌、胃癌、结直肠癌。

三、禁忌证

1. 原则上同常规胃肠镜检查禁忌证。
2. 凝血功能障碍，有出血倾向。
3. 肿物表面有明显溃疡或瘢痕。
4. 超声内镜提示癌已浸润达黏膜下层 2/3 以上。
5. 进展期食管癌、胃癌、结直肠癌。

四、操作过程

1. 患者体位及插镜方法同胃肠镜检查。
2. 在内镜直视下，注射针于病灶边缘 1~2mm 处、针尖方向指向病灶中心处、以倾斜角度进针，到达病灶黏膜下层，注射 1:2000 去甲肾上腺素生理盐水。直径<2cm 的病灶只需要进行 1~2 点注射，直径≥2cm 的病灶需要进行

多点注射，并反复追加。根据病灶的大小，注射量在 5～20mL。

3. 见黏膜明显隆起后，用带钩的专用圈套器圈取病变部位，接通高频电进行切除。直径＜2cm 的病灶可与周边少量正常黏膜一起进行整块圈套切除，直径≥2cm 的病灶可以整块或多次切除，确保切除干净。

4. 用五爪钳回收切除标本后进行病理学检查。

5. 术中密切监测患者的血压、心率、血氧饱和度、神志情况等，如有异常立即报告医生以便及时处理。

五、护理配合

（一）术前护理

1. 术前准备。

（1）告知患者饮食注意事项，使其合理饮食，忌膳食纤维多、生硬、刺激性食物。术前 2 天指导患者练习床上使用便盆排尿。督促患者术前一天禁烟。术前协助患者更换病员服。

（2）对于上消化道病变者，术前需禁食、禁饮 6～8h，以减少胃液的分泌，避免造成术中误吸。

（3）对于下消化道病变者需进行肠道准备，肠道准备有多种方法，现多用聚乙二醇法。聚乙二醇具有很高的分子量，在肠道内既不被水解也不被吸收，可产生高渗透压，从而形成渗透性腹泻。可将聚乙二醇 20～30g 溶于 2000～3000mL 水中，于术前 4h 口服，直至排出液清亮为止。也可将聚乙二醇加入电解质溶液中以提高渗透压，如复方聚乙二醇电解质散（和爽）由聚乙二醇和电解质组成，将其溶于温开水中，可减少饮水量至 2000mL，患者易于接受。该方法清洁肠道需时短、饮水量少，对肠道刺激少，一般不引起水、电解质平衡紊乱。

（4）详细了解患者平时长期应用的治疗药物，遵医嘱告知患者停用或者继续应用。对于高血压患者，按医生指导继续用药以维持血压正常平稳，术前 3h 可口服降压药，建议不服用其他药物；对于糖尿病患者，常规监测空腹、三餐后 2h 及睡前血糖动态变化，根据血糖高低应用胰岛素皮下注射或葡萄糖输液治疗，避免血糖过高或过低；服用利血平的患者术前停服 7 天，阿司匹林停药 1～2 天，华法林停药 3～5 天，波立维停药 7 天，肝素停药 8h，其他 NSAIDs 停药 2h 以上。

（5）由于患者手术时取左侧卧位，术前当天在患者右侧手臂置入 22G 留置针，便于术中用药及观察。

(6) 手术当天指导患者手术禁忌事项，必要时按要求放置胃管、尿管。

2. 药物准备。

(1) 黏膜染色剂：复方碘溶液、0.2%~0.4%靛胭脂。

(2) 药物：去甲肾上腺素、肾上腺素、生理盐水、高渗氯化钠溶液等。

(3) 祛泡剂。

3. 签署手术知情同意书：向患者及家属讲明手术的必要性和风险，并确认签署知情同意书。

4. 心理护理：了解患者基本情况，针对患者担心、忧虑的问题，给予心理疏导，消除其顾虑，使其积极配合治疗。详细向患者讲解治疗目的、方法和过程、效果和术中配合方法、并发症、术前及术后注意事项，让患者及家属了解治疗的必要性，了解 EMR 是一种较外科手术痛苦小、创伤小、疗效好的技术，并介绍既往手术成功案例，减轻患者的紧张和焦虑，取得配合。

5. 协助患者完善术前相关检查：完善术前常规检查如血常规、血型、凝血功能、血小板计数、尿常规和大便常规及心电图检查等，必要时完善心肺功能检查。

6. 术前 15min 肌内注射或静脉注射山莨菪碱或地西泮 10mg，可镇静及减少术中胃肠蠕动及痉挛。

7. 监测生命体征，吸氧，建立静脉通道补液。

(二) 术中护理

1. 耐心解释，给予患者安慰和鼓励性的语言，消除患者的紧张情绪以取得配合，告知患者如有不适应及时告诉医护人员。

2. 做好手术室物品清洁工作，调节室温至 22~25℃；根据手术部位合理摆放舒适体位，配合医生完成手术。

3. 密切观察患者反应，特别是患者语言或身体的疼痛表现，随时报告医生及时处理。

4. 手术在全身麻醉下进行，手术过程中应注意监测患者的血压、脉搏、血氧饱和度，观察其对镇痛、镇静药的反应。交接手术情况及患者所携带物品，并检查患者皮肤的完整性。

(三) 术后护理

1. 病情观察：监测患者生命体征、意识状态及腹部体征的变化，记录 24h 出入量，特别是血压、脉搏的变化可以直接反映有无发生出血及出血程度。观察患者呕吐物及大便的颜色、次数、量、性状及伴随的症状。如患者出现血便、剧烈腹痛、呕血等，立即通知主管医生，采取必要的治疗。

2. 休息与活动护理：患者麻醉清醒后帮助其变换体位为半卧位，抬高床头（30°～40°）。嘱患者绝对卧床休息 3～7 天，手术过程中曾发生出血的患者，需要适当延长卧床天数；保持大便通畅，避免用力过猛的动作；减少机体能量消耗，有利于体能的恢复，严防术后出血或穿孔，确保治疗、护理效果。

3. 引流管护理：术后常规留置胃管，既能引流胃液减轻对创面的刺激与腐蚀，又能引流胃内气体，使胃壁塌陷，降低胃壁张力，利于创面愈合。向患者及家属讲解留置胃管的重要性及目的，以防自行拔除，并用胶布妥善固定胃管，防止脱落。密切观察胃管负压有效情况，保持引流通畅，详细记录引流物的颜色、性质、量。

4. 饮食护理：患者常规禁食 2 天，禁食期间给予静脉营养支持治疗，保持水、电解质平衡，维持患者生命活动所需。如无腹痛及便血等症状，可于 48h 后进食流质饮食，逐渐过渡到清淡、温凉半流质饮食，勿食过热、粗糙或刺激性食物；72h 后进食无渣饮食 1 周，并逐渐过渡到普通饮食。嘱患者多饮水，保持排尿通畅，减少尿潴留的发生。

5. 心理护理：术后耐心向患者说明手术已顺利完成，使患者进一步消除顾虑。嘱患者保持情绪稳定，消除紧张、恐惧心理，保证足够休息，促进恢复。

6. 用药护理：应用抑酸药，必要时应用抗生素 3 天。严格遵医嘱及时给予静脉补充血容量。告知患者及家属所用药物的作用及不良反应，观察用药效果。观察患者引流情况，防止创口出血过多或感染。

7. 加强基础护理：患者禁食期间加强口腔护理，可用复方茶多酚含漱液漱口预防口腔感染。卧床期间加强翻身，护士或家属帮助患者每 2h 翻身 1 次，预防压疮的发生。

（四）并发症观察及护理

1. 出血：是最常见的并发症之一，发生率为 6.8%～22.0%，包括术中出血及术后出血，出血的发生与切除的病变大小有一定的关系。

1）出血预防：术前应完善各种检查，指标正常者方可进行内镜下治疗。术前建立静脉通道，以便及时补充血容量。

2）出血处理：可采用注射硬化剂、喷洒止血药物或使用金属钛夹等措施止血。

3）出血护理：术后应严密观察生命体征，听取患者主诉，禁食，遵医嘱使用止血药物，必要时可输血，观察有无继续出血或出血停止的指标。若非手术疗法不能达到止血效果或出血量大时，应紧急外科手术止血。

2. 穿孔：是最严重的并发症，发生率为 $0.6\%\sim5.0\%$，可发生在术中或术后数天。

1）穿孔预防：术前详细了解患者病史，对于下消化道病变者，术前必须做好肠道准备，使手术顺利进行。操作前应预先准备止血钛夹及释放器、胃肠减压器、吸引器等，以防止在手术过程中出现穿孔。术者掌握好进针的部位、切割时机，使病变完整切除。

2）穿孔处理。

（1）内镜下如见明确穿孔者可用止血钛夹闭合穿孔处，必要时放置多个止血钛夹。对于较小病变发生的穿孔，可行保守治疗，嘱患者卧床休息，禁食，静脉补充营养，使用抗生素等。协助医生进行 X 线检查，以确定穿孔的位置。

（2）对于病变较大、经保守治疗无效、内镜下处理不理想者，立即请相关科室会诊处理。

3）穿孔护理。

（1）对患者进行严密监测，包括生命体征、意识、神志等的变化，以及有无发热情况，如有异常，及时报告医生。观察患者有无剧烈的腹痛、胸痛、寒战、皮下气肿等继发穿孔的症状。

（2）发生穿孔后嘱患者禁食、禁饮，遵医嘱给予静脉补液，并应用抗生素等，经 3～5 天后穿孔可闭合。待病情平稳及各种检查指标正常后方可进食，选择清淡、易消化的食物；避免辛辣刺激性食物，戒烟、戒酒，不服用对胃肠道有刺激性的药物。

（3）患者应绝对卧床休息，待病情稳定后再逐渐恢复下床活动。

六、健康指导

1. 患者术后 3～10 天出院，出院前一天予出院指导。嘱患者少量多餐，定时定量，细嚼慢咽，避免暴饮暴食。告知患者 1 个月内勿食辛辣、油炸的食物，勿饮酒，进食高维生素、高营养、清淡、少油腻、少刺激性、易消化的食物。

2. 嘱患者保持有规律的生活，注意休息，避免劳累，参加一些力所能及的轻体力活动，增强体质，提高自身免疫力，避免剧烈活动。

3. 嘱患者保持心情舒畅、情绪稳定，学会自我调节心态。

4. 嘱患者保持大便通畅，避免大便干结和增加腹压的因素；便秘者可适当使用缓泻剂，如口服乳果糖、番泻叶。

5. 嘱患者定期门诊随访，EMR 术后 1 个月、3 个月、6 个月、12 个月复查内镜 1 次，以后 5 年每年随访行内镜检查。

6. 嘱患者遵医嘱服用质子泵抑制剂等药物治疗，详细讲解服药时间和剂量。

7. 教会患者及家属早期识别异常情况及应急措施，如出现腹痛、恶心、呕血或便血，立即卧床休息，保持安静，减少身体活动，立即到就近医院就诊。

（钟敏）

第六节　内镜下黏膜下剥离术及护理配合

一、概述

内镜下黏膜下剥离术（ESD）是在内镜下黏膜切除术基础上发展起来的，在内镜下利用几种特殊的高频电刀将病变所在黏膜剥离，从而完整切除病变，达到根治消化道肿瘤的目的。ESD 可免除传统手术治疗风险，具有创伤小、疗效好、手术技术要求高的特点。ESD 适用于治疗消化道的早期癌和癌前病变，组织学切除率显著高于 EMR，病变局部复发率也较低。

二、适应证

（一）食管病变

1. Barrett 食管。

2. 早期食管癌：局限在黏膜层或无淋巴结转移的黏膜下层早期食管癌。

3. 癌前病变：直径>2cm 的病灶。

4. 良性肿瘤：包括息肉、平滑肌瘤、食管乳头状瘤等。

（二）胃部病变

1. 早期胃癌。

（1）直径≤2cm，无合并溃疡的未分化型黏膜内癌。

（2）不论病灶大小，无合并溃疡的分化型黏膜内癌。

（3）肿瘤直径≤3cm，合并溃疡的分化型黏膜内癌。

（4）肿瘤直径≤3cm，无合并溃疡的分化型黏膜下层癌。

2. 癌前病变：直径＞2cm 的病灶。

3. 良性肿瘤：包括胃息肉、胃间质瘤、异位胰腺、脂肪瘤等。

（三）大肠病变

1. 巨大平坦息肉：直径＞2cm 的病灶。

2. 黏膜下肿瘤：来源于黏膜肌层或位于黏膜下层的肿瘤。

3. 类癌：尚未累及肌层且直径＜2cm。

三、禁忌证

1. 原则上同常规胃肠镜检查禁忌证。

2. 抬举征阴性：即在病灶基底部的黏膜下层注射生理盐水后局部不能形成隆起，提示病灶基底部的黏膜下层与肌层之间已有粘连，即肿瘤可能已浸润至肌层。

3. 严重的心肺疾病、血液病。

4. 心脏、大血管手术术后服用抗凝血药。

5. 凝血功能障碍。

四、操作过程

1. 患者体位及插镜方法同胃肠镜检查。

2. 标记：对于边界较为清晰的扁平病变和黏膜下肿瘤，应用针形切开刀于病灶边缘直接进行电凝标记。对于边界欠清晰的病变，先进行黏膜染色确定肿瘤范围后，于病变外缘 2～5cm 处做标记，每个标记点间隔 2mm。

3. 黏膜下注射：将 5mL 靛胭脂、1mL 肾上腺素和 100mL 生理盐水混合配成溶液，于病灶边缘标记点外侧进行多点黏膜下注射，将病灶抬起，与肌层分离。

4. 边缘切开：应用针形切开刀沿病灶边缘标记点切开黏膜。

5. 剥离病变：应用头端屈曲的针形切开刀于病灶下方对黏膜下层进行剥离。剥离过程中多次行黏膜下注射。

6. 创面处理：切除病灶后对于创面可见的小血管，应用氩离子凝固术凝固治疗；较大血管用钛夹夹闭。最后创面喷洒黏膜保护剂，如硫糖铝凝胶。

五、护理配合

（一）术前护理

1. 心理护理：向患者讲解手术目的、方法和过程、效果和注意事项，减轻患者紧张和焦虑的情绪。

2. 术前评估：术前对患者病情进行评估，确定是否存在禁忌证。手术前需要患者签署手术知情同意书，并告知患者术中、术后的注意事项及并发症，防止出现医患纠纷。

3. 术前准备：术前行相关检查，包括血功能、凝血功能、肝肾功能、X线片、心电图等检查。术前一天严禁吸烟以防咳嗽影响检查，术前禁食、禁饮8h，体质较弱的患者需给予静脉营养。

4. 术前宣教。

（1）高血压患者于术前 3h 可口服降压药，建议不服用其他药物；对于糖尿病患者，常规监测空腹、餐后 2h 及睡前血糖动态变化，根据血糖高低应用胰岛素皮下注射或葡萄糖输液治疗，避免血糖过高或过低；服用利血平的患者术前停服 7 天，阿司匹林停药 1~2 天，华法林停药 3~5 天，波立维停药 7 天，肝素停药 8h，其他 NSAIDs 停药 2h 以上。

（2）胃镜治疗者术前禁食、禁饮 6~8h，以减少胃液的分泌，避免造成术中误吸。

（3）肠镜治疗者的肠道准备：同 EMR 的术前肠道准备。

5. 用药护理：术前 30min 遵医嘱予阿托品 0.5mg、苯巴比妥 0.1g 肌内注射。口服盐酸利多卡因胶浆 10g，进行黏膜表面麻醉和润滑。

（二）术中护理

同 EMR 的术中护理。

（三）术后护理

1. 常规护理。

（1）密切监测患者的各项生命指标，若出现剧烈腹痛、呕血等不良现象，立刻向主治医生报告，并采取相应的治疗措施。

（2）嘱患者休息（绝对卧床休息 3~7 天），之后适当运动，避免因运动过当，导致术后出血或穿孔等并发症的发生。

（3）术后常规禁食、禁饮，卧床休息 24~48h，若无呕血、黑便等不良反应发生，可于 2 天后给予温凉流质饮食，逐渐过渡到清淡、温凉的半流质饮食。注意尽量少量多餐，禁刺激性食物。

（4）根据医嘱使用抑酸药，必要时可给予抗生素。

（5）监督患者加强口腔护理，注意个人卫生，防止发生感染。

2. 心理护理：因患者对疾病的病因、治疗方法、术后反应及并发症等的认知不足，易产生焦虑和紧张等心理，严重影响临床疗效和患者生活质量。应主动与患者进行沟通，解答其疑惑，消除其心理压力并稳定情绪，进而提高治疗依从性。

（四）并发症观察与护理

同 EMR 的并发症观察与护理。

六、健康指导

1. 嘱患者少量多餐，定时定量，避免暴饮暴食；选择清淡、少油腻、少刺激性、易消化的食物。

2. 嘱患者保持有规律的生活，按时休息、劳逸结合，参加一些力所能及的轻体力活动，增强体质，提高自身免疫力，避免剧烈活动。

3. 嘱患者保持心情舒畅、情绪稳定，学会自我调节心态。

4. 嘱患者保持大便通畅，避免大便干结和增加腹压的因素；便秘者可适当使用缓泻剂，如口服乳果糖、番泻叶。

5. 嘱患者定期门诊随访，ESD 术后 1 个月、3 个月、6 个月、12 个月复查内镜 1 次，以后 5 年每年随访行内镜检查。

6. 教会患者及家属早期识别异常情况及应急措施，如出现腹痛、恶心、呕血或便血，立即卧床休息，保持安静，减少身体活动，立即到就近医院就诊。

（钟敏）

第七节　内镜下经黏膜下隧道肿瘤切除术及护理配合

一、概述

内镜下经黏膜下隧道肿瘤切除术（submucosal tunneling endoscopic resection，STER）是将隧道内镜手术技术应用于治疗食管固有肌层肿瘤或胃黏膜下肿瘤，是衍生于 POEM 的一种内镜下手术方式。

STER 的主要步骤：在食管、食管－胃交界部、胃窦等部位，先在黏膜表面开一个小口，随后将内镜深入其中，在黏膜下层建立一个隧道，在直视下将肿瘤完整切除，同时保持了消化道表面黏膜的完整性。在肿瘤完整切除后，将黏膜隧道的开口使用金属夹进行夹闭，避免消化道穿孔、消化道瘘等并发症的发生。

STER 具有手术时间短、创伤小、痛苦小、费用低、术后恢复快的优点，可以一次性完整剥离肿瘤，同时保持黏膜的完整性，且具有与外科手术相同的治疗效果，术后完全无体表瘢痕，充分体现了微创治疗的优越性。STER 可促进快速愈合，也无胸腔、腹腔感染的风险。

二、适应证

位于食管、贲门固有肌层的肿瘤。

三、禁忌证

1. 合并严重凝血功能障碍、严重器质性疾病等无法耐受手术者。
2. 因肿物附近消化道黏膜下层严重纤维化而无法成功建立黏膜下隧道者。

四、操作过程

1. 采用气管插管全身麻醉，患者取左侧卧位。术前 30min 给予静脉滴注抗生素。所有手术均采用 CO_2 注气泵进行注气。

2. 用内镜寻找到肿瘤，并准确定位。

3. 建立黏膜下隧道，显露肿瘤：选择距离黏膜下肿瘤（SMT）口侧 5cm 处食管黏膜切开，黏膜下注射混合溶液（2～3mL 靛胭脂、1mL 肾上腺素和 100mL 生理盐水），纵行切开黏膜 1.5～2.0cm，初步分离切开黏膜下组织，内镜即可借助头端透明帽沿切口进入黏膜下，逐步分离黏膜下层，在黏膜层和肌层之间形成一纵行隧道，分离直至跨过肿瘤肛侧 1～2cm，充分显露肿瘤。建立隧道过程中注意避免黏膜面损伤。

4. 胃镜直视下完整切除肿瘤：沿肿瘤周围分离固有肌层，保持瘤体包膜完整，将瘤体与固有肌层剥离，尽量避免损伤食管黏膜。

5. 缝合隧道入口：肿瘤切除后，创面止血，内镜退出隧道。内镜直视下应用 4～6 枚钛夹完整对缝黏膜切口。

五、护理配合

(一)术前护理

1. 心理护理：由于患者对肿瘤的认识有限，对疾病产生恐惧、紧张心理，对于治疗效果和其安全性产生怀疑。要告知患者手术的目的、方法、过程，介绍此手术方法最新进展，缓解患者及家属的紧张、焦虑情绪，增强其对手术治疗的信心。

2. 患者准备。

(1)评估患者，了解患者病史。术前 1 周停用阿司匹林或其他解热镇痛药物；高血压患者于检查前 3h 可口服降压药，建议不服用其他药物；对于糖尿病患者，常规监测空腹、三餐后 2h 及睡前血糖动态变化，根据血糖高低应用胰岛素皮下注射或葡萄糖输液治疗，避免血糖过高或过低；服用利血平的患者术前停服 7 天，阿司匹林停药 1~2 天，华法林停药 3~5 天，波立维停药 7 天，肝素停药 8h，其他 NSAIDs 停药 2h 以上。完善术前相关检查，如血常规、肝肾功能、电解质、凝血功能、心电图、肺功能、超声、X 线、胃镜检查等，排除心肺功能和凝血功能障碍等手术禁忌证。

(2)内镜手术虽然创伤小，但仍具有风险性，术前要与患者及家属谈话，指导患者签署手术知情同意书。

(3)告知患者术前 3 天进食流质饮食，术前晚餐禁食，避免食物潴留于食管内。胃镜治疗者术前禁食、禁饮 6~8h；肠镜治疗者的肠道准备同 EMR 的术前肠道准备。

(4)手术当天患者佩带腕带，取下义齿，建立静脉通道。

(二)术中护理

1. 耐心解释，给予患者安慰和鼓励性的语言，消除患者的紧张情绪以取得其配合，告知患者如有不适应及时告诉医护人员。

2. 术中严密观察患者生命体征及病情变化，如出现异常情况，及时告知医生处理。

3. 术中出现的较为严重的并发症为气胸和气腹。

(1)气胸：对于术中出现气胸的患者，于气胸侧锁骨中线第 3 肋间、第 4 肋间处穿刺排气，术后接胸腔闭式引流瓶持续引流，促进压缩的肺组织扩张。

(2)气腹：以腹腔穿刺针排气，确认无气体自排气针中排出时再拔除。

(三)术后护理

1. 病情观察：术后严密观察患者病情变化，给予持续低流量吸氧，安置心电监护监测患者生命体征，密切观察血压、血氧变化；监测血气分析，了解患者通气状况。观察患者有无气促，胸前区、面部及颈部皮肤肿胀。监测体温每天 4 次，必要时随时测，了解患者有无发热。患者发热时给予酒精擦浴、冰袋物理降温，遵医嘱给予静脉滴注抗生素抗感染治疗。

2. 体位护理：嘱患者严格半卧位 3～7 天，告知患者半卧位不仅可以使膈肌下降，利于呼吸，而且能减少胃液反流，减轻创面刺激，促进创面愈合。

3. 疼痛护理：观察患者疼痛的部位、性质、程度及持续时间，遵医嘱给予镇静镇痛药并观察效果。留置胃管，持续胃肠减压，观察并记录引流液的颜色、性状及量，并予抗感染、抑酸、保护胃黏膜治疗，促进创面愈合。对于腹胀患者，可给予肛管排气，必要时行结肠镜抽吸肠胀气。

4. 饮食护理：术后嘱患者禁食、禁饮 3 天，第 4 天如无异常可进食温凉、易消化流质饮食，1 周后可进食半流质饮食。对于术中出血、穿孔的患者可适当延长禁食时间。嘱患者避免摄入辛辣、刺激（过烫、过凉）及粗纤维食物；少量多餐，定时定量，持续缓慢增加进食量，避免暴食引起钛夹脱落。

5. 营养支持：术后给予静脉滴注脂肪乳、氨基酸补充营养需求，肠外营养耐受性差、创面面积大、禁食时间长者，给予内镜下留置鼻－空肠营养管；保持鼻－空肠营养管通畅、在位，避免扭曲、打折。

6. 生活护理：安慰和鼓励患者，使患者保持心情愉悦。指导患者有效咳嗽咳痰。告知患者避免用力过猛或增大腹压的动作，保持大便通畅。留置胃管期间，给予患者生理盐水口腔护理每天 2 次。

（四）并发症及护理

1. 皮下和纵隔气肿：是 STER 较常见的并发症，要密切观察患者的呼吸、血氧饱和度的变化，观察患者面部、颈部及胸前区有无气肿。如患者呼吸平稳、血氧饱和度>95%，给予患者保守观察治疗，一般可自行消退。一旦患者发生呼吸困难，脉搏血氧饱和度（SpO_2）降低，应及时行胸腔闭式引流，做好胸腔闭式引流管的护理。复查胸部 CT。

2. 出血：由于食管黏膜下血管丰富，操作时容易导致出血。一旦术中出血，立即用生理盐水冲洗创面，明确出血点，给予电凝止血；术后观察患者有无呕血、便血及生命体征变化，避免患者出现迟发性出血。若患者出现心率增快、血压下降，应及时报告医生，同时安抚患者及家属情绪，减轻其恐惧心理。

3. 感染：切开黏膜层至建立黏膜下隧道的过程中，可能会造成黏膜下层感染。术中要注意无菌，避免污染；关闭黏膜切口前可用生理盐水反复冲洗隧道，清除坏死组织。术后严密观察患者体温变化，给予抗感染治疗。对于术前评估创面范围大的患者，可术前预防性给予抗生素。

六、健康指导

1. 告知患者出院后遵医嘱继续服药，不得擅自停药或更改药物剂量。

2. 嘱患者少量多餐，定时定量，避免暴饮暴食；选择清淡、少油腻、少刺激性、易消化的食物。

3. 嘱患者保持有规律的生活，按时休息，劳逸结合，参加一些力所能及的轻体力活动，增强体质，提高自身免疫力，避免剧烈活动。

4. 嘱患者保持大便通畅，避免大便干结和增加腹压的因素；便秘者可适当使用缓泻剂，如口服乳果糖、番泻叶。

5. 教会患者及家属早期识别异常情况及应急措施，如出现腹痛、恶心、呕血或便血，立即卧床休息，保持安静，减少身体活动，立即到就近医院就诊。

6. 嘱患者定期门诊随访，术后 1 个月、3 个月、6 个月、12 个月复查胃镜随访，术后 1 个月和 12 个月行超声内镜检查，观察伤口愈合情况，检查有无残留的肿瘤组织，无残留、无复发者之后每年随访 1 次。

（钟敏）

第八节　食管－胃底静脉曲张内镜下止血术及护理配合

食管－胃底静脉曲张内镜下止血术主要包括内镜下食管静脉曲张硬化剂注射治疗（endoscopic variceal sclerotherapy，EVS）和内镜下食管静脉套扎术（EVL）。EVS 的主要目的是控制急性出血和预防再出血；EVL 则主要适合于中度和重度食管－胃底静脉曲张的患者，与 EVS 联合应用时可以提高疗效。

一、EVS

EVS 是通过内镜下注射硬化剂使曲张静脉发生化学性炎症，血管内膜破坏面相互粘连，血栓形成闭塞管腔，静脉周围黏膜凝固坏死、组织纤维化，从而预防静脉曲张破裂出血。EVS 可以制止曲张静脉出血，消除曲张静脉，有效预防和减少再出血。

（一）适应证

1. 食管－胃底曲张静脉急性破裂出血，需立即止血。

2. 食管静脉曲张间歇期。

3. 外科手术后再次出血。

4. 全身状况差，不能耐受外科手术。

5. EVL 并发大出血。

6. 中度和重度食管静脉曲张虽无出血史，但存在出血危险倾向（一级预防），既往有食管静脉曲张破裂出血史（二级预防）。

（二）禁忌证

1. 二度以上的胃底静脉曲张。

2. 长期使用三腔二囊管压迫造成食管广泛糜烂、溃疡。

3. 有上消化道内镜检查禁忌证。

4. 肝性脑病 2 期及以上。

5. 伴有严重肝肾功能障碍、大量腹腔积液、重度黄疸（出血抢救可视情况灵活掌握）。

（三）操作过程

1. 患者的体位、内镜插入方法等同胃肠镜检查。

2. 用 2% 利多卡因咽部喷雾局部麻醉后，插入内镜抵达十二指肠球部。在胃镜顺序退出的同时，观察并记录出血病变部位、静脉曲张的程度及范围。

3. 常用的硬化剂为聚桂醇注射液。协助操作者将准备好的硬化剂自活检管道送入注射针，在食管、胃底静脉外选择穿刺点，先远端后近端，不应在同一平面上注射，以防术后狭窄。然后伸出针尖穿刺静脉，可采取静脉内外结合注入硬化剂。注入剂量为静脉外每点 1mL、静脉内每点 3~6mL，一般共选择 4~5 个注射点，总剂量不超过 20~30mL。注射结束后拔出针头再观察数分钟，若穿刺点有出血，应立即喷洒肾上腺素或凝血酶，或者压迫注射点。

4. 注射点的压迫方法有套管压迫法、气囊压迫法和镜身压迫法。注射点压迫的目的：

（1）注射前期压迫曲张静脉的近端，使血管充盈，以易于穿刺。

（2）注射后压迫使血流缓慢，利于硬化剂与血管壁有较长时间接触，避免硬化剂快速消散于血流。

（3）对注射后针孔予以压迫，可以起到止血作用。

二、EVL

EVL 是在内镜下用套扎器把安装在内镜头端的橡皮圈套扎于食管曲张静脉，经机械作用使血管闭塞，以形成息肉状，数天后自行脱落，从而达到止血和预防出血的目的。EVL 适用于食管静脉曲张的患者，不影响食管壁肌层，不会导致食管狭窄。

（一）适应证

1. 食管曲张静脉急性破裂出血。

2. 既往有食管曲张静脉破裂出血史的二级预防。

3. 外科手术后食管曲张静脉再发出血。

4. 重度食管静脉曲张，有出血史，不能耐受外科手术治疗。

（二）禁忌证

1. 食管静脉曲张伴明显胃底静脉曲张。

2. 曾经进行过栓塞、硬化剂注射治疗的急性再发出血和再发静脉曲张，由于曲张静脉缩小或食管壁纤维化使套扎难以进行。

3. 上消化道内镜检查的其他禁忌证。

（三）操作过程

1. 患者体位及插镜方法同胃肠镜检查。

2. 协助操作者将安装好套扎器的胃镜送入食管确定套扎的部位。

3. 在胃镜直视下使内环全周与套扎部位接触后行负压吸引，将病变处吸入内环所形成的腔内。此时视野呈红色，随即拉操作钢丝，"O"形橡皮圈则从内环脱落自然固定在病变的基底部，将病变处套扎。用多发连续套扎器（有5环、6环）1次插入胃镜可连续套扎多个点。套扎顺序：从食管下端自下而上，呈螺旋式逐一套扎，先粗后细。每次套扎数目根据静脉曲张数量及严重程度而定。

三、护理配合

（一）术前护理

1. 评估患者全身情况和生命体征。失血性休克、肝性脑病者需纠正后才能施行内镜下止血术。

2. 术前向患者解释手术目的及必要性、止血方法、注意事项，解除其顾虑以取得配合。

3. 术前需常规禁食、禁饮 6~8h。

4. 完善血常规、心电图、胸部 X 线片、肝功能、凝血功能、上腹+门静脉彩超及上腹 CT 三维血管重建增强扫描等相关检查，并合血备用。

5. 高血压、糖尿病患者应监测、控制血压和血糖。

6. 选用静脉留置针建立静脉通道。第 1 次做 EVS 或 EVL 者可在术前、术中静脉滴注降低门静脉压力的药物（如生长抑素），以后酌情应用。

7. 术前 0.5h 遵医嘱酌情给予镇静剂及解痉剂（如地西泮、丁溴东莨菪碱）等药物。其余与胃肠镜检查的术前护理相同。

8. 指导患者签署内镜治疗知情同意书。

（二）术中护理

1. 术中应密切观察患者的生命体征，如有异常及时通知医生积极给予相应处理。

2. 术中注意观察患者有无恶心与呕吐，呕吐物的颜色、性质、量，预防大出血的发生。

（三）术后护理

1. 病情观察：严密观察患者生命体征、神志状态；准确记录 24h 出入量；严格遵医嘱及时、准确补充血容量；观察有无呕血、黑便，准确记录次数、量、性状及颜色等；输液速度不宜过快，防止因血容量过高导致门静脉压力过高而致出血。

2. 休息与活动护理：严格卧床休息 24h，24h 后可床上活动，72h 后可下床活动，1 周内注意限制活动量（套扎圈脱落时期，局部形成浅溃疡可引起出血）。术后需禁食、禁饮 24h，24h 后无活动性出血可进食冷流质饮食，逐步过渡到无渣半流质饮食、软半流质饮食、软食、普食。保持大便通畅，必要时应用乳果糖等缓泻剂，防止因用力排便导致腹压增加，造成出血或再次出血。

3. 用药护理：应用降低门静脉压力的药物（如生长抑素及其衍生物）24~72h，静脉滴注质子泵抑制剂或 H_2 受体阻滞剂、保肝药。行 EVL 当天停用盐酸普萘洛尔片（降低门静脉压力），若无出血，24h 后可继续使用，出血患者禁用盐酸普萘洛尔片。

4. 并发症处理。

（1）迟发性出血：EVL 治疗 7 天左右，因形成局部溃疡可发生大出血。

（2）溃疡：EVS、EVL 治疗后都可发生溃疡，一般无症状，可自愈。EVS 治疗后发生的溃疡与硬化剂的刺激、注射硬化剂的次数、硬化剂黏膜下泄漏程度有关；行 EVL 治疗者可在套扎部位发生浅表溃疡，治疗后应遵医嘱常规使用抑酸药及黏膜保护剂治疗。

（3）吞咽困难、疼痛、低热：EVL 治疗后的患者在 48h 内均有不同程度的吞咽不适、哽咽感，一般不需处理，2～3 天后可自行缓解。加强对患者的心理护理，缓解患者焦虑情绪。疼痛、发热时可对症处理，必要时使用镇痛及退热药物。术后严格遵循饮食原则，可抬高床头 $30°～45°$，避免胃酸反流引起或加重患者的不适感。

（4）穿孔：穿孔的发生与内镜突破或穿刺针穿透食管、硬化剂反应性组织坏死有关。经保守治疗或行带膜支架置入术，穿孔可愈合；如内科治疗无效，可采用外科手术治疗。

（5）食管狭窄：发生率约为 3%，可能与硬化剂剂型、浓度及注射方法有关。

（6）其他并发症：胸部并发症有胸腔积液；偶见食管旁脓肿、菌血症、纵隔炎等；偶见异位栓塞，如脑栓塞、肺栓塞等。

四、健康指导

1. 嘱患者注意休息与活动，保持心情愉快，劳逸结合，不可过于兴奋激动。1 个月后可做轻体力劳动，仍需注意避免腹部用力、提重物、用力弯腰及上下楼活动；勿用力咳嗽，咳嗽难忍时可采用舌尖抵住上腭轻咳。

2. 嘱患者建立合理的饮食结构和饮食习惯，特别注意摄入高热量、高蛋白质、高维生素、低脂肪食物，保持大便通畅。如果有肝性脑病前驱症状，应该减少蛋白质摄入量，并及时就诊。

3. 告知患者及家属注意观察有无出血征象，如有出血征象、上腹部不适、恶心与呕吐、黑便，应及时就诊。

4. 嘱患者遵医嘱给药，详细向患者介绍药物的名称、剂量、用药时间及方法，教会其观察药物的疗效和不良反应。

5. 嘱患者参加慢性病管理，定期复查、定期门诊随访。

（陈丽）

第九节　胃底静脉曲张内镜下组织胶注射术及护理配合

一、概述

内镜下组织胶注射术治疗胃底静脉曲张破裂出血有良好的疗效。组织胶（氰基丙烯酸酯）是一种水样固化物，与血液接触数秒钟后即产生聚合固化。经内镜注入曲张静脉，可有效闭塞血管和控制曲张静脉出血。

二、适应证

详见本章第八节"EVS"部分。

三、禁忌证

详见本章第八节"EVS"部分。

四、操作过程

组织胶为亲水性化合物，与血液接触后立即发生聚合作用导致血管栓塞，制止出血。注射方法为油—胶—油的"三明治"注射法。

暴露曲张的胃底静脉后，选择最佳部位，将 4mL 碘化油灌入活检管道。医生调整好注射角度，助手遵从医生口令出针，等针头扎入曲张静脉后，迅速将组织胶推入血管内，并再推入 2mL 碘化油。拔针后推注第 3 支碘化油 2mL，看见针头处碘化油流出，确保注射针无堵塞。收回注射针的针头。用注射针轻触胃底静脉团，感觉静脉变硬即已起效。必要时，可依上述步骤进行第 2 次注射。栓塞结束后胃镜连同注射针一起拔出。

五、护理配合

（一）术前护理

详见本章第八节"EVL"部分。

（二）术中护理

详见本章第八节"EVL"部分。

（三）术后护理

1. 遵医嘱安置床旁心电监护，嘱患者绝对卧床休息 24h。

2. 嘱患者禁食24h，次日无活动性出血时可进食温凉流质饮食，以后根据病情逐步增加活动量，逐步过渡为半流质饮食与普通饮食；保持大便通畅，避免增加腹压的因素，以免造成再出血。

3. 并发症的观察及护理。

（1）出血：组织胶为一种异物，人体对其具有排斥反应，术后被自然地排斥至胃腔，在静脉腔未闭塞前，固化组织胶排出，可再发出血。密切观察患者的生命体征、呕吐物与大便的颜色，如有异常及时配合处理。

（2）疼痛：可能与注射组织胶后胃局部黏膜暂时性水肿和食管功能异常有关。观察疼痛的性质与程度，安慰患者，分散其注意力，必要时遵医嘱使用镇痛药物。

（3）异位栓塞：是组织胶注射术最严重的并发症，比较少见，与异常的血管交通支及注药量有关。患者如有剧烈咳嗽、头痛、头晕等症状，应及时通知医生采取相应措施，确保术后顺利康复。

（4）发热：一般是无菌性的炎症反应所致。

（陈丽）

第十节　经皮内镜下胃造口术及护理配合

一、概述

经皮内镜下胃造口术（percutaneous endoscopic gastrostomy，PEG）是一种通过胃镜介导，经腹部皮肤穿刺放置胃造口管（PEG 管）进行肠内营养或胃肠减压的造口技术。该技术无需外科手术和全身麻醉，仅在床旁局部麻醉下即可进行，为吞咽困难或吞咽功能丧失但消化道功能健全的患者提供了一种长期肠内营养支持的途径。该技术简便易行、创伤少，患者易于接受，可准确记录造口管置管长度及局部渗液情况，有利于改善患者营养状况、增强体质，为恢复提供良好的身体基础。目前 PEG 已成为胃造口管饲的首选方法。PEG 管的结构见图 6-3。

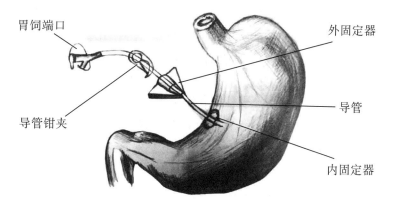

图 6-3　PEG 管的结构

二、适应证

1. 中枢神经系统疾病导致的吞咽障碍。

2. 口腔及食管疾病导致的吞咽障碍。

3. 有正常吞咽功能，但摄入不足，如烧伤、获得性免疫缺陷综合征（AIDS）、厌食、骨髓移植术后。

4. 慢性病如囊性纤维化、先天性心脏病。

5. 胃扭转的治疗，前提条件是患者的胃肠道必须具有功能、并非短期存活者、肠内营养超过 30 天。

三、禁忌证

1. 消化道梗阻，内镜不能通过者。

2. 大量腹腔积液，胃前壁与腹壁不能贴近者。

3. 过度肥胖、胃次全切除术后及腹膜透析者。

4. 凝血功能异常者。

5. 肝大、胃底静脉曲张、胃壁肿瘤或受肿瘤侵犯、巨大裂孔疝、神经性厌食、腹壁皮肤有感染、心肺衰竭、脑室分流者。

6. 不能接受手术者。

四、操作过程

根据腹壁透光部位联合手指触诊选择恰当的 PEG 管置管部位，在该部位切开一个小的皮肤切口（约 1cm 长）。在内镜直视下，通过该切口插入中空引导针至胃内。一旦引导针进入胃，将圈套器绕在引导针上。之后经针管插入一根蓝色软质环状长导丝，并用圈套器抓住长导丝。移开内镜，拉动长导丝使其经食管从口穿出（使长导丝远端仍从引导针中伸出，由第二操作者捏持）。之后将长导丝系于 PEG 管锥形末端的环。系好后，第二操作者轻拉长导丝，缓慢推进 PEG 管使其经口、食管进入胃。一旦到达胃壁（此处 PEG 管的通行阻力显著增加），移除引导针，第二操作者对长导丝施加中度牵拉力，以拉动 PEG 管穿过腹壁。PEG 管的锥形末端具有扩张作用，一旦经腹壁拉出整个 PEG 管，内固定器将贴于胃壁。必须注意不要将内固定器拉出腹壁。如果对内固定器是否在正确位置存在任何担心，可将内镜置入胃内直接进行观察。一旦 PEG 管放置就位，将外固定器装在 PEG 管上，留有 0.5cm 的出入余量。在内镜报告中应记录 PEG 管外部长度的测量值，以备之后参考。

五、护理配合

（一）术前护理

1. 评估患者全身状况，测量生命体征。

2. 向患者解释安置 PEG 管的目的、适应证、禁忌证、可能的并发症及预防措施，解除其顾虑以取得配合。

3. 术前需常规禁食、禁饮 6~8h。

4. 完善血常规、心电图、凝血功能等检查。

5. 高血压、糖尿病患者应监测并控制血压和血糖。

6. 建立静脉通道。

7. 术前 0.5h 遵医嘱酌情给予镇静剂。

8. 指导患者签署内镜治疗知情同意书。

（二）术中护理

1. 术中应密切观察患者的意识、生命体征，如有异常及时通知医生给予相应处理。

2. 术中注意观察患者有无恶心与呕吐。

3. 清理消毒创口，锁紧 PEG 管，予无菌纱布覆盖创口，固定 PEG 管末端。

4. 操作注意事项。

（1）皮肤切口应严格执行无菌操作。

（2）PEG 管固定要求既牢固又不能因压迫过紧导致局部血液循环受阻。

（三）术后护理

1. 准确记录 PEG 管的安置长度、PEG 管的固定情况、造口周围皮肤情况、PEG 管的通畅度和引流量，患者的非计划性拔管风险、高风险患者的防护情况。

2. PEG 术后 48h 内不宜松开造口末端固定垫进行操作，次日早晨行第一次换药。

3. 确保正确放置外固定器以免内外固定器间的组织受压，在放置外固定器时，应留有 0.5cm 的出入余量，如果患者的体重增加或减轻，需调整外固定器。

4. 随时检查，保持 PEG 管位置正确，尤其在翻身或进行各项护理操作后均应仔细检查，如发生扭曲，应及时纠正。妥善固定 PEG 管，用"Y"形纱布覆盖，胶布固定。

5. 造口后 24h 禁食，之后根据患者情况可持续性注入或分次集中喂饲。

6. 喂饲时注意排气，防止空气进入造成胀气。每次喂饲量为 250～400mL，喂饲时输注量及速度应严格按照胃排空的情况确定，每次喂饲前要回抽胃残余量，若>100mL 应该考虑不耐受。营养液温度为 37～39℃，过冷或过热都会刺激胃黏膜，引起患者的不适。每次喂饲前后均用温开水或生理盐水 30mL 冲洗 PEG 管，保持 PEG 管通畅。

7. 喂饲时及喂饲后 30～60min，患者取坐位或半坐卧位，以防止出现胃食管反流。

8. 定时观察造口的情况，注意有无红、肿、热、痛及胃内容物渗漏，保持造口周围皮肤清洁、干燥，防止感染。

9. PEG 管周围皮肤如发生渗血，应局部压迫止血，渗血较多时应及时通知医生进行处理。

10. 每天用碘附消毒造口 2 次，予无菌纱布遮盖，胶布固定，直至造口局部干燥、无渗液。

11. 指导患者及家属 PEG 管的使用及维护方法。

(1) 安置 PEG 管后 1～2 周内建议每天更换无菌敷料，避免局部感染。方法如下：去掉旧的纱布，打开并上移固定垫片，观察伤口情况（有无出血、红肿、渗出、硬结、皮肤过敏等情况），转动 PEG 管 360°，往腹腔内插入 1～2cm，立即往外提拉，并维持轻度拉力。清洗、消毒 PEG 管周围皮肤，待干，将垫片回位固定，垫片与皮肤之间不能有缝隙，固定时不能过紧或过松。2 周后 PEG 管固定时可稍松，以无消化液渗出为宜。

(2) 为防止 PEG 管堵塞，连续肠内营养输注或分次给予肠内营养液后，每 4～6h 应采用 20～30mL 温开水冲洗 PEG 管，以防止 PEG 管堵塞。营养液使用前摇匀，使用不同营养液交替输注时，需冲洗 PEG 管 1 次。冲管的最佳方法：20mL 注射器吸满温开水后，分 4～5 次冲完。

（3）喂饲时，患者上半身抬高 30°～45°可以减少吸入性肺炎的发生。

（4）一般不经 PEG 管给药，如必须经 PEG 管给药时，应将药物充分溶化，以防堵管。药物饲入时应与肠内营养隔开，以避免两者之间的相互作用导致管道阻塞，或改变药物的吸收速度和起效时间；给药前停止营养液输入，用 20mL 温开水冲洗导管。在给药结束时，用等量的温开水冲洗 PEG 管，并等待 30～60min 重新启动肠内营养。禁止将缓释药片及糖衣药片研碎后管内给药。

（5）发生堵管时，使用注射器向外（而不是向内）负压抽取内容物，可先往管腔内注入碳酸饮料（如雪碧、可乐等）浸泡数分钟后再抽取，效果较好。

（6）PEG 管正常情况下可使用 1 年左右，若出现无法解决的堵管或导管破裂，须更换 PEG 管。

六、注意事项

1. 操作前后检查 PEG 管的刻度，指导患者翻身或下床活动注意避免管道脱出和移位。

2. 管饲前后均要用温开水冲管。

3. 日常护理时应将 PEG 管稍向前推入切口并旋转，确保内固定器不会埋入胃黏膜内。

4. 胶布固定时应无张力粘贴，高危患者可在胶布粘贴处使用皮肤保护膜或水胶体隔离。

5. 了解管道类型后再拔管。

6. 如果发生腹膜炎则应停止管饲，应行腹部影像学检查以寻找有无穿孔证据，并且应请外科会诊。

7. 治疗共存疾病（如营养不良和糖尿病），防止造口旁渗漏。

8. 确保外固定器放置适当，并保持胃造口部位干净和干燥，及时处理并发症。

七、健康指导

1. 向患者解释 PEG 管的作用、对治疗及疾病转归的重要性，以及非计划性拔管的危害性，增强患者主动配合意识。

2. 告知患者下床活动或翻身时应注意保护好 PEG 管，防止滑脱。

3. 如果患者的体重增加或减轻，需调整外固定器。

4. 与患者沟通留置管道可能造成的不适及处理办法。

5. 告知患者保持管腔通畅，管饲前后均要用温开水冲管；保持造口管周围皮肤清洁、干燥、预防感染。

6. 告知患者管饲药物均应以液体剂型给予，绝不可通过 PEG 管给予膨胀剂。

7. 告知患者与 PEG 管相关的常见并发症。

（1）出血：常见原因是内固定器处的胃溃疡，由压迫性坏死或磨蚀所致。操作过程应轻柔，注意内固定器置入松紧恰当。

（2）反流、误吸：逐渐增加每次输注的营养液量，抬高床头 30°～45°；将 PEG 管头端放入空肠，可以减少反流、误吸的风险。

（3）造口感染：造口感染的体征包括局部发红加重、压痛及出现脓性分泌物。病情严重时应紧急手术切开引流，清除坏死组织。对有感染危险因素如严重营养不良和糖尿病患者，在造口期应给予广谱抗生素预防。

（4）无意的 PEG 管拔除：如果对 PEG 管施加牵引力，可能无意地拔除 PEG 管，通常发生于好动或神志不清的患者牵拉 PEG 管时。无论何时发生，应立即重新置管。

（5）胃出口梗阻：PEG 管可向前移位至十二指肠内，导致胃出口梗阻。如果 PEG 管的外固定器远离腹壁移动，从而使 PEG 管通过造口向前滑动并进入十二指肠，就可能发生上述情况。确保外固定器放置适当，可避免这一并发症。

（6）胃内容物或管饲营养液渗漏入腹膜腔：胃内容物或管饲营养液经胃造口部位渗漏进入腹腔而导致腹膜炎。监测患者有无腹膜炎的体征，如果出现腹膜炎，需要外科干预。

八、前沿进展

1. 已有研究表明术后较早进行管饲（PEG 置管后≤4h）可能与较晚管饲同样安全。

2. 使用硝酸银烧蚀可治疗肉芽组织增生，使用皮肤隔离乳膏（包括氧化锌乳膏和含硅乳膏）可以治疗管周渗漏消化道内容物引起的皮肤炎症。

3. 在操作时预防性使用抗生素，可减少造口感染。耐甲氧西林金黄色葡萄球菌（methicillin-resistant *Staphylococcus aureus*，MRSA）已成为一些治疗中心发生胃造口部位感染的重要原因，对 MRSA 感染患者进行鼻咽部去污染及标准的抗生素预防，可显著降低造口感染的发生率。

4. 有研究用外科手术缝线固定外固定器，其方法是先取外科手术缝线一根，在线中点把 PEG 管固定夹打死结固定好，再在距固定夹 8～10cm 处把手术缝线两末端各缠绕 PEG 管 1～2 圈后打死结固定，换药时取下的固定夹会悬挂在 PEG 管上，换完药就能随手固定好。这种固定方法能防止外固定器脱落。

（陈丽）

第十一节　经颈静脉肝内门－体分流术及护理配合

一、概述

经颈静脉肝内门－体分流术（TIPS）又称介入分流术，通过血管腔内技术，经颈静脉入路，从肝静脉穿刺肝门静脉，在肝静脉与门静脉之间的肝实质内建立门－体分流道的人工分流通道，使血液回流入体循环，以明显降低门静脉的压力，控制和预防食管－胃底静脉曲张破裂出血，促进腹腔积液吸收（图 6－4）。TIPS 是介入治疗门静脉高压症的有效手段。在门静脉高压的介入治疗中，根据患者的不同病情和解剖特点，在 TIPS 基础上相继开展了 TIPS＋食管曲张静脉栓塞术、部分脾动脉栓塞术等微创介入手术，效果均显著。

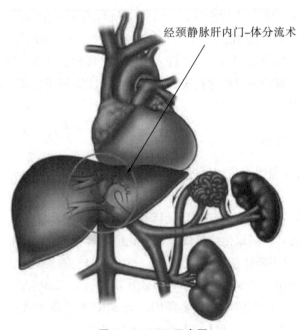

图 6－4　TIPS 示意图

二、适应证

1. 食管静脉曲张急性破裂出血。
2. 胃底静脉曲张破裂出血。
3. 预防食管－胃底静脉曲张再出血。
4. 门静脉高压合并门静脉血栓形成。
5. 肝硬化顽固性或复发性腹腔积液、肝性胸腔积液和肝肾综合征。
6. 巴德－基亚里综合征。
7. 肝窦阻塞综合征。

三、禁忌证

（一）绝对禁忌证

1. 重度瓣膜性心功能不全或充血性心力衰竭。
2. 终末期肝病评分＞18分或 Child-Pugh 评分＞13分。
3. 肝弥漫性恶性肿瘤。
4. 快速进展的肝衰竭。
5. 严重肾功能不全。
6. 难以控制的全身感染或炎症。
7. 重度肺动脉高压。
8. 造影剂过敏。

（二）相对禁忌证

1. 重度凝血病。
2. 中度肺动脉高压。
3. 多囊性肝病。
4. 先天性肝内胆管囊状扩张症（Caroli 病）、胆道阻塞性扩张。
5. 门静脉海绵样变。
6. 重度或顽固性肝性脑病。

四、护理配合

（一）术前护理

1. 预防上消化道出血。
（1）饮食护理：患者应避免吃粗糙、干硬、带骨刺、油炸及辛辣的食物，禁烟酒，少喝咖啡和浓茶，饮食不宜过冷或过热，以免损伤食管黏膜诱发上消化道出血。

（2）休息与活动：合理休息，避免过度活动，病情稳定后可适当散步，避免劳累，一旦出现头晕、心悸和出汗等不适症状，应立即卧床休息。

（3）减少引起腹压升高的因素：患者不宜剧烈咳嗽、打喷嚏、用力排便等，以免腹压增高诱发曲张静脉破裂出血。

（4）急性出血期的护理：详见本书第八章第二节"急性上消化道出血患者的管理"

2．减少腹腔积液形成。

（1）休息：患者休息时尽量平卧位，以增加肝肾血流灌注；下肢水肿者，应抬高患肢以减轻水肿。

（2）限制水和钠盐的摄入：每天摄入钠盐量不超过 2g，进水量以1000mL/d 为宜。

（3）观察腹围、尿量和体重变化：每天定时、定体位、定部位测量患者腹围和体重，减少误差。记录 24h 尿量，做好记录。尿少时可遵医嘱用利尿药，同时注意电解质情况。

3．保肝治疗：加强营养，纠正贫血。肝功能尚好者可给予高蛋白质、高热量、高维生素、低脂软食。肝衰竭出现严重贫血或凝血功能障碍者，可输注新鲜血浆，静脉滴注维生素 K 和保护肝细胞的药物改善肝功能。

4．完善术前检查和评估。

1）实验室检查：血常规、肝肾功能、凝血酶原时间、血氨、心电图等。

2）辅助检查：

（1）影像学检查了解门静脉与肝静脉、下腔静脉的通畅情况和空间位置关系。

（2）上消化道内镜检查了解曲张静脉分类。

（3）超声心动图检查排除显著收缩性或舒张性心功能不全和肺动脉高压。

3）其他特殊情况检查。

（1）全面检查肝硬化患者的并发症，了解病因和诊断，排除显性肝性脑病。

（2）顽固性胸腔积液或腹腔积液患者，术前进行胸腔或腹腔穿刺放液。

5．术前准备。

（1）择期手术患者术前当晚应保证较好的睡眠质量。

（2）根据患者状态及病情决定麻醉方式，大部分患者可在局部麻醉下完成。全身麻醉患者术前禁饮 2h、禁食 4~6h，避免术中出现呕吐造成窒息。局部麻醉患者不禁食，术前饮食不宜过饱，避免紧张等情绪导致胃肠道不适。

（3）指导患者进行呼吸屏气动作训练，即患者在一次平静呼吸后吸一口气，暂时停止呼吸屏气，每次屏气时间持续 10~20s，然后缓缓呼出，患者需反复练习直到熟练掌握。指导患者练习床上解便，术后卧床时需要。

（4）健康指导：让患者充分了解手术操作的流程与意义，消除其紧张情绪，增强其安全感，取得患者及家属的理解、配合。对于术前情绪紧张的患者可给予心理疏导，缓解患者术前焦虑、紧张情绪，提高患者依从性，减少并发症。

（5）手术当天建立静脉通道，多选择左上肢手背静脉或前臂外侧静脉。

（6）为了避免患者长时间处于饥饿状态，保证患者能量和蛋白质的最佳吸收，每天分为正常三餐和 3 次加餐，其中在夜间需加餐 1 次。

（二）术中护理

1. 操作过程（图 6-5）：操作者通常首选右侧颈内静脉进行穿刺，如因解剖等原因无法进行右侧颈内静脉穿刺，可选择左侧颈内静脉或颈外静脉进行穿刺。穿刺前首先于肠系膜上动脉或脾动脉延时曝光间接门静脉造影显示门静脉，来增加门静脉穿刺的导向性。穿刺成功之后将导丝送至下腔静脉，并沿导丝送入鞘管。调整导丝位置达到肝右静脉或肝中静脉，并进行肝静脉造影和测量肝静脉游离压或第二肝门下腔静脉压。然后选择弯曲角度最小、距离最短的门静脉进行穿刺，可在门静脉造影或超声引导下进行穿刺。穿刺成功后，通过造影判断所穿刺管腔是否为肝内门静脉的分支，判断准确后，利用超滑导丝进行调整，然后进入脾静脉或肠系膜上静脉行直接门静脉造影，并测算门静脉压力梯度（portal venous pressure gradient，PPG）。沿着导丝送入球囊导管并且扩张穿刺道，结合球囊扩张时的切迹和血管造影结果挑选适宜的血管内支架，准确定位后释放，支架顺利释放后，再次测定门静脉压力梯度，评估支架释放前后的门静脉压力梯度变化。

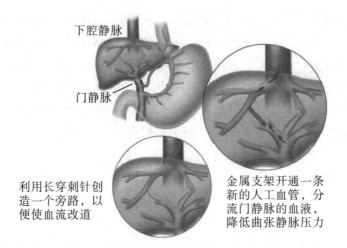

下腔静脉

门静脉

利用长穿刺针创造一个旁路，以便使血流改道

金属支架开通一条新的人工血管，分流门静脉的血液，降低曲张静脉压力

图6-5　TIPS操作过程示意图

2. 体位护理：患者取去枕仰卧位，头偏向左侧，铺无菌巾时注意充分暴露右侧颈内静脉。在患者身侧手术床垫下放置垫手架或手托，在不影响操作者手术的情况下提高患者的舒适度；易受压的部位或骨隆突处安置软垫预防压疮的发生。

3. 生命体征的观察：备齐各类抢救药品及物品，主动配合手术的进程及时递取手术用品；关注患者有无不适，严密监测和记录患者血压、呼吸、心率和血氧饱和度，如有异常，及时报告医生处理。在进行穿刺颈静脉时注意穿刺口有无发生出血及血肿；对有上消化道出血症状的患者要密切观察呕血的情况，注意保持呼吸道通畅，避免血液反流入呼吸道导致呼吸道阻塞，必要时行气管插管或气管切开；术中在肝实质内穿刺和肝内通路扩张时患者可能会出现疼痛感，应给予患者安慰和鼓励，必要时遵医嘱给予镇痛药物。

4. 术中液体管理：为确保组织及器官的有效灌注，避免容量不足或负荷过多，协助医生做好术中的液体管理，遵医嘱开展积极有效的液体治疗，一般补液量不超过 1.2mL/(kg·h)。

5. 测量门静脉压力的护理：测压时保持测压液体通路装置通畅，嘱患者采取平卧位，不可随意活动肢体，缓慢呼吸或短暂屏气，以便操作。

（三）术后护理

1. 病情观察。

（1）患者术后24h内应卧床休息，实时监测生命体征。术后注意患者的呼吸频率及呼吸深度变化，并监测血氧饱和度。如患者出现胸痛、胸闷、气促、

354

咳嗽、咯血,可考虑有肺梗死发生,给予半卧位、吸氧并通知医生处理。

(2)观察患者神志变化,有无性格改变和行为异常及扑翼样震颤等肝性脑病前驱症状。TIPS 术后,大量的血液不经肝解毒直接入血,血氨升高可引起肝性脑病。给予精氨酸、支链氨基酸静脉滴注,并以食醋盐水保留灌肠(食醋与盐水的比例为 1∶3)。

(3)观察穿刺点皮肤的状况,重视患者的主诉,保持穿刺点敷料清洁、干燥。观察穿刺点有无渗血、血肿、感染、皮肤破损,敷料是否清洁、干燥等。

(4)观察患者小便的颜色、性状、量,并记录 24h 尿量。分流道建立后,回心血量增加后尿量会增加,一般增加 500~2000mL(正常成人尿量为 1000~2000mL),应适当补钾。保持大便通畅,术后遵医嘱规律服用缓泻剂。

2. 饮食护理:根据患者的年龄和认知程度对患者实施个性化饮食指导,术后禁食时间不超过 4h,第 1 天嘱患者多饮水,加速体内造影剂的排泄。术后 3~5 天先进食流质饮食,1 周后逐渐过渡至常规饮食,以低蛋白质和低盐软食为主。严格控制蛋白质的摄入量,术后 3 天控制在 20g/d 以下,之后每 3~5 天增加 10g 蛋白质,慢慢提高患者对蛋白质的耐受程度,以植物蛋白质为首选,术后 1 周蛋白质摄入量应控制在 40g/d 以下。蛋白质不耐受者,必要时静脉滴注葡萄糖、支链氨基酸等营养物质,以满足代谢需要。宜少量多餐,白天进餐间隔 3~5h,夜间加餐 1 次,并且必须包含 50g 碳水化合物。

3. 术后 3 天内准确记录出入量,可适当使用利尿药保持体液平衡。

4. 抗凝期间的管理:依据患者的 DIC 或凝血功能监测结果来确定抗凝血药使用剂量,如口服华法林、利伐沙班等,服药期间注意观察患者皮肤、黏膜有无出血,牙龈有无出血点,大小便颜色,定期复查凝血功能,根据凝血指标调整药量。

(四)并发症的观察及护理

1. 操作相关并发症。

(1)胆道出血:是 TIPS 手术过程中常见并发症之一,因误伤胆道及邻近血管造成门静脉-胆道瘘或动脉-胆道瘘引发的出血。胆道出血多数情况下为自限性,造成严重后果的可能性比较低,无需特殊治疗。术后注意观察患者有无发热、腹痛、黄疸、呕血或便血等。首选药物治疗,如果药物治疗无效,应考虑置入覆膜支架封堵瘘口或行胆道置管。

(2)腹腔内出血:是 TIPS 手术过程中最严重的并发症,因穿刺时造成肝动脉、肝外门静脉损伤,穿破肝包膜或引起肠系膜血管壁撕裂引发的出血。术后应严密观察患者有无腹痛、脉搏细速、面色苍白、血压下降等,一旦出现进行性腹部膨隆、血流动力学不稳定，应警惕是否发生了腹腔出血，立即通知医生处理。腹腔穿刺及腹部超声均有助于明确诊断，CTA可以进一步了解出血来源。如果是门静脉损伤引发的出血，首选药物治疗，若出血得不到控制，可考虑置入覆膜支架；对于肝动脉损伤导致的腹腔出血，可采取经导管动脉栓塞术（transcatheter arterial embolization，TAE）止血。术后还应对血红蛋白等指标进行随访观察，发现异常遵医嘱及时止血处理。

（3）支架异位：会导致分流道狭窄和闭塞，因此在术中需要仔细测量分流道的长度并挑选适合的支架，若出现支架异位，可通过叠加其他支架来修正或延展分流道。术后注意休息，禁止剧烈活动和劳累，防止支架异位。为了尽早发现支架血流不畅、支架堵塞等异常，TIPS术后24h内即行超声评估分流道的情况；术后2~3周进行超声检查，以后每6个月或12个月进行1次超声检查，评估分流道通畅性。

（4）肝动脉损伤：可表现为血栓形成或腹腔内出血，一旦发生可使肝血供迅速减少导致急性肝衰竭。通常情况下进行保守治疗可缓解，但也有危及生命的风险，除进行药物治疗外，还可缩减TIPS分流道直径来减少分流。

2. 分流相关并发症。

（1）肝性脑病：是TIPS术后较为常见的分流相关并发症。对于轻度的肝性脑病，给予对症治疗、调整饮食及药物治疗，同时预防严重肝性脑病的发生；对于严重肝性脑病，首先应积极寻找诱因，去除诱因的同时进行药物治疗。术后予以规律口服乳果糖、食醋灌肠，监测血氨；限制蛋白质摄入，植物蛋白质耐受性优于动物蛋白质，同时可以摄入丰富的膳食纤维，通过调节肠道微生态和通便来预防肝性脑病。TIPS术后应注意：运用药物治疗，加强保肝措施；加强患者精神状态的观察，轻微性格改变和行为异常，如激动、神志淡漠、喜怒无常、衣冠不整等是肝性脑病的早期表现；主动与患者沟通交流，关注患者的情绪改变，做到早发现、早治疗；不能因为担心发生肝性脑病而禁食蛋白质，若为较严重的肝性脑病，可根据患者的个体情况逐渐增加蛋白质的摄取量至目标值。

（2）急性心力衰竭：术后因大量静脉血液回流，回心血量迅速增多从而加重心脏负荷，心功能储备不足易发生心力衰竭的表现。指导患者半卧位休息，给予低流量氧气吸入，缓解呼吸困难，降低机体耗氧量。必要时遵医嘱应用强心、扩血管药物。

（3）急性肝衰竭：TIPS术后血流动力学改变是引起急性肝衰竭的重要原因之一，特别对于Child-Pugh评分较高的高危患者。通常情况下仅需保守治疗即可缓解，但少数患者可能出现危及生命的情况，药物治疗的同时缩减 TIPS 分流道直径来减少多余的分流，缓解肝功能的恶化程度。

五、健康指导

1. TIPS 术后，尤其是有腹腔积液患者，注意保持营养、代谢平衡。TIPS 术后不必过度限制蛋白质摄入，鼓励患者进食高热量、高膳食纤维、富含优质蛋白质的食物，尤其是高比例的植物蛋白质；脂肪提供的能量比例应控制在 25%～30%。当患者血清 $25-(OH)-D_3<20ng/mL$ 时，可口服补充维生素 D_3。少量多餐，日间进食时间间隔应控制在 3～5h，夜间可加餐 1 次。夜间加餐可以碳水化合物为主（至少含有 50g 碳水化合物）或富含支链氨基酸（BCAA）的食物，有利于预防骨骼肌减少、改善高氨血症。

2. 向患者说明休息、饮食与门静脉高压症的发病有密切关系，避免过度劳累和从事负重的体力劳动。

3. 禁烟酒，少喝咖啡、浓茶，避免进食粗糙、过热、干硬、辛辣的食物，以免引起静脉曲张破裂出血。

4. 指导患者保持心情舒畅，避免情绪紧张，对于口服抗凝血药的患者，注意在服药期用软毛牙刷刷牙，避免牙龈出血，尽可能地减少可能导致出血的因素。

5. 指导患者 TIPS 术后定期复查肝功能及分流道情况，应在术后 1 周及 1 个月、3 个月、6 个月分别复查彩色多普勒超声，此后每半年复查 1 次。

6. 指导患者密切观察自我症状，一旦出现呕血、黑便、腹腔积液、下肢水肿等应及时就诊。

（李罗红）

第十二节 原发性肝癌经导管动脉化疗栓塞术及护理配合

一、概述

经导管动脉化疗栓塞术（TACE）是经皮穿刺股动脉，在 X 线透视下进行肝动脉插管，将导管插至肝固有动脉或其分支，经导管注入化疗药物做区域化疗或栓塞化疗，栓塞后使癌组织坏死。也有将导管连接于微型注射泵，持续性微量灌注化疗药物。目前临床上多将化疗药物和碘化油混合后注入肝动脉发挥持久的抗肿瘤作用。目前 TACE 常用化疗药物包括氟尿嘧啶、羟喜树碱、表阿霉素（表柔比星）、顺铂、卡铂等。TACE 为不能手术切除的中晚期肝癌患者的首选治疗方法。

二、适应证

1. 不能或不宜手术切除的中晚期肝癌，无严重肝肾功能障碍，无门静脉主干完全阻塞，肿瘤占整个肝的比例<70％。
2. 肝癌破裂出血及肝动脉-门静脉分流造成门静脉高压出血。
3. 肝肿瘤切除术前使肿瘤缩小，有利于切除。
4. 其他原因不能手术切除的小肝癌。
5. 外科手术失败或切除术后复发。
6. 控制疼痛、出血及动-静脉瘘。
7. 肝癌切除、肝移植、消融等治疗后复发。
8. 肝移植术前等待供肝，可采用 TACE 控制肝癌的发展。

三、禁忌证

1. 严重碘造影剂过敏。
2. 肿瘤广泛转移，预期生存期<3 个月。
3. 合并严重感染且不能有效控制。
4. 多脏器衰竭。
5. 门静脉主干完全被癌栓栓塞。
6. 严重肝肾功能障碍。
7. 无法纠正的凝血功能障碍。
8. 外周血白细胞和血小板显著减少，白细胞计数<3.0×10^9/L、血小板计数<50×10^9/L 且不能纠正者。

四、护理配合

（一）术前护理

1. 术前训练：指导患者熟练掌握呼吸屏气动作和床上解便方法。
2. 对症护理：对于血小板计数过低者，应遵医嘱术前输入血小板或新鲜血浆；对高血压患者应先控制血压至较平稳水平；高血糖患者应控制血糖，预防发生低血糖或高血糖。
3. 一般护理：全身麻醉患者术前应禁食 4～6h、禁饮 2h，进入手术室前排空膀胱。必要时，术前 30min 使用镇静剂。

4. 静脉通道管理：选择患者左侧肢体建立静脉通道，通常选择左上肢手背静脉或前臂外侧静脉，便于术中用药。

5. 健康指导：介绍手术治疗的目的和过程，让患者充分了解手术操作的流程与意义，消除其紧张情绪，树立信心，构建患者的心理支持，并取得患者及家属的信任与合作。对于术前情绪紧张的患者，可给予小剂量镇静剂来缓解。

6. 完善术前检查。

（1）实验室检查：血常规、尿常规、大便常规及隐血试验；肝肾功能及电解质、血氨、凝血功能检查；肝炎相关检查，如 HBV 和 HCV 标志物；肿瘤标志物，如 AFP；心电图。

（2）辅助检查：影像学检查包括动态增强 CT 或 MRI、超声造影、正电子发射计算机断层成像（PET-CT），治疗前常规完善胸部 CT 检查，必要时完善全身骨扫描。可酌情进行选择性腹腔动脉或肝动脉造影和肝穿刺活检。

（二）术中护理

术中关注患者主诉，加强与患者沟通，缓解患者因在陌生或孤立空间的恐惧、紧张等不适感。

手术操作步骤见图 6-6 至图 6-10。

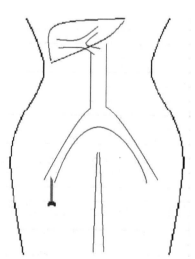
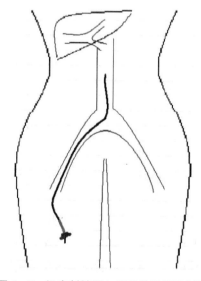

图 6-6　腹股沟下方用穿刺针行股动脉穿刺　**图 6-7　经穿刺针置入导丝并退出穿刺针**

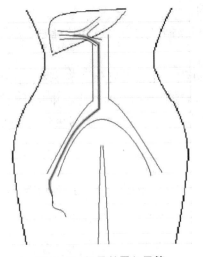 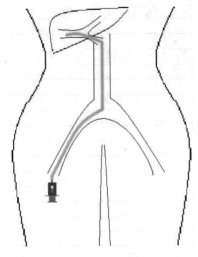

图6-8　经导丝置入导管　　图6-9　经导管注入药物及栓塞剂

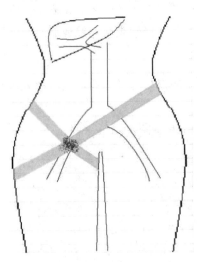

图6-10　股动脉穿刺处加压包扎

（三）术后护理

1. 病情监测：术后安置心电监护监测24h，第一个24h每4～8h监测1次患者生命体征，并做好记录。

2. 观察腹部症状及胃肠道反应：观察腹部有无压痛、反跳痛及肌紧张，有无腹部膨隆。询问患者有无恶心与呕吐、呃逆等不适。监测呕吐的次数、量及性状。呕吐后及时清理污物，清洁口腔，避免不良刺激。严重频繁呕吐者应积极补充水、电解质，遵医嘱给予抑酸药和中枢性镇吐药。少数患者伴有呃逆，常持续数天，应加强心理护理，消除其焦虑情绪，分散其注意力，以减轻、缓解呃逆症状，必要时给予药物或结合中医针灸等治疗。

3. 体位与活动：术后卧床休息 24h，平卧位或低斜坡卧位。恶心与呕吐者，头偏向一侧，避免引起误吸。术后第 2 天督促患者早期下床活动，可预防深静脉血栓形成。卧床期间，指导患者做踝泵运动，嘱患者伸展下肢，大腿放松，缓缓勾起脚尖，用力绷紧小腿肌肉，持续 5～10s 后放松，每天至少 3 次，每次 5～10min，训练以患者不感到疲惫为宜。

4. 股动脉穿刺点压迫及肢体制动：TACE 术后穿刺点局部压迫及术肢制动可预防穿刺部位出血。术后穿刺侧肢体制动 24h，踝关节可活动。使用弹力绷带加压包扎腹股沟穿刺点，要求指压穿刺点 2h 后再用 1kg 重盐袋压迫穿刺点 6h。血压过高、凝血功能差的患者应酌情延长压迫时间。指导患者家属进行正确的指压方法，即示指、中指、无名指三指指腹或掌根垂直按压于穿刺点；按压力度以穿刺点无出血，患者感觉右下肢无麻木、皮肤颜色正常、肢体温暖，能扪及足背动脉搏动为宜。24h 后可拆除弹力绷带，采用 0°或 180°无张力法去除绷带，动作宜缓慢、轻柔，避免发生皮肤撕脱伤。使用自动压迫器的患者，按照压迫器要求每 2～3h 松解止血器圈度，直至 6～8h 完全取掉压迫器。压迫期间应密切观察和判断下肢肢体有无 "5P 征"，观察术侧肢体足背动脉搏动情况，皮肤颜色、温度、感觉功能是否正常。 "5P 征" 指无脉（pulselessness）、疼痛（pain）、苍白（pallor）、感觉异常（paresthesia）和麻痹（paralysis），是肢体动脉栓塞的表现，一旦出现应积极处理。

5. 穿刺部位的护理：观察股动脉穿刺点有无渗血、血肿、感染、皮肤破损，敷料是否清洁、干燥等。

6. 疼痛的管理：询问患者有无疼痛，监测疼痛部位、程度、性质及持续时间等。充分掌握患者的疼痛信息，通过客观评价与及时的反馈，认真分析原因，从生理、心理方面，及时采取合理的对症治疗及护理措施。术后 3 天每 2h 进行 1 次疼痛评估，应用数字分级评分法（NRS）或视觉模拟评分法（VAS）进行疼痛评分，若患者疼痛评分为 1～3 分，采用非药物镇痛方法或 NSAIDs 镇痛；若患者疼痛评分≥4 分，采用 NSAIDs 和阿片类药物共同镇痛；若经上述处理后，患者疼痛评分持续≥4 分，可使用静脉镇痛泵治疗。治疗全程给予关怀照顾，缓解患者的紧张和恐惧心理。在口服给药 1h、肌内注射给药 30min、静脉给药 15min 后对患者疼痛进行再评估，并做好记录。

7. 高热患者的护理：体温≥39℃时至少每 4h 监测 1 次体温，直至体温正常后 3 天。观察患者神志、意识、精神状态及有无其他伴随症状，如畏寒、寒战等；观察肢端末梢循环情况，有无四肢发冷、发绀；观察患者出汗情况，避免着凉；必要时抽血培养。根据医嘱进行补液，合理使用抗生素。高热时采用温开水擦浴、冰袋等物理降温方法，必要时给予解热药物，观察并记录降温效果。加强基础护理，高热患者唾液分泌减少，口腔黏膜干燥，容易发生口腔感染及黏膜破溃，应给予口腔护理；降温过程中，患者常伴有大汗，应及时更换衣裤和被褥，注意皮肤清洁，保持床单平整干燥；高热患者应进食清淡、易消化、高热量、高维生素、高蛋白质、低脂肪饮食，鼓励患者多饮水。

8. 饮食护理及水化治疗的护理：术后患者若无恶心与呕吐可正常饮食。因造影剂高渗、含碘量高，患者如发生脱水，该药在肾内浓度增高，可致肾损害而发生急性肾损伤。水化治疗是使用最早、目前被广泛接受的有效减小造影剂肾病（CAN）发生率的方法。采用静脉、口服或两者相结合等方式进行水化治疗。手术当天及次日给予 1500~2000mL/d 液体量，保证每天尿量不少于2000mL。注意观察患者术后小便的颜色及性状，记录 24h 尿量。若患者术后24~48h 内出现少尿、无尿、血压升高、腰痛等症状，甚至出现过敏性休克，尿常规检查异常，肾功能急骤变化，应立即告知医生处理。

9. 骨髓抑制患者的护理：遵医嘱使用升白细胞或粒细胞的药物，如地榆升白片、重组人粒细胞刺激因子注射液（吉赛欣）等，注意观察药物不良反应，定期监测血常规及患者的症状。

（四）并发症预防及处理

1. 出血：术后观察患者皮肤、黏膜有无出血。一旦穿刺点有出血或皮下血肿，应立即指压止血，待出血停止后，拆除弹力绷带重新包扎。同时观察有无呕血、黑便症状，警惕发生上消化道出血，发生异常及时报告医生进行处理。若出现大量呕血，应立即开放口咽通道，负压吸引，预防窒息。有活动性大量出血时，协助医生进行止血处理，遵医嘱建立静脉通道进行药物止血，密切观察患者生命体征，呕吐物的颜色、性状及量，做好记录；或行 EVL、EVS 和组织胶注射术等治疗，必要时行经皮肝穿刺门静脉食管-胃底静脉栓塞术，或急诊行 TIPS，并做好急诊手术准备。

2. 感染：持续高热不退 1 周以上，伴寒战者应考虑合并感染，警惕肝脓肿、胆汁瘤发生。对于高危患者（如有胆道手术史）应预防性使用抗菌药物；对于术后出现较小无症状胆汁瘤者可观察随访，不予特殊处理；一旦出现肝脓肿或较大、有症状/继发感染的胆汁瘤，遵医嘱进行抗感染、降温等对症处理，必要时行经皮穿刺引流。

3. 假性动脉瘤：应密切观察穿刺处有无异常，一旦发现动脉穿刺部位出现搏动性包块，或伴有穿刺部位疼痛，应警惕假性动脉瘤形成，立即通知医生，行血管超声检查明确诊断。诊断明确后请血管外科会诊处理。

4. 股动脉栓塞：是 TACE 术后最严重的并发症。术后每小时观察穿刺侧肢体皮肤颜色、温度、感觉及足背动脉搏动情况，发现患者肢端苍白、感觉迟钝、皮温下降、足背动脉搏动消失、小腿剧痛，排除绷带包扎过紧等原因，提示可能有血栓形成，应立即通知医生处理。可做超声检查进一步明确诊断，同时抬高患肢并给予热敷，遵医嘱给予解痉及扩血管药物。禁忌按摩，以防栓子脱落。必要时行动脉切开取栓术。

5. 肝癌破裂出血：严密观察患者生命体征和腹部体征，若患者出现右上腹剧烈疼痛、腹膜刺激征及休克表现，腹腔穿刺抽出不凝血，应高度怀疑肝癌破裂出血的可能，行腹部增强 CT 可明确诊断。一旦发生肝癌破裂出血，应积极抗休克治疗，同时做好急诊手术准备。

6. 肝肾损害：肝细胞变性、坏死可导致氨基转移酶增高、黄疸、腹腔积液、白蛋白降低等。应用造影剂、化疗药物及肿瘤坏死崩解可以引起肾损害。应定期监测肝肾功能，遵医嘱在原有保肝药的基础上调整和加强用药，充分做好水化治疗，必要时做血液透析治疗，注意观察药物不良反应。

7. 术中胆心反射：化疗栓塞治疗可能引起患者肝区缺氧、疼痛，刺激胆道血管丛的迷走神经，出现一系列严重的临床表现，主要表现为心率降低、血压下降，严重者可因反射性冠状动脉痉挛导致心肌缺血、心律失常，甚至心搏骤停。术前给予阿托品或山莨菪碱进行预防，一旦术中出现胆心反射症状，协助医生采取吸氧、静脉注射阿托品 0.6~1.0mg、多巴胺升血压等措施进行对症处理。

8. 造影剂/化疗药过敏反应：主要表现为恶心与呕吐，严重的患者可出现明显的血压降低、呼吸困难、支气管痉挛、抽搐、肺水肿等。术前应询问患者有无造影剂/化疗药过敏史，遵医嘱静脉滴注地塞米松、使用止吐药进行预防。术中出现急性重度过敏反应时，应协助医生抢救，立即给予面罩吸氧，肌内注射肾上腺素（1∶1000）0.1~0.3mg，支气管痉挛者予 β_2 受体激动剂气雾剂吸入或地塞米松 10mg 静脉注射。术后出现过敏症状，立即向医生汇报并配合处理；同时，注意安抚患者及家属情绪。

9. 栓塞后综合征：主要表现有发热、腹胀、腹痛等。当体温<38.5℃时，选择物理降温方法；当体温≥38.5℃时，进行药物降温与物理降温，同时予补液治疗；密切观察呕吐物的量、性质、颜色，疼痛的部位、性质等，并遵医嘱使用止吐药、镇痛药并观察用药反应及有无电解质平衡紊乱。

10. 呃逆：患者出现呃逆时，遵医嘱给予肌内注射氯丙嗪，或针刺足三里、合谷等穴位进行治疗。

五、健康指导

1. 指导患者每天保证充足的睡眠，注意休息，可适当参加户外活动，劳逸结合；参加社会性抗癌组织活动，多与病友交流，树立战胜疾病的信心，保持心情愉悦，利于健康。

2. 指导患者进食高蛋白质、低脂肪、低胆固醇、高热量、高维生素、清淡、易消化软食，如牛奶、鸡蛋、豆制品、鱼、肉等；多吃新鲜蔬菜、水果，补充维生素及矿物质；注意烹调方法，不吃烤、煎、炸、焙、熏制食品，避免食用辛辣刺激性食物。

3. 指导患者注意保暖，预防感冒；保持室内环境清洁，每天通风 2 次，每次不少于 30min，保持空气湿润，相对湿度在 $50\%\sim60\%$。

4. 指导出院后仍需服药者要遵医嘱定时、定量服用，以改善肝功能，促进肝细胞再生；用药期间如出现不良反应，应立即停药，与医生取得联系；不可擅自乱服药，避免加重病情。

5. 指导患者戒烟、酒，减轻对肝的损害，并向患者讲解过量饮酒的危害，以提高患者戒酒的依从性。

6. 指导患者定期复查，TACE 术后 4~6 周首次复查，复查内容主要包括腹部 CT 平扫＋MRI 增强或平扫、胸部 CT 平扫、肿瘤标志物、肝肾功能和血常规。后期根据患者的肝功能、治疗耐受性、疗效和需要决定随访周期。

（李罗红）

第十三节　球囊阻断逆行静脉栓塞术及护理配合

一、概述

球囊阻断逆行静脉栓塞术（balloon-occluded retrograde transvenous obliteration，BRTO）通过静脉穿刺，经下腔静脉、左肾静脉、脾－肾分流道或胃－肾分流道等途径进入曲张静脉流出道远端，扩张球囊堵塞流出道后对胃底曲张静脉进行栓塞，从而达到预防出血的目的。

BRTO 是伴有胃－肾分流道或脾－肾分流道的胃底静脉曲张患者的替代治疗方法，通过胃－肾分流道或脾－肾分流道进入曲张静脉，能有效防止异位栓塞。

二、适应证

1. 胃底静脉曲张。

2. 存在脾-肾分流道或胃-肾分流道。

3. 伴肝性脑病。

三、禁忌证

难治性腹腔积液。

四、护理配合

(一) 术前护理

1. BRTO 术前可进食、饮水，避免空腹及过饱，避免因情绪紧张、饮食不均衡等导致胃肠道不适或发生低血糖而影响手术治疗。

2. 术前向患者介绍手术操作，使其明确自己在诊疗过程中发挥的作用及配合方式，缓解患者的术前焦虑、紧张情绪，增强其安全感，使其积极配合治疗。

3. 术前一晚患者应有较好的睡眠质量，对于紧张或睡眠困难者，遵医嘱给予小剂量的镇静剂。

4. 因术中会进行多次造影检查，术前指导患者熟练掌握呼吸屏气动作和床上解便练习，避免影响术后康复。

5. 术前完善相关检查，包括实验室检查和辅助检查（同 TIPS）。

6. 与患者和家属进行有效的医患沟通，指导他们签署知情同意书。

(二) 术中护理

1. BRTO 是在局部麻醉下进行的，整个手术过程中患者保持清醒，术中有任何不适都可以告知医护人员。患者在术中会有轻微不适，但一般可以耐受，无需特殊处理。

2. 手术操作过程：经右侧股静脉穿刺放置球囊导管，经下腔静脉、左肾静脉、脾-肾分流道或胃-肾分流道进入曲张静脉流出道远端。经球囊导管注入造影剂并扩张球囊，阻断流出道远端血流后进行造影，并根据分流道的大小估计栓塞剂的用量。显影后，采用超硬钢丝将球囊导管置于曲张静脉团下方，将分流道封闭，随即注入足量栓塞剂，10min 后抽回残余的栓塞剂。术后球囊保持充气 8~12h，并在确认栓塞剂栓塞效果后，在透视下取出球囊。

（三）术后护理

1. 患者术后 24h 内应卧床休息。监测患者生命体征，观察症状表现，如有无腹痛和心悸等，如有不适及时通知医生处理。

2. 管道护理：术后有导管和鞘管的患者，保持管道稳妥固定，防止管道脱落。8~12h 后拔管，拔管后注意观察局部有无再次出血的风险。

3. 观察穿刺点有无渗血、血肿、感染、皮肤破损，敷料是否清洁、干燥等。

4. 饮食护理：术后可根据患者的年龄和认知程度对患者实施个性化饮食指导；术后第 1 天嘱患者多饮水，加速体内造影剂的排泄。

（四）并发症观察及护理

术后常见的并发症如左上腹疼痛、恶心等，一般症状轻微，无需特殊处理，可自行缓解。如上述症状加重，及时通知医生，积极寻找原因并处理。

五、健康指导

1. 单纯做 BRTO 术的患者，术后需使用普萘洛尔或卡维地洛降低门静脉压力。普萘洛尔可通过阻断心脏 β_1 受体，使心排血量显著减少，较大程度地降低心率及门静脉压力，在用药期间会减慢心率，注意监测用药后的反应。指导患者掌握自我监测静息心率的方法：每天晨起卧床监测 1min 脉搏，正常脉搏为 60~100 次/分钟，服药期间不能低于 55 次/分钟，出现异常时及时就医，调整用药。

2. 指导患者术后进食高热量、高蛋白质、高维生素饮食；保持心情舒畅，劳逸结合，利于康复。

3. 指导患者密切观察自我症状，一旦出现呕血、黑便、腹腔积液、下肢水肿等不适应及时就诊。

4. 术后 6~8 周需首次复诊，以后每 6~12 个月复诊 1 次。复诊内容：血常规、生化 1 组（肝功能、肾功能）、生化 4 项（血脂、血糖、电解质等）、甲胎蛋白（AFP）、异常凝血酶原、内镜检查、上腹部增强 CT 或上腹部增强 MRI 检查等，重点关注胃底静脉曲张恢复情况。

（李罗红）

第十四节　肝癌射频消融术及护理配合

一、概述

射频消融术（RFA）是一种借助高频电流杀伤肿瘤组织的新型疗法。其原理是肿瘤组织耐热性差，当局部温度达到 41℃ 以上时肿瘤组织就会出现坏死，通过对电极产生热量，使周围肿瘤细胞发生蛋白质变性，最后导致肿瘤组织坏死、脱落，可有效提高治疗的准确率。在临床中，电极的置入方式包括经皮彩超引导、腹腔镜超声引导及开腹手术。

射频消融术适用于瘤体较小而不能或不宜手术切除治疗者，尤其是肝癌切除术后早期复发者。随着国内有关单位射频消融术治疗肝癌经验的不断积累，射频消融术的安全性和疗效进一步提高。射频消融术创伤小、安全性高、术后恢复快、并发症少、可重复操作，能最大限度地保护患者器官功能，适用于不能接受常规外科手术的老年患者、中晚期患者。临床多采用 TACE 联合局部射频消融治疗，多用于不能手术切除的直径为 3～7cm 的单发肿瘤或多发肿瘤，效果优于单纯的 TACE 或射频消融治疗。

二、适应证

1. 直径≤5cm 的单发肝癌或直径≤3cm 的 3 个以内多发肝癌。

2. 直径>5cm 的单发肝癌或直径>3cm 的多发肝癌：合并门静脉癌栓、左右侧门静脉至少有 1 支通畅的晚期肝癌，射频消融可作为联合治疗的一部分。

3. 外科切除、射频消融、TACE 等术后肝癌残余、复发、新发。

4. 患者等待肝移植前控制肿瘤生长及移植后复发、转移的治疗。

5. 肝功能分级 Child-Pugh A 级或 B 级，或经治疗达到该标准。

6. 血小板计数>50×10^9/L。

7. 体力状态评分 0～2。

三、禁忌证

（一）绝对禁忌证

1. 肝功能分级 Child-Pugh C 级，经治疗未改善。

2. 意识障碍。

3. 弥漫型肝癌。

4. 心、肺、肝、肾等主要器官功能减退。

5. 胆系感染、败血症。

6. 顽固性大量腹腔积液。

7. 不可纠正的凝血功能障碍。

8. 肝外门静脉癌栓、肝外胆管癌栓、非肝段下腔静脉癌栓。

（二）相对禁忌证

1. 中等量腹腔积液。

2. 30×10^9/L＜血小板计数＜50×10^9/L。

3. 51.3μmol/L≤血清总胆红素≤68.4μmol/L。

四、护理配合

（一）术前护理

详见本章第十二节"原发性肝癌经导管动脉化疗栓塞术及护理配合"。

（二）术中护理

详见本章第十二节"原发性肝癌经导管动脉化疗栓塞术及护理配合"。

（三）术后护理

1. 体位与活动：患者在麻醉清醒前去枕平卧位，头偏向一侧，避免患者呕吐引起误吸；麻醉清醒后，可自主卧位。

2. 病情观察：麻醉清醒前严密观察患者神志、瞳孔大小、对光反射及肌力恢复情况，记录麻醉清醒时间。麻醉清醒后至术后24h内应每班记录患者神志及生命体征。术后注意观察患者尿液的颜色、性状、量，保持尿液≥2000mL/d；嘱患者多饮水，多食新鲜蔬菜、水果，增加机体液体量，减少对肾的损伤。

3. 吸氧：常规给予低流量吸氧，减轻对肝细胞的损伤，促进肝细胞再生。

4. 疼痛护理：询问患者有无疼痛，疼痛部位、程度、性质、持续时间及缓解方式等。术后进行动态疼痛评分，当VAS≥4分或患者暴发疼痛时，应立即通知医生，积极采取镇痛措施，并在口服给药1h、肌内注射给药30min、静脉给药15min后再次对患者进行评估和记录，观察镇痛效果及病情进展。

5. 穿刺部位护理：保持穿刺部位敷料清洁、干燥、固定。观察患者腹部有无膨隆，是否有压痛、反跳痛及肌紧张，肝区经皮穿刺点有无出血、周围皮肤有无红肿及损伤；若穿刺点周围皮肤红、肿、热、痛，排除疾病原因后可进行间断冷敷来缓解症状。

6. 饮食与营养：术后禁食4～6h，无恶心与呕吐后给予高热量、高蛋白质、高维生素饮食，补充足够的维生素及蔬菜，减少辛辣刺激食物。

7. 生活护理与心理护理：术后协助患者进行日常生活，防止患者发生跌倒等意外。关注患者情绪波动，加强与患者之间的沟通，尽早给予心理指导和适当的情感支持，让患者以积极的心态面对疾病，利于康复。

8. 并发症的观察及护理。

（1）发热：射频消融治疗使肿瘤组织发生液化坏死，坏死物被吸收后会引起体温上升，一般在38℃左右，3～5天后体温可恢复正常。可采取物理降温的方法让患者感受舒适。发热程度、持续时间常与坏死范围有关，坏死范围越大，发热时间越长，体温越高。少数患者发热时间可长达2周以上，对于持续高热者，遵医嘱给予对症处理。

（2）胃肠道反应：由于手术时对患者腹膜的刺激、使用麻醉药物及患者精神紧张等因素，患者术后常出现恶心与呕吐等胃肠道反应，一般症状较轻，可自行缓解。症状较重者遵医嘱给予止吐药物，应注意清除口腔内呕吐物，以防发生误吸，同时注意观察呕吐物的颜色、量、性状及用药后反应，做好护理记录。

（3）腹腔出血：肝癌患者常伴有凝血功能异常，存在出血的风险。术后如发现患者有腹肌紧张、进行性腹部膨隆、血流动力学不稳，有压痛及移动性浊音，应高度警惕是否发生了腹腔出血，并立即通知医生，积极配合医生抢救处理。

（4）腹胀：因手术刺激腹膜或胃肠道，可引起患者交感神经兴奋，抑制胃肠道运动导致腹胀不适。根据腹胀程度遵医嘱给予肛管排气或中药外敷腹部等措施缓解，观察和记录腹胀的缓解情况及患者有无其他不适。

（5）肝功能受损：主要是因过度消融肿瘤旁肝组织、肝内胆管受损致肝功能受损。一般射频消融治疗后24～48h可出现肝功能轻度异常，主要表现为胆红素升高、氨基转移酶升高、白蛋白降低等。术后常规保肝、对症治疗，1～2周后可缓解。对于胆管扩张明显者可行胆道引流或胆道成形术，对于形成胆汁瘤者可行经皮穿刺置管引流。密切观察患者症状并定期监测相应指标。

（6）感染：常因消融区组织液化坏死导致继发感染或胆道系统感染，应密切监测患者体温变化及症状。遵医嘱给予抗感染等治疗，形成脓肿时可行经皮穿刺抽吸或置管引流。

（7）肝包膜下出血：是射频消融术较为严重的并发症之一。肝癌患者多因合并肝硬化、肝功能失代偿而出现凝血功能障碍，术后可能出现穿刺针道渗血、穿刺损伤肋间动脉及肝内血管。嘱患者术后应绝对卧床休息，避免剧烈运动，密切观察生命体征及生化指标等结果，关注患者的主诉，遵医嘱给予对症处理。

（8）肝脓肿：因较大病灶完全消融后形成大量的液化坏死物质，机体不能在短时间内完全吸收，可引起肝脓肿，同时也为细菌生长繁殖提供有利条件。根据患者病情进行肝脓肿引流，治疗后做好引流管的护理，观察患者的症状；避免管道打折、弯曲及脱出；准确记录引流液的颜色、性状和量。

（李罗红）

第十五节　经内镜逆行胰胆管造影术及护理配合

一、概述

经内镜逆行胰胆管造影术（ERCP）是利用十二指肠镜到达十二指肠乳头、胰管与胆管共同开口处注入造影剂，在 X 线显影下进行胰腺、胆道系统疾病诊断的方法。借助 ERCP 开展的内镜下括约肌切开（endoscopic sphincterotomy，EST）、取石、扩张、经内镜逆行胆管引流（endoscopic retrograde biliary drainage，ERBD）、内镜下鼻胆管引流（endoscopic nasobiliary drainage，ENBD）等，又使单纯的诊断性 ERCP 发展成为综合的诊治胆胰疾病的重要微创手术方式。ERCP 具有创伤小、风险小、并发症少、疗效确定、诊治一体化完成等优点，临床上应用广泛。

二、适应证

随着 ERCP 技术的更新和发展，ERCP 的重心也逐步向治疗方面转移，以下疾病是目前 ERCP 最常见、最适宜的适应证。

1. 胆汁淤积性黄疸。
2. 急性胆管炎。
3. 胆总管结石。
4. 胆道蛔虫。
5. 胆管狭窄、胆管损伤、胆瘘。

6. 怀疑壶腹部肿瘤。

7. 急性胆源性胰腺炎、复发性胰腺炎。

8. 胰管扩张、狭窄、结石等。

三、禁忌证

1. 有严重心、肾、肺功能不全，全身情况差不能耐受内镜检查。

2. 凝血功能严重障碍及出血性疾病。

3. 十二指肠乳头以上的消化道狭窄。

四、护理配合

（一）术前护理

1. 仔细询问病史，评估患者是否有 ERCP 禁忌证。

2. 术前向患者详细介绍检查的目的、意义和方法，介绍操作过程中可能出现的不适，使患者解除顾虑，取得患者的主动配合，并确认签署知情同意书。

3. 向患者讲解检查配合要点及缓解不适的方法，如插镜时做吞咽动作、恶心时做深呼吸等。

4. 协助患者除去金属配饰及影响摄片的衣物等，并取下义齿。

5. 造影前一天检查患者血常规及淀粉酶水平。

6. 患者术前应禁食 6h 以上，询问患者有无过敏史，做好碘过敏试验。造影剂一般用 76% 复方泛影葡胺加生理盐水稀释至 25%；对碘过敏的患者，可用碘海醇注射液（欧乃派克）。

7. 术前 30min 肌内注射阿托品 0.5mg、地西泮（安定）10mg、盐酸哌替啶 50mg，以解除患者紧张情绪及减少肠蠕动；必要时在患者右上肢建立静脉通道。

8. 术前必须严格按照相关规定进行器械消毒。

（二）术中护理

插入内镜（插入方法同胃镜检查）后，应先对食管、胃及十二指肠做全面的检查，当内镜到达十二指肠降段时，将内镜拉直（拉直后的内镜在门齿的刻度约为 60cm）以利调整镜头与十二指肠乳头的位置，患者的反应也少。确定十二指肠乳头开口后，不要急于插管，首先应将十二指肠乳头调整到视野中央，且使胆总管口侧隆起的行走方向与造影导管活动的轨迹一致。如肠蠕动过快影响插管，可静脉注射山莨菪碱，以稳定肠管，便于插管。术前先将导管充满造影剂，然后关闭导管末端的三通接头，防止气泡注入胰胆管内形成假结石影。推注造影剂时力量要均匀，切勿推注过快或用力过猛。在 X 线荧屏上看到胰胆管显影清楚时，即停止注射，以防压力过高，使患者产生剧烈腹痛，甚至造成胰胆管破裂。Oddi 括约肌切开时注意调整切刀方向，缓慢匀速逐层切开，避免引起出血和穿孔，肠蠕动时减小刀弓张力以免损伤肠壁。术中应注意观察患者面色、脉搏、呼吸和血压，密切观察病情变化，如发生术中并发症应协助医生积极处理，避免或减轻不良后果。

（三）术后护理

1. 一般护理：术后患者卧床休息 24h，1 周内避免频繁剧烈活动。

2. 饮食护理：术后禁食 1～3 天，之后根据情况由流质饮食过渡到软食，1 周后可进普食。

3. 病情观察：监测患者生命体征变化及有无恶心、腹痛、呕血、黑便等症状。腹痛明显者应查血淀粉酶及血常规。

4. 鼻胆引流管的护理：严格执行无菌操作，妥善固定引流管，保持引流管通畅，引流袋/瓶置于较低位置便于引流；每天观察引流液的颜色、性质、量，并准确记录；观察引流管的长度，检查有无脱出；如发现引流管堵塞或引流不畅，可遵医嘱调整引流管位置和深度或用生理盐水低压冲洗引流管。带管患者同时需做好口腔护理，避免细菌滋生。鼻胆引流管刺激咽喉所致的不适感在术后 1～2 天可逐渐适应，不影响进食，应加强对此的解释沟通。

5. 并发症观察及护理。

1）急性胰腺炎。

（1）病因：术后急性胰腺炎的发生与胰腺实质受损有关，多数为轻症急性胰腺炎，常见原因包括插管损伤 Oddi 括约肌，造影剂注入过快、过量，Oddi 括约肌功能紊乱，胆胰原有疾病致胰管高压等。

（2）临床表现：腹痛、恶心与呕吐、腹胀、腹膜炎体征、皮下出血，水、电解质平衡紊乱，休克、发热、黄疸、血糖升高等。

（3）实验室检查：术后 2～24h 血淀粉酶增高达正常 4～5 倍即为术后高淀粉酶血症，经术后预防性应用抗生素和抑制胰液分泌的药物、禁食等一般处理后可完全恢复。血淀粉酶升高的同时伴有持续剧烈腹痛、恶心与呕吐等症状时则考虑并发急性胰腺炎，应积极按急性胰腺炎处理。

（4）护理措施。

①休息与活动：重症者绝对卧床休息。协助患者取弯腰、屈膝侧卧位以减

轻疼痛；取半坐卧位以利于呼吸，便于腹腔渗液引流至盆腔。因剧痛辗转不安者应防止坠床。

②饮食护理：食物是胰液分泌的天然刺激物，短期禁食可减少胰液分泌，减轻胰腺自身消化，并可缓解呕吐和腹胀。轻症患者需禁食3～5天并予胃肠减压；患者口渴时可含漱或湿润口唇；禁食期间每天液体入量需达3000mL以上，胃肠减压时补液量应适当增加，注意维持水、电解质平衡。腹痛缓解、发热消退、白细胞计数及淀粉酶恢复正常后，可由少量无脂流质饮食开始逐渐恢复正常饮食，避免刺激性强、易产气、高脂肪及高蛋白质食物，切忌暴饮暴食和酗酒。

③病情观察：严密观察患者生命体征、意识及尿量的变化；观察腹部症状和体征的变化及胃肠减压时引流物的颜色、性质和量；观察皮肤弹性，判断脱水程度，准确记录24h出入液量；遵医嘱定时采集标本进行血、尿淀粉酶及血清脂肪酶、血钙及血糖等的测定。

④用药护理：遵医嘱用药，观察药物疗效及不良反应；有过敏史者及妊娠期女性和儿童禁用。

A. 阿托品：具有解痉镇痛的作用；不良反应有口干、心率加快、腹胀、青光眼加重及排尿困难等。

B. 西咪替丁：能显著抑制胃酸分泌，注意静脉给药时速度不宜过快；偶有血压降低、呼吸心搏停止等不良反应。

C. 奥曲肽：抑制胰液分泌，需持续静脉滴注给药；用药后注射部位可有疼痛或针刺感。

D. 抑肽酶：抑制胰酶活性，但可产生抗体，有过敏的可能。

E. 加贝酯：能广泛抑制与急性胰腺炎发展有关的蛋白酶的释放及活性；静脉滴注时速度不宜过快，防止药液外渗，多次使用时应更换注射部位，药液应新鲜配制。

⑤症状和体征的护理：疼痛剧烈者，在明确病因的前提下，可遵医嘱给予哌替啶，但需注意哌替啶反复使用可致成瘾。注意急性胰腺炎患者镇痛禁用吗啡，以免Oddi括约肌痉挛，加重病情。对发热患者进行物理降温，并观察降温效果。做好口腔、皮肤护理。

2）出血。

（1）出血最常发生于EST术中或术后，一般出血多表现为术中切口渗血；少数为迟发性出血，可能在术后48～72h内发生。出血与患者凝血功能及阿司匹林、类固醇类药物的使用密切相关。因此，术前有凝血功能障碍的患者必须待凝血功能障碍纠正后才能安排手术治疗；长期口服抗凝血药者则应术前及术后停药 1 周；出血倾向明显者，可予输注血浆和补充维生素 K_1。发生术中切口渗血，应立即予 1∶10000 去甲肾上腺素盐水稀释液冲洗、电凝、止血夹等方法止血。

（2）护理措施。

①休息与活动：限制活动，有利于出血停止。少量出血者应卧床休息；大出血者绝对卧床休息，下肢略抬高，注意保暖。治疗和护理工作应有计划地集中进行，以保证患者的休息和睡眠。

②饮食护理：术后禁食 24～48h。禁食期间给予高热量和高营养静脉补液，维持水、电解质平衡，积极预防和纠正体液不足，同时监测凝血功能。

③病情观察：行心电监护，观察生命体征，观察患者有无心律失常、脉搏细弱、血压降低、呼吸困难、体温不升或发热；观察患者精神和意识状态，皮肤和甲床色泽；准确记录 24h 出入量。若患者突发腹部剧痛、面色苍白、休克，应立即报告医生，协助患者取中凹位，建立静脉双通道补液，并做好术前准备。

④用药护理：遵医嘱使用止血药，并观察药物的疗效。术后 1～3 天观察鼻胆引流管引流有无血性液体，有无黑便，必要时可查大便隐血试验和血红蛋白水平。

3）急性胆道感染。

（1）多在术后 2～3 天出现，发生的主要原因是胆道梗阻或引流不畅。手术器械应严格消毒灭菌，尽可能将结石取尽。如结石难以一次取尽，应先置鼻胆引流管或支架引流。

（2）护理措施。

①一般护理：急性期或准备手术者，应禁食或胃肠减压。治疗期间应积极补充液体、电解质和足够的热量等，以维持患者的水、电解质、酸碱平衡和良好的营养状态。根据患者的体温情况，采取物理降温和（或）药物降温。

②病情观察：动态观察患者神志、生命体征、腹部体征及循环血量，心、肺功能变化，皮肤黏膜情况等；准确记录 24h 出入量，保持水、电解质和酸碱平衡。定时检查血清学等各项实验室指标变化。若出现寒战高热、腹痛、黄疸等情况，应考虑发生急性胆管炎，及时报告医生，并积极配合处理。

③疼痛护理：根据疼痛的部位、性质，发作的时间、诱因及缓解的相关因素，对诊断明确且剧烈疼痛者，可给予消炎利胆、解痉镇痛药物。禁用吗啡，以免引起 Oddi 括约肌痉挛。

④治疗感染：遵医嘱合理应用抗生素，并联合用药。必要时再次行 ERCP 或外科手术治疗。

4）肠穿孔。

（1）发生率低，与十二指肠乳头狭窄、切口过大、毕Ⅱ式胃切除术后等相关。肠穿孔是 ERCP 术较严重的并发症，处理关键在于早发现、早诊断、早治疗。对怀疑有肠穿孔者应行 X 线或 CT 检查明确有无腹腔积气。

（2）护理措施。

①体位：无休克情况下一般取半卧位，促进腹腔内渗出液流向盆腔，有利于炎症的局限和引流，减轻中毒症状，同时可促使腹内脏器下移，减轻因明显腹胀挤压膈肌而对呼吸和循环系统造成的影响；休克患者取平卧位或中凹位。

②禁食、胃肠减压：胃肠减压的目的包括抽出消化道内容物和气体，减少消化道内容物继续流入腹腔，减少消化道内积气、积液，改善消化道壁的血运，有利于炎症的局限和吸收，促进消化道恢复蠕动。安置胃肠减压期间做好口腔护理，注意营养支持，保持水、电解质、酸碱平衡。

③对症护理、缓解不适：对于高热患者给予物理降温；对于已确诊的患者可酌情使用镇痛药；控制感染，增强营养支持。

④病情观察：安置心电监护、记录出入量，必要时监测中心静脉压、血气分析等。同时应迅速建立静脉通道，遵医嘱补充液体和电解质等，以纠正水、电解质及酸碱平衡紊乱；急性腹膜炎中毒症状明显并有休克时，给予抗休克治疗。

⑤抑制胰液分泌：生长抑素能抑制胰液分泌，循环中生长抑素水平显著降低时，可予生长抑素或其类似物奥曲肽持续静脉滴注。用药后注射部位可有疼痛或针刺感。

⑥鼻胆引流管的护理。

⑦防止感染：遵医嘱合理应用抗生素，若患者症状加重应及时行手术治疗。

5）其他并发症及其护理。

（1）术后低血糖：特别是胆胰疾病合并糖尿病患者行 ERCP 术后更易出现，发生时间为术后 10～20h。术后低血糖分两类，即交感神经过度兴奋和中枢神经系统功能紊乱症状。前者表现为出汗、心悸、饥饿感、烦躁等，后者表现为头晕、头痛、精神症状甚至昏迷。床旁备含糖溶液或水果糖，患者有低血糖症状可立即口服。症状较轻者，立即进食水果糖或喝含糖溶液，缓解症状；症状严重或意识不清者，静脉注射 50％葡萄糖注射液 40～50mL，如数分钟后仍未缓解可重复 1 次。术后常规抽血查胰酶的同时监测血糖。遵医嘱合理安排输液顺序，先补糖后补盐。

（2）呕吐：为使用哌替啶所致。应做好口腔护理，观察呕吐物的颜色、性状、量。呕吐时立即将患者头偏向一侧，保持呼吸道通畅，避免误吸或窒息。

（3）造影剂过敏反应：表现为皮疹、全身皮肤瘙痒、心率加快、脉速、气促等，按过敏反应处理。

（4）过敏性休克：术后常规心电监护，严防使用镇痛药掩盖病情，延误抢救。

（5）呼吸抑制：主要是镇静剂使用过量所致，多见于老年患者。密切观察患者的呼吸情况，在条件许可时可监测血氧饱和度，必要时进行氧疗，保持呼吸道通畅，特别是老年人和原有心血管及呼吸系统疾病者应密切观察。

（6）取石篮嵌顿：此并发症发生率较低，套住结石的取石篮嵌顿在胆管下端，无法松开及退出取石篮。一旦发生可用应急碎石手段或改用体外碎石，无效时可手术治疗。

6. 心理护理：由于社会角色发生变化、对周围环境不适应，加上面对疾病的痛苦，很多患者可能产生紧张情绪，护士需要做好患者及家属的解释安慰工作，讲解疾病的相关知识，稳定患者情绪、缓解焦虑，使患者能够配合治疗和护理。

（曹凤）

第十六节　肝穿刺活组织检查及护理配合

一、概述

肝穿刺活组织检查（liver biopsy）简称肝活检，指用穿刺针经皮穿刺至肝采取肝组织标本的一种手段（图 6－11）。肝活检取出的肝组织标本可以进行组织学检查或制成涂片做细胞学检查，以明确肝疾病的诊断，或了解肝疾病严重程度、观察治疗效果及判断预后。肝活检被认为是肝疾病诊断的"金标准"。

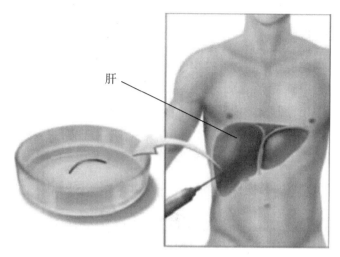

图 6-11　肝活检示意图

二、适应证

1. 原因不明的肝功能异常、肝硬化，以及需要明确有无肝纤维化或肝硬化的临床情况。

2. 原因不明的肝增大。

3. 慢性乙型肝炎患者的抗病毒时机选择（评估肝纤维化或炎症坏死程度）及疗效评估与监测，预后判断。

4. 考虑自身免疫性肝病，包括自身免疫性肝炎、原发性胆汁性胆管炎、原发性硬化性胆管炎及相互重叠的所谓重叠综合征，肝活检有助于诊断及治疗方案制订。

5. 考虑遗传代谢性肝病，如 Wilson 病（肝豆状核变性）、遗传性血色病、α_1-抗胰蛋白酶缺乏症等，肝活检有助于诊断及治疗方案制订。

6. 酒精性肝病与非酒精性脂肪性肝病的诊断及肝组织纤维化程度的确定。

7. 对于肝脓肿，建议在置管引流的同时行脓肿壁（实质性成分）穿刺活检以排除恶性肿瘤。

8. 肝肿物性质不明（但肝肿物有手术指征且患者同意手术切除者，无肝活检必要）。

9. 肝移植术后，如考虑排斥反应或感染等并发症，可考虑肝活检协助诊断。

三、禁忌证

1. 临床考虑肝血管瘤、肝多房性棘球蚴病。
2. 肝外梗阻性黄疸。
3. 有明显出血倾向，或严重血小板减少、凝血功能障碍。
4. 昏迷或其他疾病不能配合。
5. 穿刺路径有感染病灶。

四、实验室及影像学检查

血常规、肝肾功能、电解质、凝血功能、血型、输血前全套等，根据情况选择肝彩超、超声造影、CT 检查、MRI 检查等。

五、操作过程

1. 根据疾病病灶所在部位，患者可取仰卧位或左侧卧位，身体右侧靠近床边，右手臂上抬、弯曲置于枕后，方便操作。

2. 穿刺点一般取右侧腋中线第 8、第 9 肋间肝叩诊实音处，或在 B 超定位、腹腔镜直视下穿刺。避免穿过肺组织、胸膜腔或胆囊；如病变位置较深，需避开大血管。

3. 严格执行无菌操作，术者戴口罩、帽子及无菌手套，常规消毒穿刺局部皮肤，铺无菌孔巾，以 2% 利多卡因局部逐层浸润麻醉穿刺点皮肤、肌肉与肝包膜。

4. 根据穿刺目的，备好快速穿刺针，肝组织穿刺活检建议 16G 穿刺针，肝肿块穿刺活检建议 18G 穿刺针，肝组织条标本至少 1.5cm 长。

5. 先用穿刺锥在穿刺点皮肤上刺孔，将穿刺针由此孔沿肋骨上缘与胸壁呈垂直方向刺入 0.5～1.0cm，然后将注射器内液体推注 0.5～1.0mL，冲出存留在穿刺针内的组织，以免针头堵塞。

6. 将注射器抽吸呈负压状态，同时嘱患者先深吸气，然后于深呼气后屏气，操作者在患者行屏气的一瞬间将穿刺针迅速刺入肝内，立即进行抽吸，吸得标本后，立即拔出。整个穿刺、抽吸、拔针的过程要求快且准，穿刺深度一般不超过 6～8cm。

7. 穿刺完毕后穿刺点消毒，无菌纱布覆盖并固定，多头腹带紧束肋部及上腹部加压包扎至少 2h。

8. 将抽吸出的肝组织标本注入 95% 酒精或 10% 甲醛固定液中，或制成玻片，做好详细标注后送检。

六、护理配合

（一）术前护理

1. 向患者及家属说明肝活检的目的和意义、可能出现的并发症和处理方法，消除其顾虑和紧张情绪，指导患者签署知情同意书。

2. 术前患者需完成血常规、血型、凝血功能、血小板计数和肝功能的检查。若凝血功能异常可肌内注射 10mg 维生素 K_1，连用 3 天后复查，结果正常后才能行穿刺。

3. 术前行胸部 X 线检查，以了解有无肺气肿、胸膜肥厚。

4. 术前停用抗凝血药（一般抗血小板药物停用 7～10 天，华法林至少停用 5 天，低分子量肝素停用 12～24h），禁食 8～12h。对精神紧张者，可适当给予镇静剂。

5. 指导患者做屏气训练（深吸气、呼气、屏气片刻），以利术中配合。指导患者戒烟。

（二）术后护理

1. 术后患者应严格卧床 2～24h，根据患者有无出血高危因素（如高龄、术前凝血功能差、穿刺针数多等），个体化决定卧床时间，术后 48h 内避免剧烈活动或提举重物。

2. 术后病情观察。

（1）术后 4h 内每 15～30min 测量血压、脉搏 1 次，注意观察穿刺部位有无渗血、红肿、疼痛。

（2）如患者有脉搏细速、血压下降、烦躁不安、面色苍白、出冷汗等内出血征象，应立即通知医生紧急处理。

（3）若穿刺部位疼痛明显，应仔细查找原因，若为一般组织创伤性疼痛，可遵医嘱给予镇痛药，若为气胸、胸膜休克或胆汁性腹膜炎，应及时处理。

3. 并发症观察及护理。

（1）局部疼痛：一般为钝痛，少有剧痛，最多不超过 24h，无需特殊处理，必要时给予镇痛药。

（2）穿刺点感染：少见，可能为消毒或无菌操作不规范造成，表现为穿刺点皮肤红、肿、热、痛，可遵医嘱使用抗生素。

（3）腹腔出血：如无出血证据，可不用止血药。如有出血证据，可遵医嘱使用止血药、适当补液，密切观察病情、生命体征及腹部体征变化，动态监测血红蛋白及腹腔积液变化。

（4）消化道穿孔：发生率很低，为穿刺过程中损伤消化道所致，一般此类患者有腹痛症状及腹膜炎体征。发生后患者立即卧床休息，禁食、禁饮，密切观察生命体征，对症处理。

（5）气胸、血胸或血气胸：由穿刺点过高，或患者深吸气时穿入胸腔所致。患者可表现为胸闷、呼吸困难，经肺部体格检查及查胸部 X 线片、肺部彩超可明确。对于轻度闭合性气胸、血胸或血气胸，患者肺压缩范围较小且无明显呼吸困难，无需特殊治疗，可自行吸收。对于严重气胸、血胸或血气胸，患者肺压缩范围较大且有明显的呼吸困难，应行胸腔闭式引流。

（6）胆心反射：肝活检过程中可能会刺激到迷走神经（副交感神经）而诱发胆心反射，主要表现为心率下降、血压下降，严重者可因反射性冠脉痉挛造成心肌缺血、心律失常，甚至出现心搏骤停，需积极处理，临床上通常使用阿托品静脉注射以对抗迷走神经兴奋。

（陈芳）

第十七节　经皮肝穿刺胆道引流术及护理配合

一、概述

经皮肝穿刺胆道引流术（percutaneous transhepatic cholangiography and drainage，PTCD）是在 X 线或超声引导下，利用穿刺针经皮穿入肝内胆管，再将造影剂直接注入胆管而使肝内外胆管显影，同时通过造影管行胆道引流。重度梗阻性黄疸患者施行经皮肝穿刺胆道造影（percutaneous transhepatic cholangiography，PTC）后，置管于肝胆管内引流减压，既可防止 PTC 造成的胆瘘酿成腹膜炎，又可缓解梗阻性黄疸、改善肝功能，同时便于临床治疗用药，为择期手术做好术前准备。

二、适应证

1. PTC 主要用于梗阻性黄疸，以了解胆道梗阻部位、范围和原因。
2. PTCD 主要用于下列情况。
（1）晚期肿瘤引起的恶性胆道梗阻，行姑息性胆道引流。

（2）深度黄疸的术前准备。

（3）急性胆道感染，如急性梗阻性化脓性胆管炎，行急诊胆道减压引流，使急诊手术转为择期手术。

（4）通过引流管行化疗、放疗、溶石、细胞学检查及经皮行纤维胆道镜取石等。

三、禁忌证

1. 对碘过敏，有严重凝血功能障碍，严重心、肝、肾衰竭和大量腹腔积液者。

2. 肝内胆管被肿瘤分隔成多腔，不能引流整个胆道系统者。

3. 超声检查证实肝内有大液平面，疑为肝棘球蚴病者。

四、操作过程

1. 术前超声定位，选择引流充分、入路较短、扩张较显著胆管为目标胆管，并确定穿刺方向。

2. 目标胆管选定后消毒铺巾、局部麻醉，局部麻醉可在实时超声引导下浸润至脏层。

3. 根据胆管扩张的程度选择适宜的穿刺针。穿刺针突破皮肤后，实时调整进针方向，快速准确到达目标胆管边缘，嘱患者呼吸配合，将穿刺针插入胆管内，实时超声可见针尖点片状强回声进入胆管内，退出针芯见胆汁溢出表示穿刺成功。

4. 顺套管针鞘放置导丝，导丝尽可能向远端推进。实时超声观察，导丝必须是没有旋转地顺行向肝门推进。

5. 使用扩张器顺导丝扩张置管通道，然后顺导丝放入引流管。

6. 拔除导丝，固定引流管。

五、护理配合

（一）术前护理

1. 嘱患者术前禁食、禁饮 6h，避免因麻醉或操作时呕吐而致误吸和窒息。

2. 向患者讲解操作的目的、意义和可能出现的并发症及处理方法，消除患者顾虑，在其充分理解后签署知情同意书。

3. 造影前 1h 给镇静剂，但禁用吗啡，以免引起 Oddi 括约肌痉挛而混淆诊断。

4. 术前遵医嘱使用抗生素，嘱患者术前一天进食少膳食纤维饮食。

5. 术前行血常规、肝肾功能、凝血酶原时间检查，以及做碘过敏试验。

6. 必要时行影像学检查，包括超声检查、CT 检查、MRI 检查等，明确病变部位、性质及肝内胆管扩张的情况。

（二）术后护理

1. 患者回病房后，至少平卧 6h、卧床休息 24h，饮食宜高热量、高维生素、低脂、优质蛋白质、易消化、忌辛辣、生冷食物和烟酒；多食新鲜蔬菜与水果，保持大便通畅。长期外引流者易出现电解质平衡紊乱，应多进食香蕉、橘子、香菇等含钾高的食物，定期复查电解质，必要时遵医嘱补钾治疗。口服引流出的胆汁有利于改善患者的胃肠道功能和营养状况，减少水和电解质的流失，促进肝功能的恢复。

2. PTCD 术后 4h 内每小时测量生命体征 1 次，严密观察其变化。一旦患者发生心率加快、血压下降，叩诊腹部有移动性浊音则提示有出血、胆瘘等并发症发生的可能，应立即通知医生，并加快输液速度，同时积极配合医生处理。如果有胆道感染，应遵医嘱合理使用抗生素。

3. 准确记录出入量，定时测量尿量、尿色、尿比重，有助于确定循环情况。

4. 建立静脉通道静脉补液，维持水、电解质平衡。

5. 做好引流管护理，妥善固定引流管以免引流管滑脱，观察引流液的性状及引流量，并做好记录。如发生引流管引出血液，引流不通畅、阻塞等异常现象，及时配合医生处理。

（三）并发症观察及护理

1. 出血：是 PTCD 的早期常见并发症之一，发生率为 3%~8%；多由术中穿刺损伤肝动脉、肋间动脉或门静脉等引起；主要表现为腹痛、引流液中带血、便血，出血量多时有休克表现。若发生出血，应严密监测生命体征，观察腹部体征及引流液情况，遵医嘱予以合理用药，必要时行血管造影诊断及栓塞治疗或急诊外科手术治疗。

2. 胆瘘：是 PTCD 常见的严重并发症；主要原因是术中穿刺损伤胆管、引流管堵塞及移位、腹腔积液增加等；临床表现为右上腹或全腹压痛、反跳痛等腹膜刺激征，胆汁引流减少。对发生胆瘘者：①绝对卧床休息，以左侧卧位为主。②密切观察腹部体征、生命体征，一旦出现剧烈、持续性右上腹疼痛，发热并伴有腹膜刺激征、肠鸣音消失，应立即报告医生处理。③妥善固定引流管，一般置入导管长度不少于 5cm，观察引流液的量、性状、颜色。

3. 胆管感染：发生率为 14%～47%；临床表现为引流胆汁颜色及性状改变，引流量减少，寒战高热。护理措施：①每天更换引流袋，引流袋置于低位，防止胆汁反流。②监测体温变化。③保持引流管引流通畅，遵医嘱使用抗生素。

4. 高淀粉酶血症或胰腺炎：主要发生于肝胰壶腹部肿瘤者，可因导管与导丝操作刺激，或胰管内注入大量造影剂，引发高淀粉酶血症或胰腺炎。按照胰腺炎对症支持治疗及护理。

5. 其他并发症。

1）胆汁分泌过量：需要及时纠正水、电解质平衡紊乱。

2）引流管堵塞和脱位。

（1）堵塞：是造成引流失败和继发胆管感染的重要原因。一旦发生引流管堵塞，应先用生理盐水冲洗引流管；外引流者，从三通旋塞直孔缓慢回抽胆汁至无法抽出，关闭直孔端后，另一支注射器由侧孔以脉冲式缓慢注入 3～5mL 生理盐水，再由直孔回抽，酌情抽吸 2～4 次；有内引流者，不回抽，仅冲管，以免肠内容物反流。

（2）脱位：固定导管，将导管距穿刺口约 1cm 处置入导管固定装置（思乐扣）卡槽，顺着导管出口方向粘贴固定于皮肤上，导管标识醒目。

3）胸腔并发症：胆管－胸腔瘘、气胸、血胸等。穿刺中注意调整进针角度，避开肋膈角。

六、健康指导

PTCD 成功以后，根据患者病情决定下一步治疗措施。对于带引流管出院的患者，要教会患者及家属护理引流管，观察胆汁引流量和颜色；督促患者遵医嘱复查，每天测量体温，及早发现感染征象；发现发热、腹痛，引流胆汁量、颜色、性状改变等应及时就诊。对积极配合的患者给予适当的肯定，提高其带管接受度和依从性。

（陈芳）

第十八节　经内镜鼻－空肠营养管置入术及护理配合

一、概述

内镜下空肠营养管置入方式主要包括传统经鼻置入（X线引导下）、经鼻置入（内镜下）、通过内镜置入（Seldinger技术）。

二、适应证

1. 胃麻痹、胃排空障碍。
2. 幽门狭窄。
3. 重症监护患者进行胃液引流、胃液 pH 值测定、胃出血的早期诊断和治疗。

三、禁忌证

1. 鼻咽狭窄。
2. 鼻咽部严重损伤。
3. 严重凝血功能障碍。

四、操作过程

（一）传统经鼻置入（X线引导下）

1. 选择置管鼻孔，对鼻腔进行清洁。
2. 麻醉鼻腔（使用局部麻醉药凝胶或喷雾）。
3. 让患者身体上部保持直立或约成45°的半卧位。
4. 使用凝胶［或中链三酰甘油（MCT）油］润滑营养管末端，然后在插入过程中依次润滑整个营养管。
5. 将营养管末端插入鼻腔，在推进的同时做轻转动作，至咽后壁。
6. 对于丧失意识的患者，应将其头部前倾，缓慢将营养管推至食管。当营养管的第一标记处（插入50cm）到达鼻腔前庭时，表明营养管已推至食管－胃交界部。
7. 将营养管继续推至空肠。
8. 缓慢地将导丝抽出。

9. 根据营养管上的数字标记，确定从鼻腔置入的营养管长度，用胶带将营养管固定于患者鼻部。

10. 通过 X 线检查营养管位置是否正确。

（二）经鼻置入（内镜下）

1. 营养管插入胃部的操作同传统鼻置入（X 线引导下）。

2. 从患者口腔插入内镜并引入胃部。

3. 使用内镜的活检夹掌控营养管末端。

4. 通过幽门将营养管置于十二指肠悬韧带后。

5. 小心地抽出导丝。

6. 抽出内镜，保持营养管位置不变，直至内镜到达胃部或食管。

7. 通过 X 线确认营养管的位置是否正确。

8. 根据营养管上的数字标记，确定从鼻腔置入的营养管长度，用胶带将营养管固定于患者鼻部。

（三）通过内镜置入（Seldinger 技术）

1. 让患者保持侧卧或俯卧，使内镜通过幽门尽可能到达空肠。

2. 使用 1 安瓿的 MCT 油润滑导丝，以增加润滑效果。

3. 将导丝插入内镜的设备通道中，在监控下进入空肠。

4. 将内镜撤出，使用相反方向作用力使导丝保持在原位。

5. 按下述操作，将导丝从鼻腔置入。

（1）在蓝色经鼻引导管上涂抹局部麻醉药，小心地插入鼻腔。

（2）使用喉镜将经鼻引导管引出口腔，操作过程中使用吸引器保持咽部无异物。

（3）将导丝插入经鼻引导管的末端开口中，并顺着经鼻引导管穿出鼻腔，使用喉镜进行观察，确保导丝扩展至咽后壁，但未扭曲。

（4）撤出经鼻引导管后，导丝处于鼻－空肠位置。

6. 撤出营养管腔内的导丝。

7. 如需要，通过蓝色鲁尔接头向管腔内注入 MCT 油。

8. 沿导丝将营养管（营养管末端开口起）推至预期位置。

9. 缓慢将导丝撤出。

10. 通过 X 线确认营养管的位置是否正确。

11. 根据营养管上的数字标记，确定从鼻腔置入的营养管长度，用胶带将营养管固定于患者鼻部。

五、护理配合

（一）术前护理

1. 心理护理：了解和评估患者的心理状态、社会关系、性格等特点，向患者讲解可能出现的不良反应和必要的监护措施及意义，使患者有充分的心理准备，以取得患者的最佳配合，保证手术的顺利完成。

2. 完善术前各项检查，指导患者及家属签署知情同意书。

3. 饮食护理：术前常规禁食、禁饮。

（二）术中护理

协助患者取适宜体位。

（三）术后护理

待患者麻醉清醒返回病房后，继续进行生命体征的监测，如血压、血氧、脉搏、呼吸等，及时做好记录，保持呼吸道通畅，并叮嘱患者严禁拔出鼻－空肠营养管，由护士每天做好鼻－空肠营养管的护理。

六、健康指导

1. 每次喂养前后，应当冲洗营养管腔（至少每天 1 次，30mL 温开水，使用 10~50mL 注射器注入）。

2. 每天至少冲洗 1 次吸引管腔。

3. 勿使用酸性液体，特别是用果汁清洗营养管管腔，否则会导致食物在腔内凝结。

4. 如果管腔堵塞，必须更换营养管。在任何情况下，不可强行冲洗营养管（应使用小容量鲁尔注射器）或使用导丝戳捅营养管，这样有可能导致营养管损坏，对患者造成伤害。

（刘怀青）

第七章　消化系统疾病患者的心理护理

第一节　消化系统疾病患者的心理特点

一、概述

对于心理问题有各种不同的解释，普遍认为指人们心理上出现的问题，从诸如消沉、抑郁、焦虑、恐惧、社会适应不良等通常所指的心理健康问题，到各种心理障碍，直至严重的精神疾病。

心理问题也不同于生理疾病，生物、心理、社会等诸多因素都可使人在精神方面引发一系列问题，导致心理问题的产生，也可间接地改变人的性格、世界观及情绪等。解决和预防心理问题，需要根据具体情况采取综合性的措施。

心理问题虽很普遍和常见，但需要认真对待。各种心理问题如能采取适当的方法予以应对，个体就能顺利健康地发展；若不能及时正确处理，则会产生持续的不良影响，甚至导致心理障碍。

因此，面对疾病对健康的威胁及疾病所带来的痛苦和其他影响，患者常常产生一些典型的情绪反应，如焦虑、恐惧、抑郁和愤怒等。

二、消化道疾病患者常见的心理障碍

（一）焦虑性障碍

焦虑性障碍（anxiety disorder）指没有明确客观对象和逻辑根据的过分担忧和恐惧不安的一种情绪状态。其表现以广泛和持续性焦虑或反复发作的惊恐不安为主要特征，预感到似乎要发生某种难以应对的危险，常伴有显著的神经紧张和自主神经兴奋过度的症状（如头晕、心悸、胸闷、气促、出汗、口干、肌肉紧张），以及心理活动的过度警醒状态。值得注意的是，焦虑性障碍并非

由实际存在的威胁引起，而是一种没有明确对象和具体内容的恐惧，其提心吊胆的恐慌状态与实际环境不相称。

1. 临床表现：焦虑性障碍的焦虑是原发的，凡是继发于妄想症、强迫症、疑病症、抑郁症等的焦虑都不应该诊断为焦虑性障碍。焦虑性障碍有广泛性焦虑性障碍和惊恐障碍两种临床表现形式。

（1）广泛性焦虑性障碍（generalized anxiety disorder，GAD）：又称慢性焦虑，以经常或持续地对未来可能发生的无法预料的某些危险感到紧张不安，或对现实生活中某些问题过分担心或烦恼为特征。患者往往说不出具体担心的对象或内容，而只是一种提心吊胆、惶惶不安的状态；常伴有心悸、气促、窒息感、肩背痛、头痛等躯体症状，以及运动性不安、睡眠障碍、注意力不集中、记忆力和思维能力下降等；因肌肉紧张而出现紧张性头痛、肌肉紧张痛（如腰背痛等）、双手轻微震颤等。

（2）惊恐障碍（panic disorder）：常常突然发作，患者突然出现莫名的担心、害怕，有濒临死亡的恐惧。发作时往往没有任何诱因，也不局限于任何特定的情境，常常在正常的生活活动中突然发作。其典型表现是患者突然处于一种无原因的极度恐惧状态，常伴有呼吸困难、心悸、喉部梗阻、震颤、头晕、无力、恶心、胸闷、四肢发麻，有"大祸临头"或濒死感，也可能会做出一些不可理解的冲动性行为。患者往往试图离开自己所处的环境以寻求帮助。

惊恐障碍发作的持续时间为数分钟至数十分钟，然后自行缓解。在发作间歇期，患者常因担心再次发作而惴惴不安，有期待性焦虑。患者往往害怕自己因为心脏或呼吸系统疾病而致死。惊恐发作作为继发症状，可见于多种不同的精神障碍，如恐惧性障碍、抑郁性障碍等，应与某些躯体疾病（如癫痫、心脏病发作、内分泌失调等）鉴别。

2. 治疗：以心理干预为主。严重的焦虑性障碍可首先应用抗焦虑药物，待症状缓解后，再采用心理治疗。常用的心理治疗方法有支持疗法、松弛疗法、认知疗法、行为疗法、精神分析疗法等。

（二）抑郁性障碍

抑郁性障碍是一种持久的心境低落状态，多伴有以焦虑、躯体不适感和睡眠障碍为主要特征的异常心理；通常具有较强的隐蔽性，如有的患者可以面露笑容，其实却有严重的抑郁性障碍。抑郁性障碍是最常见，但也最不易察觉和被识别出来的心理障碍。

抑郁性障碍在精神与躯体方面有多种形式和不同程度的表现，从轻度的忧愁到严重的痛苦乃至自杀想法。除持久性情绪低落外，还表现为心境不佳、思维迟缓、行为减少、睡眠障碍、身体不适感、焦虑、紧张、悲伤等；悲观厌世；什么也做不下去，不能工作，连家务也不想做。典型的抑郁性障碍的核心征象是心境低落、愉快感丧失、兴趣缺乏，从而导致活动效能受损。

1. 临床表现：抑郁性障碍者常常感到心情低落、压抑和无法排遣的郁闷难受，对前途悲观失望，对自己失去信心，对生活缺乏兴趣；自我评价降低，放大自己的缺点，自卑感明显；不愿与人接触交往，尽量避免热闹场面；常常感到疲乏无力，反应慢，思维困难，认为自己毫无用处，无可救药。特别悲观者厌世现象明显，自杀率较高。

2. 治疗：心理干预应依抑郁性障碍的程度而定，切忌不分症状轻重，不做具体分析一概而论。抑郁情况严重，尤其是有自杀意念或企图时，应当积极采取预防自杀措施，立即住院和进行药物治疗。对轻中等程度抑郁，可进行心理治疗，一般是首先采用支持性心理治疗，向患者提供基本的安全感，最大限度地弥补其经受过创伤的自尊心和自信心，耐心地培养患者的信心和激发生活的动机，并且要尽量地帮助其自我能力的恢复，以便使患者有充沛的精力去面对困难。

支持性的心理治疗，如社会支持、陪伴、关心、劝导、鼓励等有重要的作用。认知疗法是抑郁性障碍心理干预的有效方法。对有自杀意念者，应先弄清产生绝望的症结，改变他们的负性思维模式，转变其自卑心理，矫正认知曲解，增强其自信心。

对严重的抑郁性障碍者，除了开展对自杀行为的心理干预，还应及时采取有效的药物治疗措施，如选用三环或四环类抗抑郁药。目前较安全有效的药物是 5-羟色胺再摄取抑制剂，如氟西汀、帕罗西汀、舍曲林、西酞普兰等。

（三）人格障碍

人格障碍（personality disorder）指明显偏离正常的异常人格模式，表现为明显的适应不良，在社会生活中经常碰壁，有时会造成危害社会的不良后果。人格障碍一般无智能障碍，无确切的起病时间，一般从童年或青少年持续发展至终生，部分人在老年精力衰退时可能略有缓和。人格障碍的共同特点包括以下几个方面：①有特殊的行为模式。②其特殊行为模式是长期、持续的。③其特殊行为模式具有普遍性，使得患者社会适应不良或职业功能明显受损。④患者智能正常，但不能吸取教训。⑤其特殊行为模式始于童年、青少年或成年早期。

如果原来人格正常，由于脑部疾病、脑外伤、慢性酒精中毒或重大意外生活事件后出现人格偏差等，不称为人格障碍而称为人格改变。临床研究发现某些精神疾病的发病往往与其病态人格素质有关，如分离性障碍或转换性障碍患者病前常有表演型人格障碍，精神分裂症患者往往病前有偏执型人格障碍或分裂样人格障碍。

1. 临床表现。

（1）偏执型人格障碍（paranoid personality disorder）：男性多于女性，以猜疑和偏执为主要特点。其表现为敏感、多疑、嫉妒，经常毫无理由地怀疑别人会伤害自己，对自己不利；对别人的过错不能宽容，长期耿耿于怀；容易将别人的中性或友好行为误解为敌意或轻视；过分自负和自我为中心；固执地坚持自己的非客观性观念，固执地追求个人不够合理的"权利"或利益。

（2）分裂样人格障碍（schizoid personality disorder）：一种以观念、外貌和行为奇特，以及人际关系有明显缺陷，且情感冷淡为主要特点的人格障碍。其表现为极其内向、退缩，常常独处一隅，很少有朋友；缺乏情感表达，为人冷漠甚至不通人情，不修边幅，着装异常，行为怪异，与时宜及常态不符，不能表达对他人的关心体贴及愤怒等。

（3）反社会型人格障碍（antisocial personality disorder）：一种以行为不符合社会规范为主要特点的人格障碍；男性多于女性；行为不符合社会规范，经常违法乱纪，对人冷酷无情。其主要表现为18岁前有品行障碍的表现，如少年期常常违反校规，说谎、逃学、吸烟、喝酒、偷窃、斗殴、破坏公共财物；成年后不能维持长久的工作或学习；无视社会正常规范、准则和义务，易激惹，并有攻击行为，甚至违法乱纪；缺少道德观念，冷酷无情，不负责任，不尊重事实；对自己或他人的安全漠不关心，缺乏同情心；危害别人时无内疚感。

（4）冲动型人格障碍（impulsive personality disorder）：一种以行为和情绪具有明显冲动性为主要特点的人格障碍；男性多于女性；以情感暴发，伴有明显行为冲动为特征。其表现为有不可预测和不考虑后果的行为倾向，行为暴发难以自控，不能控制不适当的发怒，做事缺乏预见性和坚持性，强烈而不稳定的人际关系，可有自伤行为。

（5）表演型人格障碍（histrionic personality disorder）：一种以过分感情用事或夸张言行来吸引他人注意为主要特点的人格障碍。其表现为过分地自我表演，行为夸张，渴望得到别人关注，过多地参加各种社交活动，感情易波动；以自我为中心，十分关心自己是否引人注目；自我放纵和不为他人着想，不断渴望得到赞赏；情感易受伤害，暗示性高，易受他人影响。

（6）强迫型人格障碍（obsessive-compulsive personality）：一种以要求严

格和完美为主要特点的人格障碍。其表现为优柔寡断、犹豫不决，对细节过分注意，追求完美无缺；刻板和固执，不合理地坚持别人也要严格地按照他的方式做事，否则心里很不痛快；常有不安全感，反复核对检查；拘泥细节；事必躬亲，因循守旧，对自己要求严格。

2. 治疗：人格障碍一旦形成很难改变。药物治疗对人格障碍无效，但是在人格障碍伴发异常情绪反应时可用药物调整情绪，以减少其不良后果。常用的药物有苯二氮䓬类药物，用于抗焦虑情绪，选择性5-羟色胺再摄取抑制剂，既可抗抑郁又可抗焦虑。常采用心理治疗，但效果不确定。

三、消化道心身疾病

在生物-心理-社会医学模式视角下，临床疾病的发生、发展、诊断、治疗、预后、康复和预防中涉及众多心理问题。心理问题可以病因形式出现，也可能是疾病发生、发展的后果，同时，心理问题也可能与疾病伴行。消化道心身疾病主要包括消化性溃疡、胃食管反流病、功能性胃肠病、肠易激综合征、胆道运动功能障碍、慢性胰腺炎、吞气症和神经性厌食症。

（一）消化性溃疡

消化性溃疡多发生于胃和十二指肠部位，分为胃溃疡和十二指肠溃疡。诺贝尔生理学或医学奖得主 Marshall 和 Warren 发现，80%～90%的十二指肠溃疡主要由幽门螺杆菌引起。1995 年，阪神大地震后消化性溃疡患病人数明显增多，多数携带幽门螺杆菌者不患病，30%的无幽门螺杆菌携带者和一些接受过抗菌治疗者仍会发生消化性溃疡。这些现象表明，生活事件、应激、易感人格、情绪障碍和饮食习惯仍然是消化性溃疡发病的重要心理·社会因素。消化性溃疡是社会心理、经济、行为和细菌感染之间交互作用的结果。

1. 生活事件：战争、日常生活重大变故会增强个体患消化性溃疡的可能性或使病情加重。在第二次世界大战中，由于纳粹空袭伦敦，造成人群溃疡穿孔的发生率增加。国内学者也发现亲人去世等生活变故是导致消化性溃疡病的重要因素。

2. 人格因素：早在 70 年前，就有人认为身材瘦高的人易患消化性溃疡。邓巴总结的消化性溃疡的易感人格包括工作认真负责，有较强的进取心，有强烈的依赖愿望，易怨恨不满，常常压抑愤怒。用艾森克人格问卷调查，发现消化性溃疡患者具有内向及神经质特点。Alp 等发现消化性溃疡患者具有孤独、自负与焦虑、易抑郁等个性者比例大于无消化性溃疡人群，因此认为不良个性染上不良习惯导致对社会的不适应，再加上较多生活事件压力而致消化性溃疡发生。

3. 应激：应激状态中发生的焦虑和抑郁，是消化性溃疡的重要原因。溃疡患者常伴有抑郁症状，抗抑郁治疗有效果。空中交通管制人员由于工作特点，他们的十二指肠溃疡发病率高于其他人群。监狱看守及教师责任重大，工作负担过重，存在恐惧、角色模糊等体验，在多变的环境中，工作人员由于恐惧心理造成的应激导致胃肠道功能障碍。

"无幽门螺杆菌就无溃疡"的致病学说不能解释只有15％的幽门螺杆菌携带者发生消化性溃疡。除遗传因素外，吸烟和心理·社会因素等非幽门螺杆菌相关因素，在发病机制中也占据着特殊地位。因此，消化性溃疡的发生是多因素相互作用的结果。

Brady用"做抉择的猴子"实验说明应激与消化性溃疡的关系。让2只猴子各坐在自己的约束椅子上，每20s给1次电击。每只猴子都有1个压杆，其中1只若在接近20s时压一下，能使2只猴子避免电击；否则，2只猴子便一起受到同样电击。因此，这只猴子总是惦记压杠杆，以免被电击，而另一只猴子没有这种压力。结果表明，2只猴子被电击的次数和强度虽然一致，但疲于压杠杆的猴子患上胃溃疡，另一只猴子却安然无恙。在应激所致消化性溃疡鼠的大脑隔区及纹状体内发现5-羟色胺水平增高，血中该物质的代谢产物及儿茶酚胺增加，因此推测应激诱发动物溃疡的原因可能与应激时脑中的内啡肽、促肾上腺素（CRF）-促肾上腺皮质激素（ACTH）-糖皮质激素、儿茶酚胺及消化道激素的分泌增加有关，这些激素会导致胃肠运动功能紊乱。虽然不能将动物实验完全应用于人类，但它提示人类：在严重的生活压力下，面对无可逃避的困难情境时，如能事先对情境的产生有所了解并有所准备，生活压力带给人的伤害将会有所减轻。

4. 消化性溃疡产生的身心问题：焦虑和抑郁情绪伴随着消化性溃疡。这些情绪异常可能是造成消化性溃疡的原因，也可能是由于长期患病，患者在备受折磨后，表现出的一种情绪体验。溃疡患者常伴有抑郁症状，应激时的抑郁情绪也很容易导致溃疡病的发生。

（二）其他消化系统疾病

1. 胃食管反流病：胃食管反流病最重要的临床症状是胃灼热，至少有75％以上的患者出现胃灼热症状。但胃灼热与食管炎的严重程度并不成正比，一些有严重反流症状者在内镜检查时甚至未见食管有异常。西方国家胃食管反流病的发病率为10％～30％，其发病可能与生活方式和饮食结构有关。过度生活事件刺激和工作压力引起的应激和情绪障碍，能造成自主神经系统紊乱；

过量饮酒、吸烟，高脂饮食、过量进食、睡前进食、进餐后立即睡觉、食用巧克力、饮用咖啡和浓茶等也与胃食管反流病的发生有关。

2. 肠易激综合征（IBS）：早年生活经历、家庭的影响、药物滥用、重大丧失等，可能会影响个体的心理状态和应对技巧。生活中的应激性生活事件和心理痛苦可能影响消化功能、症状感知、患者行为、日常功能和生活质量。胃肠道功能障碍和脑-肠轴的失调可能是心理-社会因素导致肠易激综合征的发病机制，而肠易激综合征引起的内脏痛可以影响中枢疼痛知觉、情绪和行为。

肠易激综合征患者具有某些特定的人格特征。使用艾森克人格问卷、明尼苏达多相人格调查表、90 项症状自评量表发现，肠易激综合征患者多有神经过敏、内向、疑病倾向和癔症性人格特征，以及焦虑、抑郁、强迫、人际关系敏感、敌对和恐怖等心理障碍。

抑郁性障碍与肠易激综合征的发病有关。对 115 例肠易激综合征患者采用心理治疗，与常规药物治疗进行对照研究，心理治疗组 2/3 的患者疗效好于对照组。另一项抗抑郁治疗研究发现，在 138 例肠易激综合征患者中，有 61% 症状完全缓解，89% 有效。用肠腔内压力描记法观察肠易激综合征患者，Almy 发现自主神经功能受到严重焦虑、抑郁、愤怒、恐惧和敌对情绪的影响，使结肠运动功能失调，分泌功能紊乱。

（魏明芳　蒋竞荪）

第二节　消化系统疾病患者的心理评估

心理评估（psychological assessment）指综合运用各种心理学手段，如观察法、晤谈法、实验法等，对某一心理现象进行全面、系统的客观描述的过程。这种心理现象可以是个体的，也可以是群体的。对群体心理卫生状况的了解，是卫生行政部门制订提高人群健康计划和防治疾病措施的重要依据；而全面了解个体心身状况，则是向个体提供有效心理帮助或治疗的前提。心理评估在这些方面发挥着重要作用。心理测量作为心理评估的手段之一，为心理评估提供参考，但心理评估作为一种更为广泛和深入的评估过程，仅靠心理测量并不能完成，而是需要各种心理手段的综合运用。目前在心身医学领域，心理测量的应用价值越来越受到人们的关注。身心疾病的发生、发展、诊断、治疗、康复和预防中的心理-社会因素都需要予以明确的量化指标，都需要使用相应的测验或评定方法。常用心理测量方法如下。

一、智力测验

智力测验是评估个人一般智力水平的方法，是根据有关智力概念和智力理论按照标准化过程编制而成的测验方法。智力测验在临床上用途很多，不仅用于评估智力水平，而且在研究其他病理情况时都是不可缺少的工具。常用的智力测验有韦氏智力量表（Wechsler intelligence scale）、斯坦福－比奈智商测验和瑞文标准推理测验（Raven standard progressive matrices，SPM）等。

二、人格测验

人格测验的方法分为问卷法和投射法两种类型。问卷法也称为自陈量表，临床上常用的人格自陈量表有明尼苏达多相人格调查表、艾森克人格问卷、卡特尔 16 项人格因素问卷。常用的人格投射测验有罗夏墨迹测验和主题统觉测验。

三、症状评定量表

症状评定量表指对各种心理症状进行量化评估的一类心理测量工具。该类型的评定量表种类繁多，既有针对心理健康方面的综合性症状评定量表，也有仅针对焦虑、抑郁等单一心理症状的评定量表。

1. 症状自评量表（self-reporting inventory）：又名 90 项症状清单（symptom checklist 90，SCL－90），是一种心理健康综合自评量表，在临床中应用广泛。该量表由 90 个反映心理健康状况的项目组成，被试者根据自己最近 1 周有无各种心理症状及其严重程度，在每个项目后按"没有、很轻、中等、偏重、严重"5 个等级进行评分，分值分别对应 1～5（或 0～4）。

2. 抑郁自评量表：临床上常用的是 Zung 抑郁自评量表（Zung self-rating depression scale，SDS），该量表由美国杜克大学医学院的 Zung WK 于 1965 年编制。该量表包含 20 个反映抑郁主观感受的项目，其中正向评分项目与反向评分项目各 10 个，按"很少有""有时有""大部分时间有"和"绝大部分时间有"4 个级别对每个项目进行 1～4 级评分，其中项目 2、5、6、11、12、14、16、17、18、20 为反向评分项目，按 4 分、3 分、2 分、1 分计分，其余项目按 1 分、2 分、3 分、4 分正向计分，将各项目得分累加即得到抑郁量表原始分。抑郁严重指数＝原始分/80，指数范围为 0.25～1.00，指数越高，说明抑郁程度越重；也可以用原始分乘以 1.25 后取整数部分作为标准分，一般认为标准分超过 53 分可考虑筛查阳性，表明可能有抑郁症状的存在，须进一步检查。SDS 适用于有抑郁症状的成人，也可用于流行病学调查，但对有严重阻滞症状的患者评定困难，临床上应注意结合实际灵活运用。

3. 焦虑自评量表（self-rating anxiety scale，SAS）：是 Zung WK 于 1971 年编制的。该量表共有 20 个评定项目，每个项目按"很少有""有时有""大部分时间有"和"绝大部分时间有"4 个级别的症状表现进行 1~4 级评分，其中项目 5、9、13、17、19 为反向评分项目，按 4 分、3 分、2 分、1 分计分，其余项目则按 1 分、2 分、3 分、4 分正向计分。各项目评分累加即为焦虑原始分。用原始分乘以 1.25 后取整数部分，就得到标准分，一般认为标准分超过 50 分可考虑筛查阳性，即可能有焦虑存在，须进一步检查。分数越高，反映焦虑程度越重。

4. 医学应对问卷（medical coping modes questionnaire，MCMQ）：是由 Feifel H 等于 1991 年编制，经我国学者沈晓红、姜乾金等引进的一种专门用于考察患者应对方式的测评问卷，原版有 19 个题目，中文版经过修订共有 20 个题目。Feifel 根据不同患者存在不同的应对方式，不同的应对方式影响疾病的不同进程的原理编制该问卷，认为应对方式是应激源与心身反应之间一个重要的中介调节因素，把"面对""回避"和"屈服"作为人们面临应激事件时的三种基本应对方式进行考量。国内在癌症、慢性肝炎、心脑血管疾病、糖尿病、手术和妇科患者中的应用表明，该问卷具有一定的分析意义和使用价值。

5. 生活事件量表（life event scale，LES）：是测量生活事件对人们心理刺激强度的定量性量表。目前我国有多种版本，其中 1986 年杨德森、张亚林编制的生活事件量表在国内临床和心理健康评估中广泛应用。该量表适用于 16 岁以上人群，主要应用于神经症、各种躯体疾病及严重精神病的病因学研究，在指导心理危机干预、了解自身精神负荷、维护心身健康和提高生活质量等方面有重要作用。生活事件量表包含"家庭生活方面""工作学习方面"和"社交其他方面"三个部分，涵盖了我国比较常见的 48 个生活事件，并按事件对个体的影响程度，分为"没有影响""轻度""中度""重度""极重度"5 级，采取 0~4 分的 5 级评分法；一过性事件要记录发生次数，长期性事件不到半年记 1 次，超过半年记为 2 次；影响持续时间分为 3 个月、半年内、1 年内和 1 年以上 4 个等级，分别记分 1、2 分、3 分、4 分。某事件的刺激量＝该事件影响程度×该事件的影响持续时间×该事件的发生次数。

总之，随着心理评估的应用日益广泛，对心理评估的专业性要求也越来越高。一方面，心理评估的工具和方法要经得起科学检验，有充分的理论依据和实践证明，才能够被广泛应用。另一方面，要严格使用指征，杜绝滥用。对心理评估工作者的要求也日益具体化、专业化，要求心理评估工作者首先要具备心理学及心理评估相关专业知识，受过严格的专业训练；其次，要有一定的工作经验，能够指导被试者进行心理评估；最后，必须遵守心理评估工作的职业道德和基本伦理，保护好被试者隐私，遵守行业规则。此外，要进行一些复杂的测验（如智力测验、罗夏墨迹测验、神经心理成套测验等），心理评估工作者应当已取得该项技术的专业资格单项证书。总之，心理评估是一个复杂的过程，心理评估工作者应当以高度负责的态度，秉持专业精神，反复求证，审慎进行。

（魏明芳）

第三节　医患沟通

医学实践离不开医患沟通，医患沟通不是仅限于了解病史、为了诊断和鉴别诊断，以及告知治疗方案，而是包含了建立医患的相互信任与理解、提供必要的心理支持、树立或激发患者的治疗信心和愿望、减轻或解决患者精神和身体的痛苦与疾病、恢复其病前的功能等作用。医院是一个特殊的社会公共场所，医患双方为了医疗目的在医院建立关系并进行互动，这种互动的状态对医患沟通和医疗服务质量具有重要影响，融洽的医患关系是产生治疗效果的基础。建立良好的医患关系需要运用心理学原理、掌握心理学技巧，有效的医患沟通需要兼顾言语和非言语沟通技巧的应用。在理解医患关系时，需要明确：医患关系是一种心理学关系，医患关系的建立需要考虑医生和患者双方的心理满足程度，医患关系受人际吸引、交流技巧等多种因素的影响。概括而言，医患沟通的心理学技巧体现在三方面：言语沟通、非言语沟通和沟通技巧在临床中的应用。

一、言语沟通

言语沟通又称口头信息交流，即用言语活动来传递信息。在医疗过程中，言语沟通用来了解病情，患者的个人、家庭和社会背景资料，传递医生的医嘱等信息。患者在就医时，希望医生进行正确的诊断、制订科学合理的治疗方案，同时，还需要了解自己的病情、预后、饮食起居等注意事项。医护人员依靠与患者及家属的言语沟通，满足他们的身心两方面不同层次的医疗需要。因此，医护人员要注意自己的语言修养，用浅显易懂、支持性的语言与患者及家属进行言语沟通。

（一）言语沟通的技巧

1. 投入情感引导谈话：医护人员的态度对医患双方的言语沟通影响很大。我国自古以来就称医道为仁术，认为医生具有深切的同情心，具有不计较个人得失、不畏艰苦、一心一意为患者解除痛苦的崇高品质。临床调查表明，医护人员是否具有同情心，是患者是否愿意与其沟通的关键，如果医护人员没有"投入"情感，不去换位思考，就很难理解患者的情绪和苦衷。如果患者得不到医护人员的同情和理解，就很难主动提供自己对病情的理解和心理状态的描述等，结果医护人员失去了宝贵的临床基础资料，患者也失去了感情宣泄的机会。所以，医护人员要善于表达自己对患者的关心与理解，取得患者的信任，才能引导患者沟通，便于对症对因治疗和护理。此外，医护人员耐心倾听患者的主诉，对谈话内容表示注意和感兴趣，也是使沟通顺利开展的前提。在引导那些沉默寡言的患者沟通时，一方面要着意找出患者感兴趣的事件，另一方面，在沟通开始时，对任何话题都要表示出相当大的兴趣，以鼓励患者沟通。但也要注意，如果医护人员和患者闲聊、开玩笑或者对患者表现出异乎寻常的热情，也会使患者感到无所适从，甚至产生误会，导致相反的效果。

2. 采用开放式谈话：开放式谈话就是患者不能用是或否的答案来结束问题。如患者说："医生，我头痛。"医生回答说："吃镇痛药吧！"这样，就头痛问题的谈话就无法进行下去了。如医生说："哦，头痛，怎么个痛法？"医生就可从患者的回答中继续发现线索。封闭式谈话往往使医患沟通受阻，如一位第2天就要做手术的患者告诉护士："我感到害怕。"护士说："你不用害怕。"谈话就这样终止了。其实护士也想安慰患者，减轻患者的焦虑，但由于缺乏言语沟通技巧，采取了封闭式谈话，使患者的心理状态未进一步展露，心理负担并未得到减轻，影响了医患沟通效果。医护人员应该尽量避免封闭式谈话，而多采用开放式谈话。

3. 使用过渡性语言：在沟通过程中，医护人员可使用"哦""对""嗯""啊"，还有"是这样啊""我明白了""我理解""我听到了"等过渡性语言，表示自己正在认真倾听而且赞成或者理解患者所表达的内容。同样，医护人员在对患者讲话时，可采用目光接触、简单发问等方式探测对方是否在听，以决定是否谈下去和如何谈下去。简单的言语反应让患者觉得医护人员一直在关注着自己，注意倾听自己说的话，这样，才能使双方关系始终融洽，不致陷入冷场或僵局。

4. 善于处理谈话中的沉默：由于各种原因，在医患沟通中有时会出现沉默现象，致使沟通暂时中断。对患者在谈话过程中出现的沉默进行分析，大致有以下三种情况。

（1）有意识的沉默：患者在阐述自己病情的过程中，常常暂时地自行中断讲述而出现沉默，其目的是寻求医护人员对其表达的反馈。这时，医护人员应给予一般性的肯定、插话和引导，以鼓励患者更清晰地表达自己的病情。

（2）有难言之隐：有的患者由于病因或患病部位特殊，或要接受某些检查，或主诉的性质和内容让自己感到尴尬、产生羞愧心理，从而不愿意轻易对医护人员讲述病情。为了对患者负责，医护人员应采取多种方式排除患者的顾虑，启发患者道出隐私，同时要注意周围环境因素的影响，限制在场人员，保证患者的安全感。

（3）心情激动或新的观念出现：患者受到谈话中某些词语或内容的刺激，心情激动，导致思维突然中断，或者突然从自己的谈话中想到了另外一些事，而导致谈话中断。此时，医护人员可以重复刚刚提到的内容，引导患者按照原来的思路说下去，而不是依据自己的猜测替患者说下去，这样会妨碍患者说出想说的内容。

千方百计避免沉默的观点是错误的，除非是因医护人员紧张而造成的沉默。当患者无言以对或拿不定主意时，允许出现沉默。此时，医护人员要克制提出新问题的欲望，以免打破沉默，而是让沉默保持一段时间，用从容和关心的表情看着患者。

（二）言语沟通中应注意的问题

1. 避免使用伤害性言语：伤害性言语的消极作用众所周知，这类言语给人以强烈负性刺激，可以扰乱躯体的生理平衡，甚至会加重病情，导致医源性疾病的发生。伤害性言语在临床上主要有三种表现。

（1）直接伤害性言语：指对患者使用指责、威胁、讥讽和患者最害怕听到的言语。例如，一位老年冠心病患者在治疗过程中动作缓慢，被护士当众训斥一顿，几分钟后心力衰竭症状加重；一位未婚先孕者，心理上原本就有较大的压力，在人工流产手术中受到医生的讥讽导致严重的心理创伤，回家后出现了极端行为。

（2）消极暗示性言语：多数患者缺乏医学知识，即使了解一些医疗常识，也是知其然而不知其所以然。医护人员无意的消极暗示性言语会加重患者原有的焦虑、恐惧心理，造成严重的负面情绪和心理障碍。例如，一位患者因子宫肌瘤伴严重贫血，行全子宫切除手术，其术前已是顾虑重重，多次提心吊胆地询问护士手术后遗症等问题。护士冷冰冰地说："这谁也说不准，子宫切除后总是有区别的吧。"结果这个患者拒绝了手术，延误了疾病治疗。

（3）窃窃私语：在医院诊治过程中，每位患者都渴望及时了解自己的病情，他们时常留意医护人员的言谈举止，并同自己的病情"对号入座"。因此，医护人员如在患者面前窃窃私语，往往使其听到只言片语而胡乱猜测，或者根本没有听清楚造成错觉。这些都可能给患者带来痛苦和造成严重后果。

2. 善于使用正性言语："良言一句三冬暖。"美好的言语，不仅使人听了心情愉快、感到亲切温暖，而且有助于症状缓解。这就要求医护人员注意言语修养，讲究言语艺术，重视言语在交谈中的意义。在临床交谈中，要注意以下几点。

（1）安慰性言语：医护人员对患者的安慰，特别是对刚入院的患者的安慰，其效果十分显著。此外，还要根据不同的患者与病情，使用有针对性的安慰性言语，这些都能使患者倍感亲切。

（2）鼓励性言语：医护人员对患者的鼓励，实际上是对患者的心理支持，对调动患者的积极性是非常重要的。尤其对慢性病患者和长期卧床不起、信心不足的患者，要多采用恰如其分的鼓励。

（3）解释性言语：在诊治过程中，医护人员一方面要尽可能让患者对自己的病情有所了解，对患者提出的问题和所采取的治疗手段要及时给予解释。同时，对患者应该做而一时不愿做的事，要耐心劝说。

二、非言语沟通

言语沟通往往比较易于清楚地表达、传递信息，但有时不能或不便由言语来表达的信息往往需要非言语沟通来传递。谈话的语调、声音的音色、手势、目光的交流等，都会影响言语沟通的效果。这就涉及非言语沟通的问题。

非言语沟通是日常生活中传递信息的常用手段，也是医患沟通的重要途径。非言语沟通一般又称体态语言，即用身体的形态来传递需要传递的信息。由于人的思想、情绪、情感等内心活动可通过面部表情、眼神、声调、服饰、动作、姿势等表现出来，才使"察言观色"成为人们获得信息的重要途径。

非言语沟通分为静态非言语沟通和动态非言语沟通。前者包括容貌、体位、姿势、声调、衣着、仪表等，后者包括面部表情、目光接触、眼神、手势、语气、语速、双方距离、面部和身体的朝向等。

（一）面部表情

面部表情是人的情绪和情感的表露，一般是不随意的，但又可以受自我意识的调节和控制。它大多是人的真实感情的流露。在某种情况下，人们即使可以做出掩盖真情实感的面部表情，那也是暂时的、有限的。医护人员应善于通过面部表情与患者沟通，细心体察患者的面部表情。有的医护人员话语不多，但微微一笑往往比说多少话都更有用，"微笑是最美好的语言"。

除此之外，还可以通过挥手、耸肩、点头、摇头等动作进行沟通，这些方式相当于无声的语言，也是很重要的沟通途径。例如，看到医护人员在手术开始前诚恳友善地点头，患者的温暖和安全感就会油然而生。

（二）目光接触

目光接触是非言语沟通的主要信息通道，既可以表达和传递情感，也可以通过目光显示某些个性特征，并影响他人的行为。人们对于自己喜欢的人，会投注更多的目光；对自己不喜欢的人，目光接触的时间很少；但长时间的注视、冷眼凝视，则是敌意、仇恨的表示。另外，在交谈过程中倾听的一方目光飘忽不定，表明他心不在焉，对谈话内容不感兴趣；对说话者的注视，则是对谈话感兴趣、说话者有吸引力的表示。所以，目光接触传递着大量的信息。医护人员在与患者进行交谈时，要用短促的目光接触检验信息是否被患者所接收，从对方的视线回避、瞬间的目光接触等来判断对方的心理状态并决定医患沟通的方向。

（三）身体接触

心理学家研究发现，身体接触有时会产生良好的效果。在疾病状态下，患者出现退行依赖性行为，在医院环境中，医护人员主动和善意的身体接触是患者乐于接受的，并且也有益于治疗。如医护人员紧握重症或危重患者的手，会给他们带来极大的心理安慰和支持，轻拍或轻按患者的肩头表示对患者的信任和自己对治疗的信心，身体检查后为患者整理一下衣服，双手紧握出院患者的手以示祝贺等。这些有益的身体接触，都会使患者感到医护人员的善意和关怀，增强他们战胜疾病的信心和勇气。

（四）人际距离

人际距离取决于彼此之间的亲密程度，它在交往接触开始时就起着重要作用。心理学家将人际距离分为亲密距离、个人距离、社会距离和公共距离四种。医护人员在和患者接触的过程中，可采用个人距离，但对孤独自怜的患者、儿童和老年患者，可以适当地缩短距离，促进情感沟通。

（五）副言语

副言语（paralanguage）就是我们说话时的语调、所强调的词、语音的高低轻重、语速的快慢及抑扬顿挫等。副言语为言语沟通过程赋予生动而又深刻的含义。同一句话，加上不同的副言语，就可能有不同的含义，如中文"您多好"，加重"您"这个词，表示只有您是那么好，不是别人；加重"多"这个词，可能有挖苦的意味。临床上，不同的情绪会伴随着语音、语速的变化。如悲哀时，语调低沉、言语缓慢，语句间断且语音高低差别小；愤怒时，声音高尖且颤抖。副言语的应用，起到了帮助表达语意的作用，加强了医患沟通中信息传递的效果。

三、沟通技巧在临床中的应用

医护人员与患者从建立医患关系那一刻开始就有了心理学方面的互动，人际吸引、人际知觉、人际相互作用的机制也同时启动。从基础心理学的角度分析，医患双方的心理互动包括认知、情感和意志互动，属于内在心理的深刻交往和互动的范畴。因此，我们要在临床实践中应用沟通技巧，建立和维持良好的医患关系。

（一）医患间的认知互动

医疗服务是以专业知识和技术为主的服务，医患双方的认知互动贯穿诊疗过程的始终。患者是具有主体意识的人，不是医疗技术操作的被动接受者，其有要求了解诊疗操作的意义、方法和效果，以及知情同意的权利。

1. 患者的认知需求：由于受到病痛的困扰和折磨，患者迫切需要了解自己所患疾病的种类、性质、诊断结论、治疗方案及预后走向，要求医护人员能够给他们提供最为详细的说明。满足患者的认知需求、解答患者的种种疑问、消除他们不必要的思想顾虑和负面情绪，是医护人员必须履行的职责。医生在医患关系中处于指导者的地位，他们既要进行诊疗，又要和患者进行认知互动；由于他们掌握医疗知识和技术，是患者求医这一特定领域的专家，他们的话对患者具有权威性，会产生重大影响，这也是患者要与医生进行认知互动的原因所在。因此，医生在满足患者的认知需求时，就要坚持诚挚亲切、慎重科学和详细周密的原则。诚挚亲切是出于对患者的关爱，使患者深切地感到医生对他的关怀；慎重科学是要把疾病的信息准确地传达给患者，不产生顾虑和误解，医生应当让患者听得懂、记得住，还得让他们想得开、理得清。医患间的认知互动不但对患者具有引导作用，而且还有心理治疗作用。

2. 诊疗过程中的医患认知互动：诊疗过程是医护人员对患者在躯体上或心理上施行操作的过程。在开始这种操作之前，无论是检查方法的选择和实施，还是治疗方案的选择和实施，都要向患者进行说明，并给予指导；在具体操作过程中，还要不断指导患者应当采取的配合动作，以顺利地完成诊治操作过程；在操作完成后，需要告知患者检查或治疗的情况，以及需要采取的进一步措施。可见，诊疗操作过程同时也是医患间在认知上反复进行信息传递和沟通的过程。必须有患者的主动参与、患者的知情同意、患者的主动配合、患者的积极建议，才能保证高质量完成诊疗工作。

3. 医患认知互动中的解释与引导：如何向患者解释疾病现象、治疗对策及如何促进康复，是医患认知互动的一个核心问题。由于医患交往是医护人员与患者之间的一种个性化的交往，医患间的认知互动也必须坚持个性化的原则。医护人员在向患者进行解释、指导患者的行为时，必须结合患者的个性特征进行认知互动。医患之间个体化的认知互动过程，是双方人际交往不断发展和深化的过程。个性化的治疗和个性化交往的深化，使医护人员的主导作用和患者的参与作用日益契合。医护人员必须坚持正确的认知引导方向，即一切从患者的健康和患者的切身利益出发，将这一目标作为与患者进行认知互动的核心。

（二）医患间的情感互动

情感是和人类行为联系最密切的心理因素，也是最直接地影响身心健康的心理因素。在医护人员与患者及家属的互动中，调整患者及家属的情感，促使他们具有良好和稳定的情绪，是促进患者康复的极为重要的方面。

1. 患者的情感特征：由于受疾病的折磨，患者日常生活和工作秩序被扰乱，社会交往和活动范围受到很大限制。患者对未来身体健康及工作生活十分担心，加上疾病给躯体带来的痛苦和心理上的焦急和忧虑，患者处于消极、失望、不安和痛苦的状态。尽管由于年龄、疾病轻重、疾病种类及患者的性格特征、社会角色、社会经历不同，患者应对方式有很大的差异，但还是存在着一些共同的心理特征。

焦虑和抑郁是患者最常见的一种心理特征。患者在疾病的威胁面前，感到难以应付又无可奈何，对医疗效果的期望与担心并存，对疾病可能带来不良后果的担心，使患者处于紧张、恐惧、忧虑、焦急的状态。患者常将各种负面后果加以夸大，使自身处于无法摆脱的苦恼之中。在疾病的冲击下，患者容易呈现抑郁状态，表现为悲观失望、情绪低落、注意力不集中等。患者还往往会自怨自艾、自责内疚而难以自拔。由于疾病的刺激，患者变得敏感多疑，怀疑家人对自己厌弃，怀疑朋友或社交圈子内的人对自己抛弃，怀疑医护人员有意隐瞒自己的病情来安慰或欺瞒自己，生活上变得依赖脆弱，行为有时幼稚化。有些重病患者则幻想诊断不正确，希望否定自身疾病；有的患者千方百计地拒绝疾病的诊断，或希望治疗上有奇迹出现。医护人员有责任使患者从这些负面情绪中解脱出来，有责任在与患者的情感互动的过程中使之减轻焦虑和抑郁，保持心理稳定。

2. 消除患者的焦虑与抑郁情绪：医护人员要从患者的具体病情出发，根据患者焦虑和抑郁的原因，找出他们所担心的问题和思考的焦点，进行有针对性的疏导。从认知、情感和意志几个方面综合入手，改变患者的负面情绪。医护人员要以诚挚关爱的态度去帮助患者减轻情绪的困扰，以真诚而又热情的心去温暖患者，使患者感到亲切、诚恳、关怀，这是改善患者心境最为有效的方法。而要做到这一点，情感互动又是关键的一环。

医护人员的正面接纳会使患者感到巨大的心理支持和社会支持，易于摆脱孤立无援、消极被动的心理状态；医护人员的真挚和带有激励性的情感，是激发患者良性情绪发展的重要条件；医护人员的人文关怀和全心全意为患者着想的态度，也是消除患者疑虑、猜疑和过度敏感的一剂良药。医护人员和患者之间热情的情感互动，让患者尽情倾诉，该宣泄的宣泄、该提问的提问，心无挂碍，能让患者感到身受关怀，心情的每一步改善都得到肯定和激励，感到人与人之间一种亲切的情感交流。

（三）医患间的意志互动

意志是人的自我意识中最富有主动实践性的心理因素，是最能体现人的主观能动力量的心理因素。医护人员有责任调动患者的抗病意志，这既是医疗过程的组成部分，也是帮助患者摆脱负面情绪、启动身心康复进程的重要心理支持工作。

1. 医患意志互动的主要特征：意志是一种理性的力量，是驾驭认知和情感的内在心理因素。医护人员在医患关系中属于救助者的角色，坚强的意志是医护人员重要的心理素质。但是单有医护人员的意志努力不行，还必须有患者的意志努力配合，才能获得良好的效果。医患意志互动有以下几个方面的特征。

（1）主导性：医护人员的意志主导着患者的意志，很难设想，一个意志不坚定、工作不负责的医护人员能够使患者安心地接受治疗，反之只会使患者感受到威胁，影响患者的抗病意志；而一个充满活力、敢于面对困难、善于克服困难的医护人员，对患者抗病意志的建立会起很大的鼓舞作用。

（2）激励性：医护人员对患者意志的鼓励，不能靠说教，只能够引导。患者抗病意志的提高是一个过程，要注意通过诊断治疗活动逐渐对患者进行思想转化，及时肯定患者的进步。抗病意志是一步一步发展起来的，良好的诊疗再加上良好的情感互动是激励患者抗病意志的最好方法。

（3）自觉性：医护人员要引导患者逐步摆脱情绪化行为，在诊疗过程中增强患者自觉的理性思维，使患者理性地对待疾病，这是患者摆脱因疾病产生的心理困扰和负面情绪的重要环节。在与患者情感互动的基础上开展的意志互动，激发了理性的认知互动，患者的抗病自觉性必会得到提高。

2. 激励患者的意志力：医护人员为了激励患者的抗病意志，必须研究激励患者意志的机制。医护人员必须研究患者的意志构成，患者头脑中存在着抗病意志，才谈得到激励。事实上，每个患者都想早日康复，都在和疾病做斗争，患者的求医行为就表现了这一点。患者存在着内在抗病动力，可以激发和增强这种动力。但是，疾病的困扰、疾病造成的抑郁和悲观情绪，又妨碍着患者抗病意志的发挥。因此，医护人员及时疏解患者的抑郁和悲观情绪，增强患者的自制力，又成为激励患者意志的根本方法。

在医疗实践中，技术操作实践与医德医风实践是密不可分的，必须把人文关怀与科学精神结合起来。医护人员只有坚持技术操作实践与医德医风实践相统一的原则，才能产生良好的治疗效果，真正体现人文关怀。

（魏明芳）

第八章　消化系统疾病危重患者的管理

第一节　危重患者的管理

当患者病情变化时，抢救患者要争分夺秒，以最快的速度、最短的抢救时间，发挥最有效的作用。

生理功能不稳定的患者，体内重要器官功能的任何微小改变，即可导致机体器官、系统不可逆的功能损害或死亡，如脑出血昏迷的患者、肝硬化消化道大出血的患者、心肌梗死的患者、慢性阻塞性肺疾病引起的呼吸衰竭的患者等。危重患者往往并不是患单一疾病，常常伴多种复合型疾病、多器官衰竭，增加了抢救的难度。

一、抢救人员的素质要求

1. 熟练掌握紧急评估技能，具备各种危急重症理论知识储备，能迅速对病理生理的异常现象做出判断，早期发现危重患者病情变化，对危及生命的问题快速采取措施。评估内容主要包括意识状况、呼吸道通畅情况、呼吸和循环状况，在评估过程中发现任何异常均要立即进行复苏治疗。

2. 熟练掌握抢救的流程。

3. 熟练运用抢救技能，加强日常训练。

4. 熟悉抢救药物的用法和监护要点。

5. 锻炼协调配合和独当一面的能力，提高抢救的成功率，降低危重患者的死亡率。

6. 对所有抢救仪器设备使用技能要求熟练掌握，进行操作考核，对新设备、新仪器及时学习和掌握。

二、抢救工作的准备

1. 各种抢救仪器设备及抢救药物要处于完好备用状态。

2. 抢救药物每班清点、检查、补充并记录。

3. 每次抢救处理完患者后，及时补充抢救药物及检查抢救仪器设备的完整性。

三、抢救前期的配合

当发现患者病情变化时，首先保持冷静，立即组织抢救，迅速进行紧急评估，判断患者的意识状态、呼吸道畅通情况、呼吸及循环状况。护士在医生到达之前，应根据病情变化立即采取应急救治措施，如胸外按压、保持呼吸道通畅、人工呼吸、吸痰、吸氧、测量生命体征、建立静脉通道。

四、抢救时人员分工

抢救人员应有规范合理的组织分工和良好的组织协调能力。科室内制定危重患者抢救流程预案，并对全体护士进行培训，要求其熟练掌握，保证患者在最短时间内得到有效救治。在各班内组成抢救小组，小组以 5～6 人为宜，以团队的形式实施抢救，小组成员按预案流程站位、分工并各司其职，具体站位如下。

1. 组长：站在床尾侧以方便来回走动、随时查看患者情况。组长一般由护士长、护理组长或本小组最高年资护士承担，主要职责如下。

（1）为小组成员分配角色。

（2）必要时为其他小组成员提供反馈。

（3）承担未分配角色的职责。

2. 心肺复苏三角团队：由 1 名气道管理者及 2 名按压员构成，分别站在床头侧（气道管理者）及患者上半身的两侧（按压员），一般由体力较好的中低年资护士承担，主要职责如下。

（1）气道管理者应迅速为患者开放气道并保持气道通畅，给予吸氧或机械通气，根据情况选用气道辅助装置，如口咽通气管、鼻咽通气管等，同时根据患者情况适时予以吸痰等操作。

（2）按压员需快速取用心电监护仪及除颤仪（AED），并进行胸外按压，每 2min 进行 1 次轮换。

（3）由心肺复苏三角团队负责心肺复苏的急救工作，除非出于自身人身安全考虑，否则团队任何成员均不得擅自离开该三角团队。

（4）若患者未出现心搏骤停的情况，则取消按压员，由组长根据现场情况调配其完成其他急救护理工作。

3. 给药员：由1名中年资护士担任，可根据患者情况站于患者的左下方，主要职责为快速建立静脉通道，并根据组长的指令适时给药，并承担采血及其他给药任务。

4. 记录员：由1名中高年资护士担任，可站在按压员的侧后方，在观察患者情况、适时记录抢救过程的同时为按压员记录按压时间；并在抢救结束后负责协助医嘱补录及护理记录的书写。

5. 机动人员：如果团队有足够多的成员，可安排机动人员参与抢救，负责与外部科室、部门内及相关人员的联系、沟通、协调工作，负责其他相关的护理操作（如安置尿管、胃管等），以及安抚家属的工作。若人员不足，则由组长现场调配人力完成。

五、组织管理

护士长要做到善于调配人力物力，善于做好其他患者和家属的安抚工作，善于和其他部门进行协调；定期进行抢救技能训练，使每个护士都能掌握抢救技能，使抢救配合默契，准确无误。

护士能掌握抢救治疗的原则、顺序，抢救药物的剂量，监测内容，抢救的效果评价；熟练掌握抢救技能与配合工作。各项护理观察工作及时有效，有利于提高抢救的成功率。

（骆欧　李佳昕）

第二节　急性上消化道出血患者的管理

在本书第四章第四节"消化道出血的护理"中已经对上消化道出血的临床表现、辅助检查、诊断、治疗及护理配合进行了讲解。急性上消化道出血是常见的危急重症，病情变化快，严重危及患者的生命。配合医生规范的急救诊治早期处理，对改善预后意义重大。本节主要是对急性上消化道出血救治与护理进行整合，力求满足临床的可操作性和实用性，供临床护理参考。

一、救治流程

运用急诊"降阶梯思维"理念，构建急性上消化道出血的抢救流程（图8-1），从病情评估、循环稳定、药物及止血治疗的配合方面进行指引，能够在最短的时间内，用最快的速度判断患者的病情、稳定患者的生命体征，为后续的治疗赢得宝贵的时间，达到最佳救治效果。

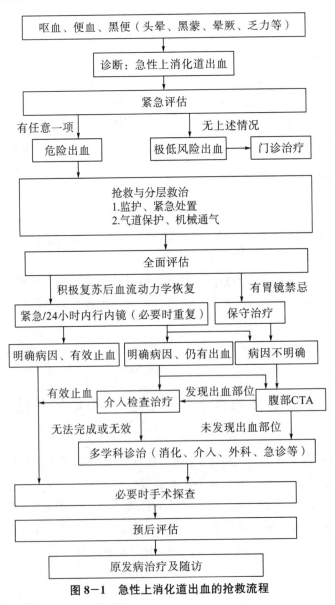

图8-1　急性上消化道出血的抢救流程

（一）紧急评估

1. 意识评估：首先判断意识，呼唤患者姓名或摇动患者，评估患者的意识状态（采用 Glasgow 昏迷量表评估，见表 8－1），是否意识清醒，有无嗜睡、昏迷、浅昏迷或深昏迷，有无谵妄等；评估患者的睁眼反应，压迫眶上切迹（眉弓处），评估患者的语言反应，观察有无睁眼甚至言语；询问其近期生活事件，判断患者是否能正确回答问题。意识障碍者，提示严重失血，也是误吸的高危因素。

表 8－1　Glasgow 昏迷量表（GCS）

睁眼反应（E）	语言反应（V）	肢体运动（M）
4 分：自然睁眼	5 分：回答正确	6 分：遵命令动作
3 分：呼唤睁眼	4 分：回答错误	5 分：定位动作
2 分：刺痛睁眼	3 分：可说出单字	4 分：刺激回缩
1 分：刺激无反应	2 分：可发出声音	3 分：疼痛屈曲
C 分：肿胀睁不开	1 分：无任何反应	2 分：刺激伸直
	T 分：插管或气管无法发声	1 分：无任何反应

GCS 总分范围为 3~15 分，正常为 15 分，总分 7~9 分者为浅昏迷，5~6 分者为中昏迷，3~4 分者为深昏迷；GCS 评分为 3~6 分说明患者预后差，7~10 分为预后不良，11~15 分为预后良好。

2. 气道评估：评估气道通畅性及梗阻的风险。

3. 呼吸评估：评估呼吸频率、节律及血氧饱和度。

4. 循环评估：监测心率、血压、尿量及末梢灌注情况，条件允许时行有创血流动力学监测。

（二）评判病情危险程度

评估患者意识、气道、呼吸和循环。对急性上消化道出血进行初步诊断与鉴别，结合 Glasgow-Blatchford 出血评分（Glasgow-Blatchford score，GBS，见表 8－2）判断病情危险程度。存在活动性出血、循环衰竭、呼吸衰竭、意识障碍、误吸或 GBS>1 分中任意一项应考虑为危险出血。严重贫血貌、持续性呕血或便血、晕厥、血压过低或血红蛋白（Hb）水平过低均提示严重失血。当呕血、黑便量与贫血程度不相符时，应警惕隐匿的上消化道大出血。呕鲜血与咖啡色液，均提示病情危重。GBS 评分为 6 分可作为需要输血、内镜止血或手术治疗的阈值。GBS≥7 分需要尽早做内镜止血，GBS>12 分属于高危患者，早期行内镜止血能够显著改善临床预后。

表 8-2　Glasgow-Blatchford 出血评分（GBS）

指标	参数	得分
收缩压（mmHg）	110～109 90～99 ＜90	1 2 3
血尿素氮（mmol/L）	6.5～7.9 8.0～9.9 10.0～24.9 ＞25.0	2 3 4 6
血红蛋白（g/L）（男）	120～129 100～119 ＜100	1 3 6
血红蛋白（g/L）（女）	100～119 ＜100	1 6
脉搏	＞100 次/分钟	1
黑便	存在	1
晕厥	存在	2
肝疾病	存在	2
心力衰竭	存在	2

（三）分层救治

综合临床表现可将患者危险程度分为 5 层（表 8-3），分别为极高危、高危、中危、低危和极低危，根据危险程度分层进行救治。

表 8-3　急性上消化道出血危险程度分层

分层	症状和体征	休克指数	处置
极高危	心率＞120 次/分钟，收缩压＜70mmHg 或急性血压降低（较基础收缩压降低 30～60mmHg），心搏、呼吸停止或节律不稳定，通气氧合不能维持	＞1.5	立即复苏
高危	心率 100～120 次/分钟，收缩压为 70～90mmHg，晕厥、少尿、意识模糊，四肢末梢湿冷，持续呕血或便血	1.0～1.5	立即监测生命体征，10min 内开始积极救治

分层	症状和体征	休克指数	处置
中危	血压、心率、血红蛋白基本正常，生命体征暂时稳定，高龄或伴严重基础疾病，存在潜在生命威胁	0.5~1.0	优先诊治，30min 内处置，30min 后再次评估
低危	生命体征平稳	0.5	60min 内处置，60min 后再次评估
极低危	病情稳定，GBS<1	0.5	门诊随访

注：休克指数=心率/收缩压。

（四）紧急处置

1. 急救措施"OMI"：吸氧（oxygen）、监护（monitoring）和建立静脉通道（intravenous）。

（1）意识丧失、大动脉搏动不能触及的患者立即进行心肺复苏。持续监测心电图、血压、血氧饱和度。

（2）气道阻塞者，立即清除气道异物，大管径吸痰，保持呼吸道通畅，必要时行气管插管。

（3）严重出血者，开放静脉通道开始复苏治疗，至少开放两条静脉通道（最少 18G），必要时中心静脉置管。

（4）意识障碍、呼吸或循环衰竭者，注意气道保护，预防误吸，头偏向一侧，给予吸氧或人工通气支持，并开始复苏治疗。床旁备负压吸引装置。

（5）意识障碍或休克患者，留置尿管记录每小时尿量。严密监测患者生命体征，如心率、血压、呼吸、尿量及神志变化。

2. 复苏治疗的护理配合：复苏治疗主要包括容量复苏、输血及血管活性药物的应用。

1）容量复苏。

（1）血流动力学不稳定的急性上消化道出血患者应积极容量复苏，出血未控制时采用限制性液体复苏和允许性低血压复苏策略，收缩压维持在 80~90mmHg 为宜。注意监测血压，调整输液速度。出血控制后应根据患者基础血压水平积极复苏。

（2）关于输液量和类型，在低血容量早期，胶体液和晶体液均可作为主要选择，一线用药可选林格液。失血性休克者，容量复苏应避免大量晶体液输注，尽量减少晶体液输注（前 6h 少于 3L），大量输注等渗晶体液时，呼吸衰竭、间隔室综合征（腹部和肢体）及凝血病等并发症发生风险增加。输液时要注意调整液体先后顺序，合理给药。对于静脉曲张破裂出血，输液需谨慎，要注意控制速度和输液量，避免过度输液加重出血。对于合并心、肺、肾疾病患者，需警惕输液量过多引起的心力衰竭或肺水肿。

（3）血压恢复至出血前基线水平、脉搏＜100 次/分钟、尿量＞0.5mL/（kg·h）、意识清楚、无显著脱水貌、动脉血乳酸恢复正常等表现，提示容量复苏充分。

2）输血：当失血导致血红蛋白＜70g/L 时，需要适当输注血液制品，以保证组织氧供和维持正常的凝血功能。对于大量失血患者启动大量输血方案，可以采用加压输血装置予加压输血，快速输注。配制成分血输注（红细胞、血浆、血小板比例为 1∶1∶1），并辅助钙剂输注。对于凝血功能障碍的患者予纤维蛋白原或冷沉淀输注。输血时应权衡个体化输血风险和获益，一般采用限制性输血策略，根据患者的情况调整输血速度，避免过快，输血时注意观察输血反应。

大量输血可导致输血并发症，如低钙血症和凝血功能障碍，应经验性给予钙剂（如输注 4U 血液制品后，补充 1g 氯化钙）。要合理安排各类液体输注时机，并密切监测钙离子水平。大量输血还需注意可能出现的低体温、酸中毒和高钾血症，注意监测电解质、血气分析结果，观察尿量情况。

3）血管活性药物的应用：在积极进行容量复苏后仍然存在持续低血压，为保证重要器官最低有效灌注，可选择使用血管活性药物。在使用血管活性药物时，注意药物配伍禁忌；外周静脉给药时，要注意观察穿刺处局部反应，加强巡视、交接班；至少每 4h 更换 1 次输注通道，最好经中心静脉导管给药。禁止从血管活性药物输注管道推注其他药物。

（五）全面评估

1. 评估出血病因：活动性出血或大出血危及生命的情况被暂时控制、液体复苏和药物治疗开始后、生命体征稳定时，应开始进行全面评估并推测出血病因和部位。对于疑似静脉曲张破裂出血要注意早期识别，可根据体征和门静脉高压风险因素进行评估。根据患者的临床表现、既往病史、用药史及实验室检查和辅助检查结果，判断患者可能的疾病，拟定下一步的治疗方案。

2. 动态监测：应持续动态监测患者生命体征、血常规、凝血功能和血尿素氮等指标，评估患者病情、再出血的风险及并发症发生的可能。此外，应动态监测血乳酸水平，判断组织缺血是否改善和液体复苏疗效，优化液体复苏方案。

活动性出血的表现如下：

（1）呕血、黑便次数增多，呕吐物由咖啡色转为鲜红色或排出的大便由黑色干便转为暗红色稀血便，或伴有肠鸣音活跃。

（2）胃管引流液有较多新鲜血液。

（3）经快速输液输血，周围循环灌注的表现未见显著改善，或虽暂时好转而又再恶化，中心静脉压仍有波动，或稍稳定后又再下降。

（4）红细胞计数、血红蛋白与血细胞比容持续下降，网织红细胞计数持续增高。

（5）补液与尿量足够的情况下，血尿素氮持续异常或再次升高。

（六）临床干预

根据全面评估结果决策下一步的治疗方案。止血措施如下。

1. 食管－胃底静脉曲张破裂大出血的止血措施。

（1）药物止血：用血管升压素收缩内脏血管，减少肝门静脉血流量，降低肝门静脉及侧支循环的压力，从而控制食管－胃底静脉曲张破裂出血。常用的药物是垂体后叶素静脉滴注，如特利加压素。有冠状动脉粥样硬化性心脏病者应慎重使用血管升压素，以免诱发缺血性心脏病。另外还常用降低门静脉压力的药物，如生长抑素及类似物（奥曲肽）。生长抑素用法：首剂 $250\mu g$ 静脉注射后，继以 $250\mu g/h$ 持续泵入。奥曲肽用法：首剂 $50\mu g$ 静脉注射后，继以 $50\mu g/h$ 持续泵入。特利加压素用法：起始剂量为 1mg/4h，缓慢静脉注射，首剂可以加倍。

（2）气囊压迫止血：三腔二囊管理护理见本书第九章第二节"三腔二囊管安置术"。持续压迫时间最长不应超过 24h，该方法患者痛苦大、并发症多，不作为首选止血措施，宜限于药物不能控制出血时作为暂时止血用，为下一步内镜、介入止血治疗争取时间。

（3）内镜治疗：内镜直视下注射硬化剂至曲张的静脉，或采用食管曲张静脉套扎术，或两种方法同时使用，不但能达到止血的目的，而且能有效防止早期再出血。

（4）手术治疗：介入下门－体分流术、经皮经肝胃冠状静脉栓塞术、外科分流或断流术。

2. 急性非静脉曲张性消化道大出血的止血措施。

1）药物止血。

（1）抑酸药：H_2 受体阻滞剂，如西咪替丁（0.2～0.4g）、雷尼替丁（0.15g）、法莫替丁口服或静脉滴注。质子泵抑制剂，如奥美拉唑 20～80mg

静脉注射，继以 8mg/h 静脉滴注 72h，后以 20mg/d 口服；泮托拉唑 40mg 静脉滴注，每天 2 次。

（2）生长抑素或类似物：14 肽或 8 肽生长抑素。

（3）抗纤溶药物：氨甲环酸 0.5～1.5g 静脉注射，每天 2 次。

（4）其他：云南白药 0.5，每天 3 次；黏膜保护剂硫糖铝 1～2g，每天 2 次；去甲肾上腺素 8mg+冰生理盐水 100mL 分次灌胃或口服；凝血酶类，如注射用血凝酶（巴曲亭）1KU 静脉注射、肌内注射或皮下注射。

2）首选内镜治疗：内镜下直接对出血灶喷洒止血药物、高频电凝止血、激光止血、局部注射血管收缩药或硬化剂、放置金属夹等。可重复内镜治疗，如激光、热治疗、注射治疗及金属夹等。

3）介入治疗：选择性动脉内药物灌注止血、选择性动脉栓塞。

4）手术治疗：急诊手术指征是保守治疗无效、24h 内输血量超过 1500mL、血流动力学仍不稳定者，或合并穿孔、幽门梗阻者。

3. 多学科诊治和外科手术干预：急性消化道出血多首诊于急诊科。病因的多样性和病情的紧急性常使其需要不同专业的医生协作诊治，对于药物、内镜及介入治疗难以控制的持续性出血，可启动多学科诊治，必要时外科手术干预。

二、抢救的护理配合

当患者出现大出血、大量呕血或频繁呕血、大量及频繁便血时，要立即迅速地组织抢救。

1. 将患者平卧，头偏向一侧，清除呕吐物及异物，保护气道；备负压吸引器，必要时吸痰，保持呼吸道通畅；立即吸氧，心电监护。需要通过视诊、听诊和触诊发现呼吸道梗阻的证据。视诊时注意有无呼吸频数、大汗、辅助呼吸肌参与呼吸动作、反常呼吸运动及三凹征等；听诊时需要注意有无喘鸣音。

2. 迅速建立静脉通道：查看患者是否有留置针通道，如有，就现有的通道快速地补液治疗，同时再建立至少两个静脉通道，并组织人员联系医生进行中心静脉置管。因为患者发生循环衰竭，建立通路有一定的难度，优先选择大而直的近端血管穿刺，选择 18G 留置针。静脉专科护士可以发挥专长，凭借对血管解剖结构的熟悉及过硬的穿刺技术，可选择肘正中静脉、肱静脉、贵要静脉及颈内静脉等进行穿刺。

3. 快速的容量复苏：在低血容量早期，聚明胶肽注射液、林格液可作为主要复苏液体。要避免过度的液体复苏，主张限制性的液体复苏，以减轻重要脏器的水肿。

4. 快速的抽血检查、合血备血是抢救的重要环节。由于患者大量失血，导致采血困难，为迅速地采集合格标本、避免溶血发生，可行股静脉穿刺抽血，采血后要进行持续按压5～10min，避免血肿。

5. 监测和观察：评估患者的神志、生命体征，皮肤黏膜色泽，肠鸣音，腹部体征，呕血、黑便情况及24h出入量；评估出血量，病情危重程度，是否有活动性出血及再出血的风险。对循环状态的评估不应仅重视血压，而更需要重视组织灌注状态。由于代偿机制的影响，低血压往往是心血管功能异常的晚期表现。组织灌注不足的表现包括意识状态恶化，皮肤花斑、湿冷，毛细血管再充盈时间延长，少尿及代谢性酸中毒。一旦出现上述表现，即使没有血压下降，仍提示患者病情危重。

6. 安抚患者及家属，有组织、积极有效地抢救，给患者及家属最有力的抚慰。抢救过程中要不断与患者及家属沟通，分析病情、需要采取的措施、救治方案，以及患者及家属的配合方法等，采用医患共用决策的原则，取得患者及家属的主动配合，并遵从患者和家属的意愿，来决定最佳治疗方案。

7. 由抢救经验丰富的人员来组织、协调抢救过程，形成抢救小组，以抢救小组的模式实施抢救。

8. 急诊内镜的护理配合：内镜是明确急性上消化道出血病因的首选检查，在疾病危险分层及治疗中有重要作用。在急诊内镜前要稳定患者循环状况，并做好气道保护，预防反流误吸，避免发生吸入性肺炎，合血备血，为顺利完成内镜检查和治疗创造条件。将患者转运到胃镜室的过程中，需要经验丰富的护士及医生陪同，携带转运心电监护、微量泵、液体、内镜治疗用药等。患者病情危重或不适合转运时可在抢救室、监护室或ICU严密监护下实施床边内镜检查与治疗。床旁备好抢救车、负压吸引、气管插管、简易呼吸球囊、微量泵等。若首次内镜未完全止血，必要时可考虑重复内镜检查与治疗。

三、预后评估

急性上消化道出血病情稳定后需对预后进行评估。评估内容包括重要器官功能及再出血和死亡风险。根据临床资料评估重要器官功能。若急性非静脉曲张性上消化道出血的患者，年龄超过65岁、严重合并症、休克、低血红蛋白浓度、输血、内镜下溃疡基底有血凝块和血管显露，则再出血危险性增高。急性静脉曲张性上消化道出血容易发生再出血。

（骆欧）

第三节　重症急性胰腺炎患者的管理

胰腺炎是一种常见病，重症急性胰腺炎（SAP）占所有胰腺炎的 10％～20％，特点是出现局部并发症或全身并发症，病情复杂而严重，常合并严重感染和多器官衰竭，病死率为 30％～50％。重症急性胰腺炎的治疗是多模式的，需要多学科协作，对护理要求高，需要全面、综合、深厚的护理知识和技能。

重症急性胰腺炎的病程分期见表 8－4。

表 8－4　重症急性胰腺炎的病程分期

分期	时间	主要临床表现
急性反应期	自发病至 2 周	有休克、呼吸功能障碍、肾功能障碍和脑病等并发症
全身感染期	发病 2 周至 2 个月	以全身细菌感染、深部真菌感染或双重感染为主要临床表现
残余感染期	发病 2～3 个月以后	主要表现为全身营养不良，存在后腹膜或腹腔内残腔，常常引流不畅，窦道经久不愈，伴有消化道瘘

一、治疗

（一）复苏治疗

重症急性胰腺炎的治疗是支持性的，以快速复苏为基础，包括在给予足够平衡晶体液的同时避免容量过负荷。

1. 静脉滴注：目标导向化治疗，用各种参数进行"目标化"输液管理，或通过快速的液体复苏降低发病率或死亡率。林格液作为首选的复苏液体，推荐剂量为 5～10mL/（kg·h）。在及时、充分评估患者容量状态的前提下，第一个 24h 补液速度可以达到 250～500mL/h。

2. 循环监测：对循环状态的评估不应仅重视血压，而且要重视组织灌注状态。通过触诊脉搏和外周灌注情况，依据生物化学指标监测（红细胞比容、蛋白、血尿素氮、乳酸值）、血流动力学监测（中心静脉压监测）、尿量监测，做出初步判断。

（二）急性呼吸窘迫综合征的治疗

急性呼吸窘迫综合征（ARDS）是重症急性胰腺炎的常见并发症，也是患者早期死亡的原因。因此，早期识别 ARDS，及早予以重症监护支持治疗和机械通气，可有效改善氧供，降低死亡率。

1. 临床表现。

（1）症状：ARDS 起病急，患者主要表现为进行性的呼吸困难，特点为呼吸深快，伴口唇和指端发绀，且进行性加重，不能用常规的氧疗方法改善，常出现烦躁不安、焦虑、出汗等。

（2）体征：早期无阳性体征，中期可闻及干、湿啰音，有时可闻及哮鸣音，后期出现实变，呼吸音减弱，并可闻及水泡音。

2. 辅助检查。

（1）X 线检查：早期可无异常，或呈轻度间质改变，表现为边缘模糊的纹理增多，继之出现斑片状或大片状的浸润阴影。若两肺有广泛的渗出和实变，在胸片上则表现为典型的"白肺"，后期可出现肺间质纤维化的改变。

（2）动脉血气分析：典型的改变为 PaO_2 降低、$PaCO_2$ 降低，pH 值升高。在后期，如果出现呼吸肌疲劳或合并代谢性酸中毒，则 pH 值可低于正常，甚至出现 $PaCO_2$ 高于正常。

3. 诊断标准：见表 8-5。

表 8-5　ARDS 诊断标准（柏林标准）

指标		内容
起病时间		1 周之内急性起病或者加重的呼吸系统症状
肺水肿来源		呼吸衰竭无法用心功能不全或液体过负荷解释，如果没有危险因素，需要用客观指标（超声心动图）排除高静水压性肺水肿
胸部影像学		双肺浸润，不能由胸腔积液、结节、肿块、肺叶塌陷完全解释
低氧血症	轻度	200mmHg＜OI≤300mmHg，PEEP 或 CPAP≥5cmH₂O
	中度	100mmHg＜OI≤200mmHg，PEEP≥5cmH₂O
	重度	OI≤100mmHg，PEEP≥5cmH₂O

注：胸部影像学包括 X 线和 CT 检查；OI，氧合指数，$OI=PaO_2/FiO_2$，如海拔高于 1000m，氧合指数（OI）需校正，校正氧合指数＝OI×（760/大气压）；PEEP，呼气末正压；CPAP，持续气道正压。

对于 ARDS 严重程度的评估常常需要参考患者代偿反应的表现，脉搏血氧饱和度虽然是床旁常用的监测指标，但呼吸异常进入晚期时脉搏氧饱和度才会明显降低；相反，呼吸次数增多常更为明显。患者表现出烦躁不安、鼻翼煽动、气促、呼吸次数增多均表示病情危重。计数患者呼吸频率、倾听患者主观感受、观察患者的呼吸困难程度，对早期识别 ARDS 有着重要的意义。

4. 呼吸困难程度的评估：临床中常用呼吸窘迫观察量表（RDOS，见表 8-6）来评估患者的呼吸困难程度。

表 8-6　呼吸窘迫观察量表（RDOS）

指标	0 分	1 分	3 分
心率（次/分钟）	<90	90~109	≥110
呼吸频率（次/分钟）	≤18	19~30	>30
烦躁不安，不自主的活动	无	偶然，轻微的	频繁的
吸气时锁骨上升（三凹征）	无	轻微上升	明显上升
反常呼吸运动，腹式呼吸	无		存在
鼾声，喉鸣音	无		存在
鼻翼煽动，鼻孔不自主抽动	无		存在
恐怖表情（睁大眼睛，面部肌肉紧绷，张大嘴巴）	无		存在

危险程度：0~2 分，无风险；3 分，轻度危险；4~6 分，中度危险；7 分及以上，高度危险。

监测动脉氧气分析，通过氧合指数（OI）结果分析呼吸困难程度。

5. ARDS 治疗：ARDS 的治疗关键在于控制胰腺炎炎症反应，最紧迫的是要及时改善患者严重缺氧，避免发生或加重多器官损害。纠正缺氧，采取有效措施，尽快提高 PaO_2，予高流量、高浓度吸氧，使 PaO_2≥60mmHg 或动脉血氧饱和度≥90%。轻症给予面罩吸氧，必要时予机械通气。

（三）营养支持

1. 肠外营养：选择中心静脉置管及经外周中心静脉置管静脉滴注，无条件时尽量选择大静脉滴注，注意匀速泵入。做好导管护理、营养液的管理。观察有无感染、堵管、空气栓塞，水、电解质平衡紊乱，血糖紊乱、器官功能损害等肠外营养并发症。监测肝功能、血电解质、血糖情况。

2. 肠内营养。

（1）根据患者的胃肠道功能恢复情况选择适宜的肠内营养制剂和喂养途径，营养师开具肠内营养方案。

（2）行肠内营养时，患者应抬高床头 30°~45°，管喂前检查营养管的位置，测量胃潴留量；在喂养开始后尽量使患者保持安静状态，避免患者呕吐、误吸。

（3）注意控制营养液的浓度、温度和管喂速度，空肠管喂速度不宜超过125mL/h。

（4）监测患者有无腹痛、腹胀、呕吐、腹泻等肠道不耐受情况，及时查找原因进行调整，定期监测患者营养状况。

（四）腹压监测及干预

1. 腹腔间隔室综合征：腹压>12 mmHg 被认为存在高腹压（IAH），腹压≥20mmHg 伴有与高腹压有关的器官衰竭为腹腔间隔室综合征（ACS）。

2. 病理生理：无论什么原因引起的腹压升高，均可以显著影响组织灌注，从而导致一系列的器官功能损害。腹压进行性增高，下腔静脉受压，回心血流量减少，血压下降；血液循环阻力增大，心排血量减少；腹压向胸腔传递，膈肌抬高，呼吸道和肺血管阻力增加，出现低氧血症和高碳酸血症；胸腔压力增高也可升高颈静脉压力，影响脑静脉回流；肠系膜血流量减少，门静脉回流减少，导致肠道和肝缺血；心排血量减少和血压下降导致肾血流量减少，同时肾静脉受压，肾静脉压升高，肾小球滤过率降低，出现少尿或无尿。

3. 临床表现：常见胸闷气促、呼吸困难、心率加快；腹部膨隆、腹部张力高，可伴有腹痛、肠鸣音减弱或消失等。ACS 早期即可有高碳酸血症（$PaCO_2$>50mmHg）和少尿（每小时尿量<0.5mL/kg），后期出现无尿、氮质血症、呼吸衰竭及低心排血量综合征。

4. 诊断 ACS：膀胱测压是诊断 ACS 最常用的方法。测量时经尿道插入 Foley 导尿管，排空尿液后注入 100mL 生理盐水，连接测压器。以仰卧位耻骨联合处为零点，呼气时测压。测压时暂停使用呼吸机。

二、护理配合

（一）管道护理

1. 一般护理：标记管道名称及安置日期，妥善固定，保持密闭无菌，保持引流通畅，观察引流液的量及性状。

2. 气管插管：妥善固定导管，充分镇静，约束患者双上肢，预防非计划性拔管发生；患者的头应稍后仰，保持导管正中位置，防止扭曲、牵拉，以减少管道对咽后壁的压迫。

3. 鼻-空肠营养管：防止移位和滑脱，记录营养管插入深度，在鼻翼和同侧面颊处用宽胶布双固定；防堵塞，每次灌注营养液前后均用温开水 20～

30mL冲管，持续输注者应当每6～8h冲洗1次，未使用者至少每天冲洗1次。

4. 腹腔引流管：保持有效的引流，以能引出腹腔液体、引流管周围无渗出液为宜；如果坏死组织阻塞管道，应挤压维持通畅；如有血性液体引出，准确记录引流量，及时报告医生。

（二）局部并发症处理及护理

1. 急性液体积聚：多会自行吸收，使用中药六合丹或芒硝外敷可加速吸收。

2. 胰腺及周围组织坏死：对无菌性坏死一般不做手术治疗，但是症状明显或有感染者需行坏死组织清除术加局部灌洗引流。

3. 急性胰腺假性囊肿：囊肿长径<6cm，无症状，予以观察；若出现症状、体积增大或继发感染者，需手术引流。

4. 胰腺脓肿：做手术引流，或经皮穿刺引流。

（三）全身并发症的处理及护理

重症急性胰腺炎全身并发症的处理及护理详见本书第四章第七节"胰腺疾病的护理"。

（骆欧）

第九章　消化系统常见护理操作技术

第一节　胃肠减压术

一、目的

胃肠减压术利用负压吸引和虹吸的原理，将胃管自口腔或鼻腔插入，通过胃管将积聚于胃肠道内的气体及液体吸出，对胃肠道梗阻患者可减小胃肠道内的压力和膨胀程度，对胃肠道穿孔患者可防止胃肠道内容物经破口继续漏入腹腔，并有利于胃肠吻合术后吻合口的愈合。

二、适应证

急性胃扩张，胃、十二指肠穿孔，腹部大型手术前后，肠梗阻，急性胰腺炎。

三、禁忌证

食管狭窄，严重的食管静脉曲张，严重的心肺功能不全，支气管哮喘，食管和胃腐蚀性损伤。

四、准备

1. 护士准备：着装整洁、洗手、戴口罩。

2. 操作准备。

（1）环境：整洁、宽敞、光线充足，屏风遮挡，请无关人员离开。

（2）用物：治疗巾，无菌治疗盘（内放胃管、治疗碗、镊子、纱布），弯盘，石蜡油，棉签，胶布，20～50mL空针，温开水，水杯，手电筒，听诊器，一次性胃肠减压器，无菌手套，快速手消毒剂，胃管标识，执行单，侵入性操作同意书。

3. 评估。

（1）病情：患者意识状态、生命体征、心理状态、躯体活动能力、认知及合作程度、鼻腔情况。

（2）治疗情况：临床诊断、手术方式及胃管置入部位。

（3）局部准备情况：鼻腔、咽喉部及食管有无疾病。

五、操作

1. 查对解释：认真查对患者身份信息并做好解释，告知患者安置胃肠减压管的目的、操作过程中可能出现的不适及配合事项，经患者同意后签署侵入性操作同意书。

2. 患者准备：有义齿者取下；能配合者取半坐卧位或坐位，无法配合者取右侧卧位，昏迷者取去枕平卧位，头后仰。

3. 铺巾：将治疗巾垫于患者颌下，弯盘置于治疗巾上，打开无菌治疗盘。

4. 鼻腔准备：检查患者鼻腔情况，选择通畅一侧，用温开水润湿棉签清洁鼻孔，准备胶布。

5. 检查、测量、标记胃管：打开胃管，检查是否通畅，测量插入长度（成人插入长度一般为前额发际至胸骨剑突处或由鼻尖经耳垂至胸骨剑突处的距离，一般为 45～55cm；婴幼儿为前额发际至肚脐的距离，一般为 14～18cm），做标记。

6. 润滑胃管：取少许石蜡油润滑胃管前端。

7. 插管：操作者一只手用纱布拖住胃管，另一只手用镊子夹住胃管前端，沿患者选定侧鼻孔轻轻插入。清醒患者插入胃管 10～15cm 时，嘱其做吞咽动作，顺势将胃管向前推进至标记位置；昏迷患者插入胃管 14～16cm 时，操作者用左手将患者头部托起，使其下颌靠近胸骨柄，缓缓插入胃管至标记位置（插管过程中若患者出现恶心与呕吐，可暂停插管，并嘱患者深呼吸；如误入气管，应立即拔出胃管，休息片刻后重新插管；插入不畅时应检查口腔，观察胃管是否盘在口咽部，或将胃管抽出少许，再小心插入）。

8. 确认胃管在胃内：方法有三种。

（1）在胃管末端连接注射器抽吸，能抽出胃液。

（2）置听诊器于患者胃部，快速经胃管向胃内注入 10mL 空气，能听到气过水声。

（3）将胃管末端置于盛水的治疗碗中，无气泡溢出。

9.　连接胃肠减压器：确定胃管在胃内后妥善固定，连接胃肠减压器。

10.　确保引流通畅：观察引流是否通畅，如有堵塞，用注射器抽吸或在病情许可的情况下用温开水或生理盐水低压冲洗；保证引流管无打折。

11.　做好管道标识：标示管道名称、置管时间。

12.　拔管：将弯盘置于患者颌下，关闭胃管开口端或止血钳夹紧胃管末端；解开胶布；操作者洗手、戴手套，分离胃管与胃肠减压器，用纱布包裹近鼻腔处的胃管，嘱患者深呼吸并屏气，操作者快速拔出胃管。

13.　整理：协助患者取舒适体位，整理床单元。

14.　洗手记录：记录引流液的颜色、性状、量，置管深度及患者的反应。

六、注意事项

1.　胃肠减压期间应禁食、禁饮，一般应停服药物。如需胃内注药，则注药后应夹管并暂停减压 0.5～1.0h。适当补液，加强营养，维持水、电解质平衡。

2.　妥善固定：胃管固定要牢固，防止移位或脱出，尤其是外科手术后胃肠减压，胃管一般置于胃肠吻合的远端，一旦胃管脱出应及时报告医生。切勿再次置管，因置管时可能损伤吻合口而引起吻合口瘘。

3.　保持胃管通畅：维持有效负压，每隔 2～4h 用生理盐水 10～20mL 冲洗胃管 1 次，以保持管腔通畅。

4.　观察引流物的颜色、性质和量，并记录 24h 引流液总量。观察引流液颜色，有助于判断胃内有无出血情况，一般胃肠手术后 24h 内，引流液多呈暗红色，2～3 天后逐渐减少。若有鲜红色液体引出，说明术后有出血，应停止胃肠减压，并通知医生。引流装置每周应更换 1 次。

5.　加强口腔护理：预防口腔感染和呼吸道感染，必要时给予雾化吸入，以保持口腔和呼吸道的湿润及通畅。

6.　观察胃肠减压后的肠功能恢复情况，并于术后 12h 即鼓励患者在床上翻身，有利于胃肠功能恢复。

7.　通常在术后 48～72h，肠鸣音恢复，肛门排气后可拔除胃管。拔胃管时，先将胃肠减压器与胃管分离，捏紧胃管末端，嘱患者吸气并屏气，迅速拔出，以减少刺激，防止患者误吸。擦净患者鼻孔及面部胶布痕迹，妥善处理胃肠减压器。

（王若林　王瑞）

第二节　三腔二囊管安置术

一、概述

三腔二囊管止血法是食管－胃底静脉曲张破裂出血的急诊止血措施，尤其是在患者生命体征不稳定、药物治疗无效时，三腔二囊管置入可为下一步胃镜、介入或外科手术治疗赢得时间。三腔二囊管结构见图9-1。

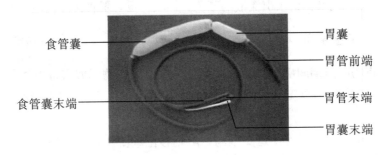

食管囊　胃囊

胃管前端

食管囊末端　胃管末端

胃囊末端

图9-1　三腔二囊管结构

二、目的

对食管－胃底静脉曲张破裂出血进行压迫止血。

三、评估

（一）患者

1. 评估患者的意识及生命体征。

2. 评估患者食管－胃底静脉曲张程度。

3. 评估患者配合程度。

（二）环境

病室安静、整洁、光线充足。

四、准备

1. 护士：穿着隔离衣，佩戴护目镜、帽子及口罩。

2. 用物。

（1）准备：三腔二囊管、无菌治疗盘、50mL 空针、一次性使用换药包、棉签、无菌纱布、弯盘、止血钳、无菌手套、0.5kg 牵引物、牵引绳、牵引架、石蜡油、生理盐水、听诊器、去除袖带的水银血压计、无菌治疗巾、手电筒、剪刀、胶布、垃圾桶、污物桶、掌上电脑（PDA）、记录单。

（2）检查与测量：①检查三腔二囊管的完整性及胃管的通畅性，观察管道外观，将胃管前端浸入水中，向胃管末端注入 20～40mL 气体，观察胃管前端是否有气泡冒出。②检查胃囊的完整性及有效性，向胃囊中注入 200～300mL 气体后放入水中滚动检查胃囊，观察是否漏气，将胃囊末端与水银血压计连接，测量胃囊内的压力值并做记录（胃囊以容积为主，压力维持在 40～60mmHg，注入气体的量可根据不同厂商的说明书进行适当调整）。③检查食管囊的完整性及有效性，向食管囊中注入 60～100mL 气体后，采用与胃囊检测相同的方法对食管囊进行检查，并记录压力值（食管囊以压力为主，压力维持在 20～40mmHg）。④检查食管囊、胃囊与管道连接处的密闭性，将连接处放入水中滚动检查，观察是否漏气。⑤抽尽食管囊、胃囊内的气体，并用止血钳夹闭食管囊、胃囊末端，同时夹闭胃管末端。

3. 文书：与家属沟通，同意后签署侵入性操作同意书。

4. 患者：取平卧位休息并将头偏向一侧。

五、操作

三腔二囊管安置流程见表 9-1。

表 9-1　三腔二囊管安置流程

操作流程	操作要点
操作前查对	查对患者身份信息及医嘱，向患者解释此次操作的目的
检查及润滑鼻腔	在患者颌下垫上治疗巾，弯盘放在治疗巾上。指导患者呕吐时预防窒息的方法，同时清洁、检查、润滑双侧鼻腔
操作中查对	再次查对患者身份信息及医嘱
测量管道安置长度及润滑	佩戴无菌手套后测量管道安置长度（从发际到剑突的长度并增加 10cm），将三腔二囊管全部浸入石蜡油中充分润滑后取出，在无菌纱布上方停留片刻，以便吸除多余的石蜡油
安置管道	向患者说明操作过程，从患者的一侧鼻腔中置入管道，当管道到达咽部后，指导患者进行吞咽动作，并随着患者的吞咽频率进行插管直至到达预期深度。检查管道未在患者口腔内盘旋后，用无菌纱布擦拭患者面部及操作者手掌中多余的石蜡油，用胶布在鼻翼处简单固定管道

操作流程	操作要点
检查胃管	用 50mL 空针经胃管末端抽吸查看胃内情况，并将抽出的液体注入污物桶中并记录其颜色、量和性状；清洗空针后抽取 20～40mL 生理盐水注入胃管以防止管道堵塞；冲管完成后用止血钳夹闭胃管末端
胃囊注气	向胃囊中注入 200～300mL 气体后连接水银血压计测量压力值，并与安置前数据进行对比，使安置前后压力值保持基本一致。注气完成后用止血钳夹闭胃管末端
牵引	去除患者鼻翼上固定的胶布，将管道向外牵拉直至有中等阻力后停止，以确保胃囊已卡在胃底部；将牵引绳一头捆绑在三腔二囊管的三腔汇集处，另一头连接牵引物；使牵引绳绕过牵引架后缓慢放下牵引物并调整牵引角度为 45°，牵引物下缘离地面 30cm。整个过程动作要轻柔，避免胃管末端止血钳剧烈晃动
食管囊注气	牵引完成后，根据医嘱决定是否给食管囊注气。若食管囊需要注气，则在牵引状态下，直接向食管囊注入 60～100mL 气体后连接水银血压计测量囊内压力，并与安置前数据进行对比，使安置前后压力值保持基本一致。注气完成后用止血钳夹闭食管囊末端
管道标示	用 1 根胶布在鼻腔外管道处标示管道安置深度
用物处理	撤去治疗巾、弯盘，脱去无菌手套、护目镜及隔离衣并分类处理垃圾，洗手后粘贴管道标示
操作后查对	操作后再次查对患者身份信息及医嘱并确认执行医嘱；安抚患者及家属，同时进行健康指导；床旁备检查及抢救物品（剪刀、治疗盘、50mL 空针、生理盐水、血压计等）

六、护理记录书写

1. 记录管道的安置长度及食管囊、胃囊注气量及压力值。

2. 胃管内抽出液体的量、颜色和性状。

3. 患者的非计划拔管风险情况，以及高风险患者的防护情况。

七、管道维护

1. 每 2h 查看患者面色、生命体征、管道安置长度，抽吸胃管查看胃内情况，每 4h 测量食管囊、胃囊压力并做对比。

2. 食管囊在安置 12h 后进行放气观察，同时注意患者生命体征、面色、管道安置长度、胃内容物情况及监测压力值，如未发现活动性出血，则无需再向食管囊注气。

3. 胃囊在安置 24h 后进行放气观察，同时注意患者生命体征、面色及胃内容物情况，如未发现活动性出血，则无需再向胃囊注气。

4. 在食管囊、胃囊放气观察的过程中，发现活动性出血，则可考虑再次向食管囊、胃囊内注气。

八、相关并发症

1. 窒息：当胃囊充气不足或意外破损时，食管囊和胃囊可因牵引向上移动，阻塞于喉部而引起窒息。一旦发生应立即用剪刀剪断三腔汇集处上端，以快速放出囊内气体，拔出管道。

2. 黏膜损伤：由操作者动作粗暴、管道置入之前润滑不充分、气囊压迫时间过长等因素引起。

3. 吸入性肺炎：由于插管时误入气管或食物、液体反流入气管。

4. 心律失常：由于置管过程中刺激胃迷走反射。

九、健康指导

1. 指导家属不能随意打开止血钳或放松牵引，以及调整管道和牵引物的位置，绝对禁止患者及家属擅自拔出管道。

2. 指导患者保持平卧位休息，减少说话，不能随意坐起和抬高床头；如需翻身，由医护人员协助做轻微的翻动并调整牵引角度；如需解便，由护工协助床上解便。

3. 在管道压迫牵引期间，患者不能经口进食和饮水，牵引过程中有可能会感觉咽喉及鼻腔干燥，医护人员会根据情况为患者做处理。

4. 管道持续牵引时间一般为 12~24h，医护人员会定时检测食管囊、胃囊的压力并抽吸胃管，观察胃内出血情况，随时巡视病房为患者解答疑惑。

十、注意事项

1. 食管囊放气时应打开止血钳让食管囊自然放气。

2. 胃囊放气时应先在鼻部做固定后放松牵引，再打开止血钳让胃囊自然放气，以避免管道滑出。

3. 若在食管囊、胃囊放气观察过程中出现活动性出血，再次进行食管囊、胃囊注气、牵引时，食管囊、胃囊间断压迫总时长不应超过 72h。

4. 尽量避免经胃管注入黏性过大的药物，以防胃管堵塞；每次抽吸或管喂后均应使用生理盐水冲洗管道，以确保管道的通畅性。

5. 安置过程中，一旦发生窒息，使用床旁抢救物品中的剪刀剪断总管以及时放气。

十一、管道拔除

1. 将胃囊放气观察 24h 并确认胃内无活动性出血后，可考虑拔管。

2. 指导患者缓慢口服 30~50mL 石蜡油。

3. 服用石蜡油 0.5h 后再次抽吸胃管观察胃内情况，若无新鲜血液，可以拔管。

4. 拔管前抽尽胃囊内的余气。

5. 轻柔地旋转管道，以保证管道及胃囊与黏膜壁分离。

6. 缓慢拔出管道后，检查管道及胃囊的完整性。

（李佳昕）

第三节　灌肠术

灌肠术是将一定量的液体由肛门经直肠灌入结肠，以帮助患者清洁肠道、排便、排气或由肠道供给药物，以达到确定诊断和治疗目的的技术。灌肠根据目的可分为保留灌肠和不保留灌肠。

一、大量不保留灌肠

（一）评估与观察要点

1. 了解患者病情及合作程度。

2. 评估患者意识状态。

3. 评估患者排便情况及肛周皮肤黏膜状态。

（二）准备

1. 护士准备：着装整洁、洗手、戴口罩。

2. 操作准备。

（1）环境：环境整洁，光线、温度适宜，屏风遮挡，请无关人员离开。

（2）用物：根据患者情况准备灌肠液，一次性灌肠包（包含肛管、石蜡油棉球 1 个、弯盘 2 个、手套 1 副、治疗巾、灌肠袋 1 个），便盆，生活垃圾桶，医用垃圾桶，卫生纸，手消毒剂，PDA，侵入性操作同意书。

（3）灌肠溶液：常用 0.1％~0.2％的肥皂液、生理盐水。成人每次用量为 500~1000mL，小儿每次用量为 200~500mL。溶液温度一般为 39~41℃，降温时的溶液温度为 28~32℃，中暑者用温度为 4℃的生理盐水。

（三）操作

1. 查对及解释：认真查对患者身份信息并做好解释，经同意后签署侵入性操作同意书。

2. 安置体位：协助患者取左侧卧位，双腿屈膝，脱裤至膝部，将臀部移至床边。

3. 垫巾：垫治疗巾于患者臀下，将弯盘置于臀边。盖好被子，只暴露臀部。

4. 挂灌肠袋：将灌肠袋挂于输液架上，使袋内液面距肛门高度为 40~60cm（小量不保留灌肠及保留灌肠高度应低于 30cm），戴手套。

5. 润管排气：润滑肛管前端，排尽管内气体，关闭开关。

6. 插管：操作者用一只手分开患者臀部暴露肛门，嘱患者深呼吸，另一只手将肛管轻轻插入 7~10cm，小儿插入 4~7cm。

7. 灌液：固定肛管，打开开关，密切观察袋内液面下降情况和患者的反应。

8. 拔管：灌肠液即将流尽时，关闭开关，用卫生纸包裹肛管，以边拔边擦的方式缓慢拔除肛管，擦净患者肛门。脱手套包裹肛管前端，取下灌肠袋，连同治疗巾及弯盘一同扔进医用垃圾桶内，消毒双手。

9. 观察灌肠效果：协助患者取舒适体位，嘱其尽量保留灌肠液 5~10min（小量不保留灌肠保留 10~20min，保留灌肠至少保留 1h 以上）；对不能下床的患者，给予便盆，协助患者排便，观察大便的次数、性状、颜色、量，必要时留取标本送检。

10. 操作后。

（1）整理：整理床单元，开窗通风，清理用物。

（2）洗手记录：在记录单内记录结果，灌肠后排便 1 次记为 1/E。

（四）注意事项

1. 严格遵守查对制度、操作流程及质量标准，关爱患者，保护患者隐私。

2. 根据医嘱准备灌肠液，掌握溶液的温度、浓度、压力和量。为伤寒患者灌肠时，注意灌肠袋液面与肛门之间的高度不超过 30cm，灌入液体量不超过 500mL；肝性脑病患者禁用肥皂水灌肠，以减少对氨的吸收；充血性心力衰竭和水钠潴留患者禁用生理盐水灌肠，以减少对钠的吸收。

3. 灌肠途中如患者感到腹胀或者便意，嘱其深呼吸，然后减压力、减慢流速。灌肠过程中密切观察患者的病情变化及反应，若患者出现面色苍白、出冷汗、腹部剧痛、脉速、心悸、气促，应立即停止灌肠，并通知医生及时处理。

4. 降温灌肠时，应保留30min后再排出，排便后30min再测体温，并做记录。

5. 肛门、肠道手术及大便失禁的患者，均不宜保留灌肠。

6. 妊娠、急腹症、严重心血管疾病、消化道出血等患者禁忌灌肠。

二、保留灌肠

（一）概念

保留灌肠是自肛门灌入药物，使药物保留在直肠或结肠内，通过肠黏膜吸收达到治疗目的的方法。

（二）目的

保留灌肠常用于镇静、催眠、治疗肠道内感染等。

（三）评估与观察要点

1. 了解患者病情及合作程度。

2. 评估患者意识状态。

3. 评估患者肠道病变部位、治疗情况。

（四）准备

1. 护士准备：同大量不保留灌肠。

2. 操作准备。

（1）环境：同大量不保留灌肠。

（2）用物：密闭式吸痰管，50mL空针（或输液器），小垫枕，洞巾。其他同大量不保留灌肠。

（3）灌肠溶液：药物及剂量遵医嘱准备。灌肠溶液量一般不超过200mL，溶液温度为38℃。

（五）操作

1. 查对及解释：操作前查对患者身份信息，并做好解释，经同意后签署侵入性操作同意书。嘱患者排便、排尿，以减轻腹压、清洁肠道，便于药物保留及吸收。

2. 安置体位：根据病情选择不同卧位。慢性细菌性痢疾病变部位多在直肠或乙状结肠，取左侧卧位；阿米巴痢疾病变部位多在回盲部，取右侧卧位。协助患者脱裤至膝部，双腿屈膝，将臀部移至床边，用小垫枕将臀部抬高10cm，以利于药物保留。

3. 垫巾：垫治疗巾于患者臀下，盖上洞巾，将弯盘置于臀边。盖好被子，只暴露臀部。

4. 管道连接：打开吸痰管，关闭排气孔，连接50mL空针（或输液器）后排气备用。

5. 操作中查对。

6. 润滑：润滑肛周及吸痰管前端。

7. 插管：轻轻插入吸痰管15～20cm。

8. 灌液：固定吸痰管，缓慢推注空针（或打开输液器开关），缓慢注入灌肠液，直至灌肠液全部注入。操作期间密切观察患者病情变化。

9. 注入温开水：注入温开水5～10mL，抬高吸痰管末端，使管内溶液全部流入肛门。

10. 拔管：用卫生纸在患者肛门处轻轻按揉，协助患者取舒适体位，嘱其尽可能保留灌肠液1h以上。

11. 再次查对：用物处理完毕后洗手，再次查对患者身份信息。

12. 操作后整理：同大量不保留灌肠。

（六）注意事项

1. 严格遵守查对制度、操作流程及质量标准；关爱患者，保护患者隐私。灌肠前了解灌肠目的及病变部位，以便确定适当的卧位和肛管插入的深度。

2. 为提高疗效，保留灌肠在晚间睡前灌入为宜。灌肠前先嘱患者排便、排尿，并选择较细的肛管（本书中选用吸痰管替代），插管要深、液量要少、压力要低、速度要慢，使药液保留时间越长越好，有利于肠黏膜的吸收。

3. 肛门、直肠、结肠手术后及大便失禁的患者，均不宜做保留灌肠。

（王若林　王瑞）

第四节 造口护理术

一、定义

造口即消化系统或泌尿系统疾病引起的，需要通过外科手术对肠管进行分离，将肠管的一端引出到体表（肛门或尿道移至腹壁）形成一个开口的治疗方法。

二、目的

造口使肠道或泌尿道排泄物排出，达到肠道减压，减轻梗阻，保护远端肠管的吻合或损伤处，促进肠道、泌尿道疾病痊愈，甚至挽救生命的目的。

三、造口袋的选择

根据不同类型的结肠造口特点，选择不同的造口袋。

1. 升结肠和横结肠造口：一件式或二件式开口袋，宜选择一件式。

2. 降结肠和乙状结肠造口：一件式/二件式开口袋或闭口袋均可；若排气过多，建议选含过滤碳片的；若行结肠灌肠则选迷你袋。

四、造口情况评估

1. 术后 2～3 天内观察造口处血运情况。造口处黏膜红润、富有光泽，表示血供良好，暗红也属正常；若出现疼痛、水肿、变黑，则说明造口肠管血供有障碍，需处理。

2. 观察造口周围皮肤有无发红、糜烂情况。

3. 观察造口有无狭窄，排便是否困难及大便的形状、颜色、量及是否规律。

4. 观察造口周围是否有渗血、出血或血肿形成。

五、更换造口袋

1. 用生理盐水或温开水清洗造口及周围皮肤，保持皮肤干净、干燥。

2. 用造口尺测量造口大小，方便裁剪底盘中心孔大小。

3. 根据所测量造口大小，在底盘裁剪出大小合适的中心孔，用手抚平中心孔内侧。

4. 喷洒少许造口粉在造口周围，均匀涂抹，几分钟后拭去多余粉末。

5. 将皮肤保护膜均匀涂抹在皮肤上，待干后形成一层无色透明的保护膜。

6. 撕去底盘的保护纸，中心孔对准造口，从下往上平整粘贴上去，并均匀按压底盘至与皮肤贴合。

7. 两指捏紧锁扣，听见"咔嚓"声，说明袋子装在底盘上。

8. 粘贴封口条，封闭造口袋开口。

9. 检查开口大小是否合适，必要时佩戴造口腹带，增加粘附力和安全感。造口袋揭除要点：取下底盘时，一只手按住皮肤，另一只手慢慢从上而下进行剥离，切记不可强拉硬扯，以免损伤造口皮肤。若剥离困难，可先用温开水湿润后进行剥离，如有残留胶体痕迹，可敷润滑油后除去即可。取下来的造口袋应检查底盘背面胶体是否有被腐蚀、是否有排泄物残留（正常情况下，底盘应清洁完整），造口周围皮肤是否发红或破损（正常情况下，皮肤应与对侧腹部皮肤颜色一致，且无损伤）。

六、并发症处理

1. 造口水肿：轻度水肿者卧床休息即可；严重者用50％硫酸镁溶液或3％氯化钠溶液湿敷，每天3次。

2. 造口出血：更换造口袋；出血较多者用1‰肾上腺素溶液纱布压迫或用云南白药粉外敷后压迫，并及时就诊；活动性出血者应缝扎止血；黏膜摩擦出血者以护肤粉压迫止血，并使用软质材料清洗。

3. 造口狭窄：轻度可用手指扩肛，每天2次，从小拇指过渡至示指；重度则需再次手术，重新缝合肠壁及皮肤边缘。

4. 造口回缩：根据情况，严重者需手术治疗。

5. 造口脱出：轻者用弹力腹带对造口加压，重者需外科修复。

6. 造口旁疝：使用造口腹带，避免用力、提重物；有绞窄、梗阻、穿孔时需手术治疗。

7. 造口感染：早期应清洗、湿敷；形成脓肿后及时切开引流，清除脓肿；若形成瘘管，则需切开瘘管或重做造口。

8. 皮肤炎症：更换合适的造口材料；使用护肤粉、防漏膏、皮肤保护膜等；底盘中心孔大小裁剪合适，底盘使用时间不超过7天。

七、饮食指导

1. 每天三餐有规律，注意卫生。

2. 以少渣、易消化食物为主，多食用新鲜蔬菜和水果；多饮水保持大便通畅。

3. 少食容易产气的食物：高淀粉类食物，如土豆、萝卜、红薯、芋头、板栗；蔬菜水果类，如洋葱、卷心菜、芥菜、黄瓜、青椒、韭菜、豌豆、西瓜、苹果、哈密瓜等；豆制品、巧克力、啤酒、碳酸饮料等。某些行为如嚼口香糖、吸烟、进餐时说话也会增加肠道气体，因此进餐时宜细嚼慢咽且少说话，以防吞咽空气。

4. 少食产生异味的食物，如玉米、洋葱、大蒜、蒜苗、卷心菜、蛋类、鱼类。

5. 少食容易引起腹泻的食物，如豆类、辛辣煎炸食物；可食用香蕉、奶油、花生酱等可溶性纤维食物，使大便成形。

6. 适量进食含粗纤维的食物，如黄豆芽，但不宜过多，因膳食纤维含量高、粗大，食用过多排泄时易堵塞造口。

八、健康指导

1. 合理安排饮食。

2. 避免重体力劳动，避免提重物，以防腹压增高导致造口旁疝；可维持适当活动，必要时使用造口腹带，以增加腹部支撑力。

3. 体力允许的情况下，可积极参加一般社会活动，多与造口人群交流，参与适量的社交活动，避免孤独，促进心理康复。

4. 避免便秘及腹泻，若有粪石堵塞或便秘，可多饮水，勿自行使用缓泻剂，需经医生检查后遵医嘱用药。

5. 洗浴最好采用淋浴。

6. 着装宽松，勿压迫造口，保持造口周围皮肤清洁、卫生。

（唐文皓）

第五节　肠道准备

肠道准备就是清洁肠道，适应术中需要，以便安全地行肠道手术。

一、药物准备

（一）口服磷酸钠盐洗肠液

1. 适应证：用于肠镜检查前的肠道准备。

2. 禁忌证：先天性巨结肠、肠梗阻、腹腔积液、充血性心脏病或肾衰竭。

3. 服用方法。

（1）上午检查者：晨 4 时第 1 瓶洗肠液＋温开水 800mL，0.5h 内喝完；晨 5 时第 2 瓶洗肠液＋温开水 800mL，0.5h 内喝完；晨 6 时不再口服洗肠液。

（2）下午检查者：上午 8 时第 1 瓶洗肠液＋温开水 800mL，0.5h 内喝完；上午 9 时第 2 瓶洗肠液＋温开水 800mL，0.5h 内喝完；上午 10 时不再口服洗肠液。

4. 不良反应：用药后出现恶心与呕吐、胃胀、腹痛、腹泻、乏力、眩晕、过敏反应，肝功能检查 ALT、AST 升高，肛门刺激征及短暂性电解质平衡紊乱（24h 内恢复正常）；若过量使用会致高磷酸盐血症、低钙血症、低钾血症、高钠血症和脱水。

（二）口服复方聚乙二醇电解质散（和爽）

1. 适应证：术前肠道准备，大肠镜、X 线钡剂灌肠造影及其他检查前的肠道准备。

2. 禁忌证。

（1）肠道梗阻及疑似肠梗阻的患者，可引起肠穿孔。

（2）肠穿孔患者，可引起腹膜炎和其他严重合并症。

（3）中毒性肠炎、中毒性巨结肠患者，可引起穿孔，导致腹膜炎、肠道出血。

（4）对此药物过敏者。

3. 服用方法。

1）上午检查者：晨 4 时复方聚乙二醇电解质散 1 袋＋温开水 2000～3000mL，2h 内喝完，约 250mL/15min，晨 6 时不再服用。

2）下午检查者：上午 8 时复方聚乙二醇电解质散 1 袋＋温开水 2000～3000mL，2h 内喝完，约 250mL/15min，上午 10 时不再服用。

3）特殊方法。

（1）复方聚乙二醇电解质散 2L 服用：检查前 2 天进食低膳食纤维饮食（面条、稀饭等），禁食高膳食纤维饮食（海带、韭菜、芹菜、带籽水果）。检查当天禁食,检查前 4~6h 开始肠道准备,复方聚乙二醇电解质散 1 袋(137.5g)+温开水 2000mL,2h 内喝完,服用过程中多来回走动。多数情况下,服用 1h 左右开始排便,若行检查则排便至呈无色或黄色透明水样便为止;若手术则排便至呈无粪水排出为止。

(2)复方聚乙二醇电解质散 4L 服用:检查前一天进食低膳食纤维食物(面条、稀饭等),禁食高膳食纤维食物(海带、韭菜、芹菜、带籽水果)。检查前一天晚 4 点进食晚餐,餐后禁食,可饮水,餐后 2h 开始肠道准备。复方聚乙二醇电解质散 1 袋(137.5g)+温开水 2000mL,2h 内喝完,服用过程中多来回走动。多数情况下,服用 1h 左右开始排便,正常排便至没有便意即可睡觉。检查当天禁食,可饮水,若为无痛肠镜者术前 6h 禁食、禁饮。在检查前 4~6h 将复方聚乙二醇电解质散 1 袋(137.5g)+温开水 2000mL 服用(上午检查晨 4 时服用,下午检查上午 8 时服用),若行检查则排便至呈无色或黄色透明水样便为止;若手术则排便至呈无粪水排出为止。

4. 不良反应:主要有呕吐、腹胀、恶心、冷感、嗳气;实验室检查有尿酮体阳性,AST、ALT、乳酸脱氢酶均升高;严重者有休克、过敏样症状、肠穿孔、肠梗阻、嵌顿性疝气、低钠血症、缺血性大肠炎。

5. 注意事项:服用 1000mL 后仍未排便,在确认无呕吐、腹痛的情况下才可继续服用。服用 1h 后,因肠道运动加快出现腹胀时,可放慢服用速度或暂停服用,待症状消失后再继续服用。

(三)口服复方聚乙二醇电解质散Ⅳ(舒泰清)

1. 适应证:治疗功能性便秘,肠镜、其他检查前及术前肠道准备。

2. 禁忌证。

(1)胃肠梗阻、肠穿孔、胃潴留、消化道出血、中毒性肠炎、中毒性巨结肠、克罗恩病患者。

(2)对此药物过敏者。

3. 服用方法。

(1)上午检查者:检查前一天晚餐后 2h 将 1 盒复方聚乙二醇电解质散Ⅳ(12A+12B)分两次服用,每次 6A+6B 冲入 1 杯温开水中(750mL),0.5h 内服完,两杯服完共计 1h;检查当天晨 5 时~6 时同样方法服用第 2 盒。

(2)下午检查者:检查前一天晚餐后 2h 将 1 盒复方聚乙二醇电解质散Ⅳ(12A+12B)分两次服用,每次 6A+6B 冲入 1 杯温开水中(750mL),0.5h 内服完,两杯服完共计 1h;检查当天上午 8 时~9 时同样方法服用第 2 盒,早上 10 时不再服用。

4. 不良反应：服用量大时出现恶心、腹胀，偶有腹部痉挛和肛门不适，停药后症状即消失。

5. 注意事项：服用前 3~4h 至检查结束不得进食固体食物；服用 1h 后因肠道运动加快出现腹胀时，可延长服用间隔时间或暂停服用，待症状消失后再继续服用。

二、饮食准备

1. 检查前 1~2 天：可选择低膳食纤维食物，如面条、粥、蛋糕、蒸蛋、肉丸、萝卜、莴笋、香蕉、去皮的苹果等；禁食芹菜、韭菜、金针菇等长纤维素蔬菜及辣椒、西瓜、玉米等带籽的蔬菜和水果。

2. 检查当天：上午检查者早餐禁食、禁饮，下午检查者早餐、午餐禁食、禁饮。

三、其他准备措施

1. 抗凝血药：阿司匹林、华法林停用 2~5 天，波立维停用 1 周，肝素停用 8h 以上，其他 NSAIDs 停用 2 天。

2. 降压药：检查前 3h 口服，利血平停用 7 天。

3. 平喘药：当天带入检查室。

4. 抗甲亢药：术前 3h 服用。

5. 降糖药：糖尿病患者当天停服。

四、注意事项

1. 服用洗肠液后可多走动、按摩腹部等促进排便。

2. 检查当天着宽松衣裤、平底鞋。

3. 现金、贵重物品、义齿、眼镜等物品交家属保管。

4. 女性去除指甲油。

（唐文皓）

第六节　保护性约束

一、概述

保护性约束也称作约束性保护（以下简称约束），指医疗过程中，医护人员针对患者病情的特殊情况，对其紧急实施的一种强制性、最大限度限制其行为活动的医疗保护措施。约束是精神科治疗护理特殊患者的方法之一，目的是最大限度地减少其他意外因素对患者的伤害。

二、约束的基本要求

1. 应遵循最小化约束原则，当约束替代措施无效时再实施约束。
2. 应遵循患者有利原则，保护患者隐私及安全，对患者提供心理支持。
3. 约束过程中应动态评估，医护患三方及时沟通，调整约束决策。

三、约束评估

1. 应评估患者，确定是否需要约束。
2. 使用约束前，应向患者和（或）家属告知约束相关内容，告知家属约束的意义，共同决策并签署约束知情同意书。紧急情况下可先实施约束，再行告知。
3. 医生根据评估结果，开具约束医嘱。
4. 护士应根据评估结果和医嘱，选择合适的约束方式和用具，对患者实施约束。

四、实施约束

1. 约束前严格执行查对制度，进行患者身份查对。
2. 根据患者的情况和约束目的等，选择合适的约束部位和方式，如有管道的谵妄患者，应使用约束带及"乒乓球拍"约束用具。
3. 按照约束用具产品使用说明使用。
4. 保持约束肢体的功能位及一定活动度，约束用具松紧度以能容纳 $1\sim2$ 横指为宜，约束部位应给予皮肤保护。
5. 约束用具应固定在患者不可及处，不应固定于可移动物体上。

6. 有管道的患者应注意确保管道在患者肢体触碰范围以外，以免发生非计划拔管。

7. 约束中宜使用床挡，病床制动并降至最低位。

8. 应动态观察患者约束松紧度、有效性，局部皮肤颜色、温度、感觉、局部血运等情况。一旦发现异常情况，应及时通知医生。

9. 做好约束记录，包括约束原因、告知情况、约束起止时间、约束部位、局部皮肤及血液循环情况等，并做好交接班。

10. 做好被约束患者的生活护理。

11. 加强巡视，避免患者被约束期间受到其他人员的伤害，并防止患者挣脱约束发生危险。

12. 向家属强调勿擅自解除约束。

五、解除约束

1. 解除指征。

（1）患者意识清楚，情绪稳定，精神或定向力恢复正常，可配合治疗及护理，无攻击、拔管行为或倾向。

（2）患者深度镇静状态、昏迷、肌无力。

（3）支持生命的治疗/设备已终止。

（4）可使用约束替代措施。

2. 如多部位约束，宜根据患者情况逐一解除并记录。

3. 约束用具应专人专用，一次性约束用具使用后应按医疗废物处理，重复使用的约束用具使用后应按产品说明书处理。

（刘燕）

第十章　消化系统疾病连续性健康管理

第一节　消化道早期癌连续性健康管理

　　连续性医疗服务的概念最早由 Shortell 于 1966 年提出，指患者获得不同组织提供的与之需求相适应的、一系列协调和不间断的医疗服务。我国学者将其定义为：在疾病发生、发展、转归和康复过程中，以协调的卫生服务建立并完善居民健康档案、信息共享、双向转诊等诸多机制，为卫生服务利用者提供无缝隙、不重复、连续性的医疗照护。慢性病连续性健康管理的定义：在慢性病发生、发展、转归和康复过程中，将既往医疗机构的被动服务转变为主动服务，通过医、技、护及多学科团队合作，为慢性病患者建立慢性病标准化管理流程和医护互动的随访体系，从慢性病患者患病后的临床诊治、随访计划的合理制订、并发症的预防、日常健康指导等方面提供规范化、标准化、个性化的医疗服务，保证慢性病患者治疗的连续性；通过系统、规范的管理，达到减少患者医疗费用、提高生活质量和服务满意度的良好效果。

　　消化道早期癌筛查工作的开展及社会医疗卫生水平的提升，在一定程度上减少了癌症负担，早诊早治使得晚期肿瘤发病率及死亡率明显降低。消化道早期癌主要指发生于消化道黏膜层的局灶性癌症。早期食管癌浸润深度局限于黏膜层，且不伴有淋巴结转移；早期胃癌和早期结直肠癌浸润局限于黏膜或黏膜下层，无论病灶大小和有无淋巴结转移。随着微创技术的不断发展，EMR 和 ESD 及其他技术目前在临床上使用广泛，它们较外科手术可更多地保留原来的器官，但存在术后复发和淋巴结转移的风险。有研究显示，ESD 的整块切除率为 81.3%、治愈性切除率为 86.1%、5 年生存率为 96.6%、局部复发率为 0.9%、异时癌的发生率为 7.8%，所以消化道早期癌内镜手术治疗后需要规范长期随访，以便观察疾病的进展，及时发现病情变化并给予相应的治疗。

但目前消化道早期癌术后随访管理还不够规范，且患者复诊依从性不高。为响应中共中央、国务院印发的《"健康中国2030"规划纲要》，进一步促进医患双方健康管理的有效互动、优化个体化治疗方案和健康管理方法、保证医疗服务的连续性、提高门诊患者依从性和满意度，在医院的要求和支持下，笔者科室不断推进连续性医疗服务，开展了"消化道早期癌连续性健康管理"项目。该项目将消化道早期癌患者进行集中有序管理，在有效的疾病健康指导基础上，定时评估疾病活动度、监测患者病情变化。该管理模式能督促患者有序分诊、按计划就诊，有利于临床医生监测患者病情变化，以期对患者术后相关并发症及早期癌的复发和转移进行早诊断、早治疗，达到改善患者预后的目的。

一、消化道早期癌连续性健康管理团队构成及成员职责

（一）团队构成

根据项目实施要求，成立由消化内科主导，胸外科、肿瘤科、病理科、放射科、超声科等多学科医疗团队组成的消化道早期癌连续性健康管理团队。完整的消化道早期癌连续性健康管理团队一般由消化道早期癌亚专业医疗组各层级医生、病房各层级亚专业护士团队、内镜护理团队、医技团队、病理团队等组成（图10-1）。

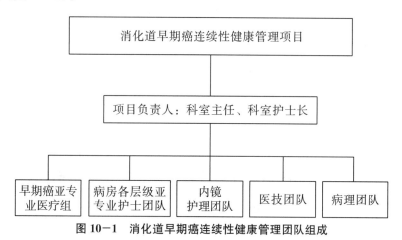

图10-1　消化道早期癌连续性健康管理团队组成

（二）成员职责

消化道早期癌连续性健康管理团队成员职责见表10-1。

表 10-1 消化道早期癌连续性健康管理团队成员职责

内容	职责	频次	地点	负责人
患者纳入	专科医生、随访护士结合患者病情及需要推荐纳入（主要针对内镜治疗术后患者）		门诊/住院病房	专科医生、随访护士
建立健康档案	1. 根据患者情况，对连续性健康管理服务进行宣讲	每年1次		随访护士
	2. 协助患者签署知情同意书，确定加入连续性健康管理			
	3. 询问病史，完善建档简表			
	4. 完成各种评估量表			
	5. 建立健康档案夹，负责资料录入			
门诊随访管理	1. 评估患者病情，根据术后病理报告结果预约门诊，评估合并疾病情况等	根据病种情况，每年4次、6次、12次等		随访医生、随访护士
	2. 评估患者生活质量、心理、营养等状况			
	3. 检查结果指导，方案调整			
	4. 根据病理报告结果，决定是定期随访还是需要追加外科手术、放化疗、进行多学科讨论会诊，为患者提供系统化诊治方案，决定下一步治疗计划			
个体化健康指导	1. 相关知识宣教，通过公众号等途径宣教疾病相关知识，如四川大学华西医院的"锦上春华"公众号	根据病种情况，每年4次、6次、12次等		随访护士
	2. 异常指标风险评估与干预			
	3. 进行疾病监测、用药、饮食、运动等指导			
	4. 告知下次复查和复诊时间			

二、制订消化道早期癌连续性健康管理框架及工作计划

（一）管理团队制订的消化道早期癌连续性健康管理框架

管理团队制订的消化道早期癌连续性健康管理框架见图 10-2。

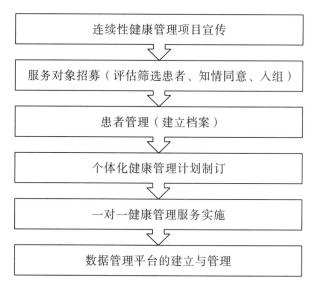

图 10-2　消化道早期癌连续性健康管理框架

（二）基于框架内容制订工作计划

基于框架内容制订的工作计划见图 10-3。

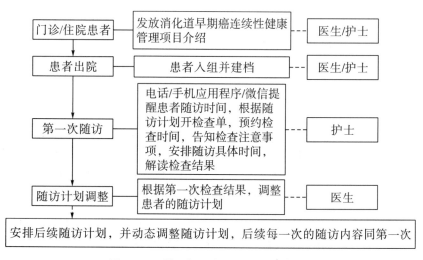

图 10-3　基于框架内容制订的工作计划

三、消化道早期癌连续性健康管理项目的实施

1. 消化道早期癌连续性健康管理项目的宣传：为加强向消化道早期癌患者的宣传，项目团队制定了消化道早期癌相关疾病健康知识及连续性健康管理项目宣传手册，主要介绍多种消化道早期癌疾病相关知识，连续性健康管理开

展的重要性及目的、开展的主要项目及相关费用等具体内容。另外，消化内科与胸外科、肿瘤科、病理科和放射科等科室联合开展了"消化道早期癌的多学科门诊"，制定了消化道早期癌多学科会诊（MDT）宣传单，便于患者了解MDT的具体工作内容。MDT可为患者选择合适的个体化诊疗方案，以期提高患者的远期生存率及生活质量。

2. 消化道早期癌连续性健康管理项目服务对象招募：该项目服务对象主要来源于住院和门诊消化道早期癌患者。首先，医生或护士对符合纳入标准的患者发放宣传单或宣传手册，并指导患者及家属阅读，解答患者及家属对于该项目的疑问。其次，随访护士为自愿加入该项目的患者开具消化道早期癌连续性健康管理导诊单，并指导患者缴纳1年的费用。最后，患者或家属签署消化道早期癌连续性健康管理知情同意书，有效期为1年。

3. 消化道早期癌患者健康管理档案的建立：患者的健康管理档案包括纸质版和电子版。随访护士在患者入组时收集患者一般资料、出院病情证明书、内镜检查及治疗报告、病理学检查报告、影像学检查报告和其他实验室检查报告，填写相关评估量表后，建立纸质版档案存档，同时将收集的信息录入患者电子版档案。将患者档案根据疾病种类分类编号和归档，便于医护人员及时全面了解患者病情。

入组的患者还需添加一对一的内镜术后随访微信号、记录随访电话、下载"华医通"APP并绑定就诊卡号，便于医患之间的沟通。医护人员可以及时了解患者的病情动态和咨询需求，及时为患者进行检查报告解读、疾病相关知识指导、心理护理等。

4. 消化道早期癌个体化健康管理计划的制订：医护一体为患者制订个体化健康管理计划，包括随访时间及检查项目、MDT讨论及是否进行外科手术等。随访护士将计划整理后发送给患者，使其及时了解自己的随访安排。

5. 一对一健康管理服务实施：①每周医护一体讨论入组患者的病情至少2次，动态调整患者的随访计划。②根据需要，不定期约患者面谈，解读病理报告与解答患者的疑问。③微信推送患者的随访计划及检查结果解读。④梳理入组患者的随访计划，每次提前2周通知复查患者，开具复查检查单，确定患者缴费后预约检查时间，如检查项目为无痛胃肠镜，则同时告知患者挂麻醉专科号，并告知患者复查需要2天。所有检查项目预约好后进行微信推送，并告知患者检查流程和注意事项。⑤健康指导：随访护士微信或电话随访，根据患者的需求进行术后的饮食、用药、运动、心理等指导。⑥做好计划、非计划随访和面谈记录，并存档。

6. 消化道早期癌连续性健康管理随访数据的管理：为规范患者的随访数据，项目团队制定了《消化道早期癌连续性健康管理数据收集表》和《消化道早期癌患者术后追踪管理记录表》。前者将入组患者的所有详细信息进行电子化记录，包括患者基本信息、各种检查报告、随访计划及随访结果等。后者分别记录了参加 MDT 及追加外科手术患者、消化内科本科室再入院患者、ESD 术后出血患者和面谈患者情况。后期项目组将会依托医院慢性病管理网络平台，优化数据的管理。

7. 消化道早期癌连续性健康管理服务完整的实施流程：基于项目实施的过程和注意事项，项目组整理了消化道早期癌连续性健康管理服务实施流程图（图 10-4），便于项目管理团队成员熟练掌握该项目实施的详细过程。

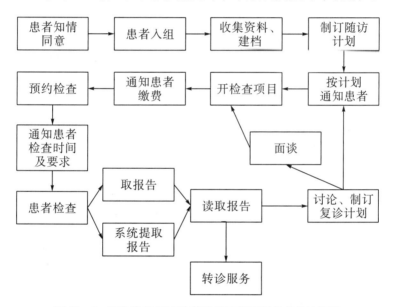

图 10-4　消化道早期癌连续性健康管理服务实施流程图

四、消化道早期癌连续性健康管理依托平台

（一）构建目标

1. 前台客户端建设。

（1）基于终端角色定位前端应用层的功能范围，拟在 APP 上实现，要求统一将 APP 作为信息数据出入口。

（2）线上业务流程与线下业务执行过程保持顺畅，并持续性优化信息架构和操作体验。

（3）通过终端接入互联网、局域网，引入设备、条码等通信手段，加强信息互动和传播通路。

（4）针对老年人特别设计大屏显示，配备简易操作模块。

2. 后台核心业务能力建设。

（1）基于云端服务器。

（2）功能模块耦合设计，提高模块间的调用性能和可扩展性。

（3）规范化的业务流程和业务能力。

（4）终端角色差异化，提供不同角色的相应数据权限、操作权限等。

3. 后台服务管理建设：通过 ESB 打通平台与医疗机构内核心系统的访问通路。

（1）建设标准数据模型，保障体系内部信息共享，进行数据分析与挖掘，提升业务服务能力。

（2）建立基础数据、基础服务、设备管理等公共资源管理平台。

（二）建设原则

慢性病连续性健康管理平台建设需遵循以下标准。

1. 标准化：标准化是慢性病连续性健康管理系统信息化建设的重要基础。如果没有整体的规划和统一的标准，必然导致信息交换、共享成本飙升，甚至成为信息化平台建设的障碍。

2. 数据库完整性和连续性：把分散的患者健康信息整合为以人为中心的慢性病档案，保证慢性病连续性健康管理系统数据库的完整性和准确性。此外，将患病信息实时更新（急诊、门诊、住院资料），将健康管理信息动态更新（身体状况、情绪、社会支持、智力、精神、健康行为、体检资料），将索引信息定期更新（标示信息、联系人信息），确保慢性病连续性健康管理系统数据库的连续性和有效性。

3. 模块多样化：如慢性病管理模块（个人信息、体检数据、调查问卷、每天测量、就医记录）、健康评估模块（疾病风险评估、生活方式评估、心理评估）、维护方案模块（膳食方案、运动处方）、跟踪干预模块（干预计划、在线互动、短信、电话回访、"华医通"APP 推送等）、辅助功能模块（数据兼容、统计分析、报告模板）等，通过多样化的慢性病连续性健康管理模块实现慢性病连续性健康管理的深度和高端服务。

4. 网络化：最大范围地整合所有慢性病信息，实现资源共享。跨地区、跨机构的服务为慢性病连续性健康管理服务创建了更为广阔的空间。

5. 个人隐私保护：慢性病连续性健康管理信息系统由于信息海量，且极为重要，涉及个人隐私，因此需设定严格的准入人员和准入方式，确保私密性。

（三）系统构架

慢性病连续性健康管理平台系统构架见图10-5。

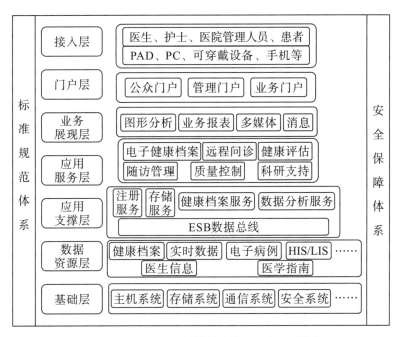

图10-5　慢性病连续性健康管理平台系统构架

五、慢性病连续性健康管理服务质量管理

（一）项目组内质量管理

临床各慢性病连续性健康管理项目组每年定期（季度、半年、1年）对签约患者的管理情况进行组内管理质量评估，对组内管理情况进行监测、评估，真实地掌握慢性病患者入组后连续性健康管理期间的体验情况和满意度，客观地评价组内连续性健康管理落实的效果，通过PDCA循环进行原因分析和服务质量改进，填写自查自检表，并将评估结果反馈给慢性病管理办公室。

自查自检内容如下。

1. 充分沟通，签署知情同意书。

2. 为患者建立健康档案。

3. 有组织架构。

4. 科室开展慢性病连续性健康管理工作，有兼职/专职医护人员承担此项工作。

5. 工作人员资质准入标准。

6. 各层级人员岗位职责。

7. 有相关工作制度。

8. 进行各种方式的随访。

9. 对患者实施疾病活动度评估。

10. 关注患者心理状态及治疗依从性。

11. 患者评估科学、正确。

12. 基于评估结果和患者需求对患者实施多种形式的健康指导。

13. 对随访过程中的意外事件，按照应急预案处理。

14. 患者掌握相关健康知识的情况。

15. 患者对服务的满意度。

（二）慢性病管理办公室质量控制

慢性病管理办公室根据质量与安全管理专业委员会的工作安排，结合临床各慢性病连续性健康管理项目组反馈的组内评估结果，每年定期（季度、半年、1年）对慢性病连续性健康管理的患者进行服务满意度调查、项目目标达成情况调查，及时发现问题，并针对问题进行改进。慢性病管理办公室通过对签约患者进行抽调复核，形成评估结果，每年将评估结果上报慢性病连续性健康管理专家委员会。

复核检查内容如下。

1. 项目组是否介绍过慢性病连续性健康管理服务相关规定。

2. 患者是否签订了入组知情同意书。

3. 患者在健康管理服务期间，是否有相对固定的随访医生和随访护士。

4. 患者对项目组连续性健康管理服务过程是否满意。

5. 定期开展随访管理情况。

6. 定期开展健康指导情况。

7. 医护的服务态度，是否耐心解答患者疑问。

8. 患者病情控制情况。

（唐莉　张铭光）

第二节　消化道出血连续性健康管理

消化道出血是临床常见症状，可由多种疾病引起，主要表现为呕血、黑便、便血。通常情况下，经过药物、内镜、介入等治疗之后，出血会逐渐好转、停止，但这并不意味着以后不会再发生消化道出血，因为导致出血的原因或者疾病可能长期存在，需要持续治疗。为了便于观察疾病的进展，及时发现病情变化并给予治疗，同时促进医护患三方健康管理的有效互动、优化个体化治疗方案和健康管理、保证医疗服务的连续性、提高门诊患者依从性和满意度，笔者科室响应医院推进连续性健康管理服务的要求，开展了"消化道出血连续性健康管理"项目。该项目将消化道出血患者集中有序管理，定时进行疾病活动度评估、监测患者病情变化、进行患者分诊、开展疾病健康指导等。该管理模式运营以来取得良好效果，能及时有效地对患者进行病情监测、定期随访、就诊治疗等，大大提高了患者依从性及满意度。

一、成立消化道出血连续性健康管理团队

根据项目实施要求，成立由消化内科、病理科、放射科、超声科、营养科等多学科组成的消化道出血连续性健康管理团队，团队成员包括消化道出血亚专业各层级医生及护士、医技及病理科人员等。

二、制订消化道出血连续性健康管理框架及工作计划

管理团队制订了消化道出血连续性健康管理框架，框架内容包括消化道出血连续性健康管理项目宣传、服务对象招募、患者管理、个性化健康管理计划制订、一对一健康管理服务实施及数据管理六部分。同时基于框架内容制订了该项目实施计划（图10-3），确保该项目的有序开展。

三、消化道出血连续性健康管理项目的实施

（一）消化道出血连续性健康管理项目的宣传

为加强向消化道出血患者的宣传，管理团队制定了消化道出血相关疾病健康知识及连续性健康管理项目宣传手册，主要介绍消化道出血疾病相关知识、连续性健康管理服务开展的重要性及目的、开展的主要项目及相关费用等具体内容。

（二）消化道出血连续性健康管理的服务对象招募

该项目服务对象主要来源于住院和门诊消化道出血患者。首先，医生或护士对符合纳入标准的患者发放宣传单或宣传手册，并指导患者及家属阅读，解答患者及家属对于该项目的疑问。其次，随访护士为自愿加入该项目的患者开具消化道出血连续性健康管理导诊单，并指导患者缴纳1年的费用。最后，患者或家属签署消化道出血连续性健康管理知情同意书，有效期为1年。

（三）消化道出血连续性健康管理服务对象健康管理档案的建立

患者的健康管理档案包括纸质版和电子版。随访护士在患者入组时收集患者一般资料、出院病情证明书、内镜检查及治疗报告、病理学检查报告、影像学检查报告和其他实验室检查报告，填写相关评估量表后，建立纸质版档案存档，同时将收集的信息录入患者电子版档案。将患者档案根据疾病种类分类编号和归档，便于医护人员及时全面了解患者病情，同时依托医院慢性病管理网络平台，优化数据的管理。

入组的患者还需添加一对一的消化道出血随访微信号、记录随访电话、下载"华医通"APP，并在手机上绑定就诊卡号，便于医护患之间的沟通。医护人员可以及时了解患者的病情动态和咨询需求，及时为患者进行检查报告解读、疾病相关知识指导、心理护理等。

（四）消化道出血个体化健康管理计划的制订

医护一体为患者制订个体化健康管理计划，包括随访时间及检查项目、用药指导、饮食指导、健康宣讲等。随访护士将计划整理后发送给患者，使其及时了解自己的随访安排。

（五）一对一健康管理服务实施

1. 每周医护一体讨论入组患者的病情至少2次，动态调整患者的随访计划。

2. 根据需要不定期制订患者随访计划，解读病理报告与解答患者的疑问。

3. 微信推送患者的随访计划及检查结果解读。

4. 梳理入组患者的随访计划，每次提前2周通知复查患者，开具复查检查单。确定患者缴费后预约相关检查时间，如检查项目为无痛胃肠镜，则同时告知患者挂麻醉专科号，并告知患者复查需要2天。所有检查项目预约好后进行微信推送，并告知患者检查流程和注意事项。

5. 健康指导：随访护士微信随访，根据患者的需求进行术后的饮食、用药、运动、心理等指导。

6. 做好计划、非计划随访记录，并存档。

（六）消化道出血连续性健康管理随访数据的管理

为规范患者的随访数据，我们依托医院慢性病管理网络平台，优化数据的管理，将入组患者的所有详细信息进行电子化记录，包括患者基本信息、各种检查报告、随访计划及随访结果等。

（申明　张铭光）

第三节　胆管结石连续性健康管理

胆管结石是常见胆道疾病，在我国发病率为 8%～10%。胆管结石是引起胆道梗阻的最常见病因，可引起胆绞痛、梗阻性黄疸、胆源性胰腺炎等，严重者可导致感染性休克甚至死亡。ERCP 是目前治疗胆管结石的主要微创手术，具有创伤小、恢复快、可重复、疗效肯定、费用低等优点。但是胆管结石有易发的特点，研究表明 ERCP 术后胆管结石复发率为 4%～24%，许多患者 ERCP 术后未进行规律复查，症状加重后再就医，再次取石难度及风险也随之增加。因此，胆管结石患者行 ERCP 手术后的有效随访、早期干预及治疗，对预防并发症及复发至关重要。但目前没有规范的胆管结石管理模式，导致患者就医、复诊流程不畅，延误病情。为了促进医患双方健康管理的有效互动，优化个体治疗方案和健康管理，保证医疗服务的连续性，提高门诊患者的依从性和满意度，预防胆管结石再次发生，复发后能得到及时就诊处理，并且便于科研数据收集，笔者科室开展了"胆管结石连续性健康管理"项目。该项目将胆管结石患者进行有序管理，定时做疾病活动度评估、患者病情变化监测、患者分诊、疾病健康指导等。该管理模式能监测患者病情变化，促使患者按计划就诊，提高患者依从性。项目的具体内容包括但不限于健康档案的建立、规范的术后复查、定期随访追踪、网络咨询、制订诊治方案等。

一、胆管结石连续性健康管理团队

根据项目实施要求，成立由消化内科、胆道外科、胰腺外科、急诊科、放射科等多学科组成的胆管结石连续性健康管理团队，团队成员包括消化道胆胰疾病亚专业各层级医生及护士、医技人员等。

二、胆管结石连续性健康管理的工作计划

管理团队制订了胆管结石连续性健康管理框架（图10-2），框架内容包括健康管理项目宣传、服务对象招募、患者管理、个性化健康管理计划制订、一对一健康管理服务实施及数据管理六部分。同时基于框架内容制订了实施计划（图10-3）。确保连续性健康管理的有序开展。

三、胆管结石连续性健康管理的具体实施

（一）胆管结石连续性健康管理项目的宣传

为加强向胆管结石患者的宣传，管理团队制定了疾病健康知识及连续性健康管理项目宣传手册以及健康讲座，对出院患者及门诊患者行健康指导，主要介绍胆胰疾病相关知识、连续性健康管理服务开展的重要性及目的、开展的主要项目及相关费用等具体内容。另外，消化内科与胆道外科、胰腺外科、放射科等科室联合开展了"胆管结石的多学科门诊"，制定胆管结石MDT宣传单，便于患者了解胆管结石MDT具体服务内容。

（二）胆管结石连续性健康管理的服务对象招募

胆管结石服务对象主要来源于住院和门诊胆管结石患者。首先，医生或护士对符合纳入标准的患者发放宣传手册，并指导患者及家属阅读，解答患者及家属对该项目的疑问。其次，随访护士为自愿加入该项目的患者开具胆管结石连续健康管理服务导诊单，并指导患者缴纳1年的费用。最后，患者或家属签署健康管理服务知情同意书，有效期为1年。

（三）胆管结石连续性服务档案的建立

患者的健康管理档案包括纸质版和电子版。随访护士在患者入组时收集患者一般资料、出院病情证明书、ERCP检查及治疗报告、影像学检查报告和其他实验室检查报告，填写相关评估量表后，建立纸质版档案存档，同时将收集的信息录入患者电子版档案。将患者档案根据疾病种类分类编号和归档，便于医护人员及时全面了解患者病情。

患者入组后添加一对一的胆管结石连续性健康管理团队的微信号，下载华医通APP，绑定随访电话和就诊卡号，之后可以通过微信及线上问诊联系医生，便于医护患之间的沟通。医护人员可以及时了解患者的病情动态和咨询需求，及时为患者进行检查报告解读、疾病相关知识宣教及心理护理等。

（四）胆管结石连续性健康管理计划的制订

医护一体为患者制订个体化健康管理计划，包括随访时间及检查项目、MDT 门诊讨论及是否进行外科手术等。随访护士将计划整理后发送给患者，使其及时了解自己的随访安排。

（五）一对一健康管理服务的实施

健康管理服务项目主要包括：每周医护一体讨论病情至少 2 次，动态调整患者随访计划；根据需要不定期约患者门诊面谈，解读报告与解答患者的疑问；微信推送患者的随访计划及检查结果解读；梳理入组患者的随访计划，每次提前 2 周通知复查患者，开具复查检查单，确定患者缴费后预约相关检查时间，并告知患者复查时间，所有检查项目预约好后进行微信推送，并告知患者检查流程和注意事项；随访护士以微信或电话随访，根据患者的需求进行术后饮食、用药、运动、心理等方面的指导；做好计划、非计划随访和面谈记录，并存档。

（六）胆管结石连续性健康管理随访数据的管理

为规范患者的随访数据管理，制定《胆管结石连续性健康管理数据收集表》，将入组患者的所有详细信息进行电子化记录，包括患者基本信息、各种检查报告、随访计划及随访结果等，记录门诊随访次数、转诊服务次数、再入院次数等。后期将会依托医院慢性病管理网络平台，优化对数据的管理。

（七）胆管结石连续性健康管理的实施流程

基于项目实施的过程和注意事项，完善胆管结石连续性健康管理实施流程图，便于项目管理团队成员熟练掌握该项目实施的详细过程。

（骆欧　蒋竞苏）

第四节　慢性肝病连续性健康管理

为了保障慢性病患者治疗的连续性，优化健康管理模式，完善患者院前、院中、院后的一体化医疗服务，将医疗服务延伸至院后、社区和家庭，使住院患者的院外康复和继续治疗能得到科学、专业、便捷的技术服务和指导，提高医疗质量，增强医患沟通交流，提高患者满意度、治疗效果，同时建立医疗大数据用于慢性病患者的科研与后续管理，我院消化科开展了慢性肝病（肝硬化门静脉高压内镜治疗、肝硬化门静脉高压并发症介入治疗、原发性肝癌行

TACE 等）连续性健康管理项目，以便观察疾病进展，及时发现病情变化并指导药物治疗方案，减少并发症，提高患者的生活质量。

一、概述

（一）肝硬化门静脉高压内镜治疗连续性健康管理服务

肝硬化门静脉高压出现食管－胃底曲张静脉的患者，容易发生消化道大出血，危及生命安全。内镜治疗（EVL、胃底静脉组织胶注射术等）是目前肝硬化门静脉高压患者食管－胃底静脉曲张破裂出血重要的一级预防及治疗手段，控制急性出血及预防再出血的发生。单次内镜治疗很难根除静脉曲张，一般需要 3~5 次，每月 1 次的规律内镜治疗，根除后还需要每 0.5~1.0 年进行内镜复查，并联合长期药物治疗。

（二）肝硬化门静脉高压介入治疗连续性健康管理服务

随着医疗技术的发展和微创手术的应用，肝硬化及门静脉高压并发症（如食管－胃底静脉曲张破裂出血、顽固性腹腔积液等）患者可进行介入治疗，如 TIPS、BRTO 等介入治疗能有效控制门静脉高压并发症，控制急性出血，预防再出血，减少其他并发症。术后 1、3、6 个月复查彩色多普勒超声、肝功能指标，了解支架分流道情况及病情变化，此后每 0.5~1.0 年进行门诊复诊和长期随访评估。

（三）原发性肝癌介入治疗连续性健康管理服务

原发性肝癌（PLC）指发生于肝细胞或肝内胆管上皮细胞的恶性肿瘤，因其起病隐匿、进展迅速、恶性程度高、治疗难度大等特点，给社会带来沉重的医疗负担。介入治疗（射频消融、TACE 等）常用于治疗无法手术切除的肝癌，发挥持久的抗肿瘤作用，同时也为二期手术做准备。术后 4~6 周需要复诊，此后每 2~3 个月需要进行长期随访了解疾病进展，评估序贯治疗指征及是否联合其他系统性治疗方案等。

肝硬化治疗及原发性肝癌介入治疗患者需要每半年进行一次终生随访和规范的健康管理，便于观察疾病的进展，及时发现病情变化并进行序贯治疗、药物指导等。基于此，笔者科室开展了"肝硬化门静脉高压内镜治疗连续性健康管理""肝硬化门静脉高压介入治疗连续性健康管理"及"原发性肝癌介入治疗连续性健康管理"等项目，由专业的医护团队负责患者的连续性健康管理服务。该管理模式便于患者集中有序管理，定期监测病情变化，按计划就诊、门诊评估，保障医疗服务的连续性，优化个体化治疗方案，同时有专业人员做针对性指导，协助患者做出正确的治疗策略，提高患者的依从性和满意度。该项目的内容：①为慢性肝病患者行内镜、介入治疗后提供规范化、连续性健康管理；②帮助患者学习疾病相关知识、日常护理方法；③进行针对性的指导，帮助患者日常监测内镜、介入治疗后相关不良反应，进行药物管理、饮食管理、合并症管理；④促进患者保持良好的依从性、提高生活质量，同时减轻家庭照顾者由照顾角色和经济问题引起的焦虑、失眠等不良情绪。

通过慢性肝病连续性健康管理项目的开展，为入组患者提供：①全病程健康照护，健康档案建立，合并症管理，连续性疾病照护；②一对一随访管理，门诊复诊的流畅便捷通道，定期疾病活动度评估，异常结果风险评估及健康指导；③专业化就医指导，个体化治疗方案的确定与调整，日常生活管理及饮食指导；④入院绿色通道，患者病情变化时的就诊指导。

二、慢性肝病连续性健康管理流程

（一）患者筛选与入组

在慢性肝病患者入院行内镜、介入治疗后出院当天，或医生门诊和患者面对面问诊的过程中，医生根据患者情况筛选入组患者，由随访护士向患者讲解慢性肝病连续性健康管理项目参加的目的及纳入流程，签订慢性肝病连续性健康管理知情同意书，通过 HIS 开具医嘱单，患者完成缴费后即成为慢性病连续性健康管理服务用户。患者及家属在"华医通"APP 上进入连续性健康管理服务包，查看慢性病服务详情。

建立患者个人健康管理档案，包括患者详细的个人基本信息、相关评估量表（如心理、睡眠、生活质量、轻微肝性脑病等）测评结果。指导患者绑定使用"四川大学华西医院"微信公众号及"华医通"APP，并添加"华西慢性肝病连续性健康管理"随访微信。患者和医护人员之间可以通过微信、"华医通"APP、"慢病智能系统"进行远程疾病管理。

医护人员使用账号和密码，并选择相应的项目登录进入"慢病智能系统"，选择"病患管理—新增患者"完成患者入组及完善患者信息。

（二）医院面诊/健康管理预约

1. 预约步骤。

（1）患者首先拨打客服中心电话提出线下复诊的申请。

（2）等待客服后台核对信息资料，安排线下复诊。

（3）预约成功，"华医通"APP 会自动推送复诊消息。

（4）患者凭身份证或就诊卡及就诊通知消息就诊/接受健康管理。

2. 在线复诊流程见图10-6。

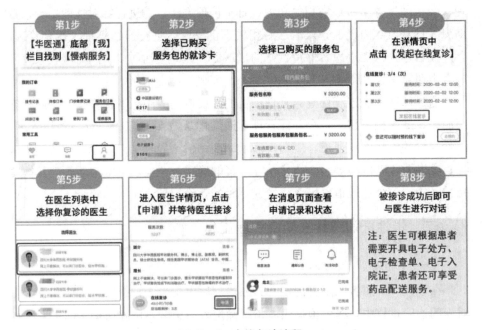

图10-6 在线复诊流程

（三）随访计划的制订及实施

由消化科慢性肝病专业医护人员团队共同制订肝硬化门静脉高压内镜、介入治疗及原发性肝癌TACE治疗患者随访计划。

1. 肝硬化门静脉高压内镜治疗连续性健康管理患者随访计划。

1）治疗计划：肝硬化门静脉高压内镜治疗包括EVL、EVL＋胃底静脉组织胶注射。胃镜报告示重度食管静脉曲张者，开具下次入院证，标注拟行EVL时间，指导其完成入院信息登记。直至胃镜序贯EVL后胃镜报告示轻中度食管静脉曲张者，改为门诊随访。

2）饮食计划：术后2周内严格进食无渣或低渣半流质饮食，术后1个月内进食软食，避免进食粗糙、坚硬、刺激、不易消化食物。同时加强营养，保持大便通畅。

3）休息与运动计划：注意休息，避免受凉及剧烈运动，尤其是术后2周内，避免做会增加腹压的动作。

4）用药计划。

（1）针对患者合并症情况，及时到医院相关科室就诊。

（2）针对肝硬化原因的药物：如乙型肝炎后肝硬化患者需长期接受抗病毒治疗，口服恩替卡韦 0.5mg，每天 1 次，晨起空腹服用。

（3）门静脉高压药物治疗：口服卡维地洛 6.25mg，每天 1 次，1 周后调整为每天 12.5mg，每天 1 次。同时教会患者自我监测血压、心率，收缩压不能低于 90mmHg，心率不能低于 55 次/分钟。

（4）质子泵抑制剂：如艾司奥美拉唑肠溶胶囊 40mg，口服，每天 1 次，连续服用 2 周。

5）告知患者如有不适，或用药、饮食、运动等存在疑问，可以通过远程方式联系慢性病团队获得指导；一旦发生消化道出血等危急重症，应及时到医院就诊。

6）按计划通知患者入院及门诊随访（协助患者开药、开检查单、预约检查、办理入院）。

2. 肝硬化门静脉高压介入治疗连续性健康管理患者随访计划。

（1）随访时间：出院后 1 个月、3 个月、6 个月各一次，以后每半年至 1 年复查 1 次。门诊随访复查多普勒超声评估分流道的情况，检查实验室指标及患者介入术后的并发症，出现术后并发症及疾病变化的患者安排择期入院。

（2）饮食计划：TIPS 术后不必过度限制蛋白质摄入，注意保持营养代谢平衡。患者可以进食高热量、高膳食纤维、富含优质蛋白质的食物，以优质植物蛋白质为主；少量多餐，日间进食时间间隔应控制在 3~5h，夜间可增加进食 1 次。夜间加餐可以碳水化合物为主或选择富含支链氨基酸（BCAA）的食物，有利于预防骨骼肌减少、改善高氨血症。

（3）休息与活动计划：注意休息，劳逸结合，避免太过劳累和剧烈运动，尤其是术后 1 个月内，避免做提重物等可能增加腹压的动作。

（4）用药计划：病毒感染引起的肝硬化患者需要长期口服抗病毒药物，指导正确服用药物，如恩替卡韦 0.5mg，要求每天口服，同时观察药物不良反应。

（5）教会患者及家属观察和识别消化道出血的早期表现，发现有呕血、解黑便或血便时及时到医院就诊。

3. 原发性肝癌介入治疗连续性健康管理患者随访计划。

1）原发性肝癌患者行介入治疗（射频消融、TACE）及肝癌系统治疗（介入联合靶向治疗、免疫治疗）出院后随访时间首次为术后 1 个月，以后每 2~3 个月随访 1 次。门诊随访内容：根据原发性肝癌患者腹部 CT/MRI 检查或超声造影检查结果、实验室检查指标及患者介入术后的并发症情况，指导患者药物治疗、饮食计划等，需要择期手术的患者安排择期入院登记信息。

2）患者日志记录管理。

（1）休息与活动计划：每天保证充足的睡眠，至少 6~8h；劳逸结合，可做简单的运动，如散步，打太极拳，每次活动时间不超过 30min。以后根据康复情况逐渐增加活动量和强度，适当参加户外活动，保持心情愉快，利于健康。

（2）进食高蛋白质、低脂肪、低胆固醇、高热量、高维生素、清淡、易消化软食，不吃煎、熏制食物，避免食用辛辣刺激性食物。戒烟酒，减轻对肝的损害。

（3）监测体温变化，预防感冒；保持室内环境清洁，温度适宜；每天室内通风 2 次，每次不少于 30min；保持空气湿润，相对湿度在 50%~60%。

3）用药计划。

（1）靶向药物如甲磺酸仑伐替尼等需要坚持服用，注意观察药物不良反应。

（2）进行免疫治疗的患者：每 3 周输注 1 次，每输 3 次进行复查，每次在输注药物前均需抽血检查甲状腺功能、心肌标志物等指标。用药期间如出现不良反应应及时与慢性病管理团队取得联系，根据病情进行对症处理，必要时换药或停药，患者不可擅自停药或更改服用剂量，避免造成严重后果。

（3）辅助用药：应用增强免疫功能的药物，如槐耳颗粒、胸腺肽 a1，可增强免疫系统反应性，改善患者的生活质量，加快 TACE 术后恢复。

慢性肝病连续性健康管理项目流程见图 10－7。

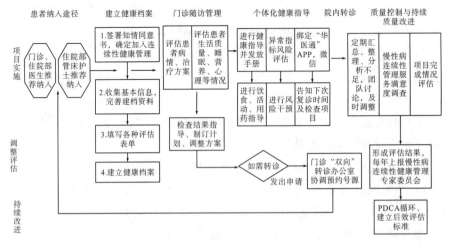

图 10－7　慢性肝病连续性健康管理项目流程

三、慢性肝病连续性健康管理智能系统的应用

（一）登录

医护人员可登录慢性病管理智能系统，通过系统总览页面查看当前项目中的患者总数、医护总数、项目总数、服务包总数、金额总数、本月新增患者数、本月已随访患者数、本月服务包到期患者数；支持每月查看新增患者和服务到期患者的对比统计图，支持查看医护人员的工作量数据，包括各医护人员所负责患者数据和各医护人员的新增患者数据。

（二）随访管理

医护人员在"随访管理"模块查看有效期内患者、今日随访患者、暂存随访患者、我的责任患者、随访逾期患者、无随访计划患者；可查看患者的诊断信息、服务包信息、上次随访日期、下次随访日期、服务包到期时间；点击"随访"，可快速对患者进行随访操作；可以为患者快速添加随访计划，或者编辑下次随访计划日期。

（三）预约管理

根据患者的随访预约看板，医护人员可清楚地了解近期计划随访患者的预约时间安排；为患者预先建立随访模板，使用随访模板可快速为患者添加随访计划。

患者管理：可以查看系统内有效期内患者、停止服务的患者和"我的责任"患者及患者诊断信息、患者当前最新的服务包信息。

（四）责任管理

可查看当前系统中患者的责任医护信息，可以为患者进行责任医护人员信息的系统管理。

（五）标签管理

可以为患者批量设置标签，通过标签对患者进行统一管理。

（六）电子病历－服务信息

可查看患者的服务包信息，包括服务包的有效期、服务内容、服务频次、服务包剩余天数；可以查看患者的服务记录，也可以点击"新增减扣"手动减扣服务内容；通过电子病历可以查看患者的基本信息、诊断信息、检查信息、影像信息、诊疗信息、特殊检查信息、随访信息、营养评估、运动康复、健康指导信息、用药信息、治疗分析、健康监测、预警管理等内容。

（七）统计报表

医护人员可查看系统各项数据的统计报表，主要包括患者管理、临床质量控制、医护管理三类；可以选取两个年度的数据进行比较分析，也可以根据查询设置的条件来显示统计报表的数据。

（八）健康指导

医护人员可以新增或导入健康指导资料形成健康指导库，并可以对健康指导资料设置分类便于快速检索；可以使用健康指导资料制定健康指导模板，使用健康指导模板可快速为患者添加健康指导计划并选择健康指导开始时间，健康指导资料将根据健康指导计划时间按时推送至患者移动端；在患者健康指导计划页面，可以查看患者健康指导计划详情；若患者无健康指导计划，则点击"添加计划"，可使用健康指导计划模板快速为患者添加健康指导计划。

（九）院外管理

医护人员在院外管理模块可查看患者在移动端记录的生命体征信息，每项体征记录的次数；点击次数，可以查看患者的体征记录详情，包括患者记录的具体数据和趋势折线图。

（十）小工具

小工具模块主要包括医学计算器、短信管理、智能 AI 管理、营养模板管理、模板设置。短信管理可以自定义编辑短信模板，并选择患者发送，被发送的患者手机将接收到相应的短信内容。医护可以在智能 AI 管理模块根据患者的检查信息建立模板，当系统检测到患者的检查项符合智能 AI 模板设置的条件时，会自动推送提醒内容到患者移动端。医护人员可以在营养模板管理模块设置营养评估相关的模板，包括饮食推荐模板、饮食建议、饮食注意事项、营养小结，医护人员可以在模板配置中设置随访小结等模板。

（十一）"华医通"医生端

1. 慢性病服务签约审核：患者支付成功后医生会在"我—慢性病签约审核"里收到一条待审核订单；医生可点击进行审核；服务团队中的"项目联络员"对订单可见，并审核。

2. 医生可点击"患者健康档案"查看患者病历资料，以佐证患者是否有资格加入该慢性病服务。点击审核通过，患者慢性病服务立即生效；点击拒绝后输入拒绝理由方可拒绝患者签约慢性病服务，届时订单金额将会原路返还（审核时间为 48h，超时后订单将会自动审核为不通过）。

3. 接待慢性病复诊：患者发起慢性病咨询后，医生选择是否接待患者。如成功接待，则扣除患者慢性病咨询次数"1"；如医生拒绝接待，则将患者慢性病咨询次数返还。

（十二）随访管理菜单

可选择"预约回馈"—选择 AI 电话—选择需要通知患者的随访时间段—选择需要自动通知的患者—设置呼叫时间，然后确定保存，系统将在设置好的时间对选择的患者进行自动语音呼叫。

慢性肝病连续性健康管理智能系统流程图见图 10-8。

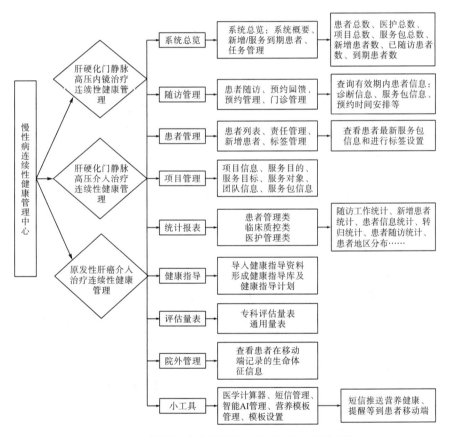

图 10-8　慢性肝病连续性健康管理智能系统流程图

（李罗红　欧艳）

第五节　炎症性肠病连续性健康管理

一、生物制剂日间病房模式

（一）日间病房概述

日间病房（daytime ward）是一种以患者为中心、介于门急诊和住院之间的诊疗模式，是对传统医疗服务模式的补充，能满足人民群众医疗服务新需求。日间病房是目前国外比较流行的新型治疗模式，是根据常见病、多发病经简短观察治疗即可出院的一类患者设计的短、平、快式医疗服务。

（二）背景

1. 社会背景：随着社会发展，人们对医疗服务快捷性和方便性的要求越来越高，医疗模式必须不断改革才能适应现代人的医疗需求。

2. 医院背景："看病难、看病贵"的问题普遍存在，大医院一床难求，迫使我们改变已有的医疗服务并不断创新，以适应市场和人民群众的需求。开设日间病房可以降低医疗费用，解决看病难等根本性问题，同时是医院求生存、求突破、求发展的战略要求，也是适应社会医疗发展的必然趋势。

（三）特征与优点

1. 缩短患者住院天数：安排患者在门诊完成生物制剂输注前筛查项目，有利于减少患者入院等待检查结果的时间。经过评估后，直接安排患者入院进行生物制剂输注，有效缩短患者住院天数。并且门诊检查具有灵活性，可根据患者情况自行安排，有效保证患者生活质量。

2. 收治患者病情稳定且可以直接进行生物制剂输注治疗：院前评估环节将患者分为可输注生物制剂的患者和不可输注生物制剂的患者。前者可直接协调时间后安排入院，后者则分流去门诊或急诊就诊。

3. 提高住院床位使用率：开设日间病房可有效分流患者，有效提高住院床位的周转次数和使用率，同时使医疗资源充分发挥作用，产生更好的社会效益和经济效益。

4. 减轻患者住院负担，优化医疗资源分配：通过日间病房入院输注生物制剂的患者由于住院时间缩短，减轻了经济负担。对医院来说，将有限的床位资源进行更合理、高效率的分配，保障了更多危急重症患者的需求，同时缩短平均住院时间，优化了医疗资源分配。

5. 加快病情的检查和治疗：收入日间病房输注生物制剂的患者可及时跟专科医生沟通调整用药，以达到更好治疗的目的。

（四）管理模式

1. 收治对象：诊断明确的患者，病情缓解期通过生物制剂维持治疗的患者，规律输注生物制剂的患者，并且均应通过了输注前筛查项目。

2. 住院时间：24h 内完成出入院。

3. 管理模式：日间病房生物制剂输注的患者由日间病房管理员联系患者确定门诊检查时间，将检查结果反馈给专科医生。结果分为两类：第一类为可输注生物制剂者，可安排时间进入日间病房进行生物制剂治疗。第二类为不可输注生物制剂者，根据患者情况进行分流。若患者病情稳定，但由于指标异常不适合输注生物制剂，安排至门诊就诊；若患者病情加重，如腹泻加重、便血、腹痛加重等情况，安排患者至急诊科就诊，尽快完成收治。

4. 资源配置：医护人员配置数量和结构必须合理；专科疾病诊治实行专科医生负责制。病房护理实行护士长带领下的责任制整体护理模式。病房必须配备齐全的抢救设备、设置常见急危重症急救流程，一旦发现日间病房内患者出现急危重症情况，专科护士立即配合专科医生实施有效的抢救治疗。

（五）日间病房管理中存在的问题和建议

1. 日间病房门诊费用未纳入整体医保结算：目前门诊筛查费用是患者自费，不归属住院医保结算；建议 IBD 纳入门诊特殊病种管理，减轻 IBD 患者疾病负担。

2. 床位受限：日间病房床位有限，无法满足更多 IBD 患者生物制剂输注需求；建议成立独立的生物制剂输注中心。

3. 日间病房管理存在安全隐患：生物制剂输注的风险要求严格确保患者输注过程安全，针对可能发生的各类危险事件制定相应的急救应急预案；建议 IBD 患者生物制剂输注实行临床路径管理。

二、生物制剂日间病房连续性健康管理

（一）管理模式

1. 日间病房管理员在病房护士长直属领导下，充当患者与专科医生之间的交流媒介，可以帮助患者和医生进行更为有效的沟通，形成牢固的三角关系。

2. 对患者：患者与管理员之间的沟通主要依赖于线上沟通（微信、电话、短信），节约了往返医院的时间，有效保证了正常生活和工作。同时，进一步解决了入院难的问题，可更好地接受生物制剂维持治疗，有利于康复，减少了疾病复发风险，保障了更好的生活质量和预后。

3. 对管理员：管理员为病房护士，有利于病房护士结合病房情况进行有效合理的安排；通过线上沟通，有利于病房护士更好地了解每位患者的情况，把握每位患者的病情。同时，形成更为牢固的护患关系，使患者对医护更为信任。

4. 对专科医生：通过管理员的支援，提高与患者沟通的效率，同时能更清晰地了解患者病情，有助于对患者的用药调整。

5. 对科室：使病房床位及时空出，提高科室床位周转率和使用率，使医疗资源得到充分利用，产生更好的社会效益和经济效益，提高人民群众的获得感。

（二）展望与改进

由于日间病房输注生物制剂的患者管理缺乏专业的信息系统，可能导致患者重要信息缺失，影响对患者的进一步评估与治疗。因此，亟须建立规范的信息化系统对患者实现同质化管理，以进一步评估疗效、掌握患者情况，为进一步诊治提供更好的平台，提高患者用药效果、生活质量。

（刘怀青）

参考文献

1. 张铭光，杨小莉，唐承薇. 消化内科护理手册 [M]. 2版. 北京：科学出版社，2015.

2. 李群芳，熊瑛. 健康评估 [M]. 北京：北京出版社，2011.

3. 吴光煜. 护理评估 [M]. 北京：北京医科大学出版社，2002.

4. 朱曙光. 现代消化系统疾病诊断与治疗 [M]. 上海：上海交通大学出版社，2018.

5. 中华消化杂志编委会. 消化性溃疡诊断与治疗规范（2016年，西安）[J]. 中华消化杂志，2016，36（8）：508－513.

6. KAMADA T，SATOH K，ITOH T，et al. Evidence-based clinical practice guidelines for peptic ulcer disease 2020 [J]. J Gastroenterol，2021，56（4）：303－322.

7. 杨云生，陈旻湖，唐承薇. 临床消化病学图解 [M]. 北京：科学技术文献出版社，2021.

8. 尤黎明，吴瑛. 内科护理学 [M]. 6版. 北京：人民卫生出版社，2017.

9. 陈旻湖. 消化病临床诊断与治疗方案 [M]. 北京：科学技术文献出版社，2010.

10. 王潇潇，李中原，刘丛巍，等. 健康宣教在高分辨率食管测压检查中的作用 [J]. 中华胃肠内镜电子杂志，2015，2（1）：34－37.

11. 中国医师协会消化医师分会胃食管反流病专业委员会. 中国高分辨率食管测压临床操作指南（成人）[J]. 中华消化杂志，2020，40（1）：3－8.

12. 段超凡，段志军，马俊骥，等. 水灌注高分辨率食管测压正常值多中心研究 [J]. 中华消化杂志，2022，42（2）：89－94.

13. 中国门静脉高压诊断与监测研究组（CHESS），中华医学会消化病学分会微创介入协作组，中国医师协会介入医师分会急诊介入专委会，等. 中国肝静脉压力梯度临床应用专家共识（2018 年版）［J］. 实用肝脏病杂志，2019，22（3）：321－332.

14. 中华医学会消化病学分会胰腺疾病学组，《中华胰腺病杂志》编委会，《中华消化杂志》编委会. 中国急性胰腺炎诊治指南（2019 年，沈阳）［J］. 临床肝胆病杂志，2019，35（12）：2706－2711.

15. 孙备，安宏达. 2020 年美国胃肠病学会《慢性胰腺炎临床指南》解读［J］. 中国实用外科杂志，2020，40（5）：494－499.

16. 周鑫，杨桂元，钱祝银.《2018 年美国胃肠病学会指南：急性胰腺炎的初期处理》摘译［J］. 临床肝胆病杂志，2018，34（5）：978－981.

17.《高甘油三酯血症性急性胰腺炎诊治急诊专家共识》专家组. 高甘油三酯血症性急性胰腺炎诊治急诊专家共识［J］. 中国全科医学，2021，24（30）：3781－3793.

18. 中国微循环学会门脉高压专家委员会. 布－加综合征外科治疗规范的专家共识［J］. 血管与腔内血管外科杂志，2020，6（6）：471－481.

19. 孙超. 布加综合征常见护理问题及措施［J］. 中国现代药物应用，2014，8（21）：198.

20. 杨艳芳，冯英璞，张桂芳，等. 介入治疗布加综合征的观察与护理［J］. 临床医学，2013，33（3）：125－126.

21. 宋金儡，王小泽，杨丽，等. 经颈静脉肝内门体分流术在布加综合征中的适应证及预后分析［J］. 华西医学，2022，37（4）：542－549.

22. 汪忠镐，卞策，朱广昌，等. 布加综合征的手术治疗［J］. 中国普外基础与临床杂志，2014，21（12）：1472－1478.

23. 朱广昌，汪忠镐，卞策，等. 布加综合征诊断与治疗的发展历程［J］. 中国血管外科杂志（电子版），2017，9（1）：4－10.

24. 丁进，韦炜. 肝硬化并发门静脉高压性出血诊疗手册［M］. 沈阳：辽宁科学技术出版社，2020.

25. 张月荣，刘雄昌，刘务华. 肝硬化多学科综合治疗策略及实践经验［M］. 上海：上海交通大学出版社，2018.

26. 段学章，张敏. 专家解读肝炎肝硬化肝癌防治［M］. 北京：科学出版社，2017.

27. 吴斌. 肝硬化［M］. 北京：科学出版社，2016.

28. 雒红涛，薛焕洲. 布加综合征的临床诊疗进展［J］. 中国实用医刊，2014，41（8）：88－89.

29. 杨丽. 急性上消化道大出血介入治疗现状［J］. 四川大学学报（医学版），2022，53（3）：361－366.

30. 王娜. 上消化道出血诊疗及新进展［M］. 天津：天津科学技术出版社，2019.

31. 蒋米尔，张培华. 临床血管外科学［M］. 4版. 北京：科学出版社，2014.

32. 中华医学会消化病学分会. 2014年中国胃食管反流病专家共识意见［J］. 中华消化杂志，2014，34（10）：649－661.

33. 刘朋，刘哲，王燕. 食管憩室合并食管早癌行内镜黏膜下剥离术治疗一例［J］. 中华消化内镜杂志，2019，36（9）：691－692.

34. 曹艳，兰春慧，杨莹莹，等. 经口内镜下环形肌切开术治疗贲门失迟缓症的疗效探索及手术配合［J］. 重庆医学，2017，46（34）：4829－4831.

35. 何文英，侯冬藏. 实用消化内科护理手册［M］. 北京：化学工业出版社，2018.

36. 唐承薇，张澍田. 内科学 消化内科分册［M］. 北京：人民卫生出版社，2015.

37. 张琼英，胡兵. 消化内镜护士手册［M］. 北京：科学出版社，2015.

38. 田永明，朱红，吴琳娜. 临床常见管道护理指南［M］. 成都：四川科学技术出版社，2020.

39. 王辰，王建安. 内科学［M］. 3版. 北京：人民卫生出版社，2015.

40. 中华医学会肝病学分会. 自身免疫性肝炎诊断和治疗指南（2021）［J］. 临床肝胆病杂志，2022，38（1）：42－49.

41. 倪萍，凡小丽，杨丽. 自身免疫性肝病重叠综合征的研究现状［J］. 临床肝胆病杂志，2020，36（4）：743－748.

42. GLEESON D, HENGHAN M A. British Society of Gastroenterology (BSG) guidelines for management of autoimmune hepatitis［J］. Gut，2011，60（12）：1611－1629.

43. CHALASANI N P, HAYASHI P H, BONKOVSKY H L, et al. ACG clinical guideline：the diagnosis and management of idiosyncratic drug-induced liver injury［J］. Am J Gastroenterol，2014，109（7）：950－966, quiz 967.

44. 葛均波，徐永健，王辰. 内科学［M］. 9版. 北京：人民卫生出版社，2018.

45. 朱春华，黄松明. 紫癜性肾炎诊治循证指南（2016）解读［J］. 中华儿科杂志，2017，55（9）：654-657.

46. 党西强，吴玉斌. 血液灌流治疗儿童重症过敏性紫癜的专家共识解读［J］. 中国小儿急救医学，2018，25（8）：571-573.

47. 杨浩，陈涛. 过敏性紫癜的诊治进展［J］. 医学综述，2020，26（19）：3854-3859.

48. 黄蓉，彭枭然，肖雷，等. 关于血小板减少性紫癜患儿预防接种的专家共识建议及应用［J］. 中国生物制品学杂志，2018，31（6）：686-688.

49. 刘明月，唐雪梅. 儿童过敏性紫癜治疗研究进展［J］. 中国实用儿科杂志，2015，30（9）：676-680.

50. 周林，张绍金，黄英，等. 成人腹型过敏性紫癜1例并文献复习［J］. 中国临床医学影像杂志，2022，33（1）：66-68.

51. 石健，张骋. 过敏性紫癜病因及发病机制的研究［J］. 医学信息，2022，35（4）：49-52.

52. 姜盈盈，白晗，吴静静，等. 中医药治疗儿童过敏性紫癜的研究进展［J］. 现代中西医结合杂志，2022，31（6）：859-863.

53. 中华医学会儿科学分会免疫学组，《中华儿科杂志》编辑委员会. 儿童过敏性紫癜循证诊治建议［J］. 中华儿科杂志，2013，51（7）：502-507.

54. 陈钰波，马姣，陶仲宾，等. 改善过敏性紫癜远期预后的干预措施研究进展［J］. 医学研究杂志，2022，51（4）：21-23，62.

55. JENNETTE J C, FALK R J, BACON P A, et al. 2012 revised International Chapel Hill Consensus Conference Nomenclature of Vasculitides ［J］. Arthritis Rheum, 2013, 65（1）：1-11.

56. PIRAM M, MALDINI C, BISCARDI S, et al. Incidence of IgA vasculitis in children estimated by four-source capture-recapture analysis：a population-based study ［J］. Rheumatology（Oxford），2017，56（8）：1358-1366.

57. WANG K, SUN X, CAO Y, et al. Risk factors for renal involvement and severe kidney disease in 2731 Chinese children with Henoch-Schönlein purpura：a retrospective study ［J］. Medicine（Baltimore），2018，97（38）：e12520.

58. PARKER L, SHAHAR-NISSAN K, ASHKENAZI-HOFFNUNG L, et al. Acute hemorrhagic edema of infancy：the experience of a large